心電図のみかた，考えかた

［基礎編］

杉山裕章 著

中外医学社

はじめに ―巻頭言らしきもの―

　たった今この本を手にされた皆さんは，心電図に対して様々なイメージをお持ちのことでしょう．でも，心電図が"大好き"または"得意"と感じている人はごく一部で（おそらくですが），多くの方はどちらかというと"苦手"または"何とかしたい"対象と考えているのではと想像します．『心電図のみかた，考えかた』などという大それたタイトルを打ち出した当の筆者も，ほんの数年前まで後者のような苦手意識のカタマリでした．

　"ゼロからはじめる心電図"が本書のコンセプトですが，いわゆる巻頭言めいた堅苦しい文章はやめにして，こうしたテキストを作成するに至った経緯につき，昔話をネタにお話しさせて下さい．そんな昔のことじゃないんです．時は某年11月，サービス付高齢者住宅（通称サコージュ）に隣接したクリニックで筆者が外来をしていた際に起こった話です．

　　その日2人目の患者として筆者の目の前に現れたのは，83歳の小柄な女性Sさんでした．Sさんは20歳で群馬に嫁ぎ，その後約60年間にわたって農家を切り盛りしてきましたが，数カ月前にご主人を亡くされました．独居となるのを心配した娘さんの計らいで先月サコージュへやって来たというわけです．Sさんはそれまで病気らしい病気もなかったのですが，1週間前にインフルエンザ・ワクチン接種のため来院された際，収縮期230 mmHg台の高血圧を指摘されました．降圧薬が開始されましたが，その後も血圧は連日200 mmHg以上と低下の兆しを見せません．2日前の再診の際に心電図，X線や血液検査などがなされ，新たな降圧薬2剤が追加となりました．しかし，Sさんの血圧状況は好転せず，心配になった施設スタッフに付き添われながら筆者の診察日に受診されたのでした．
　　「難治性高血圧かぁー，こりゃ専門医の腕が試される場面だぞ」と張り切りつつ（こういう状況でのやりがいを感じるため循環器医になった経緯もあるかもしれません）．筆者の直前に診察してくれた先生は脳外科の方で，当日のカルテには「胸部X線異常なし・心電図は"左室肥大"で長期の高血圧によるものか・"ST変化"もあり心筋虚血も考慮・厳重な降圧管理が必要・ダメならβ遮断薬も追加・来週早々に受診指示・緊急時の搬送先検討」と記載されていました．
　　ところが手元に来たカルテにはさまれた2日前の心電図を見た瞬間，筆者の頭に"稲妻"が走りました．なんと2：1房室ブロックで，心拍数が35/分，房室伝導した際のQRS波は左脚ブロック型のワイドな波形を示していたからです．
　　完全房室ブロックなどが代表的ですが，高度の徐脈を呈した患者さんにコントロール不良な"高血圧"を生じることは循環器医ならずとも医師なら一度は経験していることでしょう．サコージュ入所後に時折140 mmHgを示す程度であった小柄な老婦人の"高血圧"は本態性ではないと予想されたのでした．

　状況は伝わったでしょうか？　こんなとき，筆者は後出しジャンケンのごとく個人を責めるの

が大嫌いです．第一，直近の担当医は人当たりも良く熱心で，多くの患者さんやナースからも信頼されている人だと知っていましたから．カルテも非常に丁寧で，きめ細やかな対応が目に浮かぶようです．唯一の問題は心電図診断と解釈でした．もしβ遮断薬が追加されていたら……などと考えると，最悪の場合は完全房室ブロックによる心停止などの致命的な事故を生じていたかもしれません．実際には，ご家族と相談してSさんには当日そのまま転院していただきました．その後，筆者自身がペースメーカー植込みまで担当させていただき，元気に退院されました．血圧についても，降圧剤1種しかも少量で良好なコントロールが得られるようになったのでした．

　Sさんにまつわるこの一件は，心電図を正しく読むことの難しさもさることながら，心電図に関する臨床現場の現状を象徴しているような気がします．前述の先生はおそらく丁寧に心電図に目を通されたでしょうし，そのとき心電図は"危険信号"を発していたはずです．でも，それはうまく"受信"されませんでした．実は，筆者がこうした場面に遭遇した経験は一度ではなく，ここ数年間はそのたびに漠然とした無力感を感じてきました．字面だけをとらえると生意気きわまりない勝手な表現のようですが，もちろん偉ぶる気持ちなど毛頭なく，心電図に関して感じてきた人一倍の自分の苦労を重ね合わせてそう感じているのだと思います．
　わが国では現在，どんなに小さな診療所でも心電計が常備されていて，最も普及している非侵襲検査ではないかと思います．ただ，同時に循環器医や経験ある救急医などを除いて医療スタッフの多くが苦手に思う検査の最有力候補でもあるのではないでしょうか．しかも，Sさんの例でいうβ遮断薬のように，心電図の発するメッセージをうまく読みきれずに対処をしてしまうと，予想だにしない不適切な結果を招くことにもなりかねません．そのため，"心電図＝心臓＝怖い＝苦手"というイメージを抱く人が多いのではないでしょうか．「"あのときすでに"とミスを指摘されるのが怖いから心電図はなるべくとらないようにしている」という，心電図に関して"着信拒否"ともいえるスタイルを渋々とらざるを得ないという，"声ならぬ声"にある種の衝撃を受けた記憶もあります．

If you want something done right, you should do it yourself !
（もし君が何かをちゃんとやりたいのなら，自分でやらなきゃダメだよ！）

　これはチャールズ・M・シュルツの漫画「ピーナッツ」の一場面で，スヌーピーが放った"一言"です．どんな偉人や成功者の格言よりも，ストレートなメッセージが筆者には印象的でした．もしも，どんな人にも楽しく読めて実践的知識のたくさん入ったテキストがあれば，心電図をめぐる状況は少しでも改善し，今よりも少しだけ"ちゃんと"するんじゃないと考えてしまったのが本書を著すに至った端緒です．もちろん，世の中にそれこそ星の数ほど出版されている心電図本の業界に浅学菲才を省みない一若造が参入することが正直許されるのかと自問したときもありました．でも，今までにいくつか仕上げたドン・キホーテ的著作物の存在は，筆者のネガティブな思考を麻痺させるとともに，ほんの少しの自信を与えてくれていました．また，卒後10年の節目の年を迎えるにあたって，今までの足跡を残してみたいという自己確認の気持ちも後押ししてくれたのかもしれません．そんななか，中外医学社から「心電図の単著を書いてみませんか？

1冊丸ごと思うようにデザインして作ってもらって大丈夫です.」という依頼をいただきました. 全く無名な一大学院生へのオファーに多少とまどいながらも……返事は決まっていました.

今までにも研修医やレジデント,ナース向けの心電図講義を担当することはあったのですが,実際に一から十まで文字で書くのには予想以上のエネルギーを割かねばならず,いろいろなものを犠牲にせざるを得ませんでした.障害となる物や事（残念ながらごく一部は人にも）に遭遇しなかったと言ったら嘘になるでしょう.疑問に対して自分なりに仮説を立て,その科学的検証を行うというアカデミックな作業に該当しないという批判や中傷に心を痛めたこともありました.ただ不思議なことに,執筆時だけはすべてのイヤなことは頭の中から消えていました.むしろ,真っ白なキャンバスに自分なりの心電図判読の世界観を描き出していくエキサイティングな作業を心の底から楽しんで完成させることができました.そう,筆者は執筆がこの上なく好きなのです！ 前述の世界で最も有名な犬に笑われないよう,すべて内容に一切の妥協を許さず,一方で"あれもこれも書きたい"という気持ちを抑えながら論理的な手順で話を展開させました.単著の性格上,誰かに気兼ねすることなく,最後まで自分のペースで制作できたのは幸運でした.

このテキストを読まれる皆さんがどのようにお感じになるか,正直不安です.なるべくわかりやすく,気軽に最後まで楽しく読めるよう,筆者なりの工夫をこらしたつもりです.今から本書で心電図の勉強を始めようと思い立ったのであれば,特別な知識も準備もいりません.ただ,心電図への苦手意識を克服したい,患者さんにより良い医療を提供すべく自分が成長していきたいという気持ちがあれば十分です.もちろん,そもそも特別優秀でもない者の手ほどきですから,この1冊（そしておそらく近いうちに上梓する次の1冊）を読んだだけで,"神"のような心電図判読力がつくとは思えません.ただ,何とかして心電図に苦手意識を抱くことなく,「心電図って実は面白そうだからもうちょっとを勉強してみよう」と考え方が変わる1つのキッカケとなるのであれば,筆者が選択した"道"への後悔を軽減して余りあるのではないかと思っています.でも,少なくとも日常臨床において困らないというか,"筆者と同じくらい"の心電図解釈力は身につけていただけると信じて今後もこうした活動を続けていこうと思っています.

心拍変動解析に関連した項目の執筆をするにあたり,大阪大学大学院基礎工学研究科の清野健准教授および東京大学大学院教育学研究科の山本義春教授にご支援・ご指導を頂けたことは幸いでした.筆者の研究や執筆などで一定の形をなしたものの多くは,こうした非常に優秀な先生方との良縁に恵まれてのことだと感じています.その他にも,筆者に心電図の面白さや奥深さを御教示いただいたり,本当にさまざまな機会を与えていただいた数多くの先生方には感謝の気持ちで一杯ですし,書籍の形で仕事を残すにあたって,様々なサポート,アドバイスを頂戴した方一人一人にも御礼を申し上げたいと思います.そして,もちろん,私の関わったすべての患者様なくして本書が世に出ることはあり得ませんでした.

また,様々な苦労のなかでも筆者に国内最高峰の教育を与えてくれるとともに,物の考え方や1つのことを粘ってやり通すことの大切さを教えてくれた両親,さらには高校以外の学び舎を同じくし,常に切磋琢磨してきた実妹なくして今の筆者はないでしょう.最後に,遅筆な上にわがままばかり多い筆者を辛抱強く励まして下さった中外医学社の企画部鈴木真美子氏およびしつこ

いくらいの超大量の校正にも逐一対応してくれた編集部高橋洋一氏に感謝して，最後に書く"はじめに"を終えようと思います．さあ，『心電図のみかた，考えかた』のスタートですよっ！

2013年1月吉日

杉山裕章

目次

第1章 プロローグ ……………………………………………………………………… 1
　〜不安と期待の入り混じる春〜 …………………………………………………… 1

第2章 勉強をはじめる前に ―持っておきたい心構え― …………………………… 3
　たくさん苦労しました ……………………………………………………………… 3
　心電図が読める人とは ……………………………………………………………… 3
　"一足飛び"を諦める ………………………………………………………………… 4
　学習の手順 …………………………………………………………………………… 5

イントロ編

第3章 刺激伝導系のはなし ―本当に必要な知識のみを厳選！― ………………… 8
　"電気仕掛け"の心臓 ………………………………………………………………… 8
　活動電位の知識は不要？ …………………………………………………………… 8
　知らない方が得？ …………………………………………………………………… 9
　まずは概観 …………………………………………………………………………… 11
　刺激伝導系と不整脈 ………………………………………………………………… 12
　洞結節から房室結節まで …………………………………………………………… 13
　目で見る刺激伝導系 ………………………………………………………………… 14
　洞結節以外の組織の自動能 ………………………………………………………… 15
　悪い自動能 …………………………………………………………………………… 17
　房室結節　―日本人の大発明― …………………………………………………… 18
　房室結節の役割 ……………………………………………………………………… 18
　心房と心室をつなぐ唯一の関所 …………………………………………………… 18
　心房と心室の時間差作り …………………………………………………………… 19
　不整脈に対する"防波堤" …………………………………………………………… 20
　刺激伝導系と冠動脈 ………………………………………………………………… 21
　脚の走行 ……………………………………………………………………………… 22
　脚ブロック …………………………………………………………………………… 23

| [課外授業] | ❶副伝導路とWPW症候群 | 26 |
| [課外授業] | ❷房室結節の不思議と不整脈 アドバンス | 29 |

第4章 心電図って何？ —やさしい話からはじめよう— ... 33

- 心電波形の表すもの ... 33
- 心電図記録の仕方 ... 34
- どこの方向から眺めるのか？ —12誘導の意味— ... 38
- 肢誘導・胸部誘導と心臓の切断面 ... 39
- 肢誘導を知ろう ... 41
- 円座標軸とⅠ・Ⅱ・Ⅲ誘導 ... 42
- aV誘導の場所 ... 43
- 胸部誘導を知ろう ... 43
- 方向性でグループ分け ... 45

| [課外授業] | ❸肢誘導の原理も不要？ | 47 |

第5章 各波形の意味と表示ルール —心電図の世界の"お約束"を知る— ... 50

- 実際の波形を眺めよう ... 50
- 3つの波が意味するもの ... 51
- T波は忠実な家来 ... 52
- 洞結節や房室結節は？ ... 53
- 波形表示ルール① ... 54
- 波形表示ルール② ... 56

| [課外授業] | ❹心電図はなぜP波から？ | 59 |

第6章 標準的な心電図記録スタイル —方眼用紙に親しもう— ... 61

- 標準的な心電図記録法 ... 61
- チャンネル ... 62
- キャリブレーション ... 63
- "1/2縮尺"心電図 ... 64
- 余計な加工はケガのもと ... 65

第7章 QRS波の命名法 —"名付け親"になろう— ······ 68

QRS波の呼び方ルール ······ 68
電位の基準点—T-Pライン— ······ 68
P波が動いたら ······ 69
QRS命名法 ······ 70
波が小さければ小文字で ······ 71
実例でやってみよう ······ 71
少しだけレベル・アップ ······ 72
練習問題 ······ 73

スクリーニング編

第8章 心電図を読む手順 —1つ1つを着実に— ······ 76

"秘密の呪文"登場 ······ 76
心拍数の計算（R-1） ······ 77
次に調律診断（R-2） ······ 77
電気軸なんて恐れるな（E） ······ 78
波形の並び（AL） ······ 78
異常Q波（Q-1） ······ 79
QRS波の"寸法"チェック（Q-2） ······ 80
ST部分の上下 ······ 80
T波は軽く ······ 81
間隔チェック ······ 81
"じっくり"読みは後半で ······ 82
不整脈は別の機会に ······ 82

[課外授業] ❺忘れられない1枚—初心に帰らせてくれる心電図— ······ 84

第9章 必殺！心拍数計算法① —とっておきの方法を伝授— ······ 88

心拍数とは？ ······ 88
計算するんです ······ 88
頻脈と徐脈 ······ 89
QRS波の間隔を確認 ······ 90

目次

　　R-R 間隔がイレギュラーな場合 ……………………………………………… 90
　　マスと目盛り ………………………………………………………………… 92
　　心電図用紙を眺めると ……………………………………………………… 93
　　1 目盛りは何秒？ …………………………………………………………… 93
　　オン・ザ・ラインを探せ！ ………………………………………………… 94
　　心拍数の計算法① ―マス目ぴったりなら瞬殺― ……………………… 95
　　理由が必要ですか？ ………………………………………………………… 97
　　心拍数の計算法② ― R-R 間隔がマスぴったりでない場合― ………… 97
　　練習してみよう ……………………………………………………………… 100
　　種あかし ……………………………………………………………………… 102
　　練習問題 ……………………………………………………………………… 103
　　心拍数の計算法③ ―頻脈時には数拍まとめて― ……………………… 103
　　早速やってみよう …………………………………………………………… 106
　　オン・ザ・ラインがないとき ……………………………………………… 107

[課外授業]　❻ 頻脈と頻拍の違い ……………………………………………… 111
[課外授業]　❼ 神秘！心拍変動―私たちに潜む謎の暗号を解き明かせ― アドバンス …… 113

第10章　必殺！心拍数計算法② ―イレギュラーでも大丈夫― ……… 124

　　イレギュラーな R-R 間隔に挑む …………………………………………… 124
　　心房細動以外でも …………………………………………………………… 126
　　検脈と同じ原理 ……………………………………………………………… 127
　　5 秒×2 のカラクリ ………………………………………………………… 128
　　R-R 間隔がイレギュラーな場合の心拍数 ………………………………… 129
　　心房細動のときの心拍数の呼び方 ………………………………………… 130
　　さっそく実践 ………………………………………………………………… 132
　　心房細動以外でも使ってみよう …………………………………………… 134
　　心房心拍数 …………………………………………………………………… 134
　　全部この方式じゃダメ？ …………………………………………………… 137

[課外授業]　❽ "定型外"心電図での心拍数計算法 …………………………… 139

第11章　洞調律の判定 ―クリアカットな基準で診断しよう― ………… 145

　　調律って何？ ………………………………………………………………… 145
　　心電図での判定のしかた …………………………………………………… 145

洞調律におけるP波の極性 146
　　　異所性心房調律 147
　　　心拍数で洞調律を分類 149
　　　洞性不整脈も知っておこう 151
　　　変動の理由は正常呼吸 154

[課外授業] ❾洞性不整脈あれこれ 157
[課外授業] ❿洞性不整脈とHeart Rate Turbulence アドバンス 161

第12章 電気軸の攻略 ―チェックは一瞬ですませよう― 170

　　　気軽にとらえる電気軸 170
　　　肢誘導"座標"の再確認 171
　　　正常な電気の流れ 172
　　　矢印Xを2つに分解 172
　　　電気軸は推定するもの 173
　　　一番大きな波に注目せよ 174
　　　電気軸の正常範囲 175
　　　Ⅰ誘導とⅡ誘導の向きで分類 178
　　　左か右かわからなくなったら 180
　　　Ⅱ誘導それともaVF誘導？ 181
　　　"どっちつかず"対策 182
　　　電気軸診断チャート 183
　　　右軸偏位は時に貴重 185
　　　左軸偏位はイマイチ 185
　　　最後に実践！ 186

[課外授業] ⓫P波の電気軸？―実はチェック済み― 190

第13章 波形の配列チェック①―P波の存在を意識して― 193

　　　波形の並びの確認って？ 193
　　　とにかくP波！ 194
　　　まずT波 195
　　　"安全地帯"を利用せよ 196
　　　P波探しの実例 198
　　　隠れP波を探せ 199

デバイダーは便利 ……………………………………………………200
　　　QRS 波に埋もれている場合 ………………………………………202
　　　P 波と QRS 波との関係 ……………………………………………204
　　　やってみよう …………………………………………………………204
　　　不整脈スクリーニング法 ……………………………………………205

第14章　波形の配列チェック② —イレギュラーな不整脈を斬る— ……208

　　　イレギュラーな R-R 間隔を見たとき ……………………………208
　　　期外収縮とは …………………………………………………………209
　　　心臓の中で起きていること …………………………………………210
　　　期外収縮は気にしない ………………………………………………211
　　　名称に関して …………………………………………………………211
　　　期外収縮の心電図 ……………………………………………………212
　　　心房細動とは …………………………………………………………213
　　　心房細動の診断 ………………………………………………………215
　　　"弟分"の心房粗動 ……………………………………………………217
　　　"その他"の考え方 ……………………………………………………219

[課外授業]　⓬ "第3の" 期外収縮 ……………………………………………222
[課外授業]　⓭ f 波の命名者ルイス ……………………………………………224

第15章　QRS 波のチェック① —異常 Q 波を見逃すな— ……………226

　　　正常な Q 波 ……………………………………………………………226
　　　中隔性 q 波の特徴 ……………………………………………………228
　　　異常 Q 波の意義 ………………………………………………………229
　　　異常 Q 波のポイント …………………………………………………230
　　　存在自体がアウト ……………………………………………………231
　　　幅と深さの基準 ………………………………………………………234
　　　深さ基準いろいろ ……………………………………………………235
　　　aVR 誘導は相手にしない ……………………………………………236
　　　グループを意識して …………………………………………………237
　　　Ⅲ誘導や aVL 誘導に惑わされるな …………………………………239
　　　まとめと練習問題 ……………………………………………………241

[課外授業]　⓮ 中隔性 q 波のワケ—胸部誘導の QRS 波の成り立ちまで— ……246

第16章 QRS波のチェック② ― QRS波の身長に注目― ... 252

QRS波の寸法チェック ... 252
高さのチェック順（3段階）... 253
胸部誘導のR波の増高 ... 253
R波の増高不良 ... 254
別の応用もあるぞ ... 255
R波の増高不良で考えること ... 256
移行帯って何？ ... 257
移行帯の異常 ... 258
実例で確認しよう ... 259
回転を見て考えること ... 261
QRS波が高すぎる場合 ... 262
高電位差の診断基準 ... 262
よく見りゃ左側グループ誘導ですね ... 263
残るは有名な基準 ... 266
QRS波が低すぎる場合 ... 268
低電位差を見て考えること ... 269

[課外授業] ⓯ R波の増高不良は無意味？ ... 274

第17章 QRS波のチェック③ ― QSR波のウエストはどう？― ... 279

QRS幅の異常 ... 279
心室内伝導障害と脚ブロック ... 279
QRS幅の正常と異常 ... 281
QRS幅の計測の実際 ... 281

第18章 目でなぞるST偏位 ―いつも虚血性じゃないぞ― ... 284

どこがST部分？ ... 284
ST計測の基準点 ... 285
ST偏位とチェック法 ... 286
V_1〜V_3誘導の特殊性 ... 288
ホンモノなら怖い ... 290
早期再分極症候群 ... 290
一部では病的？ ... 291

xiii

目次

  ST 上昇の臨床的意義 292
  ST 低下の拾い上げ 292
  ST 低下の病的意義と冠動脈硬化症 293
  冠動脈狭窄と心筋虚血 295
  すべての ST 変化が虚血性ではない 296
  安静時 ST 低下の多くは心筋虚血じゃない 297

[課外授業] ❶❻ もう 1 つの ST 計測基準 300

第 19 章 T 波の向きと高さ ―アッサリつき合う方が良い！？― ... 302
  T 波の種類 302
  T 波の向きあれこれ 303
  陰性 T 波に思う 305
  陽性 T 波の異常の考え方 306
  低すぎる T 波（平低 T 波） 308
  平低 T 波をどう考えるか 309

第 20 章 間隔を調べよう ―"目で測る"習慣を身につけよう― ... 312
  何を測るのか 312
  どこを測るべき？ 313
  PR か PQ か？ 314
  PR 短縮はなぜ起きる？ 315
  WPW 症候群と発作性上室性頻拍 316
  PR 延長は単純 318
  QT 間隔とはどこぞや 320
  本音を言うと 321
  QT 間隔がやっかいな理由 322
  肩の力を抜いて接する 325

[課外授業] ❶❼ PR 短縮のみならどうする？ `アドバンス` 330

第 21 章 エピローグ ―基礎編を終えて― 333
  ～夕暮れの医局にてコーヒー片手に～ 333

索 引 335

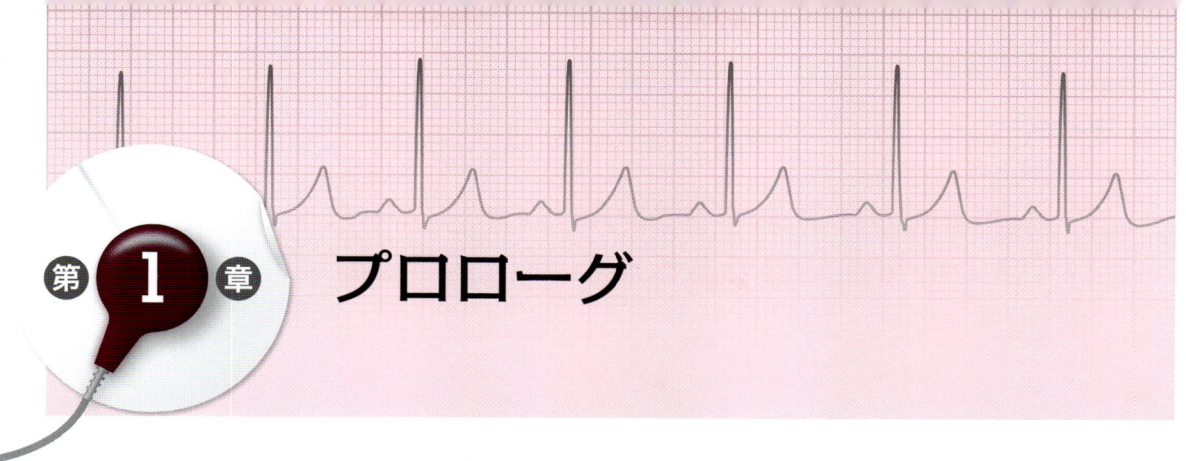

第1章 プロローグ

～不安と期待の入り混じる春～

　みなさん，こんにちは．僕は都内の大学病院で初期研修をしている研修医です．ちょうど1年目の研修を終えたばかりなのですが，昨年回った科の中では内科が自分の肌に合うかなって思っています．なかでも循環器とか消化器とかのように手技類が多いところでやっていきたいなという漠然とした願望があるんです．でも，1年目はもう何もかもが初めてで，病棟の仕事や患者さんの入院サマリー作りに追われて，アッという間に過ぎてしまいました．肝心の実力は全然伴わないんですけど……．2年目の今年は，いきなり循環器内科を中心とする病棟に3カ月間お世話になるんですけど，とにかく心電図がニガテでニガテで今から不安です．教科書を何冊読んでも必ず挫折してしまってダメなんです．

　でも，少し期待しているのは，今年から循環器内科に戻ってきた先生が研修中に少人数で心電図の集中講義をしてくれるっていうんです．何にも知らないことがバレるのが恥ずかしくって……．あっ，たしかあの先生だ！　ひとまず挨拶しなきゃ．

　「これから3カ月間お世話になります．よろしくお願いします！」

　やぁ，はじめましてこんにちは．今日から一緒に心電図の勉強をしていきましょう．日本では今の時代，どんなに小さな診療所にだって心電計がありますよね．それぐらい一般検査として普及した**心電図検査は何科の医師であっても基本的な診断や病態解釈ができる必要がある**んです．ところで今，皆さんは心電図どれくらい読めますか？

　エッ？　あ，あのー，大変お恥ずかしい話なんですが，ほぼゼロです．何度か自分で教科書を読んでみようと努力はしたんですけど，ことごとくダメで……．

　そうですか．素直でいいですね．教える方としては，中途半端な予備知識がある方がやりづらいんですよ．ゼロからでもいいんです．その代わりラクしようとせずに一歩一歩着実に勉強していきましょう．私は意味なく難しい話をして混乱させるつもりはありません，大事なポイントだけをストレートにお話しますので，ついてきて下さい．同じ状態ではじめた何人もの先輩たちが，研修が終わる頃には立派に心電図を読めるようになって巣立っていきました．ですから，皆さんにもきっとできるはずです．がんばりましょう．

　はいっ，がんばりますのでご指導お願いします！

1. プロローグ

～この物語は悩み多き若手医師がゼロから苦手な心電図を克服していくまでの奮闘記録である～

 さぁ，この本を開いたみなさんも一緒に心電図の勉強を始めましょう．自分も一緒に講義を受けているような感じで読み進めて下さいね．中には一度聞いただけでは自分のものにできない内容もあるかもしれませんが，あきらめずに何度も復習を繰り返せば必ず身に付きますよ．さて，『心電図のみかた，考えかた』のスタートです．

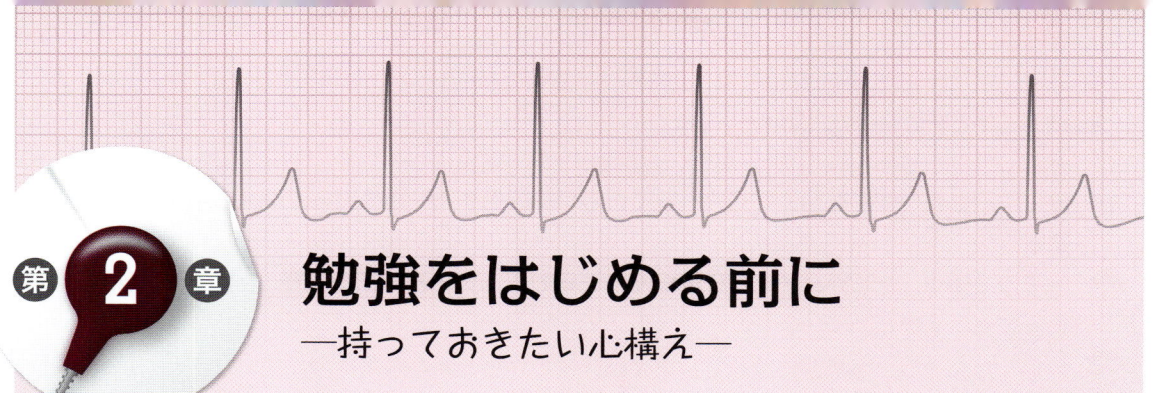

第2章 勉強をはじめる前に
―持っておきたい心構え―

たくさん苦労しました

　さて，これから皆さんに心電図の読み方を解説していこうと思うのですが，お恥ずかしいことに当の私が学生時代には全くもって心電図がニガテというか，ほとんどアレルギー状態でした．

　えー先生がですか？　意外ですね……本当ですかぁ？

　ホントです．研修医やレジデント時代にも心電図にはだいぶ苦しめられたんですよ．
　今でこそわかりやすい本がいくつか出ていますが，当時にはほとんどなくって，独学するのもなかなか難しい状況でした．

　たしかに星の数ほど心電図の本ってありますけど，どれも最初の方だけ手垢をつけて途中で挫折しちゃうんですよ，ボク．

　私は学生時代にカテーテルなどを見学してから循環器医に憧れていたので，その前提として「心電図だけは何としても攻略せねば」と思っていたんです．それなのに，どの本を読んでも投げ出していた"挫折君"なんですよ，実は．

　そんな先生が今，心電図を教えているってスゴイ成長じゃないですか．人生って不思議ですね．

　でも，やっぱり心底キライではなかったんでしょうかね．泥臭く実戦を積む中で1枚1枚の心電図が何を意味しているのか，どう解釈したら病状を正しく説明できるのかをひたすら悩み，考え続けました．

　苦労されてるんですねぇー．僕なんてすぐ放り投げちゃうクセがありますが……．

　ですから，そんな人間ができることはといえば，"劣等生"として自分が悩み躓いたこと，ずっと大事だと教えられたのにそうでもなかったこと，逆にこう考えれば色々なことがスムーズに理解できるというようなことを伝えることかなって思ったんです．

　それはありがたいです．でも僕のできなさぶりはハンパないんで……．

　スタート時点での実力なんか関係ないですよ．ただ，患者さんの診断や治療に役立てたい，自分のレベル・アップを目指したいという情熱さえあれば心電図は必ず読めるようになります．スポーツとかとは違って才能なんかもいらないんです．

心電図が読める人とは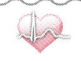

　言葉でうまく表現できないのですが，心電図をマスターした人というのは，あのオレンジ色の

2. 勉強をはじめる前に ―持っておきたい心構え―

紙に印刷された波形を見て最短ルートで正しい診断をする一種の勘みたいなものを身につけています．

😊 そうですね．たしかにデキる先輩なんかを見てると，ほとんど瞬間的にというか数秒で所見をいってますものね．

🧑‍⚕️ いったんそういう状態に達してしまえば，どこからどんな順番に読んでいこうとも読み落としはほとんどないでしょう．実際，そういう人は波形異常や不整脈などのパターンごとに変幻自在に読み方を変えていますが，最終的な結論はビシッと言い当ててくるのです．

😊 "神"的な感じですよね．

🧑‍⚕️ でも，よほどの天才でもない限り，一朝一夕にそのような実力は身につかないでしょう．もし仮にどんな心電図でも瞬時に読み解ける秘訣みたいなものが存在したとしても，そうした独特の感覚や能力は口承伝授できる性質のものでもないのです．

😊 そんなものがあるなら，喉から手が出るほど今すぐにでも欲しいです．でもやっぱ地道にコツコツ努力していくしかないわけですよね．先生の経験的にも．

"一足飛び"を諦める

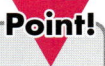

🧑‍⚕️ 私が心電図を攻略するまでには，だいぶ人より時間がかかりましたが，最終的に到達した結論はいたって単純でした．

> **Point!** いつも決まった手順・流れで1つずつ所見をチェックしていく

😊 「世の中にうまい話なし」というか，1つずつ"仕事"をきっちりこなしていくだけということですか？ 至極当然なことのようにも思いますが．

🧑‍⚕️ でもそれって意外に難しいんですよ．どうしてもいきなり異常所見だけを見つけたいし，1つ見つかると他がおろそかになってしまったりするんですよ，人間って．はじめのうちは煩わしくても，**地道にいつも同じ流れで読んでいくクセを身に付ける**のが結局のところ一番早道なんです．

😊 それってゴルフとか他のスポーツ，囲碁や将棋でも同じな気が．どんな有名プロ選手でも，はじめたときは"定石"というか型通りの方法を習って，それを何度も繰り返したはずですよね．自分の体に染みつくぐらい．

🧑‍⚕️ そーぅ．それを繰り返していくなかで自分なりにアレンジを加えて最良の方法を編み出してきたはずですし，逆にそれがうまくいったからプロになれたのでしょう．皆さん全員が心電図のプロになる必要はないと思いますが，アマチュアだからと言って，いい加減にかじっただけでモノになるほど甘い"競技"ではないんです，心電図は．

😊 わかりました．僕，元気とやる気だけはあるんです．先生の授業，楽しみだなぁ．

🧑‍⚕️ ですから，しつこいくらい丁寧に**心電図の読み方・手順**にこだわっていきたいと思っています．できるだけ例外を作らずに，はじめから終わりまで一貫したスタイルで説明していくつもりでいます．

はい．でも，これまでもちょっとは勉強してきたんですが，なかなか身につかなかったので，また一から心電図の勉強をはじめるのに不安な気持ちもあります，正直．

 大丈夫．まずは"神業"的というか，"一足飛び"に心電図に読もうとする気持ちを捨てるのです．大丈夫，私の言う通りに学んでいけば必ず視界は開けますからっ！

学習の手順

 具体的な心電図のお話を始める前に，これからの学習項目の大枠をおさえて欲しいと思っています．皆さんには次の手順で学んでいただくのが良いかなと思います．

> **心電図学習の大枠**
> 1) イントロ編：必要最低限の予備知識
> 2) スクリーニング編：手順に従った簡易スクリーニング法
> 3) カタチ編：波形異常を読み解く
> 4) リズム編：不整脈を読み解く

 大きく4つに分かれてるんですね．

 ええ．まず，次回から「イントロ編」として心電図を読んでいく上で前提となる予備知識を習得してもらいます．まったくのゼロからでも問題なく理解できるように，必要なことだけにしぼってお話をしていこうと思います．

 助かります．僕，ほとんど"ノー勉"状態なんです．ヤバイですよね．

 大丈夫．その次は「スクリーニング編」で，"魔法のコトバ"の語呂合わせを示しますので，決まった順番で行う簡単な心電図スクリーニングの仕方を覚えてもらいます．

 ゴロとかだと助かります．僕，ホントに記憶力悪いんで．

 この段階で異常がなければ，基本的にその心電図は正常と診断してよいんですよ．ですから，**スクリーニング編では自分の見ている心電図が"正常かどうか？"を手際よくチェックする**手法を学ぶと考えて下さい．

 なるほど．そして3つ目が「カタチ編」ですか？　これは？

 残りの2つは心電図異常をどう読んでいくか，また，そこからどんな病態が考えられて，どんな対処が必要なのかをみていくプロセスです．ただ単に心電図を"読む"だけでなく，そこから"考える"ことが大切なんです．

 "読み解く"という言葉にそれが込められていそうですね．

 よく気づいてくれましたね．結局スクリーニング段階で抽出された異常所見の候補たちは，波のカタチがおかしいか，または並びがおかしいかの2つに大きく分けられます．

 たしかに，「波形異常」と「不整脈」って分類になっていますものね．

 そう．そのうち，一般臨床レベルで大切になるのは前者の「波形異常」の方なので，『基礎編』（本書）ではイントロ編とスクリーニング編とを扱い，『応用編』（別冊）ではカタチ編を中心に

2. 勉強をはじめる前に ―持っておきたい心構え―

扱おうと思います．

😟 リズム編は特に難しそうですし……．僕，正直，「不整脈」というコトバを聞いただけで自分が不整脈になっちゃうくらい怖いです．全然わかんないんですもん．

😟 「不整脈」は苦手意識をもたれがちで，循環器医の中でも専門医は"マニアック"の烙印を押されていますよね．たしかに，不整脈の心電図をズバッと正しく診断するにはかなり専門的なトレーニングがいりますし，治療法もやや特殊なので敬遠されるのだと思います．ですから，4) のリズム編に関しては，いずれ機会があったときにお話するので，『基礎編』でも『応用編』でも扱わないことにします．

🙂 了解です．では，さしあたってのボクの目標としてはカタチ編までをクリアすることですね．

🙂 これから先すべてが順調とはいかずに，ときに難しく感じることもあるでしょう．でも，心電図を克服するために粘り強く何度も何度も復習して下さい．心電図を読むために覚えるべき事項は実は少ないんです．私も"これだけは"という内容に厳選して，皆さんが楽しく勉強が続けられるように工夫して伝えていきますので．あきらめずにくらいついてくれば，きっと良い方向性が見えてきます．

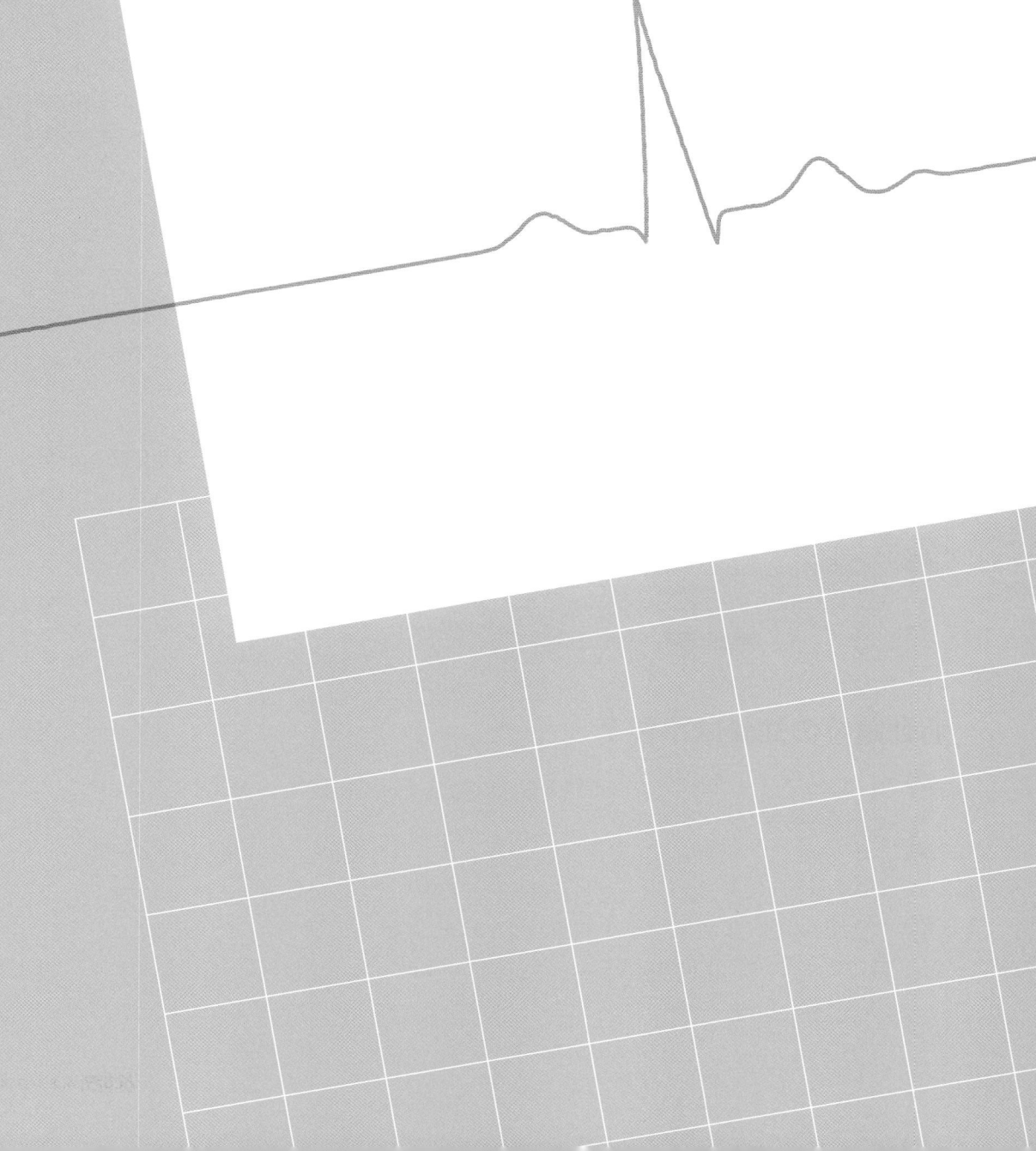

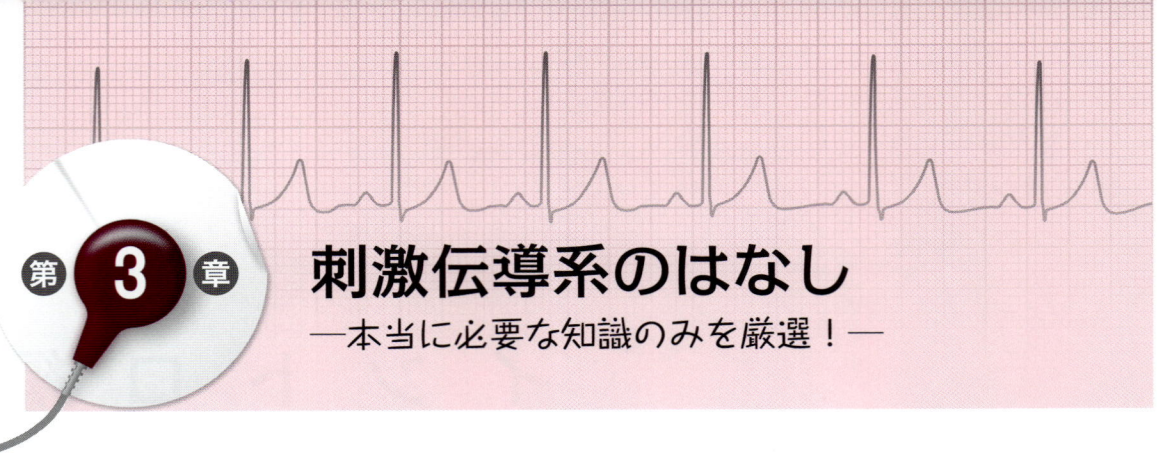

第3章 刺激伝導系のはなし
―本当に必要な知識のみを厳選！―

"電気仕掛け"の心臓

さて，今回からイントロ編として心電図の勉強を始めるにあたっての準備をしていきます．まずは心臓内に巧妙に張り巡らされた"電線網"の話をしましょう．というのも，この電線網を流れる電気の様子を波として表示したものが心電図なので，これに関する知識はとても大事なんです．

はい，お手柔らかにお願いします！

最短経路で心電図の話を始めたいので，本当に必要な知識を厳選してお届けしたいと思います．
私たちの心臓は1秒間に約1回，1日にすると約10万回というペースで収縮と拡張を繰り返します．日本人の平均寿命が80歳を超える現代となりましたが，人生の一時も決して休むことのない心臓の安定した収縮システムはどのように成り立っているのでしょうか？

これは生理学で習いました．心臓の筋肉は自分で自由勝手に動けるんですよね．すごいというか，神秘的ですらありますね．

いえいえ，心筋細胞は個々が気ままに活動しているのではなくって，全体が協調的に動くんです．そのための仕掛けとしての心臓全体にはくまなく"電線"が張り巡らされていて，電気のシステムで統率されているんです．いわば我々の心臓は"電気仕掛け"なわけです．

ロボットみたい．「刺激伝導系」っていうんですよね，たしか．文字通り，シゲキがデンドウしてゆく道のりですね．

そうです．**刺激伝導系**の概略を理解することが今回のメイン・テーマです．

活動電位の知識は不要？

ところで，どんな心電図の教科書でもはじめは心筋の「活動電位」や「イオンチャネル」といった話から始まっていませんか？

そうそう．0相とか1相とかナトリウム電流とかですよね……．ボク，正直苦手です．アレルギー的に．まさか先生もその話をするんですか……．なんかイキナリ挫折の予感．

心配しないで下さい．私も心電図の勉強をはじめたとき，何冊教科書を買っても必ずここでつまずき，そしてイヤになりました．そこで今，皆さんに心電図をお伝えするにあたって同じ思いをさせないように，ここでキッパリ言いましょう．

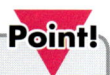

> 一般臨床レベルで心電図を読んでいくのに活動電位の理解なんてまったく不要！

　アララ，言っちゃった……．僕としては，そう言って勇気づけてもらえるのはうれしいですが，心電図が専門のエライ先生が聞いたらきっと怒りますよ．

　誤解のないように言っておくと，学問的に不要だと言っているのではありませんよ．でも，心電図の学びはじめたばかりの人や循環器を専門にしない先生方にとって，"知らなくて大丈夫"と認識しておくことが，少しでも挫折せずに心電図に接していく上で大切なのではないかという一意見です．

　なるほど．僕たち"駆け出し"にとっては，中途半端にかじる方が危険なワケですね．わかりました．

　ですから，私の役割はといえば，活動電位の話題には一切触れずとも十分に心電図が読めるようになるってことを皆さんに示すことなんです．

知らない方が得？

　「活動電位」のハナシを本当に理解しなくても大丈夫なのかと，少し不安に思う皆さんのために一つ昔話をしましょう．

　　　　　＊　＊　＊　＊　＊　＊　＊

　それは医学部5年生のときです．都内の病院での約1カ月間の臨床実習中に華々しいカテーテル治療を間近で見てすっかり魅了された私は，将来は循環器医になりたいと思いました．でも当時，循環器の"象徴"に思えた心電図に対する苦手意識がどうにもならず悩んでいました．

　先生にもそんなカワイラシイ時代があったのですね．

　ええ．そんなとき，ある教授が心電図のゼミを開催しているとの噂を耳にしました．当時，お世辞にも真面目と言えなかった私でしたが，夢のためとダメもとで参加してみることにしました．非常に緊張しながら臨んだのを覚えていますが，最初か次の回に担当教授は次のようにおっしゃいました．

　みなさん今日から一緒に心電図を勉強していきましょう．

　いきなりですが，みなさんにしてもらいたいことがあります．テキストでは一番はじめに心筋の活動電位の0〜4相のハナシや，刺激伝導系の各所の電位波形，そして電気興奮が進むスピードなどが細かく説明してあると思います．でも，この部分って非常に難しくないですか？　しかも，心電図を読むのにどこかで役立っていると感じますか？　答えはノーでしょう．ですから，みなさんが本当に心電図を読めるようになりたいのなら，ボールペンでもマジックでもいいので，右手でもってその図に大きく×印をつけてもらいた

3. 刺激伝導系のはなし ―本当に必要な知識のみを厳選！―

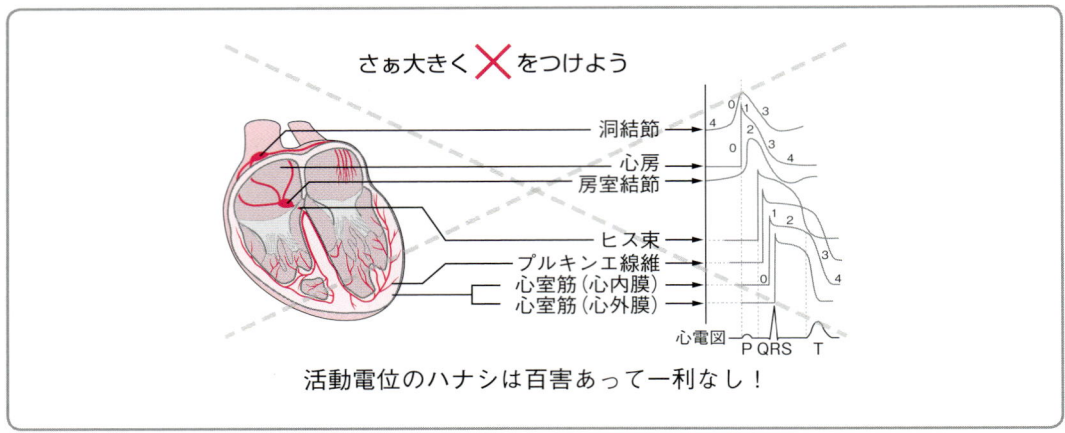

図 3-1 知らない方が良いかも？

いのです．これらの知識は心電図をはじめから学ぶ人たちにとっては"百害あって一利なし"なわけで，さしあたって心電図を読んでいくのには不要なんです．循環器を専門にしないのであれば，一生必要ないかもしれません．でも，心配しないで．これらをまったく知らなくても心電図は攻略できますから．

　もちろん，とにかく心電図が読めるようになりたい，という気持ちで一心であった私は迷わず太めのマジックで派手に×印をつけました．皆さんもよければ図 3-1 につけてみませんか？
　心電図のすべてを知り尽くした教授がサラッと言い放ったこの発言に私がどれだけ勇気づけられたことか！　それから半年間，ゼミに休まず参加して気づいたら心電図が好きになっていました．とにもかくにも私の心電図とのつながりはこうした"割り切り"からはじまったのです．

　活動電位は忘れろって，なんか大胆な発言ですが，カリスマみたい．

　当時，こうした決心がつかずに「次の教科書を読めば心電図が読めるようになるはずだ……」と考えて新しい本を次々に求めていたら，何度やっても活動電位の"壁"に行く手を阻まれ，私はきっと今でも心電図が読めなかったと思います．というか，循環器医になることも断念していた気がします．それくらい私には重い言葉でした．ちなみに当時使っていたテキストにはゼミで教わった心電図のポイントがびっしり書き込まれていて，宝物として大事に保管していますよ．

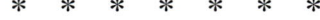

　今でこそ心電図・不整脈学を専門としていることもあり，私自身は活動電位の話を無視できなくなっています．でも，研修医などの若い先生方や循環器を専門としない医師にお話をする時には，心電図をきちんと読むためには，活動電位よりずっと大事なことがある！というスタンスで，あえて「活動電位」の話をしないことにしています．

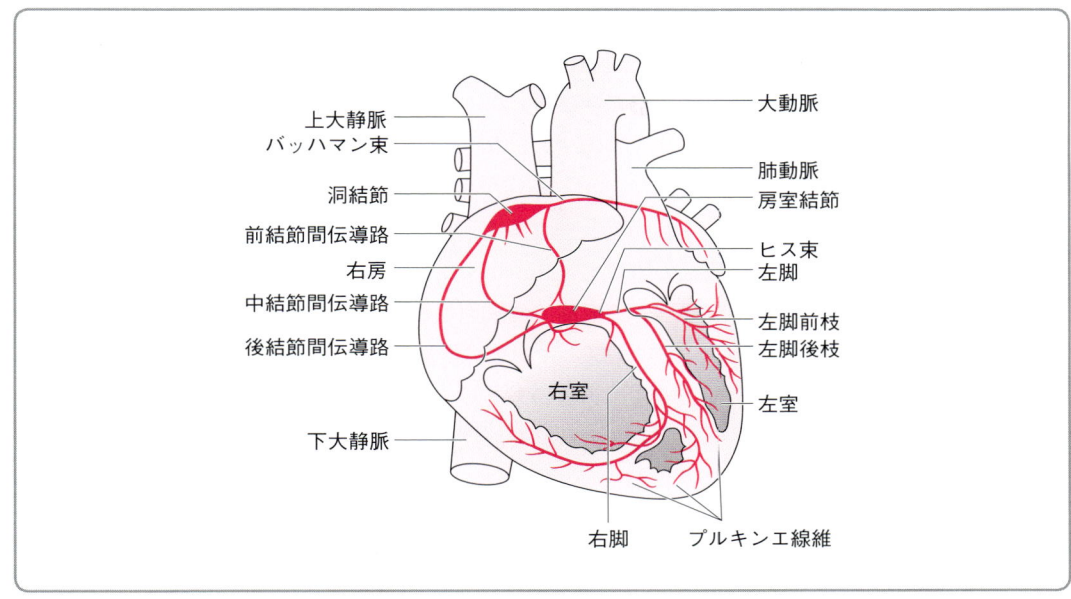

図 3-2 刺激伝導系の概観

まずは概観

さて前置きはこれくらいにして，いよいよ本題の**刺激伝導系**の話をはじめましょう．まずはサラッと全体を眺めます．図 3-2 が刺激伝導系の概略を表した図になります．

正常の状態で心臓全体を統率しているのは右房の天井と上大静脈のつなぎ目付近にある**洞結節**（sinus node）とよばれる組織です．教科書によっては「洞房結節」と書いてあるものもあるかもしれません，同じものと考えましょう（本書では主に「洞結節」と表記する約束とします）．洞結節は安静時では毎分約 60〜80 回のペースで自家発電する能力を持っていて，天然のペースメーカーといえる組織です．

1 秒間に 1 回ちょっとのペースで光る「豆電球」のイメージでいいですね．

ええ．わかりやすく覚えるには 1 秒に 1 回でも良いですが，後々のことも考えて **70±10/分**とおさえておくことをオススメします．刺激伝導系とは，この洞結節から出た電気シグナルが心臓各所に伝わっていく道のりなんです．

なるほど．ドウケッセツが心臓の舵取りを担っているのですね．

洞結節から発せられた電気シグナルは心房全体に瞬時に伝わって心房筋の収縮を起こさせた後，再度集合するように**房室結節**〔atrioventricular (AV) node〕と呼ばれる組織に進入していき，そこからまっさかさまに下降していきます．

その先は電気シグナルは心室中隔を下るのですね．

房室結節を通過すると，電気はほどなくして心室に入り，左右の**脚**と呼ばれる 2 本の通り道に分岐します．両方の脚ともに基本的に心室中隔を走行しますが，**右脚**（right bundle branch）は右室寄り，**左脚**（さきゃく）（left bundle branch）は左室寄りを通ると考えて下さい．心臓のポンプ作用の主な担い手である左室担当の左脚は，さらに大きく2つに枝分かれして前枝，後枝と呼ばれます．これはまた後で出てきます．

　脚と心室とで"右は右，左は左"のペアになっていますね．それで，脚はどこまでいくのですか？

　目的地としては各心室の乳頭筋だとされます．後ほど少しだけ詳しく扱いましょう．血管系などと同じように，刺激伝導系の電線も先端にいくに連れて枝分かれを繰り返し，ゴールの心室筋各所を目指すのですが，脚から先の最終的に網目状となって心室につながるまでを**プルキンエ線維**（Purkinje fiber）といいます．プルキンエは発見者の名前で，不整脈の一部にはこのプルキンエ線維の一部が悪役となって生じるものもあります（特殊な心室頻拍など）．

　以上，ごくカンタンに刺激伝導系の概略をお話しました．

　よくわかりました．一点だけ質問いいですか？　図3-2をよくみると，房室結節から脚が分かれるまでの部分が**ヒス束**と書いてありますが，これは何ですか？

　よく気づきましたね．実は心臓の中にカテーテルを入れて不整脈の検査や治療をすることがあります．その際に房室結節の目印になる電位が記録できるのですが，それはこのヒス束によるものと考えられています．この心臓電気生理学的検査と呼ばれるやや特殊な世界では重要とされるのですが，体表面から心電図を記録する場合にその挙動が問題になることはまずありません．ですから，

> ヒス束は房室結節の"分身"で，これら2つまとめて**房室接合部**と呼ぶ．

くらいに軽く考えておけば良いでしょう．まるで，兄弟のようなこの2つの組織ですが，12誘導心電図の世界では圧倒的に房室結節が扱われることが多く，事実上**ヒス束に関しては忘れてもらってOK**です．

刺激伝導系と不整脈

　さて，おおざっぱに理解できましたでしょうか？　正常な刺激伝導系を理解しておくことは非常に大切で，基本的にこのシステム上のどこかに異常が生じたものが**不整脈**（arrhythmia）という病態だと理解することができます．刺激伝導系の各組織と不整脈との関係を示したものが**図3-3**です．

　刺激伝導系がフローチャート形式でうまく表現されていて，それぞれの部位での異常で生じる不整脈の種類が右に書かれていますね．一部は聞いたことがありますが，他はサッパリです……．

　別にこの段階ですべてを理解する必要はありませんよ．不整脈とは刺激伝導系の様々な異常なんだという外枠を少しでも感じとってもらえれば十分です．

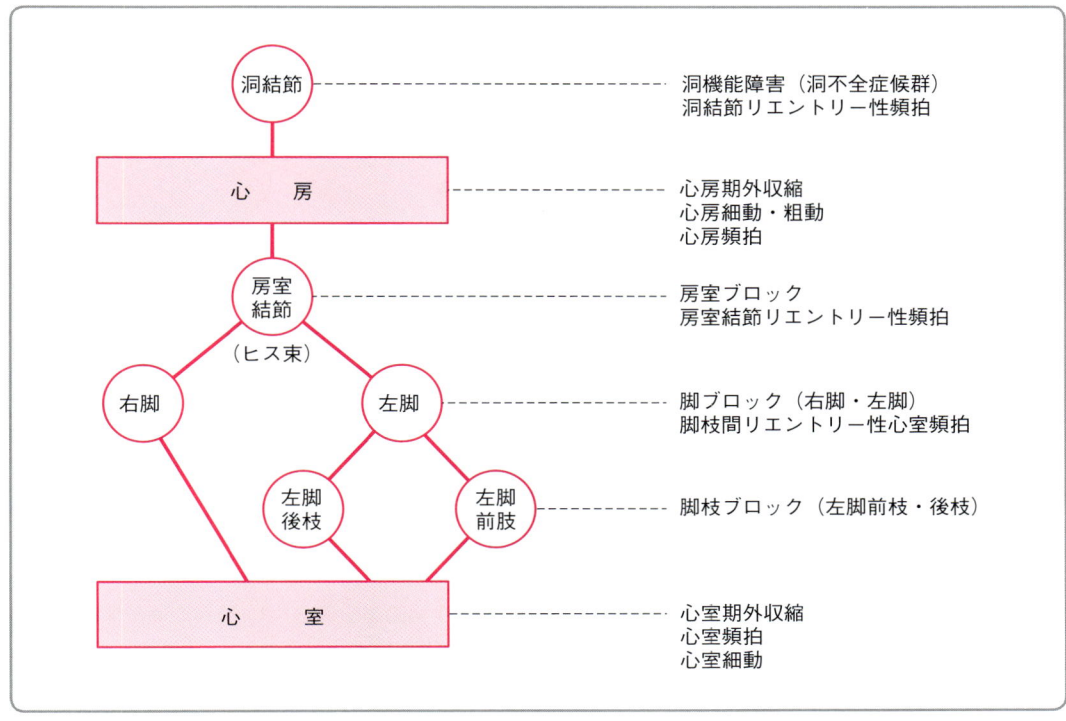

図 3-3 刺激伝導系と不整脈の対応

洞結節から房室結節まで

　さて，今度は刺激伝導系の構成パーツを少しだけ詳しく扱うことにしましょう．まずは洞結節から房室結節に至るまでのプロセスを考えます．

　主に心房内を電気シグナルが伝わって行く様子ですね．洞結節を 1 分間に約 70 回点灯する豆電球と考えれば，電気シグナルは放射状に伝わっていくはずですが……．違います？

　素直に考えるとそうですが，洞結節から発せられた電気シグナルは均一に伝わらず，洞結節と房室結節との間には"優先道路"のようなものが 3 本あることが知られています．これらは**結節間伝導路**といって，それぞれ前・中・後の枕詞をつけて呼ばれます．少しレベルの高い話なのですぐには覚えなくて OK ですが，大事な話ですので少し頑張って聞いて下さい．聞き流すだけでよいですからね．**図 3-4** のシェーマに 3 つの結節間伝導路を示しました．

　まず左側の A をご覧下さい．もっとも有名な結節間伝導路は，分界稜（crista terminalis）という断崖絶壁のような構造物に沿って進むものです．洞結節から出た電気シグナルは，まず分界稜に入り込み，そこから"綱渡り"のようにほぼ直滑降で下り落ちて，右房の下端でＵターンして房室結節へ向います．分界稜は右房の後側にあるため，この経路は後結節間伝導路と呼ばれるわけです．

　ブンカイリョウってはじめて聞きました．他の 2 つはどうなのですか？

3. 刺激伝導系のはなし　―本当に必要な知識のみを厳選！―

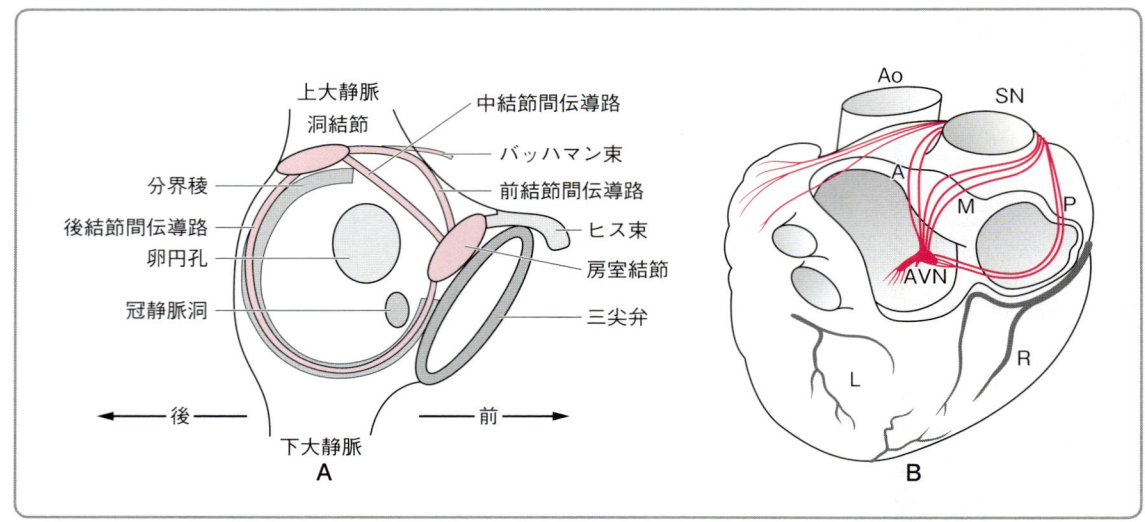

図 3-4　結節間伝導路
A：結節間伝導路（右房），B：左房の上後方より眺めた図．
SN：洞結節，AVN：房室結節，A：前結節間伝導路，M：中結節間伝導路，P：後結節間伝導路，R：右室，L：左室，Ao：大動脈（Sherif L, et al. Dis Chest. 1969; 55: 127 より改変）.

　2つ目に有名なのは前結節間伝導路です．これは洞結節から上大静脈をクルッと前側に回って，途中で左房へ向かうバッハマン束（Bachmann's bundle）という経路と分かれて心房中隔面を下行してゆきます．そして，最後に 2 つの結節間伝導路の間をぬって走る中結節間伝導路です．

　名前はわかったとしても前後関係などの位置関係がわからないのですが？

　それなら図 3-4 の B がわかりやすいでしょうか．これは心臓を後上方から眺めたものですが A，M，P と記したものが前・中・後結節間伝導路を示しています．

　たしかに図 3-4 を見ると前とか後とかの関係がわかりやすいですね．

目で見る刺激伝導系

　結節間伝導路は少しレベルの高い話で，イラストだけだと実感が涌きませんね．最近は洞結節から房室結節へ電気が伝わるこうした電気の流れを 3 次元画像として表示できるようになっているので，ここで紹介しておきます．次の図 3-5 を見て下さい．
　これは EnSite と呼ばれるシステムです．A～D の画像はそれぞれ 2 方向から見た右房を示しています．向かって左の画像は正面やや右側から見たもので，図 3-4 の A に近くなっています．右側は三尖弁を真正面に向かうように眺めたもので，A には洞結節や房室結節などの位置関係も示しました．分界稜も示されていますね．

　紫色の下地にきれいな色がついていますが，どうやって見るんですか？

　細かく言い出すと難しいのでしませんが，中心に赤い＊印のついた白い部分が移動していき，これが心房内の電気シグナルの流れを示していると思って下さい．ピンクの矢印で示しましたが，

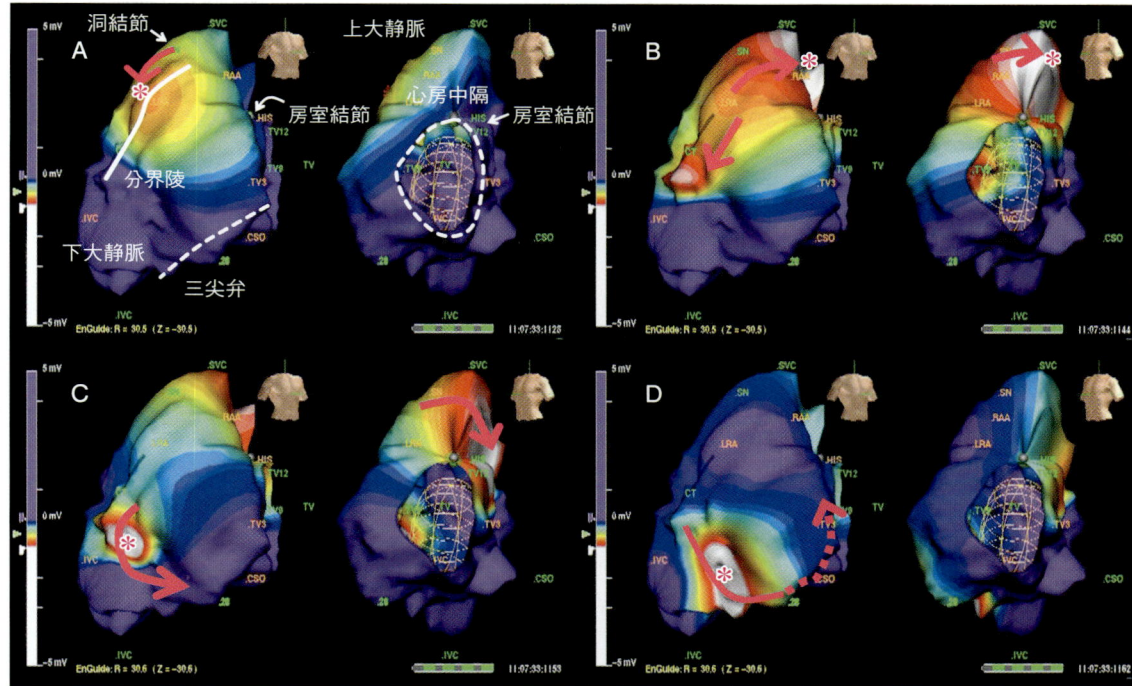

図 3-5　目で見る洞調律（EnSite システム）

A→B→C→Dと電気興奮が後結節間伝導路を降りて下端でUターンして房室結節へ向かっていく様子が描かれています．中結節間伝導路ははっきりと確認できませんが，B，Cには白い部分がもう1つあって，前側に出て心房中隔を下る前結節間伝導路であることもわかります．

　ム，ムズカシイ……．でも，医療技術の進歩ってすごいですね．なんか感動しちゃいます．

　ちなみに実際にはこれらは動画として見ることができます．今までの心電図の教科書では扱われることはほとんどなかったと思いますが，解剖学的なイメージをつけるのに役立つと思ってご紹介しました．心電図や不整脈の世界は"美しい"のだという感覚が少しでも伝われば幸いです．

洞結節以外の組織の自動能

　洞結節が周期的な自発性興奮を繰り返す能力は**自動能**（automaticity）と呼ばれます．この自動能は洞結節だけに与えられた天賦の才能かというと，そうではありません．心臓の刺激伝導系には，実は洞結節以外にも自動能をもつ組織があるのです．

　洞結節の独壇場かと思っていましたが……．えーっ，でも何のためですか？

　もちろん，刺激伝導系がまったく正常に機能している場合は，こうした"控えの選手"が登場する必要はありません．ところが，何らかの理由で洞結節が決められたペースで興奮できない（☆1），または洞結節自体には問題なくとも，電気シグナルが伝わっていく過程で邪魔が入って電気シグナルがうまく心室側に伝わらない（☆2）などの非常事態が生じた場合に，"選手交代"

3. 刺激伝導系のはなし ―本当に必要な知識のみを厳選！―

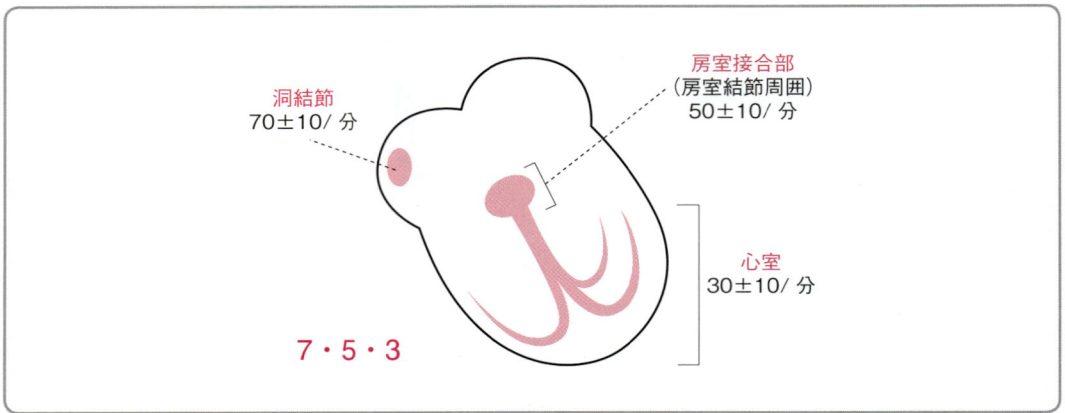

図 3-6　心臓各所の自動能

が必要になるのです．こうした話は主に心拍数が通常よりも遅くなってしまう**徐脈性不整脈**に関連して生じることが多く，（☆1）は洞不全症候群（または洞機能障害），（☆2）は房室ブロックと呼ばれる病態です．もちろん，今は覚えなくていいですが．

　なんかスポーツの試合みたいな話ですね．それで，いったいどこなんですか？　実は自動能をもっている組織って．

　こうした"控えの選手"は，実は皆さんがよくご存知の組織なのです．**図 3-6** にまとめましたので見て下さい．

　心室はわかりますが，「房室接合部」って何でしたっけ？　さっきちょっと出てきましたケド．

　わかりやすく言うと"房室結節の周辺"という意味です．接合部とは"つなぎめ"ということなので，心房と心室との電気的なつなぎめと考えましょう．

　で，ボウシツセツゴウブって房室結節と，えーっと，ヒスソクでしたっけ．

　そう．マクロな視点で見ると，房室結節もヒス束もほぼ同じ場所に見えますから，**房室接合部**としてひとまとめで呼称する方が多いのです．ここには自動能が備わっているとされるんです．

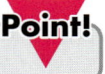

房室接合部……心房と心室の間の"つなぎめ"（房室結節とその周辺）

　独特な言葉のように聞こえますが，今後も何回か登場しますので，頭の片隅にいれておいて欲しい用語です．

　名称は覚えました．一緒に書いてある数字は何ですか？

　これは心拍数です．これは非常に大切な数字で，

洞結節 70±10/分，房室接合部 50±10/分，心室 30±10/分

です．覚え方は何でもいいのですが，筆者は上から **7・5・3** ですべて **±10** として覚えています．

心臓には"早い者勝ち"の原則が浸透していて，これらのうち洞結節の豆電球が点灯するペースが一番早いので，その他の組織は歩調を合わさざるを得ないのです．では質問．先ほどいった徐脈の病態で洞結節の元気がなくなってしまった状態ではどうなるでしょう？

"早い者勝ち"ルールならば，そのときは非常灯としてよい早い方の房室接合部が心臓の切り盛りをすることになるのではないでしょうか？ 心室もそのペースに従って興奮するので40～60/分くらいになるってことですね．

そうです，素晴らしい．では洞結節は元気でも，電気シグナルが途中で遮断される場合はどうでしょう？ これは「房室ブロック」という病態で，刺激伝導系が房室結節の部分で断線してしまったと考えるといいのですが……．

やっぱり房室接合部が活躍するでしょうか？ でも，房室接合部自体も断線の被害を受けてしまう場合にはダメですね．

鋭いです．もちろん，房室ブロックでも房室接合部に病変がなければ非常灯として点灯してくれますが，ここがやられている場合には心室の自動能が"最後の切り札"的に出現します．ただ，心拍数としては30/分前後と非常に頼りなく，まさに"風前の灯火"の危険な状態ということになります．

なるほど，なるほど．正常なシステムが起動しなくなったときに"控えの選手"の自動能が前面に出てくるんですね．

以上，洞結節以外の自動能を説明しました．このような房室接合部や心室の自動能は，ヒトが長い進化の過程でうまく生き延びるために獲得したものなのです．正式名称は単発のみの場合は補充収縮（escaped beat），持続的に点灯するようだと補充調律（escaped rhythm）とよばれます．

悪い自動能

房室結節あたりや心室に隠れた自動能があって，いざというときに洞結節のかわりに活躍してくれる一方で，心臓にいろいろな迷惑をかける悪い自動能もあるんです．

世に善人もいれば悪人もいるように，実に様々ですね．

正式な言葉は**異常自動能**（abnormal automaticity）といって，本来なら洞結節お上の言うことを聞いておけばいいはずの心房筋や心室筋が下克上を企てることがあるのです．これらは主に心臓をせかすような不整脈（頻脈性不整脈）の原因となります．多くは心臓病をかかえる患者さんに生じるもので，戦争中で世の中が不安定なときに悪党が台頭するのに似ています．

ありがたい自動能もあれば迷惑なものもあって，それが速い不整脈の原因の1つなわけですね．

その通りです．ここで自動能についてまとめておきましょう．

> **自動能いろいろ**
> 1）ありがたい自動能（補充収縮・調律）：房室接合部，心室
> 2）迷惑な自動能（異常自動能）：期外収縮，心房頻拍，心室頻拍など

3. 刺激伝導系のはなし　―本当に必要な知識のみを厳選！―

房室結節　－日本人の大発明－

　洞結節からの電気シグナルが心房を経て心室へ伝わっていく際に必ず通過しなくていけない場所，それが**房室結節**です．ところで，この組織が実は日本人によって発見されたことを知っていますか？

　本当ですか？　聞いたことないです．

　1900年台初頭，ちょうど心電図学の黎明期に当たりますが，歴史的には田原淳という先生がドイツ留学中に房室結節の存在を示したとされます．最近ではあまり言われませんが，房室結節には「田原結節」，あるいは彼の師匠の名とともに「田原-アショフ結節」という別名もあるくらいです．

　とりあえずタワラ先生がスゴイのと，房室結節がわかったのが案外最近のことで意外でした．

　田原先生のすごいところは，房室結節の発見だけでなく，両脚からプルキンエ線維に及ぶ構造についても記載したことです．今では医学を学ぶ人なら一度は習う心筋内に埋もれた"電線網"を「刺激伝導系」とネーミングしたのも田原先生なんですよ．

　刺激伝導系の大部分が1人の日本人によって世に示されたのは驚きですね．明治・大正時代の日本は今のような先進国ではなかったでしょうし，いろいろな苦労もあったでしょうね．でも同じ日本人として誇らしいです．

房室結節の役割

　解剖学的には心臓の中心あたりにある房室結節ですが，どんな役目があるのでしょう？　これははじめに言っておくと，

> **房室結節の主な役割**
> 1) 心房と心室との間で電気シグナルが通過できる唯一の組織
> 2) 電気シグナルをゆっくり通過させ，心房と心室の収縮のタイミングをずらす
> 3) 心房レベルで生じる不整脈に対する"防波堤"

という3点が大切です．1つずつ解説しましょう．

心房と心室をつなぐ唯一の関所

　洞結節からの電気シグナルは3本の心房内結節間伝導路に分かれて心房各所に散らばったまま心室に移行するのではありません．もう一度必ず"全員集合"してから足並をそろえて房室結節に流れ込んで心室へと抜けていくのです．

　なるほど，これが1つ目の役割ですか．房室結節は心室へ通過できる唯一の関所なんですね．これはなんとなく直感的に理解できます．

18

実は，一部に房室結節以外に心房と心室をつなぐ"第2の導線"を生まれつきもっている人がいます．**WPW症候群**という病名になりますが，今の段階では興味のある方のみ課外授業1『副伝導路とWPW症候群』を読んでみて下さい（☞応用編『3章　PR間隔の異常』参照）．そのうち出てきますからね．

心房と心室の時間差作り

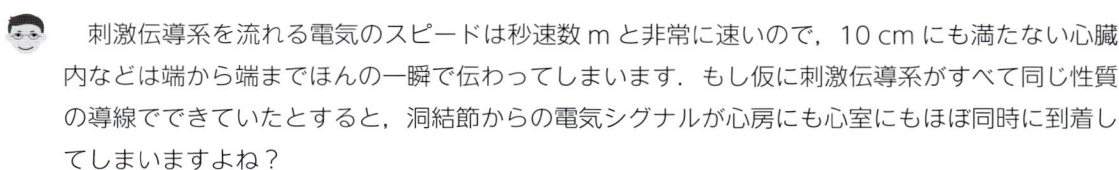

刺激伝導系を流れる電気のスピードは秒速数mと非常に速いので，10 cmにも満たない心臓内などは端から端までほんの一瞬で伝わってしまいます．もし仮に刺激伝導系がすべて同じ性質の導線でできていたとすると，洞結節からの電気シグナルが心房にも心室にもほぼ同時に到着してしまいますよね？

原理的にはそうなりますね．何かマズイことでも起きるんでしょうか，それで．

今，左心系における血液の流れを考えましょう．肺で酸素をたっぷりと吸収した血液が左房に戻った後，どうなりますかね？

僧帽弁が開いて左房が収縮することで左室へ血液を送り込みます．

そうですね．そのとき，一緒に左室も収縮しちゃうとマズイですよね？　僧帽弁のところで左房と左室からの血液がぶつかっちゃいますから．ですから，左房収縮が起きている間，左室はジッと黙っている必要があるんです．

その間に左室は血液をたっぷりため込んで，満タンになったら今度は自分が収縮して，大動脈弁から全身へと血液を送り出すわけですよね．ははーん，心房と心室の収縮のタイミングはちょこっとズレてることが必要そうですね．

そうです．心房収縮と心室収縮のタイミングにはある程度のズレが必要で，実はこの時間差を作り出すのが房室結節の2つ目の仕事といえます．

それって不思議．導線が均一じゃないってことですか？

その通りで，心房から心室へ流れていく電気シグナルは，房室結節のところでいったんブレーキというか急に減速するんです．難しい話は抜きにして，房室結節は非常におっとりとした性格で，他の刺激伝導系の電線よりも電気を流すスピードが断然に遅いのだと理解しましょう．

おっとりって，つまりマイペースってことです？　ずいぶんな比喩ですね．

まぁ，細かい話をするとイオンチャネルの話になっちゃうんでね．はじめに"脱・イオンチャネル宣言"をしたので，ここでも守ろうかなって．

つまり，房室結節に電気シグナルが到達する時，直前まではものすごいスピードで通り抜けていこうとするわけなんですが，おっとりした性格の房室結節が心室への扉をゆっくりとしか開けないんです．

マイペース！　全速力でやって来た電気興奮も完全に立ち往生してしまうわけですね．

一見すると時間のロスにみえますが，実は見事に心房と心室の収縮タイミングのズレが作り出されていることに注目して下さい．ほどなく勉強しますが，心電図ではこの房室結節を通過している時間は，P波とQRS波との間の基本的にフラットな**PR間隔**（またはPQ間隔）という部

分に相当するのです（☞イントロ編『5章　各波形の意味と表示ルール』参照）．

実によくできてますね．心房と心室の円滑な血液の受け渡しとポンプ作用は房室結節あってこそといえるのですね．

不整脈に対する"防波堤"

房室結節の働きの最後の3つ目は，心臓に嵐のように生じる不整脈に対する"防波堤"として機能することです．

不整脈が起こったときに守ってくれる作用ですか？

そうなんです．これは先ほどのマイペースにゆっくりとしか扉を開閉しない性質に関連した働きなんです．具体的な名前について今は知らなくてOKですが，心房細動や心房粗動，さらには心房頻拍といった不整脈があるんです．

全部に「心房」というコトバがついていますが．シンボウサイドウってのは，かなりよく耳にしますね．不整脈ですか，コレ．

これらは，文字通り**心房性不整脈**と呼ばれるグループです．これらの不整脈が生じると，洞結節には口封じがなされてしまい，心房には毎分200〜400回という異常な頻度での収縮を促す電気の嵐が吹き荒れるんです．これらの心房に生じる電気シグナルの嵐は房室結節にも当然降り注ぐことになりますよね？

そうですね．その嵐というか，矢のような電気シグナルを全部が全部心室へ通過させてしまったら大変なことになりそうです……．

そうなんですよ．心室は短い間隔で収縮し続けなくてはならないので，十分な血液をため込むことなく"空打ち"状態になってポンプ機能が破綻してしまいます．

そこで登場するのが房室結節ですか？

そうなんです．恐ろしい電気の嵐のさなかにも房室結節は"自分"を貫き通し，関所の扉の開閉はゆっくりとしか行わないのです．扉が閉じているときにやって来た電気シグナルは諦めて引き返しますので，結局，扉がオープンしている短い時間しかシグナルは心室へ通過できないわけです．

なるほど．心房で嵐が起きても心室へ伝わる過程で間引かれているわけですね．

これはいわば"防波堤"としての作用で，不整脈の勢いを少しでも和らげて心室が過剰に収縮しないようにする一種の防御システムなんですね．

ホントに知れば知るほど房室結節ってよくできていますね．

ただ，いつも善人にみえる房室結節ですが，ときには悪い不整脈に手を貸してしまうことがあります．実際，房室結節がらみの不整脈がいくつか知られていて，そのうち自身が"悪の本体"となるものを課外授業2『房室結節の不思議と不整脈』に記してみました．余裕があれば読んでみて下さい．

刺激伝導系と冠動脈

- 房室結節を含めて刺激伝導系を構成しているのは特殊心筋と呼ばれる細胞です．当然ですが，心房筋や心室筋の細胞などと同様，刺激伝導系が正常に機能するためには酸素と栄養を含んだ血液が必要です．

- ガソリンみたいな感じですかね．

- 良いたとえですね．ですから，何らかの原因で刺激伝導系の心筋細胞へのガソリン供給が断たれてしまうと，電気の流れにも支障が出てきます．

- 電線システムがうまく機能しなくなっちゃうわけですか．

- そう．このガソリン供給ストップの代表的な病態として**急性心筋梗塞**をあげることができるでしょう．

- 要は心臓の血管がつまるわけですね．

- 心臓を栄養している血管を**冠動脈**といいます．後々詳しくお話しますが，ひとまず**冠動脈は右側に1本，左側に2本の計3本**あって，どこかで完全につまってしまった状態が心筋梗塞だと考えて下さい．

- なるほど．ライフラインというか，生きていくためのガソリン供給源を失った心筋細胞がどんどん死んでしまうのですよね．何だかコワイです．

- 心筋梗塞やそれに準じた病態では，刺激伝導系が影響を受けて様々な不整脈を生じることがあります．不整脈には脈が速くなるものと遅くなるものとがありますが，ここでは後者を考えます．では，刺激伝導系と冠動脈の関係を示した図 3-7 をみて下さい．

    心筋梗塞の心電図を勉強する時にも出てきますが，ガソリン供給が途絶えた時に特に弱い刺激伝導系は，心室中隔にある房室結節と右脚，そして左脚です（☞応用編『8章　幅広い QRS 波を見たら②』参照）．房室結節にはどの冠動脈から血液がきているでしょうか？　図 3-7 をみて答えて下さい．

- えーと，右冠動脈ですか？　血管の流れを追っていくと，房室結節付近にくるようですが．

- 正解です．全例ではないですが，右冠動脈がつまってしまう心筋梗塞では，房室結節にも影響が出て**房室ブロック**という不整脈が高率に認められ，脈が遅くなってしまいます．

- ボウシツブロック？　なんかゴツイ名前ですね．

- 来院時にはなくとも，カテーテル治療をしている最中に房室ブロックが出現したりすることもあるので，右冠動脈の閉塞が予想される急性心筋梗塞では一時式ペーシングリードを心臓内に留置して治療に臨むことが多いです．まぁ，これはペースメーカーの役割を果たすカテーテルですよね．これは臨床的に非常に重要な知識なんですよ．

- はい．**右冠動脈がつまったときには房室ブロックに注意**と．

- 一方，左冠動脈の前下行枝という血管が閉塞してしまった場合，もっと重大なことが起こります．左前下行枝は房室結節と脚との間のヒス束や左右の脚などが集中している心室中隔に血流を送っているためです．図 3-7 でもそうなってますよね．

- 刺激伝導系の中心ですものね，房室結節や脚って．

- 左冠動脈前下行枝が根元近くでつまってしまうと，脚に影響が出て次にお話しする**脚ブロック**

3. 刺激伝導系のはなし　—本当に必要な知識のみを厳選！—

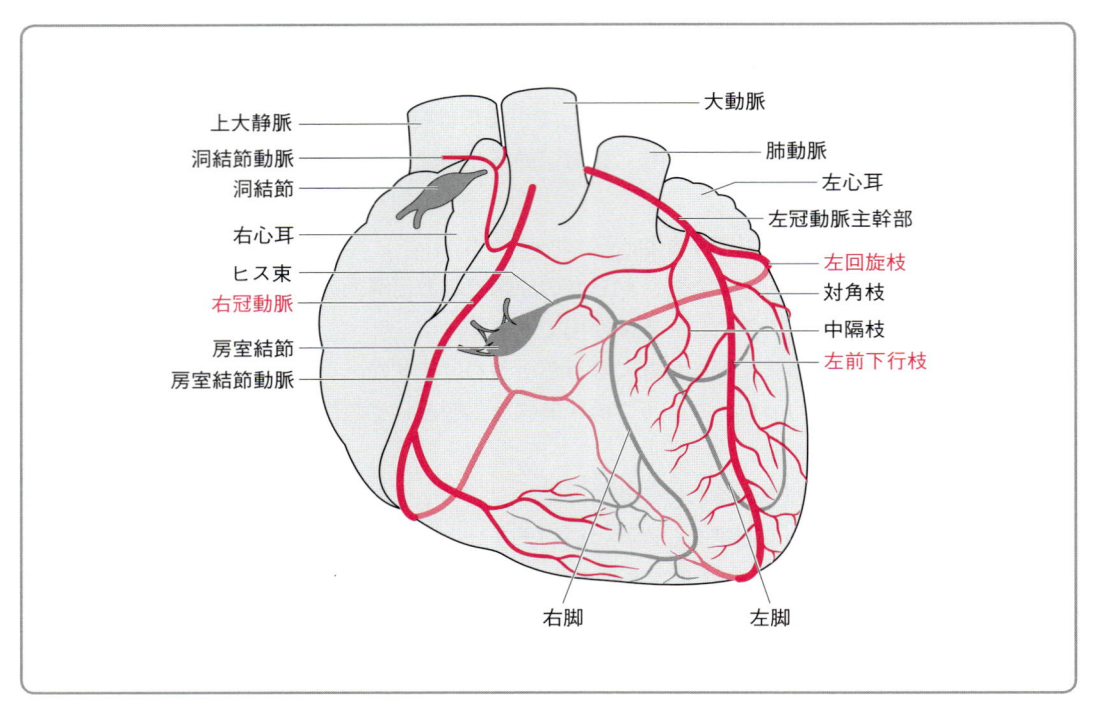

図 3-7　刺激伝導系の冠動脈支配

と呼ばれる状態になったり，もっとひどい場合にはヒス束あたりで完全に電気シグナルの流れが途絶えてしまうこともあります．

　脚ならまだしも，房室結節から心室に入っていくところがやられると最悪の場合は完全心停止になってしまうわけですね．心室にまったく電気がいかないわけですから．

脚の走行

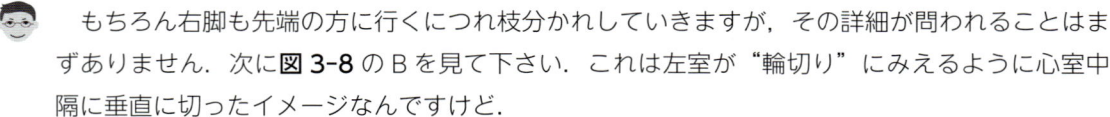

　刺激伝導系についての話もだいぶ長くなりましたので，最後にしましょう．房室結節の"分身"といったヒス束はパスして大事な脚の話をします．さっそく図 3-8 の A を見て下さい．

　右脚は基本的に 1 本ですが，左脚は 2 つの道に別れるのでしたね．

　もちろん右脚も先端の方に行くにつれ枝分かれしていきますが，その詳細が問われることはまずありません．次に図 3-8 の B を見て下さい．これは左室が"輪切り"にみえるように心室中隔に垂直に切ったイメージなんですけど．

　これはわかりやすい！　最初の方に習った，**右脚は心室中隔の右室側，左脚は左室側**というのが見事に表現されていますね．"右は右，左は左"の原則でしたから．

　図 3-8 には，同時に左脚が前枝と後枝とに分岐して，それぞれ前乳頭筋および後乳頭筋を目指して走る様子も描かれていますね．ちなみに僧帽弁には腱索というヒモがついているのですが，その根元にあたる部分が乳頭筋になります．左室の収縮に同調するように腱索を介して僧帽弁の

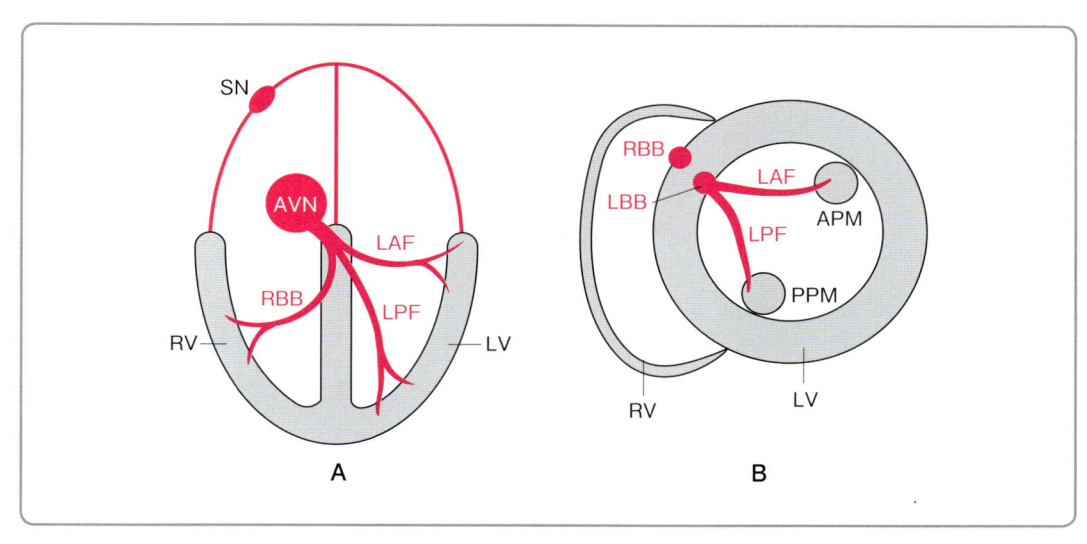

図 3-8 右脚・左脚の走行
A：両脚の走行（左脚2枝説），B：脚と心室中隔，乳頭筋との関係．
RV：右室，LV：左室，SN：洞結節，AVN：房室結節，RBB：右脚，LBB：左脚，
LAF：左脚前枝，LPF：左脚後枝，APM：前乳頭筋，PPM：後乳頭筋．

開閉が行われるのでしたね．

脚ブロック

　心電図の勉強を進めていくと，これら右脚や左脚を流れる電気シグナルが途中で遮断されてしまう**脚ブロック**（bundle branch block）と呼ばれる病態が登場します．

　さっき心筋梗塞の話でも出てきましたね．キャクブロックって．

　図 3-9 で簡単にご説明しておきましょう．

　いま，①〜④それぞれの場所で断線してしまった状態をイメージして下さい．

　全然難しい話ではなく，①のところで電気が遮断されれば**右脚ブロック**と言い，③でなら**左脚前枝ブロック**，そして④で切れた場合を**左脚後枝ブロック**とそれぞれ呼ぶのです．では，質問です．**左脚ブロック**という病態ではどこが切れるでしょうか？

　枝分かれする手前の本幹の部分です．それが②に相当しますね．

　その通りです．実際にそれぞれの脚ブロックが生じた時にどのような心電図波形になるかは，おいおい勉強していきましょうね（☞応用編『7章　幅広いQRS幅を見たら①』，『8章　幅広いQRS幅を見たら②』参照）．

おわりに

　以上で心筋の奥に埋まった刺激伝導系のお話は終了です．「活動電位」や「イオンチャネル」

3. 刺激伝導系のはなし ―本当に必要な知識のみを厳選！―

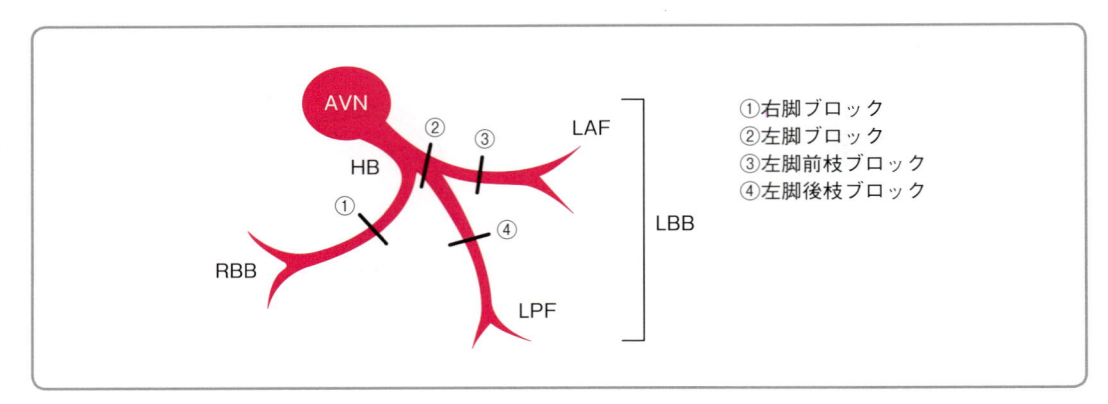

図 3-9　脚ブロックとは
　　脚ブロックの刺激伝導障害部位．AVN：房室結節，HB：ヒス束，RBB：右脚，LBB：左脚，LAF：左脚前肢，LPF：左脚後枝．

①右脚ブロック
②左脚ブロック
③左脚前枝ブロック
④左脚後枝ブロック

　などはわからなくて OK という話からはじめて，一通りの基本事項をお届けしました．

🧒　楽しくお話が聞けましたが，ボリュームはたっぷりでしたね．

👨‍🦱　ここでお話したものは臨床的に大事なポイントばかりですが，少しレベルの高い話もあるので，現時点ですべて理解する必要はありません．大事な部分はこの先何度も取り上げますし，忘れたなと思ったら，折に触れて読み返しながら勉強を進めて下さいね．

第3章のまとめ

刺激伝導系のはなし －本当に必要な知識のみを厳選！－

❖ 臨床的な心電図判読では活動電位やイオンチャネルの話は気にしない．

❖ 刺激伝導系の概略
   洞結節−心房筋−房室結節−(ヒス束)−右脚・左脚−プルキンエ線維−心室筋

❖ 結節間伝導路：洞結節から房室結節への3本の"優先道路"

❖ 心臓各所の自動能"7・5・3"
   洞結節：70/分，房室接合部：50/分，心室：30/分（それぞれ±10/分の幅あり）

❖ 房室結節の電気伝導特性は"おっとり"
   1) PR間隔≒房室結節通過時間
   2) 心房性不整脈（心房細動など）時の心拍数を緩和

❖ 房室結節の冠動脈支配は主に右冠動脈（右冠動脈閉塞と房室ブロック）

❖ 脚の走行：右脚は右室側，左脚は左室側の心室中隔から出発して乳頭筋を目指す．

❖ 脚ブロック（→図3-9）
   1) 右脚ブロック
   2) 左脚ブロック：左脚前枝ブロック，左脚後枝ブロック

3. 刺激伝導系のはなし ―本当に必要な知識のみを厳選！―

課外授業 ❶副伝導路と WPW 症候群

副伝導路とは？

- 正常の心臓では，心房と心室間の電気の抜け道は**房室結節**のみでしたね．図 3-10 の左側がその様子を示しています．

- 房室結節以外の部分は，通電性のない結合組織で隔てられているんですね．図 3-10 で CT（connective tissue）と表記されている部分ですね．

- この図から，洞結節からの電気シグナルは房室結節を経由する経路①でしか心室側へ抜けられないという状況がわかってもらえると思います．

- 電気にとっては房室結節が心室への唯一の窓口なんですね．

- ところが不思議なことに，ごくまれに"秘密の抜け道"というか，生まれつき特殊な房室間伝導路を持っている人がいるのです．

- それが図 3-10 の右の状況ですね．たしかに 1 カ所，心室への抜け道があいていますね．

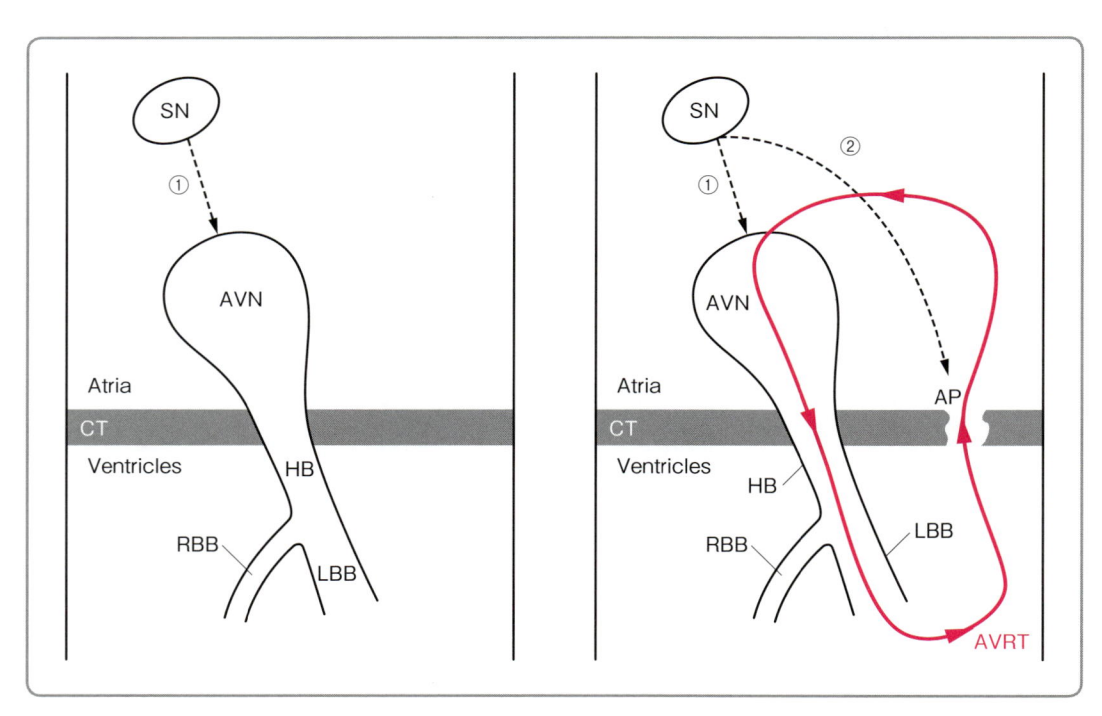

図 3-10 副伝導路とは

Atria：心房，Ventricles：心室，SN：洞結節，AVN：房室結節，CT：結合組織（房室間），HB：ヒス束，RBB：右脚，LBB：左脚，AP：副伝導路，AVRT：房室リエントリー性頻拍（回路）．

😊 この"秘密の抜け道"は正式には**副伝導路**（accessory pathway）と呼ばれ，発見者の名にちなんで「ケント束」（bundle of Kent）と呼ばれることもあります．副伝導路の方がより一般的な呼称ですが．

😐 フクデンドウロ……．じゃあ，こういう人では，電気シグナルは経路①以外に経路②からも心室へ伝わっていくことになりますね．

😊 そう．詳細は後々お話しようと思いますが，房室結節と副伝導路とで，電気の通し方の"速さ比べ"をすると，副伝導路の方が勝ってしまうんです（☞応用編『3章　PR間隔の異常』参照）．

😐 正常な導線より速いなんて，副伝導路は完全に"フライング"ですね．

😊 そうですね．そのため，副伝導路を有する人では，心室興奮を表すQRS波形が次のような独特な形になります（図3-11）．

😐 最初にゆっくり立ち上がって，途中から急にカクンと鋭くなってますね．印象的なカタチです．

😊 その最初の部分は**デルタ波**とよばれます．これは，図3-10の経路②経由の心室の初期興奮を表現しているとされます．

WPW症候群と頻拍発作

😊 生まれつき副伝導路を有する人の全例ではないのですが，一部には何かの拍子に突然はじまる動悸発作を合併することがあります．

😐 あー，なんか聞いたことあります．速い不整脈ですよね．

😊 そう．心電図でデルタ波を認め，頻脈性不整脈による動悸発作などの特徴を有する副伝導路の主の臨床像は，ウォルフ（Wolff L），パーキンソン（Parkinson J），ホワイト（White PD）という3名の偉大な心臓病学者によってまとめられ，彼らの頭文字を1つずつ取って**WPW症候群**という名称で呼ばれています．

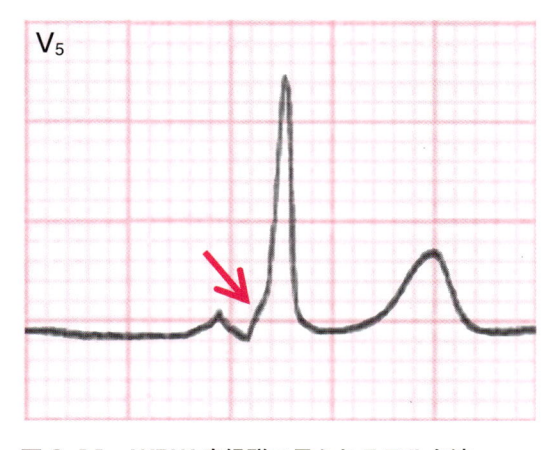

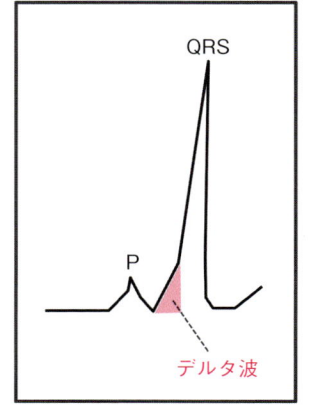

😐 ダブルピーダブリュー？　ゴツイ名前ですが，たしかに1人ずつ名前が入ってますね．

図3-11　WPW症候群で見られるデルタ波

第3章　刺激伝導系のはなし ――本当に必要な知識のみを厳選！――

3. 刺激伝導系のはなし ―本当に必要な知識のみを厳選！―

　このWPW症候群の一番の問題点とも言える動悸発作は，一般的には**発作性上室性頻拍**（paroxysmal supraventricular tachycardia）と呼ばれる不整脈の一種です．皆さんもピーエスブイティー（**PSVT**）という略称，一度は耳にしたことがありませんか？

　あります，あります．ホッサセイジョウシツセイヒンパクが正式なネーミングなんですね．

　WPW症候群で生じる発作性上室頻拍は，**図3-10** 右図に示したように，心房・心室を巻き込んで房室結節と副伝導路との間で延々と回り続けるグルグル回路が成立してしまったときに生じます．

　心房-心室間"窓口"が2カ所ないと，こんな風にグルグル回れませんものね．

　ちなみに，この頻拍は「房室リエントリー性頻拍」（atrioventricular reciprocating tachycardia：AVRT）という長すぎて舌を噛んでしまうような正式名称ですが，頻拍の成立機序も含めて循環器医以外では決して覚える必要のない知識だと思います．

WPW症候群は治せる病気

　発作性上室性頻拍の細かな頻拍回路なんかよりも，皆さんにぜひとも知っておいてもらいたい知識があります．それはWPW症候群の治療法についてです．

　ダブリピーダブリューも嵐のように突然生じる動悸発作を繰り返せば"病気"になるわけですものね．当然治せるか気になります．

　実は，今や**カテーテル・アブレーション**（catheter ablation）という治療法で，**WPW症候群は9割以上の成功率で安全に根治できる**時代になっているんです（☞ Spector P, et al. Am J Cardiol. 2009; 104: 671）．

　9割以上って，ほとんど治せるってことじゃないですか．すごいですね．

　カテーテル・アブレーションとは，「カテーテル」（catheter）と呼ばれる手術器具を鼠径部から血管越しに心臓の中に挿入し，WPW症候群の"諸悪の根源"である副伝導路を高周波（ラジオ波）というエネルギーで焼き切ってしまうという治療と考えて下さいな．

　なんだか怖そうですけれど，副伝導路がなくなれば平和が訪れそうですね．

　カテーテル・アブレーションについては，後々これよりもう少しだけ踏み込んで解説するつもりですが，それまで頭の片隅にでも名前くらいは留めておいてくれるとうれしいです（☞応用編課外授業4『WPW症候群の根治療法』参照）．

| 課外授業 | ❷房室結節の不思議と不整脈 アドバンス |

房室結節のホントの構造

　今回のテーマは，房室結節について深く掘り下げることです．まずは構造から考えます．まずは図3-12のAを見て下さい．

　心房と心室をつなぐ"導線"と聞くと，Aのような単純な1本線を思い浮かべてしまいますが．

　これはいわば"1本モデル"ですね．少しふくらんだ部分が房室結節で，上が心房側，下が心室側と考えて下さい．そうなると電気シグナルの流れはどうなりますか？

　上側から下側へ向かってストレートに抜けていくはずですよね．実際もこうなってるんじゃないんですか？

　もちろん，最初は誰もがそう考えたとでしょうし，多くの現象がこのモデルでも説明できるんです．でも，この"1本モデル"には限界があって，ある種の不整脈を説明しようとすると無理が生じます．房室結節の構造はもっと複雑でなくてはいけないんです．

　それがBですか？ "2本モデル"になりますかね，コレは．

　そう．ふくらみの下の方にある丸い灰色部分が核に相当する"本体"部分で，心房側から進入する導線が2本あって，全体で1つの「房室結節」を構成すると考えるモデルがBになります．

　房室結節って二股なんですね．ビックリです．

　正式には**房室結節二重伝導路**と呼ばれるもので，主に電気を流すスピードにより**速伝導路**（fast pathway）と**遅伝導路**（slow pathway）の2つの道があるとされます．当然，速い方の線が優

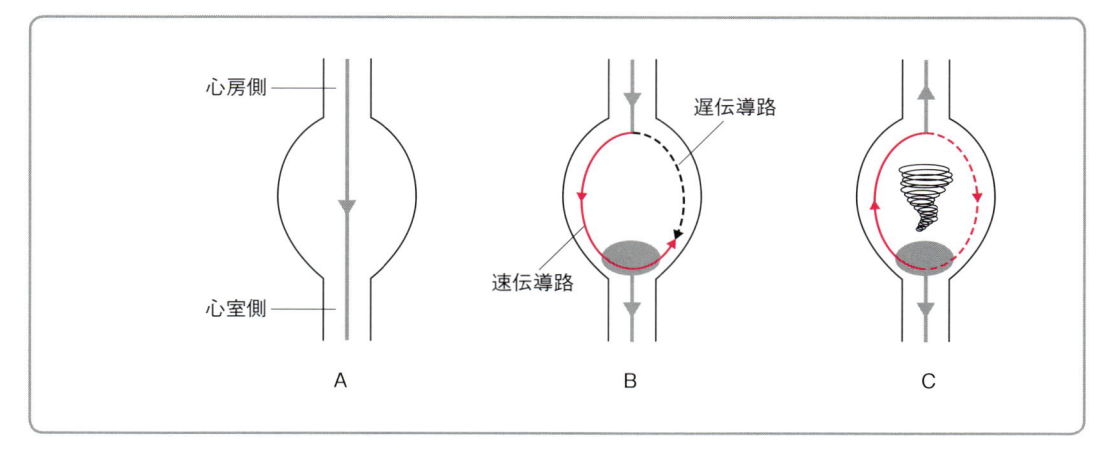

図3-12　房室結節の構造モデル
　A：1本モデル（最も考えやすい）．B：2本モデル．速伝導路と遅伝導路から構成される（遅伝導路の興奮は正常洞調律下には顕在化しない）．C：房室結節リエントリー性頻拍も2本モデルでうまく説明される．

秀だと考えましょう．

2本の導線と結節本体をひっくるめて1つの「房室結節システム」として認識するのですね．

不整脈を勉強しはじめた医師3年目に，はじめてこの事実を知った私は驚きました．この"二重構造"はいろいろ考えると非常に面白いんです．

普段は実質1本と同じ

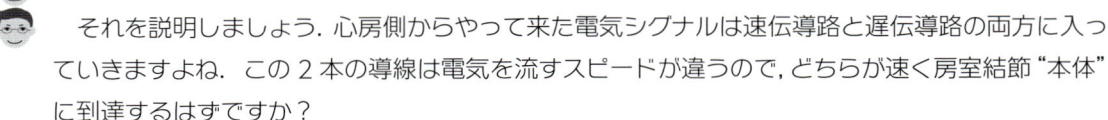

ところで，"2本モデル"では，電気の流れはどうなっているんですか？

それを説明しましょう．心房側からやって来た電気シグナルは速伝導路と遅伝導路の両方に入っていきますよね．この2本の導線は電気を流すスピードが違うので，どちらが速く房室結節"本体"に到達するはずですか？

速伝導路の方ですね．これが"本体"を通過して心室側へ向かうのですね．「遅伝導路」の方に入った電気はどうなるんでしょう？

遅伝導路に進入した電気シグナルは非常にゆっくりと時間をかけて進んでいきます．そして，ここでウダウダ時間を潰している間に，反対側の速伝導路経由で房室結節"本体"に先に達したシグナルがUターンして下方から乗り込んでくるんです．

そうなると上からと下からの電気がぶつかっちゃいますね．

そう．正式な用語は「衝突」（collision）と言いますが，だから遅伝導路の方の電気シグナルは結局"ご破算"になって日の目をみません．つまり，普通の状態では速伝導路のみが前面に出ている状態で，実質的にはAの"1本モデル"と同じことになるわけです．

房室結節リエントリー性頻拍

平穏な状態では1本のみの導線として機能している房室結節ですが，詳細は省略しますが，ある種"悪魔のささやき"的な不整脈がタイミング悪く生じると，二重構造がアダとなり，頻脈性不整脈による動悸発作を生じます．

それが図3-12のCですか？ 速伝導路と遅伝導路との間で電気シグナルが1回転しちゃってますが．

そう．WPW症候群のときにも話題になりましたが，これも**発作性上室性頻拍（PSVT）**の一種で，患者さんには嵐とか竜巻のようにいきなり生じる「動悸発作」として自覚されることになります．

房室結節が二股なことで生じるピーエスブイティーがあるんですね．

これは"不整脈屋"さんの間では非常に有名なもので，正式な名称は「房室結節リエントリー性頻拍」（atrioventricular node reentrant tachycardia：AVNRT）といいます．多くの発作性上室性頻拍は，電気の"グルグル回路"が成立してしまうために生じるのですが，その道筋を少しリアルな漫画で示したものが図3-13になります．

小さな房室結節の中で，電気が同じ回路をグルグルと何度も回る感じですね．

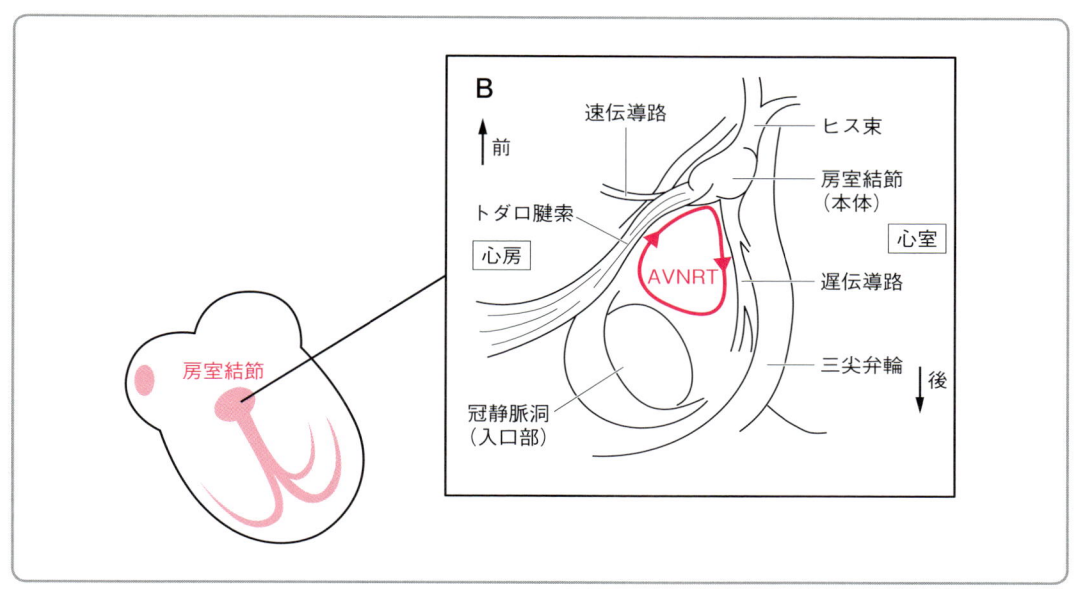

図 3-13　房室結節の事実
想定されている房室結節の構造．前方の速伝導路と後方の遅伝導路とがあり，両者の間で頻拍回路を形成することがある（房室結節リエントリー性頻拍［AVNRT］）．

　専門用語では「リエントリー回路」（reentry circuit）と言いますが，"AVNRT"という名前も含めて，今の皆さんが覚える必要は全然ないと思います．また，実は電気の流れる向きもおおむね決まっているんです．実際に，患者さんの心電図（**図 3-14**）を示しましょうか．
　この人は，ある日寝ている時に突然胸がドキドキし始めて，自宅の血圧計で脈を見ると 180/分近くになっていたので慌てて病院にやって来られました．

　それはビックリしたでしょうね．なんか，リアルな臨床現場が思い浮かびます．これが突然生じる発作性上室性頻拍の特徴なんですね．

カテーテル・アブレーションはすごい

　房室結節の二重構造の話から始めて，一気にエーブイエヌアールティーなる「発作性上室性頻拍」にまで到達しました．最後にここでも治療の話題です．

　カテーテル何ちゃらっていう治療で治るんでしたよね，WPW 症候群のときは．

　カテーテル・アブレーションですね．この"房室結節がらみ"の「発作性上室性頻拍」に対しても，成功率 9 割以上と夢のような根治療法なんです．当然，**図 3-14** の患者さんもアブレーション治療を希望されました．

　すごい！　病気を完全に治してあげられるなんて素敵．ところで，WPW 症候群では「副伝導路」がターゲットになりましたが，ボウシツケッセツリエントリーの場合は，どこを焼くのですか？

　素晴らしい質問です．房室結節は正常な刺激伝導系なので，丸々全体を焼いてしまうと大変な

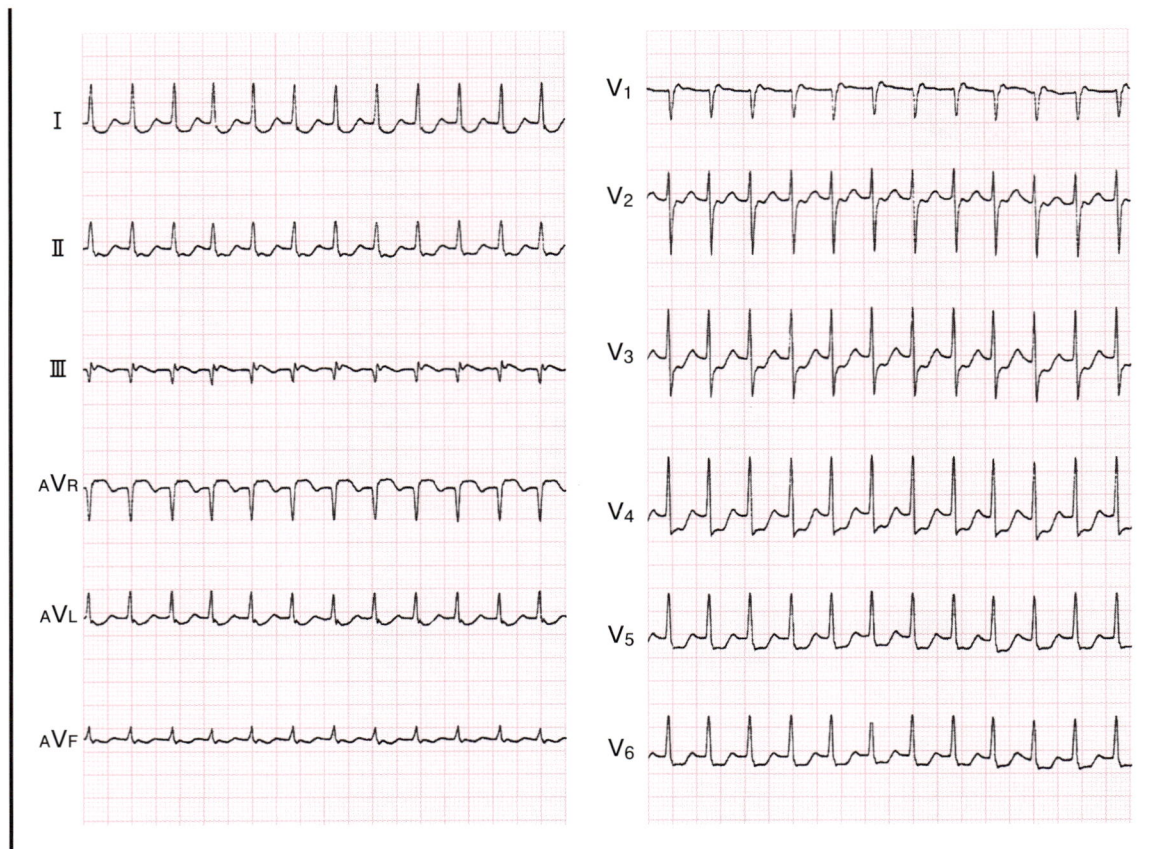

3. 刺激伝導系のはなし ─本当に必要な知識のみを厳選！─

図 3-14 房室結節リエントリー性頻拍
突然の動悸発作を主訴に救急受診した 63 歳女性.

　　　ことになりますよね？
🧑　でも，ここが"2本道"だから不整脈で起きるわけですから……．
🧑　そうですね．ですから，答えとしては**遅伝導路だけを焼きにいく**のが標準コンセプトになっています．ほんの数ミリの組織のみを狙いにいくわけなので，まさに神ワザ的治療と言えるかもしれませんね．
🧑　なるほど，それは名案ですね．「遅伝導路」なら普段から"お役"を果たしていないので，なくなっても大丈夫なわけですね．
🧑　名前が非常に紛らわしいですが，WPW症候群の「房室リエントリー性頻拍」（AVRT），そして今回お話した「房室結節リエントリー性頻拍」（AVNRT）の 2 つで発作性上室生頻拍全体の 9 割近くを占めるとされるんです．両者の割合はほぼ半々です．
🧑　では，最近は発作性上室生頻拍のほとんどがカテーテル・アブレーションで完璧に治せる時代になっているとも言えそうですね．非常にタメになるお話でした．

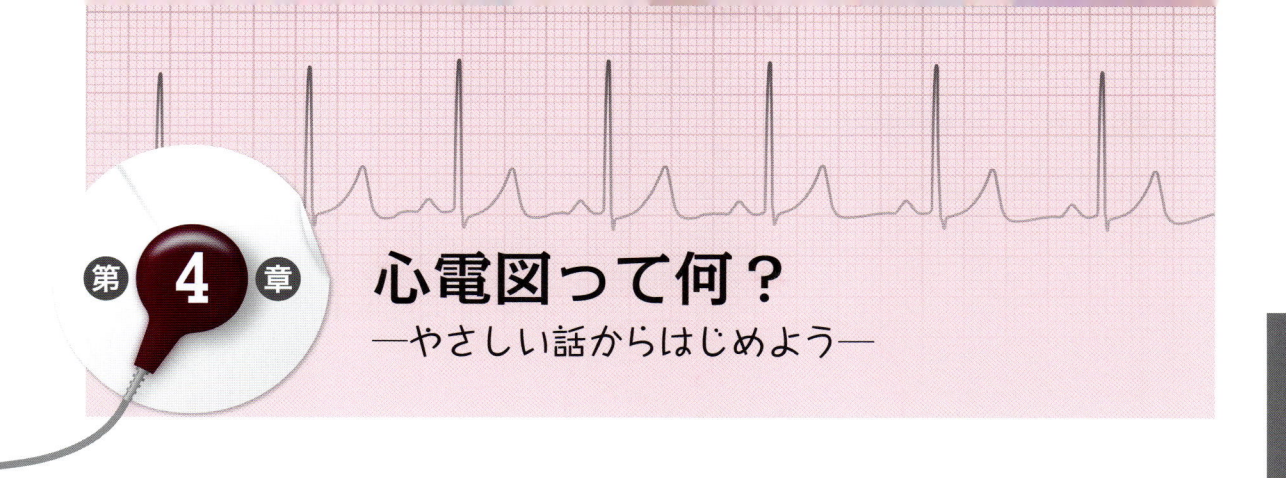

第4章 心電図って何？
―やさしい話からはじめよう―

心電波形の表すもの

　今回からようやく本題の心電図についてお話しましょう．**心電図**は英語で <u>e</u>lectro<u>c</u>ardio-<u>g</u>ram というので，下線の部分を頭文字にして **ECG** なんて略されたりするのはご存知ですね？

　はい．ドイツ語だとCがKになって，エーカーゲー（EKG）なんていう人もいますね．でも，イーシージーの方が今では標準でしょうか．

　そうですね．ここで質問です．すぐに扱うのですが，心電図ではいくつかの"波"で構成されています．教科書に載っている心臓のイラストとは似ても似つかない，こうした波は何を表しているのでしょう？

　たしかに心エコー検査なんかで得られる画像は，実際の心臓に近い形で描出されるのでイメージを持ちやすいですが，心電図って本当に抽象的ですよね．記号というか暗号に近い気がします．

　そうですね．現在使われている心電計の原型を作ったのは，**アイントーベン**（Einthoven W）だとされ，幾人もの先人たちの成果を集積して1900年初頭に発表しました．なお，アイントーフェンと表記されることもありますが同一人物ですよ．

　心電図には110年以上の歴史があるんですね．たしかノーベル賞ももらってるんですよね，アイントーベンさんは．

　そうですね．でも，臨床医として心電図を活用していく私たちにとっては，この100年ちょっとの間で培われてきた**心電図の細かな原理やしくみはわからなくても問題ない**んです．おおむね次のように心電図の波形のイミをとらえておけば十分です（図4-1）．

> **Point!**
> 心臓内を電気シグナルが伝わっていき，心房や心室が収縮したりする様子を
> 複数の方向から眺めたような波形として表示したものが**心電図**

　イメージとしては"電気の流れ"を見ていると考えてよいのですが，実際に波形として表示されるのは，電気シグナルを受け取った心房や心室が収縮する様子です．

　正常では刺激伝導系を電気シグナルが伝わっていき，心房，心室の順で収縮するので，それぞれに対応する波形が描かれるわけですね．心電図とは何かという質問も最初は難しく聞こえましたが，こうして理解しておけば大丈夫そうですね．

　昔は大変だったんでしょうけど，まぁ難しく考えなくていいんですよ．今では電極さえきちん

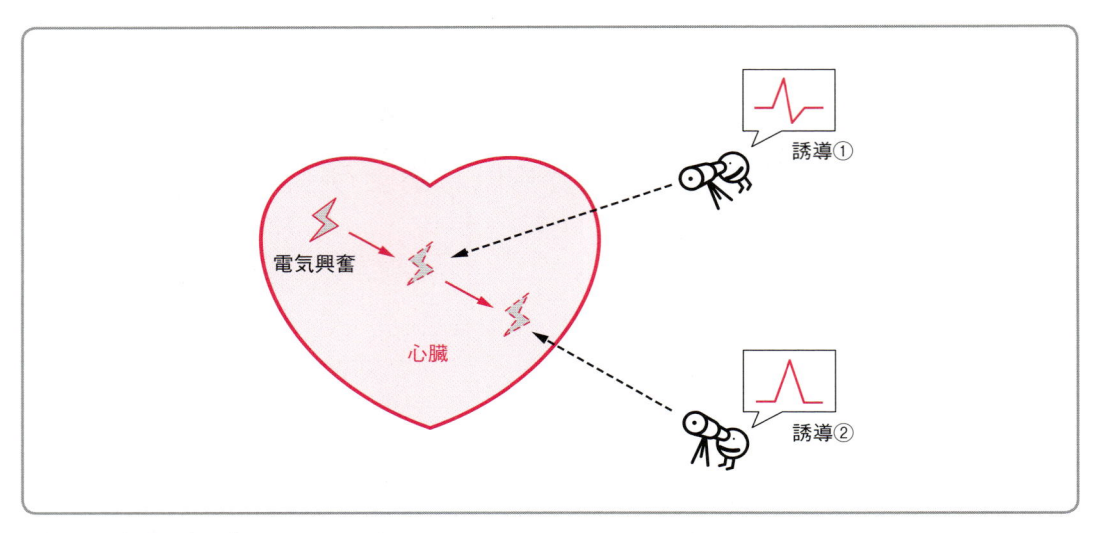

4. 心電図って何？ ―やさしい話からはじめよう―

図 4-1 心電図とは何か
　心臓内を電気シグナルが伝わって心筋群（心房，心室）が収縮する様子をいろいろな方向（誘導）から眺めて波形として表示したもの．

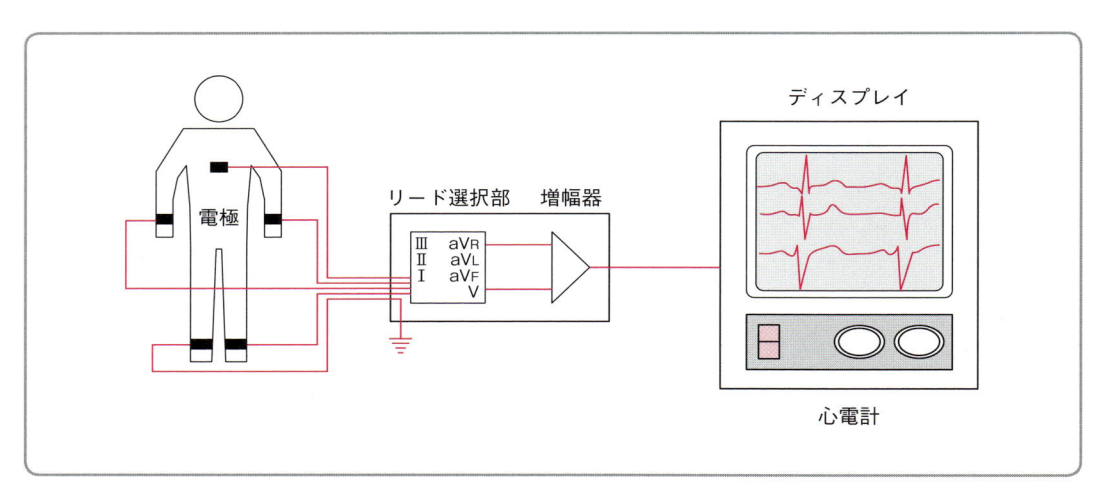

図 4-2 心電図波形ができるまで

と貼ってボタン1つ押すだけで美しいデジタル波形が印刷されてくるんですから（**図 4-2**）．
　ちなみに，アイントーベンが活躍した1900年代初頭の心電計は**図 4-3**のような大がかりなものだったようです．まさに歴史的な1枚ですね，この写真は．

心電図記録の仕方

　心電図波形とは何かということが大まかにはつかめたところで，次に心電図をどうやって記録するかを考えてみましょう．まずは現在の標準的な心電計をお見せします（**図 4-4**）．

34

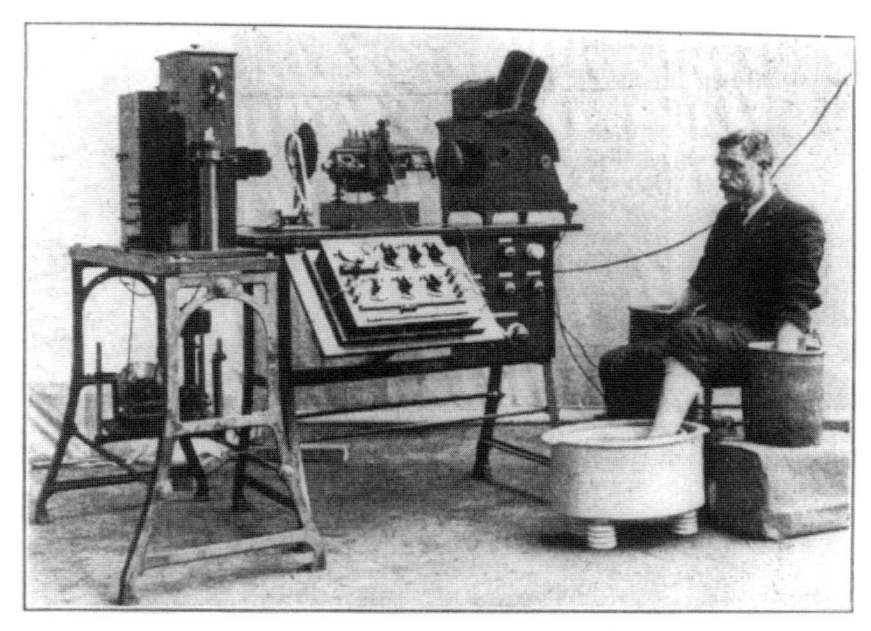

図 4-3　初期の心電計（Fisch C. J Am Coll Cardiol. 2000; 36: 1737 より）

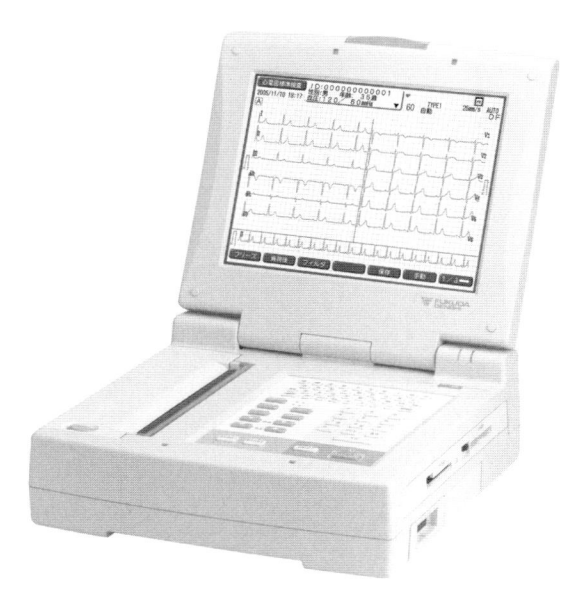

図 4-4　代表的な心電計（フクダ電子 FCP-7541）

👦　心電計も非常にコンパクトで，アイントーベンの時代からは隔世の感がありますね．そして，この心電計を用いて実際にベッドサイドで患者さんの心電図を記録している様子が図 4-5 です．

👧　基本的には患者さんにベッドに横になってもらって，手足と胸に電極をつけて記録ボタンを押

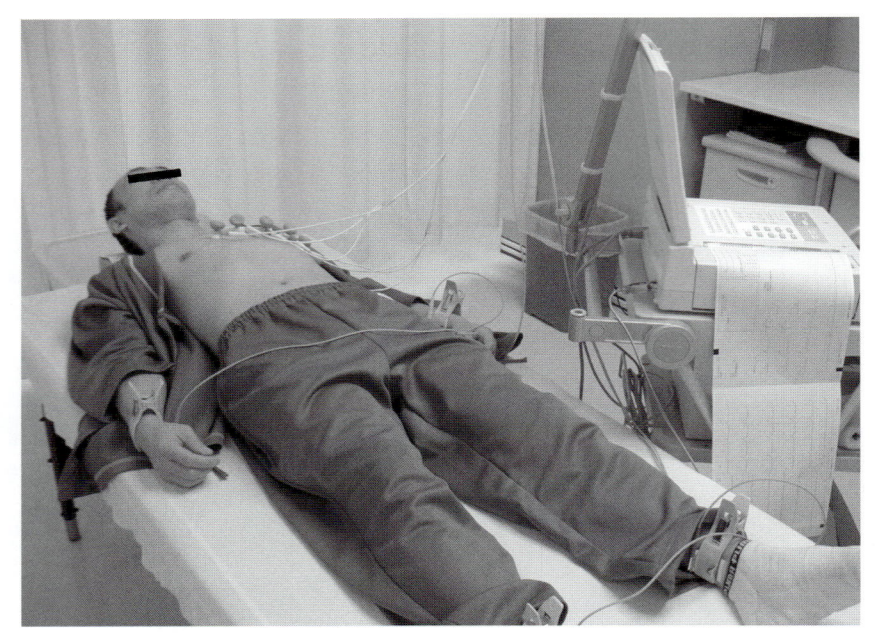

4. 心電図って何？ —やさしい話からはじめよう—

図 4-5　心電図記録の様子
東京薬業健康保険組合健康開発センターのスタッフ諸氏のご厚意による．

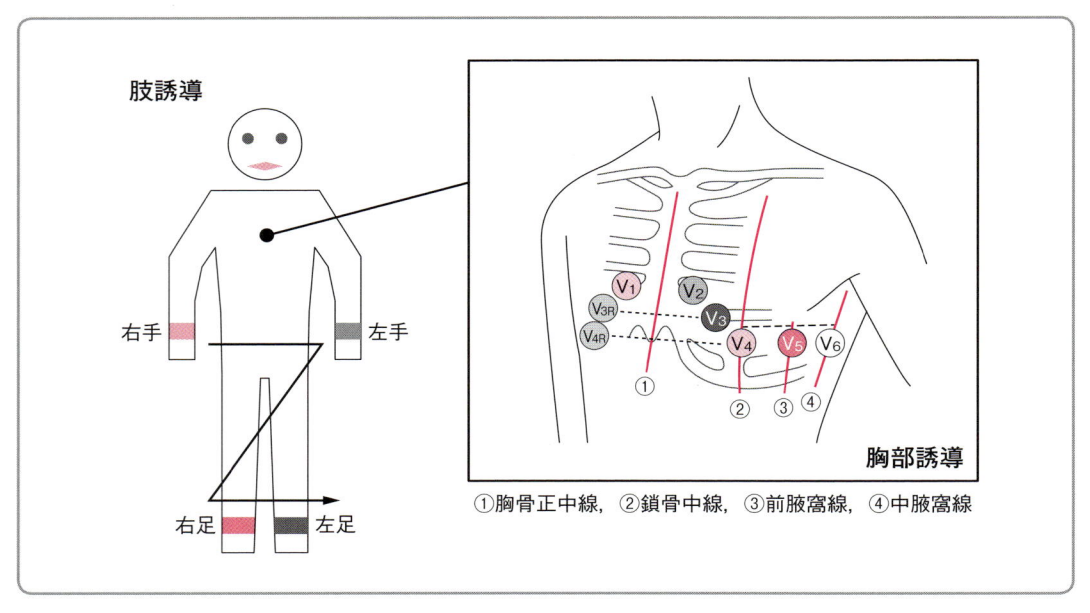

図 4-6　心電図電極の貼り方
電極が貼れなくては心電図は始まらない．V_{3R}，V_{4R} 誘導はルーチン検査では記録されない．

①胸骨正中線，②鎖骨中線，③前腋窩線，④中腋窩線

すだけですよね．電極をどこに貼るということですか，ポイントは？

そうですね．もちろん心電図を読めることは大事ですが，それ以前に正しく記録できなくては話にならないですからね．

電極には色がついているんですよね．間違えると正しい波形にならないから大切なハズなんですけど……．忘れました．教えて下さい．

素直でいいですね．図 4-6 に電極の貼り方を示しました．

まず，手足に電極をつけます．覚え方などにはいろいろ語呂合わせなどがあるようです．右手→左手→右足→左足の順に赤→黄→黒→緑の電極をつけて下さい．これらの 4 つの電極を利用して，**肢誘導**（limb leads）という 6 つの心電図波形が描かれます．

> **肢誘導の電極**
> 右手：赤色，左手：黄色，右足：黒色，左足：緑色

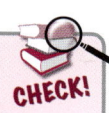

次に胸にも電極を貼りますね．これは**胸部誘導**（chest leads）と呼ばれる波形を表示するため，図 4-6 のように 6 つの電極を貼って下さい．番号で V_1 誘導から V_6 誘導と呼ばれますね．

ブイイチ？ ブイワン？ からブイロクまで今度は電極も 6 個ですね．

> **胸部誘導の電極**
> 第 4 肋間胸骨右縁（V_1）：赤色
> 第 4 肋間胸骨左縁（V_2）：黄色
> V_2 電極と V_4 電極との間（V_3）：緑色
> 第 5 肋間鎖骨中線上（V_4）：茶色
> V_4 と同じ高さの前腋窩線上（V_5）：黒色
> V_4，V_5 と同じ高さの中腋窩線上（V_6）：紫色

胸骨というのは"ネクタイ"に相当する部分の骨ですね．これにもいくつか語呂合わせがあるようですので，自分の好きな方法で覚えてくれれば OK です．ここではあえて扱いませんよ．

わかりました．調べてみます．この方法だと，V_1，V_2 と貼って，最初に V_4 にいってから V_3 に戻るってカンジになりますかね？

そうですね．V_3 電極は V_2 電極と V_4 電極のちょうど真ん中に貼る必要がありますからね．そしてここまでできたら，残りは **V_4 電極と同じ高さ**で V_5，V_6 に相当する電極を貼るのみです．基本的にすべて第 5 肋間になるはずですね．

先生，エキカセンっていうのは何でしたっけ？

前腋窩線は俗にいう"わき"の最上部から下ろした線で，V_6 の中腋窩線とは，横になったときに背中と前腋窩線とのちょうど中間に位置する線です．難しくないですからね．

そう説明してもらえると良くわかります．患者さんの前でマニュアルを開くことはできないので，これらの順番は気合いを入れて覚えなきゃ．何十回もやってれば自然と身につきそうですが．

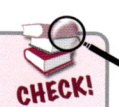

4. 心電図って何？ —やさしい話からはじめよう—

👦 ちなみに，胸部誘導と一緒に V3R と V4R と書いてあるものは何ですか？

👨 良い点を指摘してくれました．R という添字は"right"の意味で，これらは**右側胸部誘導**と呼ばれるものです．

👦 ウソクというのですから，要は"右の"ってことですかね．

👨 そう．体幹のド真ん中に相当する正中線（**図 4-6** 中の線①）をはさんで，V1 電極と V2 電極は左右対称な位置にありますよね？ この場合，V1 誘導は V2R 誘導とも言うことができます．同じように考えて，**V3 誘導や V4 誘導の"反対側"を V3R 誘導，V4R 誘導**というんです．もちろん，V5 や V6 誘導でも同様です．

👦 それは V5R 誘導とか V6R 誘導と言えばいいですね．ところで，こうした右側の心電図は何に使うんでしょうか？

👨 これらの右側胸部誘導はルーチーン検査ではとることはまずないのですが，**急性心筋梗塞**のときなどに重要になります．普通，心筋梗塞といえば左室を養う血管がつまってダメージを生じるのですが，重症な心筋梗塞では右室まで"巻き添え"を食うことがあるんです（**右室梗塞**）．

👦 へぇー，右室も心筋梗塞になるんですね．当たり前なんでしょうけど，なんだかビックリです．

👨 そうなんですよ．標準的な心電図は主に"左側"の世界を表現したものですが，右室梗塞を検出するには"右側"の情報として右側胸部誘導の心電図記録が必要になるんです（☞応用編『12章 ST 変化に注目④』参照）．

> **Point!**
> **右側胸部誘導は急性心筋梗塞（右室梗塞）や右胸心を疑ったときに記録する．**

👦 なるほど．心臓の"右側"が気になったら右胸にも電極を貼れと．右胸心というのは，生まれつき内臓が左右逆で心臓も真ん中から右側に位置している患者さんのことですね．独特な胸部 X 線をみたことがあります．

👨 右胸心なんかはよく教科書で取り上げられ，テストでみかけることも多いです．でも，別に心電図でわからなくても，X 線 1 枚を撮れば一発診断なわけで，はじめのうちは深入り不要ですよ．

どこの方向から眺めるのか？ —12 誘導の意味—

👨 心臓の電気活動をいろいろな場所から眺めた様子を波形として表示したものが心電図ということでしたが，どこから観察するのでしょうか？ 具体的に何カ所だとか知っていますか？

👦 電極の数を数えると肢誘導 4 つ，胸部誘導 6 つであわせて 10 個なのに，正解は 12 カ所ですよね？ だって **12 誘導心電図**（12-lead ECG）って呼ばれるわけですから．

👨 その通り．ここでは 10 個の電極から作り出される 12 個の"観察場所"について学びましょう．正式な用語では**誘導**と言って，英語ではリード（lead）と表現されます．ですから，12 誘導心電図とは心臓の周りの囲むように 12 個の定点カメラを設置して，電気が流れて心筋が興奮する様子をキャッチしようとしているだけなんです．

👦 なるほど．でも，どうして 12 個なんですか，誘導の数は？

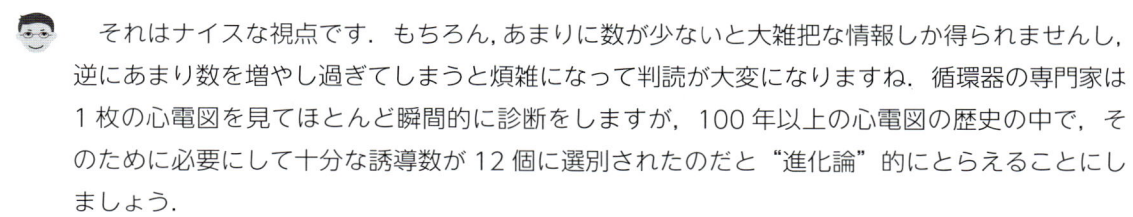

👨 それはナイスな視点です．もちろん，あまりに数が少ないと大雑把な情報しか得られませんし，逆にあまり数を増やし過ぎてしまうと煩雑になって判読が大変になりますね．循環器の専門家は1枚の心電図を見てほとんど瞬間的に診断をしますが，100年以上の心電図の歴史の中で，そのために必要にして十分な誘導数が12個に選別されたのだと"進化論"的にとらえることにしましょう．

👧 初心者のうちは物事にイチイチ理由を求めず，"そういうもの"だ的に考えた方が理解もスムーズにできるのでしたね．

肢誘導・胸部誘導と心臓の切断面

👨 では，実際に12個の誘導を詳しく見ていきましょう．まず，実際の心電図をお見せする方が手っ取り早いと思います．**図 4-7** を見て下さい．

12個の誘導は大きく2つに分けることができます．左の6つ（**図 4-7A**）が**肢誘導**で，右の6つ（**図 4-7B**）が**胸部誘導**なのはいいですね？

👧 大丈夫です．さっきやりましたし．でも，この2つはいったい何が違うのでしょうか？

👨 心臓に限らず人体を眺める場合に，いくつかの断面で切って2次元の世界で考えるということをしますよね？　ここでも同じです．一般的な切断面としては**図 4-8** に示した3つがありま

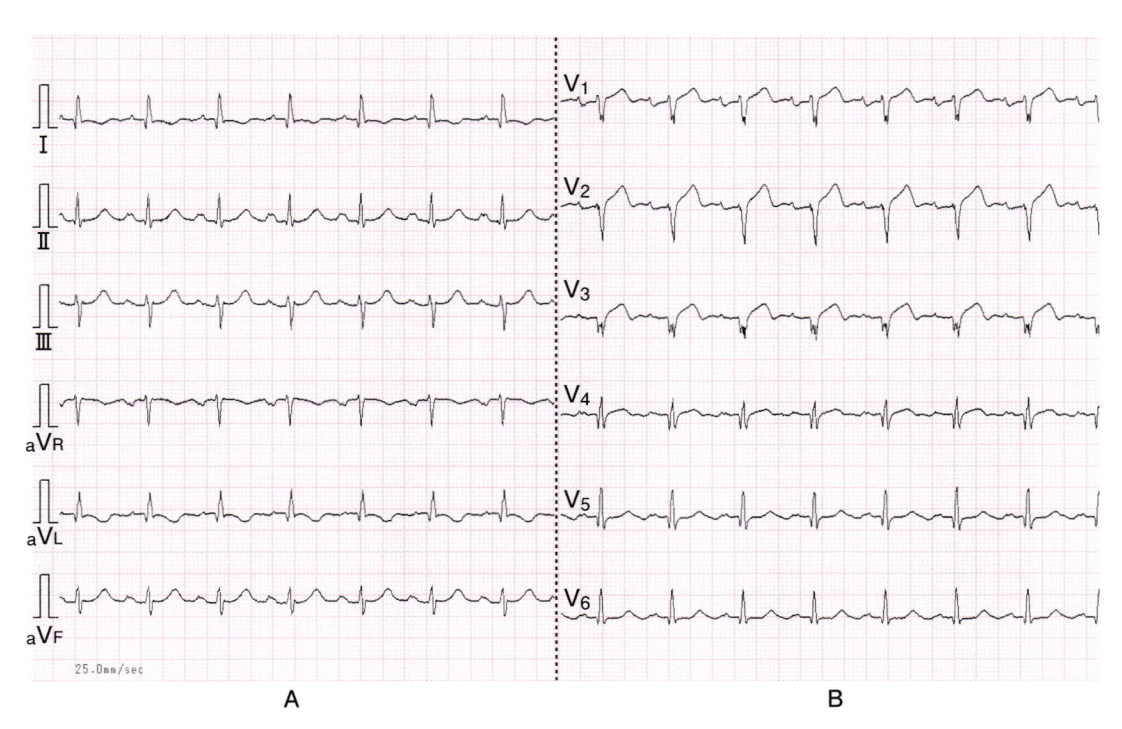

図 4-7　標準 12 誘導心電図
A．肢誘導，B．胸部誘導．

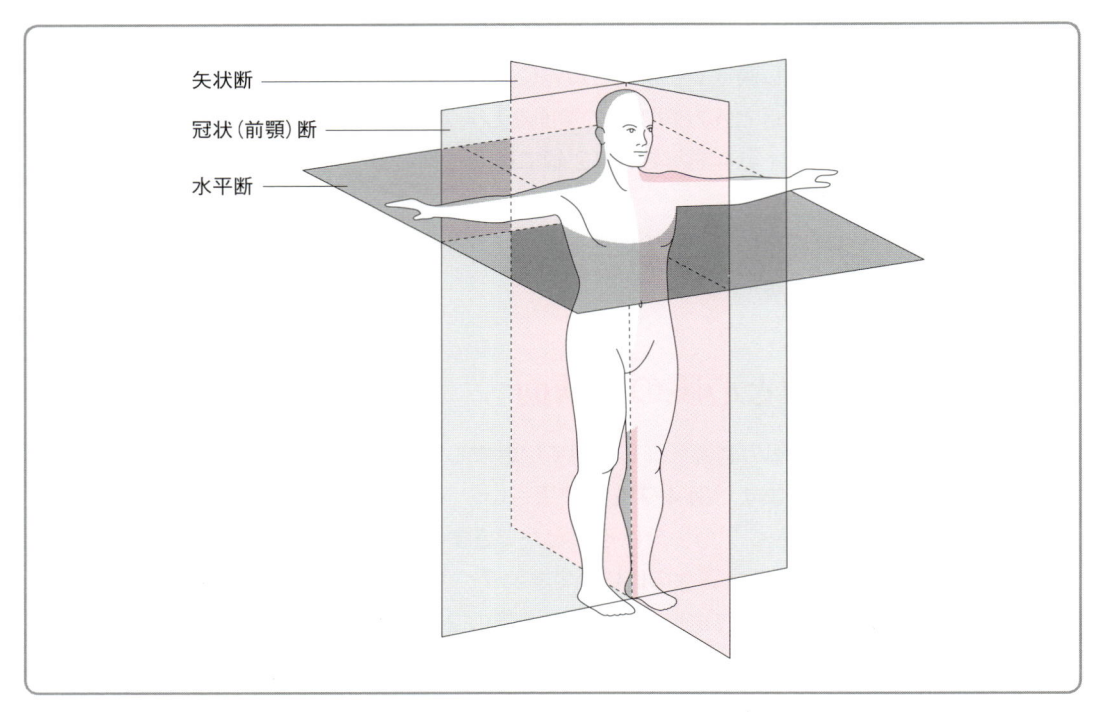

4. 心電図って何？ —やさしい話からはじめよう—

図4-8 人体と代表的な切断面との関係

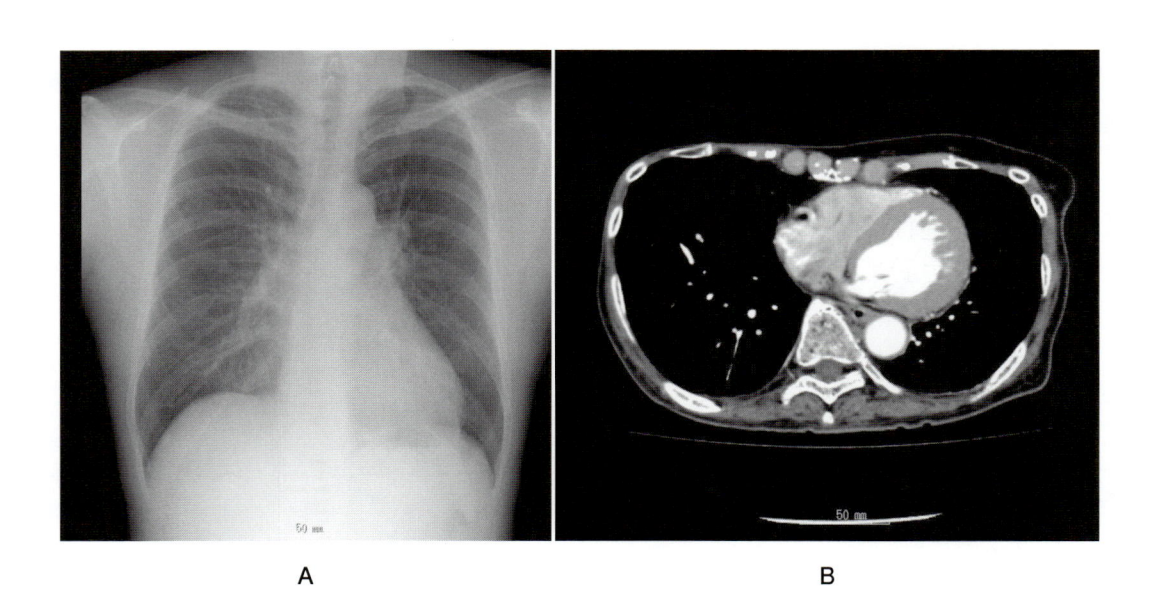

図4-9 A：胸部X線：冠状断，B：胸部CT：水平断

すが，これらのうち，肢誘導は冠状断，胸部誘導は水平断で心臓を眺めたものなんです．**図 4-8** で確認してみて下さい．

- スイヘイはまだしも，カンジョウなんて意味わかりませんよ，僕．何となく聞いたこともありますが，どれがどれだか……．3つがグチャグチャ．

- 「冠状」というのは王冠を頭にかぶったときにきれいに見えるというような意味でとらえてくれるといいですね．平たく言えば真正面から見ることに相当します．もっとわかりやすい例として，胸部X線の正面像で心臓を見るのが「冠状断」で，胸部CT画像上で見るのが「水平断」だと思ってくれれば良いと思います（**図 4-9**）．

- うーん，この図はわかりやすいですね．つまりはX線と同じ平面で観察したものが肢誘導で，CTと同じ水平面で観察するのが胸部誘導なのですね．

肢誘導を知ろう

- 断面との関連がわかったら，まずは肢誘導から考えてみましょう．肢誘導は胸部X線の正面像と平行な面で心臓の活動を観察するものです．両手足につけた4つの電極から次の6つの肢誘導の心電図が作り出されます．

> **Point!**
> 肢誘導：I誘導，II誘導，III誘導，aV_R誘導，aV_L誘導，aV_F誘導

- I，II，IIIは1，2，3でいいと思いますが，エーブイ何とかっていうのは？

- まず，これらはエーブイアール，エーブイエル，エーブイエフと発音しましょう．私はメンドくさいので，"エーブイ"は略しちゃって呼んでます．

- 単にアール，エル，エフって感じですね．

- R，L，Fはそれぞれ右，左，足を表しています．<u>R</u>ight，<u>L</u>eft，そして<u>F</u>ootの頭文字です．左右は良いとして1つだけ"足"というのは変な感じがしますので，私は"下"というイメージでとらえてます．

- 足は手よりも"下"だって意味ですかね．さきほどの実際の心電図の左半分が肢誘導でしたが，よく見ると上からI，II，III，aV_R，aV_L，aV_Fの順に並んでいますね．

- ちなみにaは"増幅された"（augmented）信号という意味を表しています．後半3つの正式な名称は「増幅単極肢誘導」というのですが，こんな名称を覚える必要は一切なし，とキッパリ言っておきます．また，前半のI，II，III誘導は「標準肢誘導」と呼ばれますが，この名称も忘れて結構です（ちなみにこれらは双極誘導）．日常臨床の現場ではこうした名称で呼ぶことなど皆無と言ってよいですから．「単極」や「双極」などという言葉も，心電図を臨床で生かす上ではまったく不要な概念ですよ．

- あえて覚えないのが上達の秘訣でしたよね．でも，たいていの心電図の教科書の最初の方にはこれらの誘導の名称や原理の解説などが延々と書いてありますが？

- そうなんです．何も知らなかった私も勉強したての頃は蛍光ペンで印をつけていましたケド．

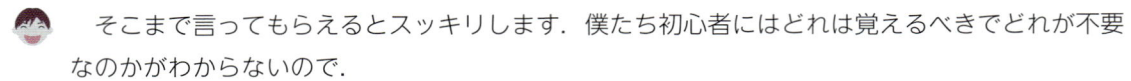

4. 心電図って何？ —やさしい話からはじめよう—

そこまで言ってもらえるとスッキリします．僕たち初心者にはどれは覚えるべきでどれが不要なのかがわからないので．

これらは心電計の開発・改良に関する歴史的な概念で，100年以上の時を経て完成した技術をあくまでもツールとして利用する私たちにはもはや気にすべきことではないのです．この点については，課外授業3.『肢誘導の原理も不要？』でも述べたので，どうぞ読んでみて下さい．

円座標軸とⅠ・Ⅱ・Ⅲ誘導

ところで，心電図の「誘導」とは心臓をいろいろな方向から眺める"定点カメラ"みたいなものということでしたが，具体的にはどこから見ているのですか？

そうです，それがポイントなんです．まずは肢誘導について図4-10 にまとめてみました．肢誘導は心臓に対して真正面から向き合う断面におけるお話でしたが，6つの"定点カメラ"は次のような心臓を中心とする円座標軸上に設置されているんです．

30°ずつ目盛りがふられていて，中心から6つの方向に矢印が引かれていますね．そして，その矢印の先端に対面するようにカメラを覗く小さな"宇宙人"がいますね．この宇宙人が心臓の電気活動を観察して心電図波形として表現する大事な役割を担うのです．これが私のなかの肢誘導のイメージです．

（この先生の頭の中はどうなっているんだろう…….）図4-1 にも登場していましたが，ウチュージンでしたか，コヤツらは．なるほど言いたいことは何となくわかりました．

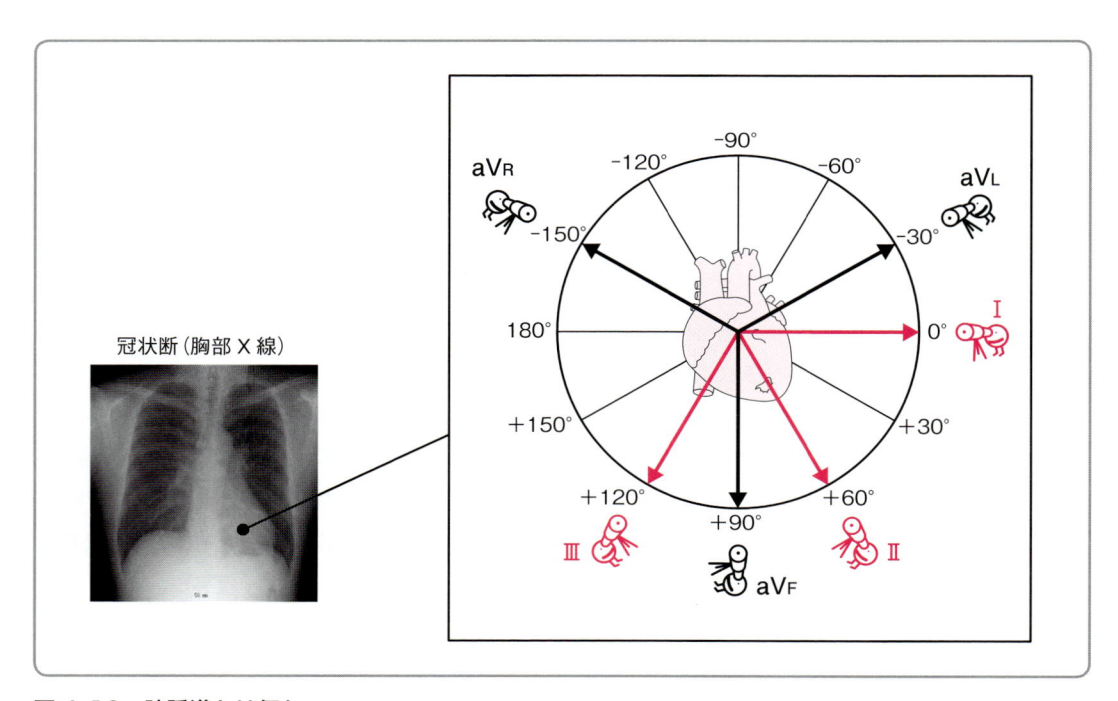

図4-10 肢誘導とは何か

まず，I誘導というのは0°に相当する横軸というかX軸に相当する矢印ですね．宇宙人はこの矢印に向かうようにカメラを向けるので，心臓を真横から眺める誘導ということになります．ちなみに，左右でいうとどっちになるでしょう？

胸部X線と同じく，自分が向かいあった患者さんから見た方向でいうのであれば左側になりますか？

すばらしい．私たちから見た左右と逆になることに注意して下さいね．そうです，I誘導は心臓を真左から見る誘導なのです．次にII誘導は，I誘導から時計回りに60°回転した方向で，III誘導はさらに60°進んだところに矢印が描かれていますね．

X軸から時計回りに60°の場所がII誘導で，120°の場所がIII誘導ですね．宇宙人はこれらの矢印と向かい合わせになるので，II誘導は心臓を左下，III誘導は右下から眺めることになりますかね．まずはこの位置関係を覚えなきゃ．

そう，共通しているのは，下というワードですね．

aV誘導の場所

次にはaV何とかシリーズを説明しましょう．この3つも同じ座標軸に描かれますよ．まずaVF誘導が最も簡単で，横軸（I誘導）に直交するような90°進んだ真下を向く矢印になります．ですから，aVF担当の宇宙人は心臓を真下から眺めるわけですね．

なるほど先ほど先生が"足"ではなくて"下"と説明された理由がようやくわかりました．残りの2つですが，aVR誘導は心臓の右上方向に，aVL誘導は左上方向に矢印を描けばいいですね．I誘導の水平ラインよりもちょっと上なのがポイントですね．

aVL誘導は"left"でII誘導に直交する−30°の方向，aVR誘導は"right"でIII誘導に直交する−150°の方向と考えましょう．横軸よりもちょっと高さが上がっていますが，aVL誘導はI誘導とほぼ同じく，心臓を左側から眺める誘導と言えますし，aVR誘導は右側から心臓を眺めていることに注目して下さいね．

ハイ！　肢誘導は"上下左右"の情報に強いのですね．わかりました．

胸部誘導を知ろう

肢誘導の次は胸部誘導の"定点カメラ"と宇宙人たちを確認しておきましょう．胸部誘導とは，CT画像と同じ水平断で心臓を眺める6つの誘導でしたね．

> **Point!**
> 胸部誘導：V1誘導，V2誘導，V3誘導，V4誘導，V5誘導，V6誘導

肢誘導はいわば4つの電極から"作り出された"6つの方向であるのに対して，胸部誘導はシンプルに電極を貼った部分から直接心臓を観察していると思って下さい．心臓レベルで切った胸部CT画像に心電図電極位置を示した図4-11を見て下さい．

4. 心電図って何？ —やさしい話からはじめよう—

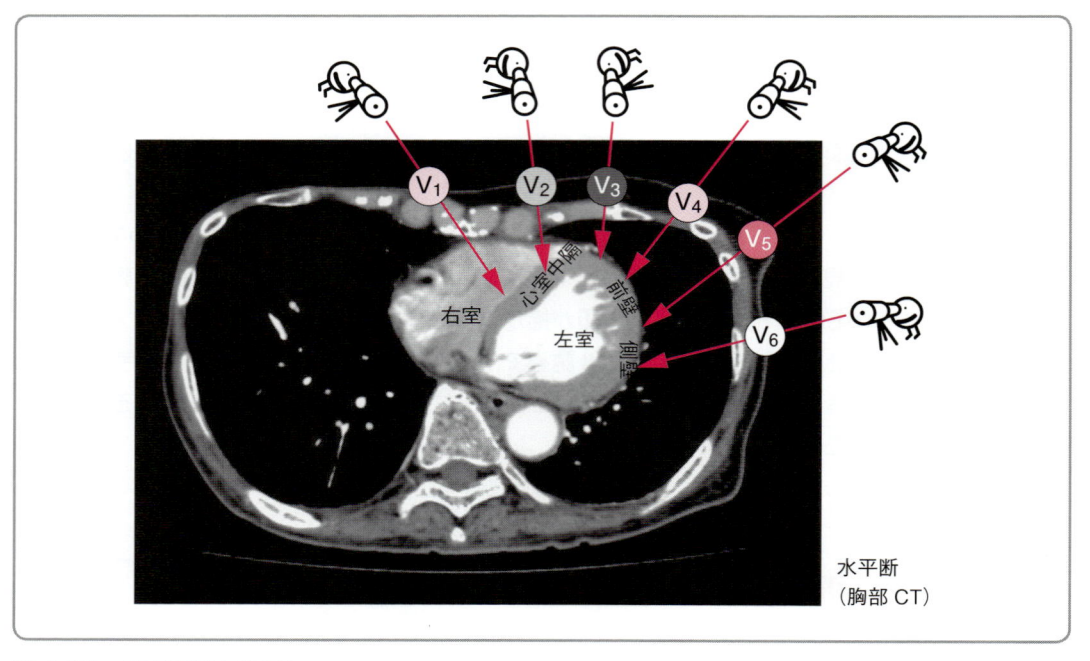

図 4-11 胸部誘導とは何か

　　右室と左室がきれいにわかります．胸骨の両脇の V₁, V₂ 誘導からはじまって，前から横へ向かって心臓を取り囲むように電極が配置されている様子がわかります．V₆ 誘導は中腋窩線レベルでしたから，ほぼ心臓を真横から眺めることになるわけですね．ここにも先生お得意の宇宙人がカメラで心臓を狙っていてカワイイです．

　　胸部誘導のポイントは，心室をいくつかのパーツに分けて，それぞれの部位だけを撮影する"専属カメラ"があると理解しやすいと思います．私のオススメは次のように 2 つずつペアにして理解しておくことです．

胸部誘導と担当する心室部位との関係
- V₁, V₂ 誘導：心室中隔，右室（V₁ 誘導）
- V₃, V₄ 誘導：左室前壁
- V₅, V₆ 誘導：左室側壁

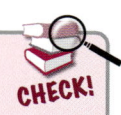

CHECK!

　　たしかに図 4-11 の通りですね．心臓が真ん中から少し傾いているので独特な位置関係になっていますが，何とか覚えようと思います．肢誘導の場合には左側とか下側からとかでしたが，胸部誘導の場合には着目する心室というか，主に**左室部位に対応させて考える**のですね．また，V₁ 誘導の宇宙人は中隔だけでなく**右室**も担当しているのですね．

　　これらを知っておくと，心臓を栄養する冠動脈がつまった心筋梗塞の心電図を見るときに非常に役立ちます．詳しくは後々で勉強しましょう（☞応用編『11 章　ST 変化に注目③』参照）．

方向性でグループ分け

　肢誘導と胸部誘導がどういうポジションを担当するかわかったところで，最後にもう1つ大事な知識を伝授しましょう．今までは各誘導を基本的に1つずつ扱ってきましたが，どんな集団でも気の合う者同士がグループを形成するのと同じく，実は12誘導の中にも"仲良しグループ"が存在しているのです．

　どういうことですか？

　これから心電図を学んでいくと，文字通り**方向性の似通った誘導たちを一緒に見る機会がたくさんある**んです．具体的には次のように（図4-12）．

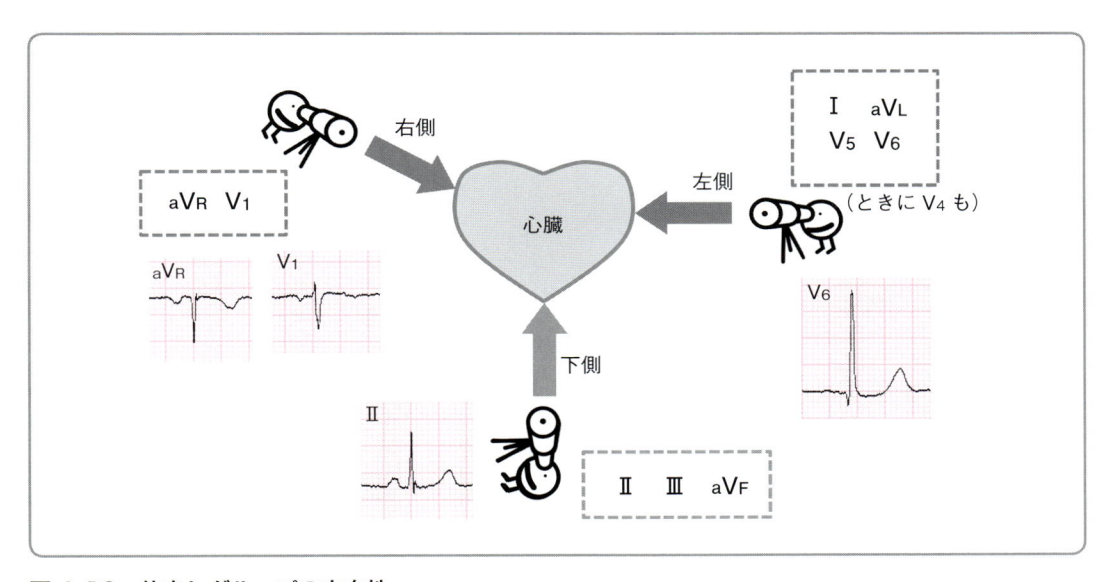

図4-12　仲良しグループの方向性
II, III, aV_F 誘導：下側，I, aV_L, V_5, V_6 誘導：左側，aV_R, V_1 誘導：右側．
各誘導が担当する方角を意識するだけで，心電図の理解はグッと深まる．

"方向性"による心電図誘導の分類

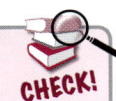

- **下側グループ**：II 誘導，III 誘導，aV_F 誘導
- **左側グループ**：I 誘導，aV_L 誘導，V_5 誘導，V_6 誘導（ときに V_4 誘導も）
- **右側グループ**：aV_R 誘導，V_1 誘導

　すでに学んだ肢誘導の位置関係に胸部誘導も加える感じですね．たしかに V_5 誘導や V_6 誘導は心臓を真横というか左側から眺めますし，V_1 誘導は人体的には正中近くですが，心臓では右室を担当していたりして右側方面にも強い誘導でした．

　実は，同じグループならば心電図の波形も似通っていることが多いのです．

ほぼ同じ方向から心臓を見ているわけですから，心電図の波形が似ているというのにもナットクできます．

これから折にふれてこのグループが登場しますから忘れないようにしましょう．といっても，"方向性"の意味をちょっと考えれば良いので丸暗記する必要はないですけど．ちなみに，左側グループには時々V4誘導も含めて考えることもあるんです．でもやっぱり胸部誘導は"2つずつ"区切る方がわかりやすいので，"左側"の担当は基本的にはV5とV6誘導のみと考えましょう．

V4誘導も位置的にはV5，V6誘導の"お隣さん"ですからね．わかります．

第4章のまとめ

心電図って何？ーやさしい話からはじめようー

❖ 心臓内を電気シグナルが伝わって心房や心室が興奮する様子を波形として表現したのが心電図（ECG）．

❖ 心電図電極を貼る位置を正しく覚えるべし（肢誘導：4個，胸部誘導：6個）．

❖ 12誘導の意味：心臓を 12方向 から眺めていると考える（肢誘導≒胸部X線，胸部誘導≒胸部CTの感覚）．

❖ 誘導のグループ分け（方向性）
　1) 下側　II，III，aV_F 誘導
　2) 左側　I，aV_L，(V4)，V5，V6 誘導
　3) 右側　V1，aV_R 誘導

❖ 誘導グループの考え方は心筋梗塞の部位診断などにも応用できる．

| 課外授業 | **❸肢誘導の原理も不要？** |

肢誘導の原理

👨 どんな教科書にだって書いてある肢誘導の細かな説明を"不要"として省略したら，専門家の先生たちには怒られてしまうでしょうか？ 図4-13 を見て下さい．

👩 あー，コレ，教科書には必ず載ってますよね．肢誘導の原理を説明した図ですよね．電極の貼り方もわかりますけど．

👨 私はこれらを軽視しろって強く言いたいわけではないですが，初学者が挫折感を味わうことなく勉強を進めるためには，あえて不要だと言いたいと思います．

👩 肢誘導って手足の電位の足し引きすると求まりますって話でしたっけ？

👨 よく覚えてますね．たとえば，左手を（＋）電極，右手を（－）電極として"左手－右手"のように電位の引き算した波形が「I 誘導」だとされます．

👩 同じ風に考えれば，「II 誘導」は"左足－右手"，「III 誘導」は"左足－左手"で求まるってことも図を見ればわかりますね．

👨 そう．少し勉強したことのある人は「アイントーベンの三角形」という言葉も聞いたことがあるかもしれません．

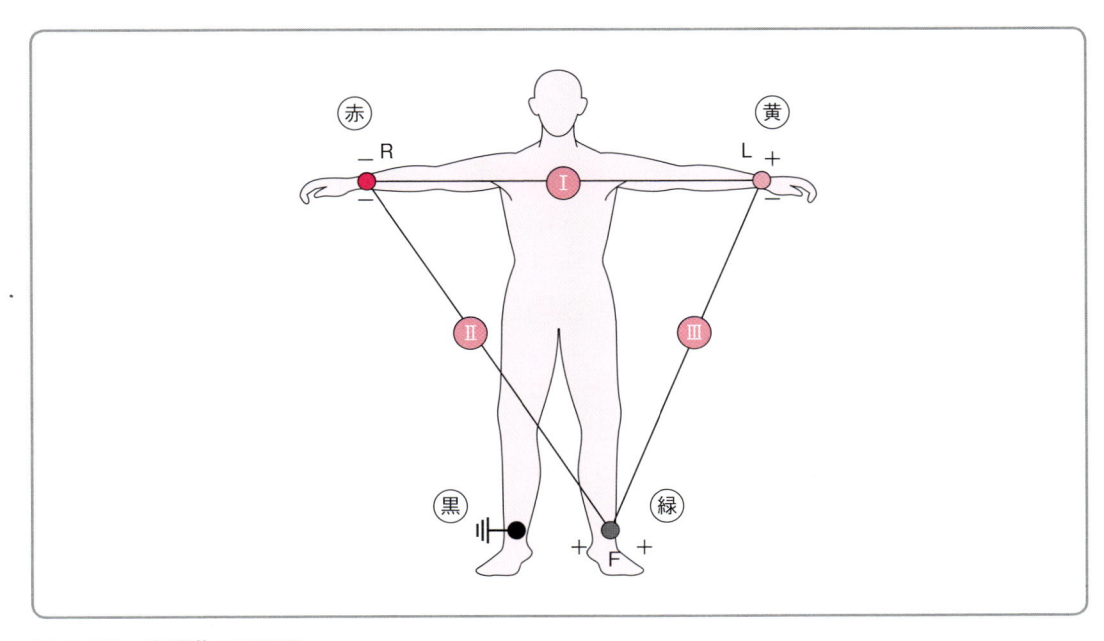

図4-13 肢誘導の原理図
どんな教科書にも載っていますが……必要でしょうか？

4. 心電図って何？ —やさしい話からはじめよう—

　うーん，たしかに学生時代のイヤな記憶がよみがえる……．アイントーベンさんって心電計を開発した人でしたよね，たしか（p.33 参照）．

　さらにダメ押しは「aV 誘導」の話ですが，いきなり謎の「不関電極」という基準の仮想電極を導入して 3 つの新しい誘導を作り出そうという話です．

　肢誘導関連だけでも，にわかには理解しがたい概念がいくらでも出てきますね．頭がパンクしてしまいそうです．「活動電位」もそうでしたが，ここら辺のレベルについていけなくて心電図がキライになっていくんですよね．他にタンキョクとかソウキョクとか……もうお腹イッパイですよ，僕．

　だから"不要"なんですよ．これらは機械工学屋さんにとって，あるいは心電図の歴史を学ぶ上では大切になってきます．でも，この 100 年以上の歴史を経てすでに完成した「古典心電図学」の理論の詳細なんて，臨床現場で心電図をツールとして使っている現代の私たちにとって決して重要ではないのです．

　毎回毎回，心電図波形を見るたびに原理に戻る必要なんてないですね．

　これらの歴史的経緯をたどるのが教育だと言われてしまうとそれまでですが，そんなものは"死んだ知識"だと思います．ですから最初から知らなくていいんです．

心電図はインターネット？

　ほんの十数年の短期間で爆発的な普及を遂げたインターネットを考えてみましょう．

　今では僕らの毎日の生活に欠かせないツールの 1 つになっていますね．

　ブラウザを操作していろいろな Web ページを眺めるとき，一体どれくらいの人がインターネットの原理について考えるでしょう？　そもそもそんなこと理解して使っているでしょうか？

　ほぼゼロでしょうね，そんな人．そんなこまかなしくみを知らなくても使えれば十分です．あっ，心電図も同じだってことです？

　心電図を教えている人たちのなかには，肢誘導の原理をはじめ，心電学者が築いた"栄光の歴史"も必ず一度は目を通しておくべきという人もいます．ただ，それを読むことで頭が混乱するとしたら，これも"百害"の 1 つになり得るのではないでしょうか．

　わかります．心電図もインターネット同様，実学的な利用がほとんどなわけで，"使えてナンボ"だってことですよね．要は使ってみろと．

　私たち臨床医に求められるのは，ツールとしての心電図を使って病態を正しく判断して治療にどう生かしていくのかなんです．今さら原理を細かく追求していったら，仮に皆さんが天才だとしても理論が完成するまでに 100 年以上かかりますよ．それが"歴史"ですから．

実学的な視点の重要性

　このように実学的な観点からモノを考えることで，心電図への苦手意識を払拭できるケースが多いと思います．今までの多くの教科書では，それを語ることはタブーとされ，一から原理の説

明に多くのページを割いてきたという経緯があります．

😊　心電図は"実学"なんですね．波形を読んでいくのにホントに必要な知識を与えようとする先生の講義は非常に助かります．

😎　一部の飛び抜けた専門家になるのではない限り，"エンド・ユーザー"的な視点でいれば十分ですし，私自身もそうしています．肢誘導に限らず，12個の誘導はどこから心臓を眺めるのかという方向性をおさえるだけで十分に戦っていけますよ！

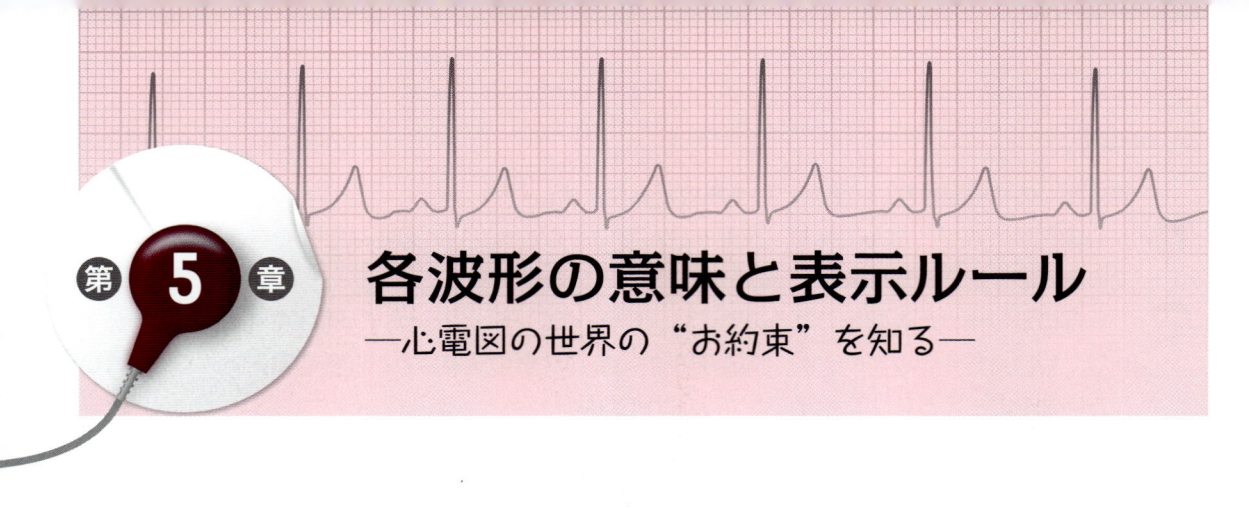

第5章 各波形の意味と表示ルール
―心電図の世界の"お約束"を知る―

実際の波形を眺めよう

　心電図とは心臓内を電気シグナルが伝わっていくことで生じる各所の収縮活動を表現したものだと前回学びましたが，話の内容としてはまだ抽象的でした．"習うより慣れろ"をモットーにしている私は，早速実際の心電図を使って波形の話をはじめたいと思います．**図5-1**を見て下さい．

　これが最も一般的な**12誘導心電図**の記録です．12個もあると複雑にも見えますが，実は最も目立つ大きな波の向きに注目して分類した場合，次のような大きく2つのパターンがあることがわかると思います（**図5-2**）．

　AとBとで真ん中の波が上向きか下向きかが違いますが，両方とも基本的には3つの波から

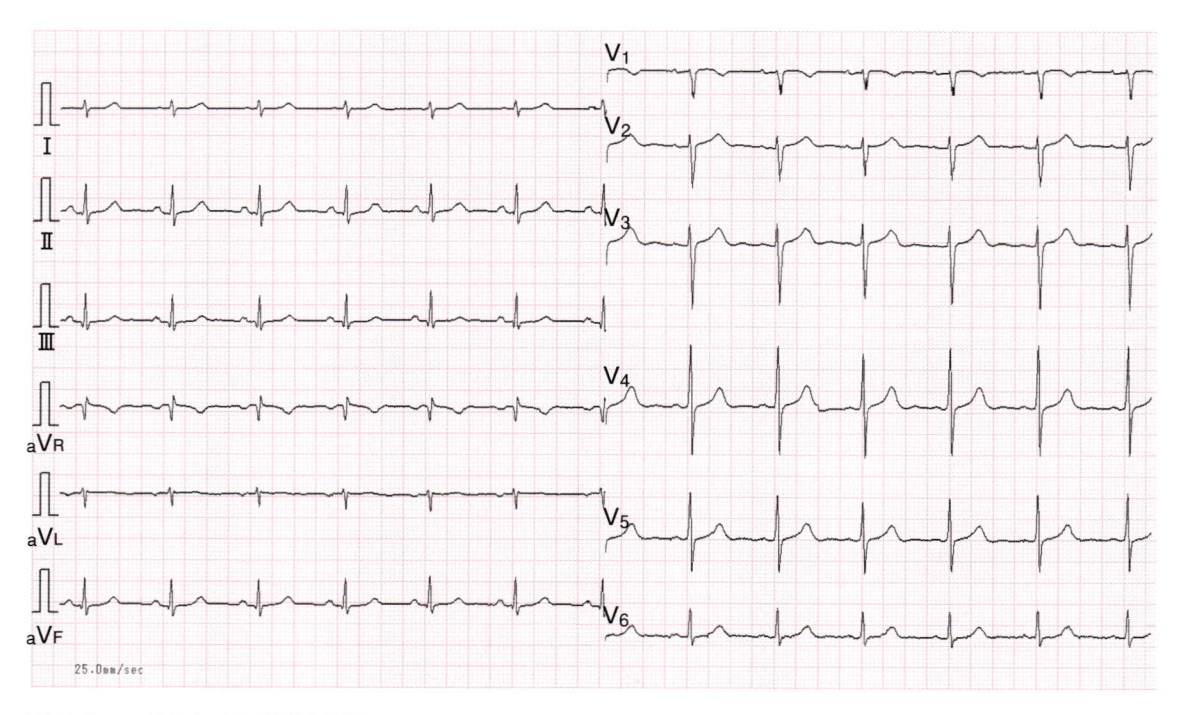

図5-1　一般的な12誘導心電図

```
           A
                QRS 波
           P 波        T 波
```

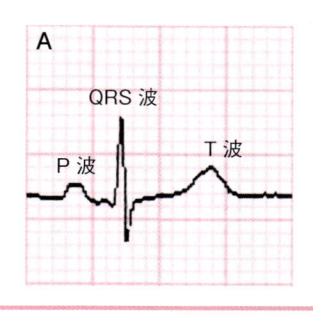

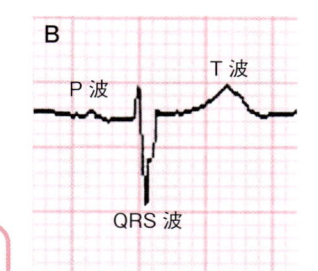

```
           B
                      T 波
           P 波
                QRS 波
```

P 波 　 …心房の収縮
QRS 波 　…心室の収縮（脱分極）
T 波 　　…心室の再分極

図 5-2　各波形の名称と意味するもの

できているんですね．左から順に小さい波，大きい波，そして中くらいの波です．それぞれ **P 波**，**QRS 波**，そして **T 波** と呼ばれるのですね．しかし，なんでアルファベットの中途半端な"PQRST"を使った名称なんですかね？

　鋭いですね．心電計の開発同様，これらの心電図波形の名付け親もアイントーベン自身とされますが，実はなぜ"PQRST"という文字を使ったのかについては文献的な記載はないようです．つまり不明なのです．実はこの話に関しては諸説あるようですので，興味がある方は課外授業4『心電図はなぜ P 波から？』をどうぞ．

3 つの波が意味するもの

　正常な心電図では必ずこの"小→大→中"の 3 つの波の繰り返しになりますが，それぞれ何を意味するかを考えましょう．これは刺激伝導系と対応させれば理解しやすいのですが，流れは覚えていますか？

　はい．電気シグナルは洞結節からはじまって，心房各所に伝わります．その後は房室結節にいったん集合してから心室各所に散っていくのでした．

　そうですね．まず基本的なこととして，

> **Point!**
> **P 波は心房収縮**に対応しており，**QRS 波は心室収縮**に対応する

ということです．

　はじめの小さい波が「心房」で，次の大きな波が「心室」を表すのですね．ナルホド電気が伝わる順番に対応していますね．それでは最後の中くらいの波は何を表しているのですか？

　3 つ目の波は T 波と呼ばれますが，心室の **再分極** という現象を表しているとされます．心室がドキンっと収縮ができるのは電気的な興奮状態になった結果であり，これを「脱分極」といい

5. 各波形の意味と表示ルール ―心電図の世界の"お約束"を知る―

ますが,「再分極」はエキサイトした心室筋が元の状態に戻る回復過程のことなんです．"熱冷まし期間"とでも言えるでしょうか．

　フムフム，なるほど．T波はQRS波の"残り香"というイメージですね．ところで質問なんですが……心房には再分極はないのですか？　脱分極はP波なんですよね．

　良く気づきましたね．心室同様，心房にも再分極過程は存在するはずで，それに相当する波形も出現するとされます．この波も一種のT波であり，名称は"atrium"（心房）という意味の"a"をつけて「Ta波」と呼ばれています．

　へー，ティーエーハなんて初めて聞いちゃいました．

　ただ，一般的にはTa波の大半は巨大なQRS波の中に埋もれてしまって，はっきり見えないことが多いんですよ．時たまTa波の影響が心電図上に現れる病態があるとされますが，標準レベルの知識を超えるので覚えなくて結構ですよ．最初から無理するのはやめておきましょう．

T波は忠実な家来

　分極のお話をしたので，ついでの話を少し扱っておきます．最初にP波→QRS波→T波の順番になるのが普通だと説明しましたが，実は不整脈の一部ではこうした関係が崩れます．その多くではP波の数が増えたり減ったりするか，"定位置"以外の場所にP波が移動してしまったりするためです．

　P波は気ままというか移り気なんですね．

　ですから，自分の見ている波がどれなのかを普段から明確にしておくことは大切です．3つの波の中でQRS波は鋭くとんがった波ですので，**どれがQRS波なのかは一目瞭然**のことが多いです．

　では，問題となるのは「T波なのかP波なのか？」になるんですね．

　後で詳しく扱いますが，その際のポイントになるのが次の事実です．

> **Point!**
> T波は必ずQRS波の直後に"お供"する

　しかも必ずQRS波→T波の順番になります．**T波はQRS波に非常に"忠実"**といえるのです．なぜかといえば，心室の脱分極と再分極は必ず一対で起きるため，順序が逆になることも片方がなくなることもないからです．

　当然と言えば当然ですよね．いったん脱分極したら必ず再分極する必要がありますからね．

　このことを意識しておくと，前後数拍の心電図波形を見渡せば**T波も比較的簡単にマーキングできる**ようになります．あとは"QRS波でもT波でもない"波として，残ったP波をうまく見つけ出すことができるのです（☞スクリーニング編『13章　波形の配列チェック①』参照）．

　最後の話は少し難しそうでしたが，それまではわかりやすい説明だったのでスーッと話が理解できました．何よりアレルギー的に嫌いだった心電図波形を見ても，愛着すら感じられる気もしました．ありがとうございます．

洞結節や房室結節は？

🧑 刺激伝導系を電気シグナルが伝わっていく過程が心電図に表示されるとすると，洞結節や房室結節などの活動はどこにあるんだと思いませんか？

😟 たしかにP波，QRS波，T波以外に波はないようですね．原理的にはP波の手前に洞結節，P波とQRS波との間に房室結節の活動を示すナミがあっても良さそうですが……．

🧑 まさにその通りです．図5-3を見て下さい．

😊 刺激伝導系と心電図の波との関係がわかりやすいですね．

🧑 実は，洞結節や房室結節は心房や心室などと比べるとほんの小さな組織なため，その電気活動は体表面からの心電図ではとらえることができないのです．ただ，通常は心電図を見るときに洞結節そのものを意識する必要はなく，"P波の直前"というより，**洞結節≒P波**のように考えてほぼ間違いないと思います．

😟 房室結節の方はどうでしょうか？

🧑 房室結節についても，やはり心電図波形としては描かれないですが，次のことが大切です．

> **Point!**
> PR部分（またはPQ部分）は**房室結節**を通過している時間帯に相当する

P波とQRS波の間とは，正確に言えば「P波のおわり」から「QRS波のはじまり」までの間で，この部分を**PR部分**またはPQ部分と呼びます（☞スクリーニング編『20章　間隔を調べよう』参照）．ここは通常はフラットに見えますが，頭の中では「あー，房室結節を電気興奮が通過しているんだな」と思って下さいね．

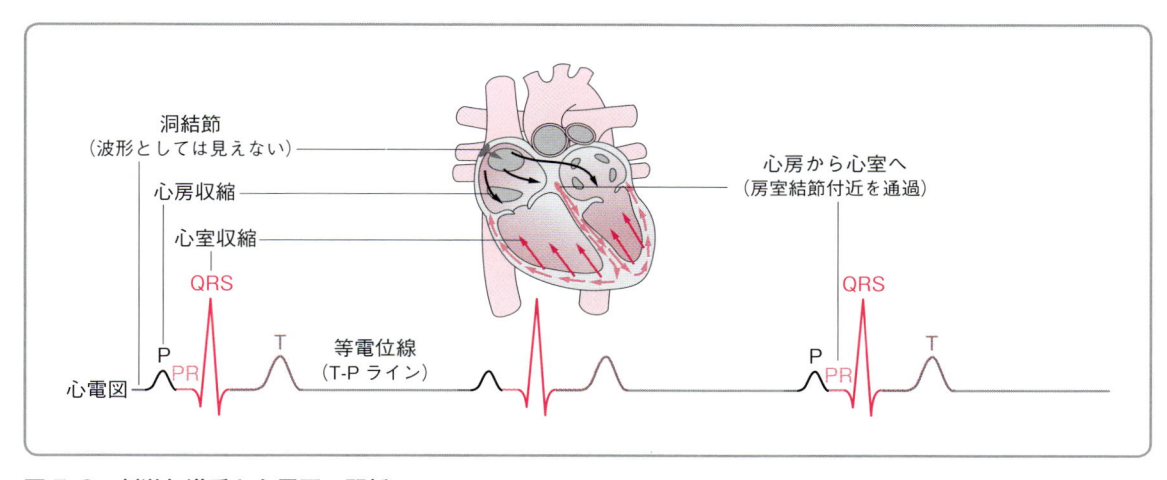

図5-3　刺激伝導系と心電図の関係

5. 各波形の意味と表示ルール ―心電図の世界の"お約束"を知る―

波形表示ルール①

それぞれの波が何を示しているのかわかったところで、次は少し視点を変えて**心電図波形の表示ルール**を学びましょう．1つ目のルールを**図 5-4**にまとめました．

出たっ！ 宇宙人ですね．4つの方向からカメラを向けています．1つずつが誘導に相当すると思えば良いですね．それで，真ん中にある棒みたいなものが心臓ですか？

中央にあるのが心筋1カケラだと思って下さい．今，向かって左側から右側へ向かって電気シグナルが流れていっている様子を考えましょう．単純なモデルで心電図の表示のルールを学んでもらいます．まず最も基本となるのは，図中のAやBなどの電気シグナルが進んでいく方向と平行な地点の宇宙人から眺めた場合です．"観測地点"という言葉は誘導と読み替えてもらって結構です．まず，心電図波形を表示する際の約束として，次の大前提があります．

> **約束①** 心筋内を伝わる電気シグナルが観測地点（誘導）に向かってくるときには**陽性波**（上向きの波），離れていくときには**陰性波**（下向きの波）として表示する

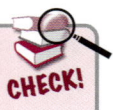

各誘導が「どこの方から見ているのか？」と関連づけたイミが少しわかってきたような．

陽性とか陰性の基準は"ゼロ点"ともいうべき基準線で，そのうち勉強するので今は多少あいまいでもかまいません（☞イントロ編『7章 QRS波の命名法』参照）．この原則に従うと，Bから眺める宇宙人は，心筋内を伝わる電気シグナルは常に自分に対して近づいて来るように見えるはずですね．**約束①**に従えば，これは完全な「陽性波」の心電図として表示しなくてはいけません．では，Aの宇宙人はどうでしょうか？

Bの真逆ですね．ここの宇宙人にとっては，電気がズーッと自分から離れていくように感じる

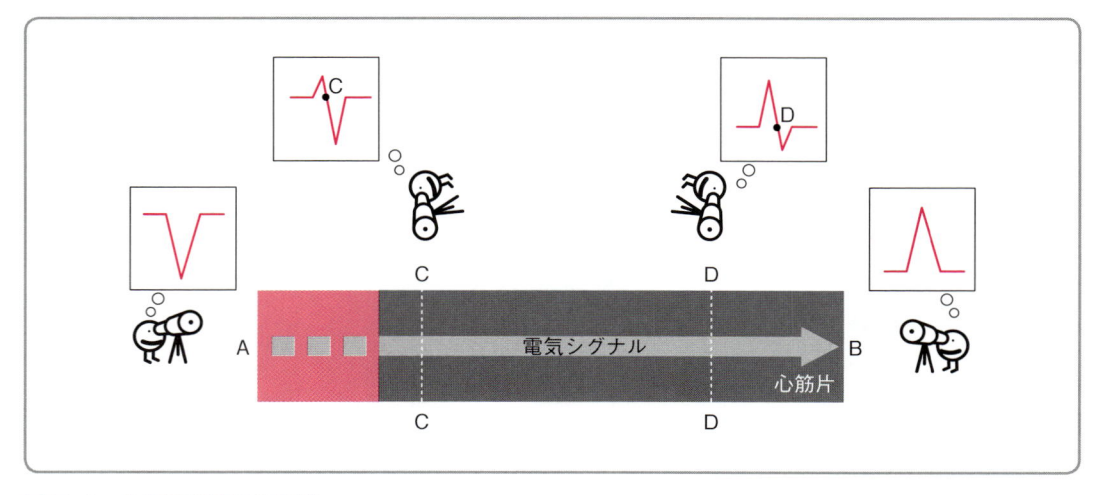

図 5-4 心電図描画の約束①
観測地点（誘導）に電気シグナルが向かってくるときには陽性（上向き）の波，離れていくときには陰性（下向き）の波として表示する．

はずなので，心電図波形としては陰性のみの波になるわけですね．

　そう，完全な「陰性波」ですね．

　次に少しレベル・アップして，Cにいる宇宙人が電気シグナルを眺めるとどうなるかを考えてみましょう．この様子を説明したのが**図 5-5**です．ポイントは途中までは近づいて来るように見え，ある時点から一転して見送る感じになるということです．

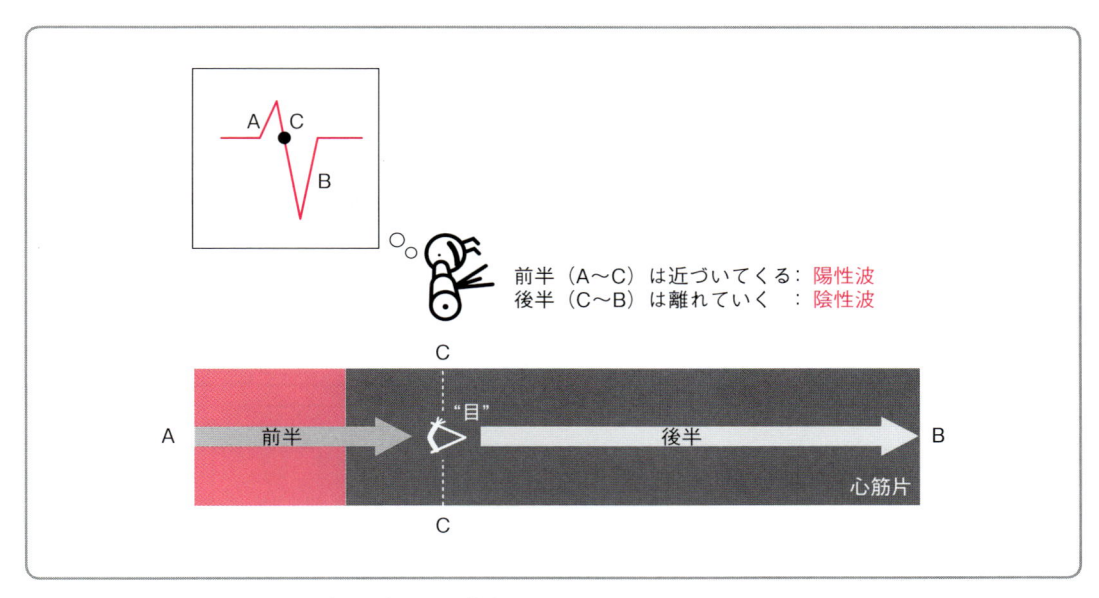

図 5-5　C地点から眺めた電気シグナルの動向

　この**図 5-5**では，Cのラインに宇宙人の目があるわけですね．なるほど，電気シグナルと文字通り同じ"目線"に立って考えると，AからCまでは向かってきて，CからBまでは離れていくように見えるはずです．

　その通り．ですから，ここで心電図表示の**約束①**を考えれば，前半1/3くらいは陽性となり，後半2/3くらいが陰性となるような波として表示すれば良いと思いませんか？

　実際にCの宇宙人が示した心電図波形もそのようになっていますね．

　陽性から陰性へと入れ替わる点がだいたいC点になるようなイメージで良いと思います．では，同様に考えて**図 5-4**のD"誘導"から見る宇宙人になったつもりで考えると，どういう波形を描けば良いでしょうか？

　いきなり宇宙人の気持ちになれと言われても……．まぁ，"目"だけ借しとくとDの場合には大半といいますか，前半2/3くらいは近づいてきて，最後の方に少しだけ離れていくような波になりますかね．Cと逆のパターンですね．

　スゴイッ！　実際にDの宇宙人が示した波形はその通りになっていますね．

　へぇー，こうやって心電図の波って描かれるのですね．今まで考えたこともありませんでしたので非常に新鮮です．確認なんですけど，モデルじゃなくてホンモノの心臓の場合にもこの考

5. 各波形の意味と表示ルール ―心電図の世界の"お約束"を知る―

でいいんですよね？
　実際の心臓を流れる電気というのは時々刻々と向きが変化していきますし，正確にはすべての誘導がこうした"1点観察型"で説明できるわけではありません．そのため，ホントはもう少しだけ複雑になります．ただ，各誘導の担当する"方向"さえ意識できれば，基本的にはこのルールに従って描かれていると考えてもらってOKです．

波形表示ルール②

　心電図の波形を表示するルールとしてもう1つだけ学びましょう．1つ目の約束は陽性か陰性などの"向き"に関するものでしたが，2つ目は波の"高さ"をどう表示するかについてです．
　これは，観察対象のボリュームに関するもので，基本的に大きなものほど，また壁の厚いものほど興奮して収縮する様子を高い波として表示します．図5-6を見て下さい．

> **約束②**　サイズが大きかったり，心筋壁が厚い場合に高い波として表示する

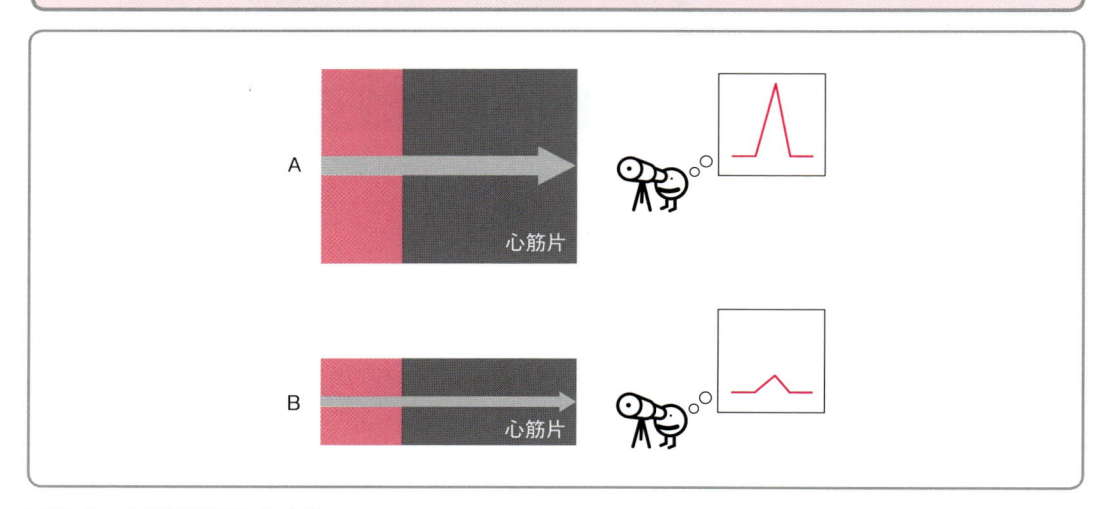

図5-6　心電図描画の約束②
心筋量（壁厚やサイズ）が大きいほど高い波として表示する．

　また例の宇宙人が登場してますね．AもBも宇宙人に向かってくる電気興奮ですが，Aの方が心筋の量が多いので，より高い波として表示するのですね．これは直感的には理解しやすいです．電池になぞらえれば，大きな電池の方が起電力も大きいですね．
　良い比喩ですね．1つ実際の心電図波形を示しましょう．図5-7を見て下さい．
　このルールを説明するために，まず，下段のイラストに注目しましょう．これは左室を輪切りで描いたつもりで，正常では左室壁の厚さは1 cmぐらいです．ところが，長期にわたる高血圧や大動脈弁狭窄症などの弁膜症，さらには原因不明の肥大型心筋症などという疾患で認められる

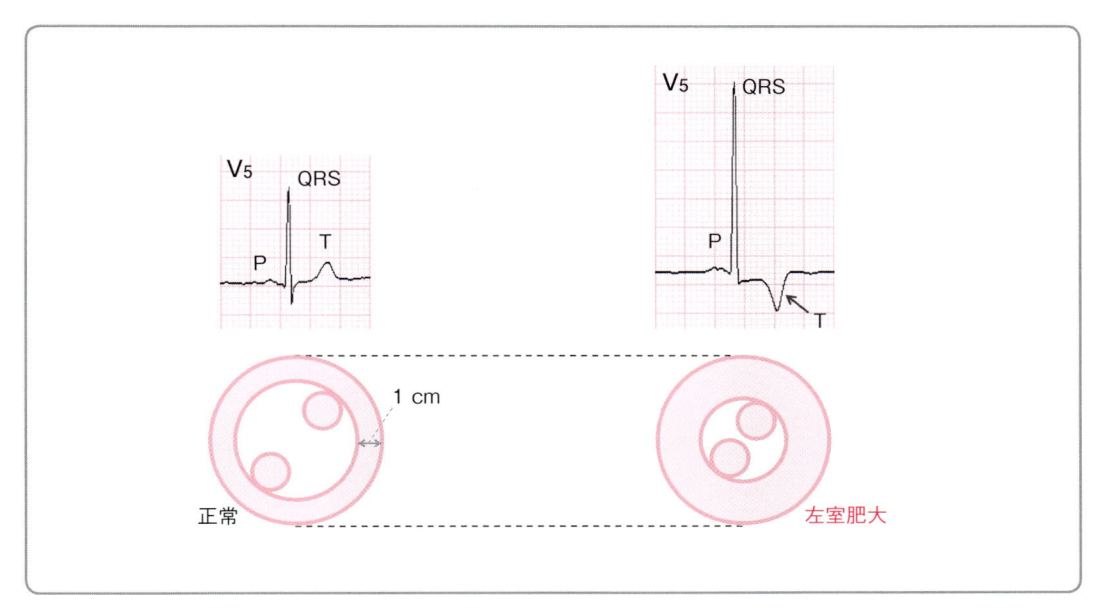

図 5-7　正常例と左室肥大の心室波高

　病態として，「左室肥大」というものがあります．この状態を示したものが右側のイラストです．
　サシツヒダイという言葉はよく耳にしますね．左室の外目から見た大きさはそんなに変わらなくとも，中身を見るとビックリで壁の厚さが大変なことになっている状態なんですね．内腔もキツキツになっています．
　ここまでイメージできたら次に心電図を眺めましょう．まず左が正常と判定された方の V5 誘導です．QRS 波の高さはどれくらいでしょうか？　ちなみに方眼の 1 目盛りは 1 mm です．
　陽性の部分だけ測ると底面から 17 mm くらいでしょうか．
　では，左室肥大の方はどうでしょう？
　うーん……，34 mm くらいでしょうか．正常例よりもずいぶんと高いですね．2 倍です．しかも，T 波も正常とは違って下向きになっちゃってます．印象的な波形ですね．
　左室肥大の心電図をどう読んでいくかについては後々詳しく扱いますので（☞応用編『6 章 QRS 波の高さに注目』参照），今はひとまず波の高さのみに注目しましょう．心室の壁が"太っちょ"になったために，QRS 波が高く表示されていることがわかってもらえれば十分です．
　そして，実はもう 1 つ，**約束②**を示す良い例が**図 5-7** の心電図のなかにはあるんです．それは P 波と QRS 波の高さの差です．
　たしかに，P 波は QRS 波に比べるとずいぶん小さく描かれますね．高さを測るとせいぜい 1 mm です．P 波は心房収縮，QRS 波は心室収縮を表すのでしたから，両者のボリュームの差のためでしょうか？
　素晴らしい推察です．その通り．心房は心室に比べて心筋量も少なく，壁の厚さも数ミリと薄いのです．ですから，**約束②**に従って，心電図波形として表示する場合には P 波と QRS 波の高さの差が強調される様式になっているのです．

5. 各波形の意味と表示ルール ─心電図の世界の"お約束"を知る─

なるほど，なるほど．いろいろなことが少しずつですがわかってきました．

おわりに

　心電図を構成する波形が何を表すのかの話からはじめて，波形を描く際の基本的なルールを2つ紹介しました．心電図の原理は本当はかなり複雑な数理工学的知識を要しますが，私たち臨床医にもやさしく理解できるエッセンスとして，かなりかみ砕いて説明しました．通常はこれ以上に細かな原則はベッドサイドの知識として不要ですので，「そういうものなんだぁ」と考えて次に進みましょう．

第5章のまとめ

各波形の意味と表示ルール ─心電図の世界の"お約束"を知る─

- P波は心房収縮（脱分極），QRS波は心室収縮（脱分極），T波は心室再分極の表現型と理解する．

- T波はどんなときもQRS波の直後に控える"忠実な家来"（QRS波さえ認識できればT波がどれかも見逃しにくい）．

- 心電図波形の表示ルール（→図5-4，図5-6）
  1) 注目誘導の方向に電気シグナルが向かってくると判断できれば陽性波，遠ざかるようなら陰性波とする（約束①）．
  2) 心筋サイズ，壁厚などボリュームが大きい組織の興奮ほど波高を高い波として表示する（約束②）．

課外授業

❹心電図はなぜP波から？

なぜ"P"なの？

　心電図波形を見て，何の気なしに「P波」や「QRS波」などと呼んでいるわけですが，アルファベットの中では中途半端な"P"から波の名称がはじまっていることは不思議に思いませんか？

　たしかに．言われてみるとそうですね．Aからでいい気がしますが．

　なんと，これらの波形の名付け親でもある"心電図の父"アイントーベン先生は，一度もこの理由を述べることなく亡くなったんだそうです．

　では真相は闇の中ですね．

　いろいろな人の説が今までに提唱されているようですが，有名な論文（☞参考文献）で1つの説が述べられていますので，ここでご紹介してみたいと思います．

謙虚の人

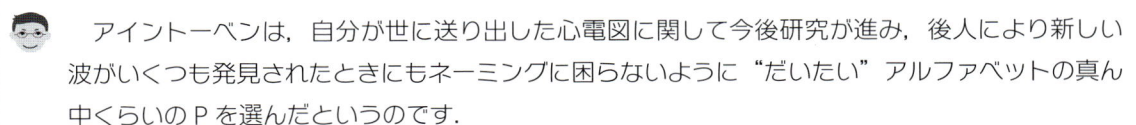

　アイントーベンは，自分が世に送り出した心電図に関して今後研究が進み，後人により新しい波がいくつも発見されたときにもネーミングに困らないように"だいたい"アルファベットの真ん中くらいのPを選んだというのです．

　Pから始めておけば，前にも後にもゆとりがあるからですか？

　そういうことになりますね．これが本当だとすれば，アイントーベンの科学者としての非常に謙虚な姿勢がうかがえますね．

　でもそれなら，アルファベットは26文字あるんだから，13か14番目の文字を選べばいいのに．えーと……Pは16番目ですよね．

　まったくその通りですよね．だから，やはりPを最初に選んだのには何かのワケがあると考えた方が良くって，それは17世紀に活躍したデカルト（René Descartes）の影響を受けたんだと論文に述べられています．

　デカルトって，ひょっとして「我思う故に我有り」って言った例の人ですか？

　博識ですね．その有名な言葉を残したデカルト，まさにその人です．デカルトは哲学者と紹介されることが多いようですが，実はその才能は他方面に及び，幾何学の基礎を作ったり，物理学では光の屈折を研究したりもしてるんです．

　哲学から数学，物理学まで，今の時代でいうマルチ人間なわけですね，デカルトって．

　若き日のアイントーベンは幾何学を非常に熱心に学んだようで，その道で有名なデカルトが曲線上の点を表すのに用いた"P"や"Q"という文字を自分が開発した心電図波形を表すのに用いたというのです．

5. 各波形の意味と表示ルール ―心電図の世界の"お約束"を知る―

　たしかに中学校や高校で習った数学の図形問題では"点P"などはよく登場していましたよね．懐かしいなぁ．

　しかも，Pならアルファベットのほぼ中間ぐらいなので，既述のような後生の研究者への配慮もできるのですから．

　何かできすぎた話のような気も……．真相は100年来の謎なんでしょうけれど，何かロマンを感じるストーリーですね．

　もちろん，本説はあくまでも推察の域を出ません．でも，以前からこの話に興味をもっていた私はさらに文献や資料などを調べる過程で，いくつかの別の解釈を述べた資料にぶつかりました．

　先生，歴史学者みたいですね．仕事が趣味になっちゃってますよ．でも何かステキです．

　そうですね．信憑性のあるものとないものが混在しているので，これ以上は述べませんが，いくつか面白い説もあって，非常に興味深かったです．皆さんも興味があれば調べてみると良いと思いますよ！

【参考文献】
1) Hurst JW. Naming of the waves in the ECG, with a brief account of their genesis. Circulation. 1998; 98: 1937.

第6章 標準的な心電図記録スタイル
―方眼用紙に親しもう―

標準的な心電図記録法

今回のテーマは，心電図用紙に親しむことです．よく見ると方眼になっている，あのオレンジまたはピンク色の記録用紙に関する基本事項を確認していきましょう．まず，みなさんが普段良く目にするであろう標準レイアウトの心電図を示します（図6-1）．

これは見慣れた様式ですね．A4サイズで左右半分ずつに分かれていて，この図だと左半分が**肢誘導**で，残りの右半分が**胸部誘導**ですよね．

そうです．では次に，この心電図は同時記録でしょうか？

単純に考えると同時だと思いますが……．でも，たしかに図6-1の左半分だけで見ると波のタイミングもそろっていて同時かなとは思うのですが，左と右の4拍目同士を比べて見ると明

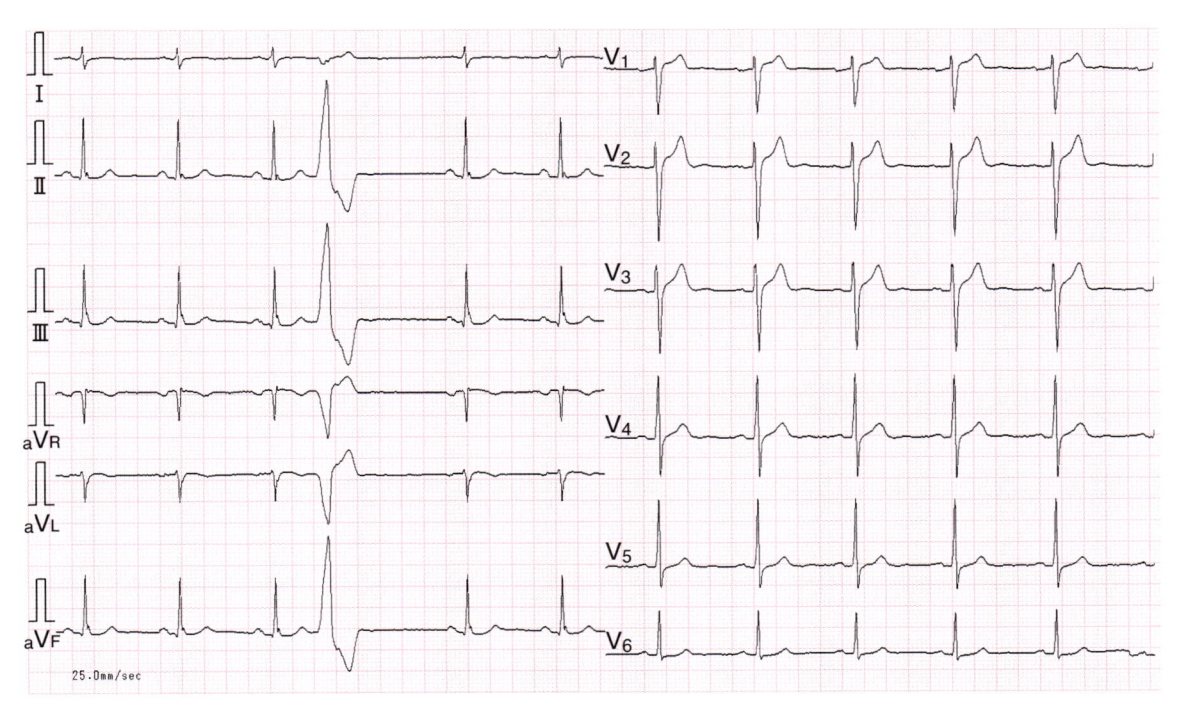

図6-1　6チャンネル同時記録の心電図
肢誘導，胸部誘導ごとに記録されているが，両者は同時ではないことに注意．

らかに QRS 波の間隔が違いますからね.

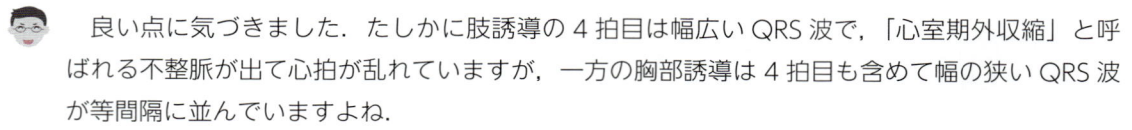

良い点に気づきました．たしかに肢誘導の 4 拍目は幅広い QRS 波で，「心室期外収縮」と呼ばれる不整脈が出て心拍が乱れていますが，一方の胸部誘導は 4 拍目も含めて幅の狭い QRS 波が等間隔に並んでいますよね.

なるほど．左右の心電図は別々のタイミングで記録されているんですね.

チャンネル

現在用いられている標準的な心電計では，電極を貼ってボタンをポチッと押すだけで自動的に心電図波形が印刷されてきます．その結果が **図 6-1** なわけですが，この場合，まず肢誘導を 6 つ同時に 5 秒間記録してから次に胸部誘導 6 つを 5 秒間記録するというスタイルなんです.

肢誘導と胸部誘導を別々にとっているんですね．6 個ずつは同時なようですが．今まで意識してなかったから，なんか新鮮.

この形式を **6 チャンネル同時記録** と呼ぶんです．12 個のうち各誘導を記録するために **チャンネル**（channel）を 1 つずつ割り当てるって考えなんですよ.

チャンネルっていうとテレビみたい．6 チャンネル記録を 2 回して 12 誘導を記録するわけですか．全部で 10 秒ぶんの心電図波形が描かれることになりますね.

理解が早いですね．少し前までは 3 チャンネルずつ記録していく心電計もありました．今でも少し古めの心電計を使っている病院ではこのスタイルかもしれません．この場合，「I, II, III」，「aV_R, aV_L, aV_F」，「V_1〜V_3」，「V_4〜V_6」と 4 回に分けて 12 誘導を記録します．それぞれ 5 秒ずつ記録すると，全部の記録が終わるまでに 20 秒かかりますね.

その場合は 3 チャンネル×4 で 12 誘導をカバーするわけですね．わかってくると面白いですね，先生.

さらに最近では技術も向上し，時間の節約の面や不整脈が起きたときの波形を 12 誘導すべてで確認したいなどのリクエストに応えるべく，**12 チャンネル同時記録** が可能な心電計も出ています（図 6-2）．もちろん，今後も主流は 6 チャンネル×2 の記録法でしょうけど.

たしかに．6 個ずつのときよりはスペース的には窮屈ですけど，12 誘導が"まとめどり"されていますね．一応，知っておくようにします.

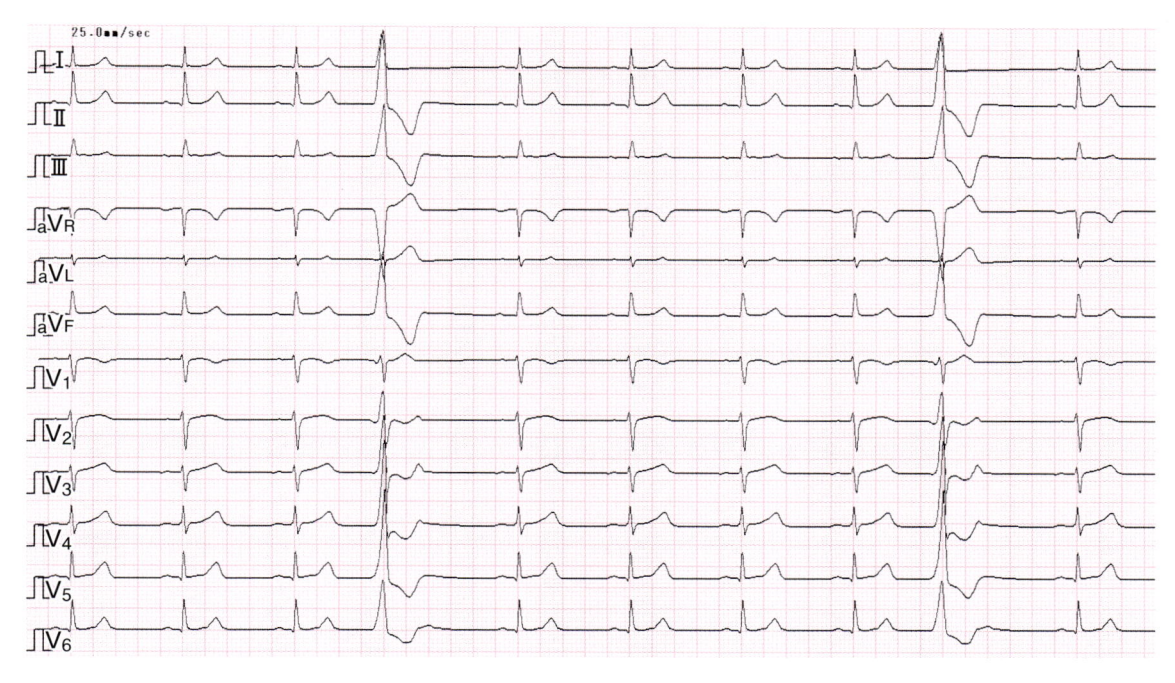

図6-2　12チャンネル同時記録の心電図
すべての誘導が同じタイミングで記録されている．

キャリブレーション

　　心電図用紙に関する勉強を続けます．さて，質問です．皆さんは，心電図の端の方に必ず印刷されている，長方形の記号みたいなマークが何を意味するか知っていますか？　次に実例を示します（**図6-3**）．一度は気になったことがあるはずです．

　　コレ見たことあります！　矩形波(けいけいは)というんですよね．オシロスコープみたいですが，何かのデザインですか？　飾り？

　　いやいや，これは飾りなどではなくて，きちんと大事な意味をもっているんですよ．正確な名前は**キャリブレーション**（calibration），日本語で較正(こうせい)波形ともいいます．

　　キャリブレーション？　初めて聞きました．一体，何の意味があるんですか？

　　今から説明しますよ．じゃあ，心電図で縦軸は何を表すのでしたっけ？

　　波の高さですね．電圧というか電位差というか……ですからV（ボルト）でしたっけ，電圧の単位って？

　　おしい．心電図で検出しているのは，その1/1000に相当する**mV**（ミリボルト）単位の電気現象なんです．心電計はほんと微弱な電流をキャッチしているわけですね．実は，このキャリブレーション波形の役割は，心電図を表示するうえでの縦軸の基準を表しています．

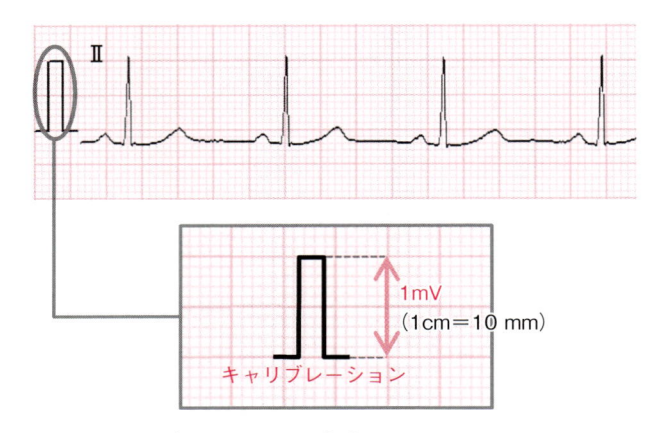

6. 標準的な心電図記録スタイル ―方眼用紙に親しもう―

図 6-3　キャリブレーションの意味

Point!

> キャリブレーション波形の高さが **1 mV** を表す

　ちなみに，「キャリブレーション」でも「キャリブレーション波形」でもどちらと呼んでも心電図の世界では正しく通じますのでご安心を．最初に登場した図 6-1 心電図では，キャリブレーションはいくつになっていますか？

　左端にそろってキャリブレーションが印字されます．どれも同じ高さで，目盛ぴったりのⅠ誘導で見ると 10 mm というか 1 cm のようです．つまり，この心電図の縦軸は 1 cm が 1 mV だっていうわけですね．

　その通り．ですから，たとえば図 6-3 の心電図でのⅡ誘導の QRS 波の振幅は 13 mm くらいですから，電位波高としては 1.3 mV になりますね．キャリブレーションはそれを無言で示しているわけです．我々が日々見ている心電図では，このように **1 cm＝1 mV** として記録されることが多いと思います．

　ギモンが解決しました！　地図についている"縮尺表示"のマーカーみたいですね．10 cm が 1 km ですっていうふうな．でも，どうせ 1 cm が 1 mV ならわざわざ毎回表示する必要もないように思うんですが．無駄な気が……違います？

"1/2 縮尺" 心電図

　いつだって 1 cm＝1 mV で決まりなら，キャリブレーションなんて不要そうですが，実際には心電図波形には必ずキャリブレーションが印字されています．その理由を実例で示してみましょう．図 6-4 の心電図で胸部誘導を見て下さい．キャリブレーションにも注目しましょう．

　なんだか波形が重なって窮屈で見づらいです．もっときれいに分離して見えないものですかね？　キャリブレーションはさきほどと同じで，1 cm＝1 mV のようです．

　非常に良いポイントをついた発言ですね．この心電図が最も標準的な記録であり，いわばオリ

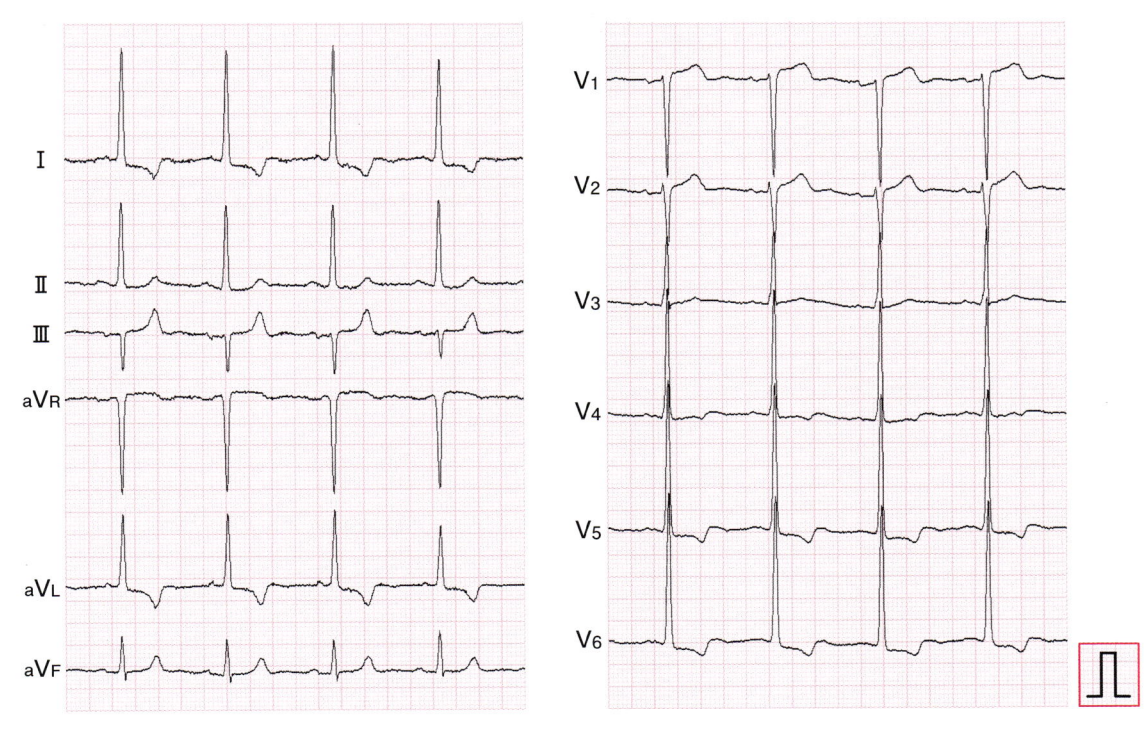

図 6-4 キャリブレーションに注目①
標準的な 1 cm = 1 mV のスタイル．胸部誘導は重なり合って見にくそうですが，実はコレが重要な情報

ジナルの波形なわけです．では，もう一つ，図 6-5 の心電図はどうでしょう？

　図 6-5 の方は重なりもなくて非常に見やすいですね．あれっ，左半分はさっきと同じ心電図ですか？

　そうなんです．実は図 6-4 と図 6-5 のこの 2 つは同じ人の心電図波形なんです．えっ……どういうカラクリかって？　それではヒントを．キャリブレーションに注目してもう一度見返してみて下さい．

　キャリブレーションの波がちっこくなってます！　ミニサイズですね，図 6-5 は．高さをよく見ると 5 mm ですから，図 6-5 の心電図では **5 mm が 1 mV に相当する**ってことですね．要は図 6-4 心電図のタテ "1/2 縮尺" になっているんですね．

余計な加工はケガのもと

　最近の心電計は非常に賢く設計されています．電位が大きくて波形同士が重なって見づらいとき，勝手に半分に縮小して表示してくれるんです．こうした状況は肢誘導ではまずなく，ほとんどが胸部誘導ですけれど．

　図 6-5 も肢誘導はそのままでキャリブレーションも 1 cm です．しかし，気が利きますね．ありがたい機能じゃないですか．

6. 標準的な心電図記録スタイル ―方眼用紙に親しもう―

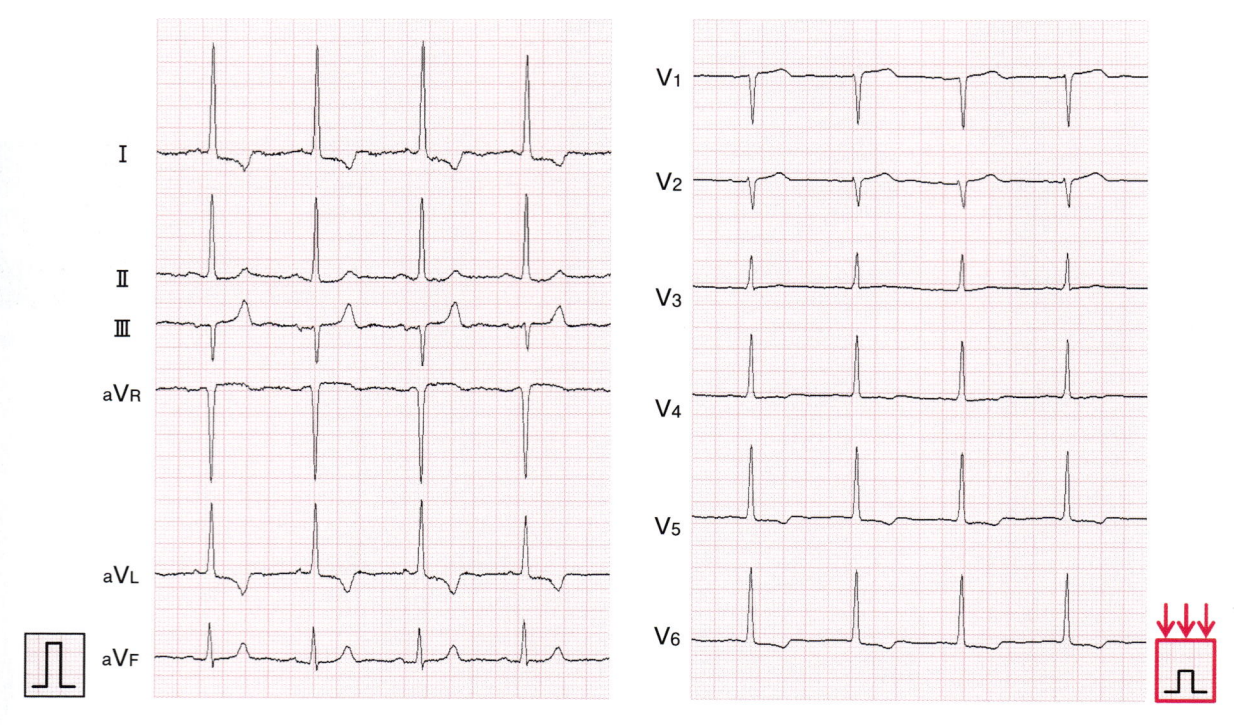

図 6-5 キャリブレーションに注目②
よく見ると胸部誘導のキャリブレーションは 5mm になっている．一見すると見やすそうですが…

　　本当にそうでしょうかね．たしかに，見た目は**図 6-5** の方がきれいですし，後々勉強するような移行帯をチェックするうえでは便利でしょう（☞スクリーニング編『16章　QRS 波のチェック②』参照）．でも私は，この**"1/2 縮尺"は必要ない**というか，正直言うと"小さな親切余計なお世話"ではないかとすら思っています．

　　ほとんど全否定ですね．そのワケはなぜですか？

　　心電図の達人は，反射的というか，どんな心電図でも一瞬のうちに異常所見を洗い出すでしょう．おそらく，頭の中にできている正常テンプレートとの差異を検出しているんです．その世界は当然"×1"というか，原寸大サイズで構成されているので，高さや幅に余計な修飾が加わってしまうと混乱してしまうんです．

　　たしかに，**図 6-5** のように下手に胸部誘導の縦軸だけ加工されてハーフサイズにされたりしてしまうと，頭の中で 2 倍して考えなきゃいけないですからね．

　　そんなムダなエネルギーは別のところに割くべきです．**図 6-4** は，閉塞性肥大型心筋症の 62 歳女性の心電図で，胸部誘導の波の高さが高くて，隣の誘導の領域にまで侵入している所見を「高電位差」として指摘し，ST 部分や T 波の変化とあわせて「左室肥大」と診断すべき心電図です．この強烈な"見ため"を狂わすような加工はするべきではないのです．

　　前回も出てきましたよね．「左室肥大」の心電図は（☞イントロ編『5章　各波形の意味と表示ルール』参照）．

でも，図6-5の"1/2縮尺"ではあたかも診断基準を満たしていかのないように見えてしまいます．キャリブレーション波高が5 mmなことに気づかなければ，"見落とし"を生じることになります．ですから，もう一度強調しておきましょう．

> **Point!** "1/2縮尺"心電図は見た目がキレイな以外にはメリットがないので参照するな！

私たち人間は，頭の中で縦軸方向のみ2倍にして考えるなどという芸当が得意ではないのです．

相当のネガティブ・キャンペーンですね．先生にしては珍しいです．

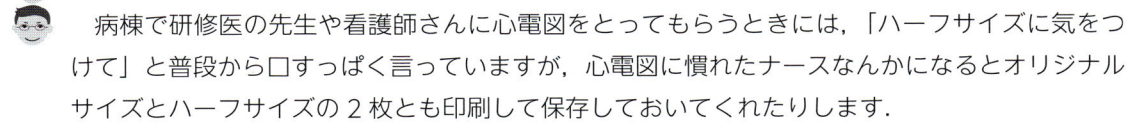

病棟で研修医の先生や看護師さんに心電図をとってもらうときには，「ハーフサイズに気をつけて」と普段から口すっぱく言っていますが，心電図に慣れたナースなんかになるとオリジナルサイズとハーフサイズの2枚とも印刷して保存しておいてくれたりします．

でもダメですよ，そんなときに迷惑だとか言ったら．せっかくの親切なんですから．怒られますよ．

もちろん，こういうときには"ありがた迷惑"じゃなく，素直にありがとうと感謝すべきですけどね．でも，"見た目勝負"の心電図の世界におけるコダワリを少しでも感じとってもらえるとうれしいです．

第6章のまとめ

標準的な心電図記録スタイル －方眼用紙に親しもう－

❖ **心電図の標準レイアウト**
　各6チャンネル（肢誘導，胸部誘導）の2段組→**6チャンネル同時記録**

❖ **キャリブレーション**（較正波形）
　矩形波高（**10 mm＝1 cm** または5 mm）が「1mV」を示す．

❖ 胸部誘導のハーフサイズ（5 mm＝1 mV）は基本的に"ありがた迷惑"と考える（オリジナルサイズで視覚的診断を！）．

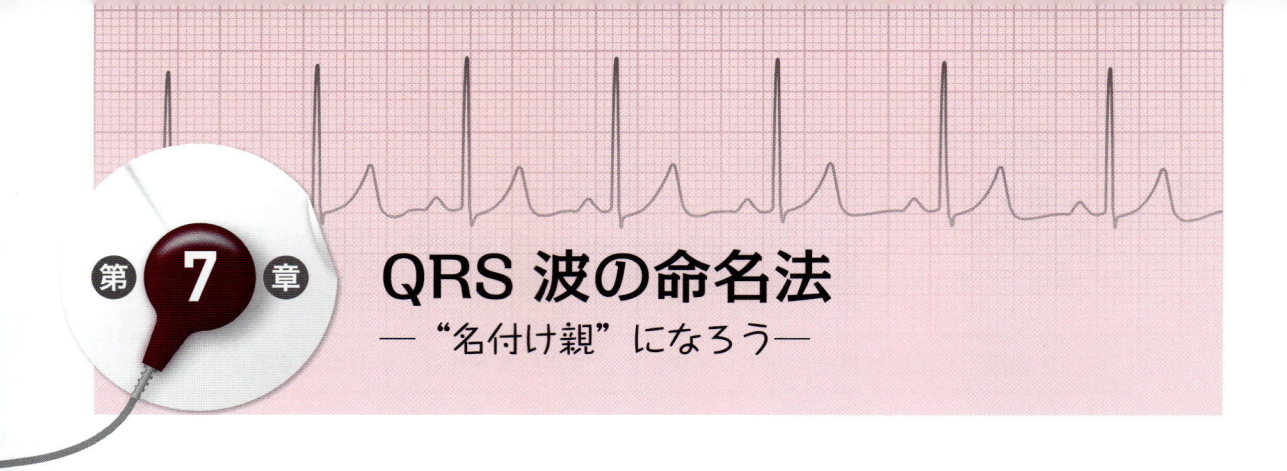

第7章 QRS波の命名法
―"名付け親"になろう―

QRS波の呼び方ルール

👨 さて，まずは復習です．P波は心房の興奮すなわち収縮を表していましたが，QRS波は何を表していたでしょう？

👦 「心室収縮」でした．

👨 その通り．このQRS波というのは，実は1つの波ではなくて，Q波，R波，S波という3つの波がガッチャンコしたものなんです．時々 **QRS群**（QRS complex）と表現されますが，要は"複合体"ということですね．コンプレックスですから．

ここでのテーマは，QRS波形を見たときにその形を正しく表現する練習です．教科書などで何のことわりもなくQRS波が「rS型」だとか，「rSR'型」などと書いてあって混乱した経験はありません？

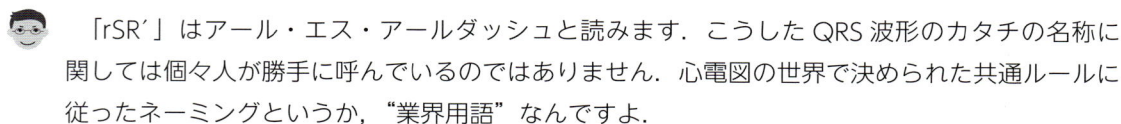

👧 ありますよ．しかもアルファベットが大文字だったり小文字だったりもしますし，そもそも「'」記号なんて何を意味しているんですかぁ？

👨 「rSR'」はアール・エス・アールダッシュと読みます．こうしたQRS波形のカタチの名称に関しては個々人が勝手に呼んでいるのではありません．心電図の世界で決められた共通ルールに従ったネーミングというか，"業界用語"なんですよ．

👦 QRS波形の命名法の基本ルールを学ぶのがここでの目標ですね．ワクワクです．

電位の基準点－T-Pライン－

👨 QRS波の名称に限らず，心電図を学ぶ過程で「陽性」や「陰性」という言葉がよく出てきますが，波形のネーミング法を学ぶための準備としてまずはその意味から確認しておきたいと思います．皆さんはおそらく似た言葉として「正」とか「負」と関連づけて理解しているかもしれません．

👧 たしかに陽性＝正，陰性＝負のイメージがありますね．

👨 それはおおむね正しいのですが，では何を基準に「正」とか「負」だとか言っているのでしょう？　言い換えれば，基準となる"ゼロ点"はどこなのでしょうか？

👦 キジュンですか？　今まで考えたこともなかったです……．

👨 では，図7-1を見て下さい．心電図の世界における電位の基準点，つまり±0mVは「T波の

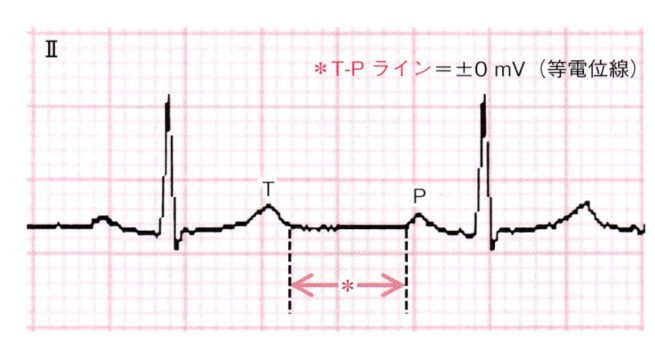

図 7-1　心電図の世界のゼロ点

おわり」から「P波のはじまり」までの通常フラットになっている線で，ここを**等電位線**ないし**T-P ライン**（T-P line）と呼びます．まぁ，「基線」ですよね（図7-1）．

前者は文字通りですね．T-P ラインは，**T波とその先のP波とをつなぐ線**みたいな意味です．これを踏まえたうえで，次のように理解して下さい．

> **Point!**
> **T-P ライン（等電位線）よりも上方に振れる波を陽性波，下方に振れるものを陰性波と呼ぶ**

- 単純ですが意外と新鮮です．今まであまり気にしていませんでしたので．でも，これで"ゼロ点"がはっきりわかりました．T-P ラインですね．覚えておきます．
- このT-P ラインは，いくつか他の場所でも登場しますよ．そのうち出てきますが，「陰性T波」などの用語や，ST部分が「低下」している，または「上昇」しているなどの表現で基準になるのもこの線なんです．
- なるへそ，なるへそ．トコトン"ゼロ点"なんですね．

P 波が動いたら

- 少し混乱してしまうかもしれないですが，**一部の不整脈の心電図ではT-P ラインがうまく定義できないこともある**んです．基本的にT波の位置は変わらないのですが，P波の方が"定位置"以外の場所に移動したり，ひどい場合は雲隠れして消えてしまうんです．
- P波はホント"神出鬼没"で，いろいろ飛び回るのでした（☞イントロ編『5章　各波形の意味と表示ルール』参照）．でも，そうなるとT-P ラインはどうなっちゃうんでしょう？
- そんな場合でも電位の基準点は定義しなくてはならないので，T-P ラインの代替として，次のようなものが用いられます．

> **T-P ラインの代替基線**
> 「T波のおわり」と次の「QRS波のはじまり」とを結ぶ部分（T-QRS ライン）

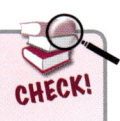

第7章　QRS波の命名法―"名付け親"になろう―

69

7. QRS波の命名法 ―"名付け親"になろう―

この場合は **T-QRS ライン**と言えますが，私はこの T-QRS ラインに**安全地帯**と勝手にアダ名もつけています．

😟 P波よりもうちょっと先の QRS 波の先頭と T 波を結ぶのですね．それでまた，何でヘンなニックネームまでつけて，先生ったら……．

😀 へへへ……．T-P ラインの代わりになんですから，この"安全地帯"ラインもフラットなのが基本となります．これを意識すると，実は隠れた P 波を見つけ出すのに非常に便利なんですよ．不整脈の心電図では P 波をいかにうまく拾い上げられるかが攻略の最大ポイントなので，それに役立つ重要なツールなんですよ，"安全地帯"は．これについては後々また取り上げますね．（☞ スクリーニング編『13章 波形の配列チェック①』参照）．

😟 とにかく自由にいろいろ考え出しますよね，先生は．アンゼンチタイも了解しました．

QRS 命名法

😀 準備は完了しましたので，本題の QRS 波のネーミングの仕方について学びましょう．まず，いきなりルールのまとめから提示します（**表 7-1**）．

まず，QRS 群を構成する波で陽性のものはすべて **R 波**と呼びます（**ルール 1**）．QRS 波をネーミングする際に最初にすべきなのは，この R 波を認識することです．R 波がいくつかある場合には，左から順に「R 波」，「R′ 波」，「R′′ 波」……と表現します（**ルール 3**）．"〜1 号"，"〜2 号"，"〜3 号"みたいなノリですね．

😟 なるほど！ ダッシュは 2 番目，3 番目を表すのでしたか．

😀 次は**ルール 2** です．R 波が複数あることも想定し，"一番最初の"という言葉をつけますが，R 波よりも先に下向きの波があれば，それを **Q 波**と言います（**ルール 2**）．別の言い方をすれば，次のようにも表現できますね．

> **Point!** QRS 波が陰性波からはじまっている場合に **Q 波**と呼ぶ

😟 フムフム．で，それ以外の陰性波はすべて **S 波**と呼べばいいわけですね，**ルール 2** によると．

😀 そう．Q 波以外の陰性波はすべて「S 波」ですね．もちろん，S 波に関しても複数ある場合には S 波，S′ 波，S′′ 波……と表現するようにしましょう（**ルール 3**）．

表 7-1 QRS 波の命名法

1) 陽性波はすべて **R 波**と呼ぶ．
2) 最初の R 波より手前に陰性波があれば **Q 波**と呼び，R 波より後の陰性波はすべて **S 波**と呼ぶ．
3) R 波（または S 波）が 2 つ以上ある場合は，手前から順に R, R′, R′′ …（または S, S′, S′′）と**ダッシュ**をつけて表す．
4) 高さ（深さ）が小さい波の場合には**小文字**で，それ以外は**大文字**のアルファベットで表記する．
5) 下向きのみの QRS 波形なら **QS 型**（ないし QS パターン）と呼ぶ．

波が小さければ小文字で

👤 4つ目のルールはQRS波の"高さ"や"深さ"に関してです．それぞれの波は基本的にアルファベットの**大文字**で表記するのですが，高さ（深さ）が小さい場合には**小文字**で表記する約束になっているんですよ（**ルール4**）．

👤 でも先生，"小さい"って非常にあいまいですね．具体的に何mmって言って欲しいです．

👤 そうですね．明確な基準はないですが，目安は **3 mm** にしましょうか．これ以下の高さ，ないし深さの波なら小文字のアルファベットで表記しましょう（**ルール4**）．

実例でやってみよう

👤 ルールはだいぶわかったので，いつものように具体例で解説してくれません？

👤 そうくると思ってました．ちゃんと準備してありますよ．**図7-2** の①〜⑤のQRS波形で説明しましょう．

👤 今まで習ったルールで，この5つのQRS波のネーミングを考えるのですね．

👤 周りにあるP波やT波に惑わされずQRS波のみに注目して下さいね．では①から．5〜6mmの陽性波とその2倍くらいの深さの陰性波からなっていますね．

👤 まず陽性波に注目するのでしたから，最初の波はR波ですよね？

👤 そうです．このR波の手前には陰性波はないので，Q波はありませんね．残った後の陰性波はS波になるので，まとめると①のQRS波形は「RS型」となります．

👤 スゴイ．次に②はどうでしょう？

👤 この場合，十分な深さのある陰性の波からはじまっているので，これはQ波ですね．型通り陽性波から注目してもいいですよ．後半の小さな陽性波は高さが2〜3 mmなのでr波として，この唯一陽性な波の前に陰性波があるときにQ波と呼ぶわけでした．

👤 ②のQRS波形は「Qr型」ということですね．慣れてくると面白いですね．

👤 残りはまとめて扱ってしまいましょう．③に関しては高い陽性の波は1つだけあって，これはR波で良いでしょう．その前後にある2つの小さな陰性波がそれぞれq波，s波だとわかれ

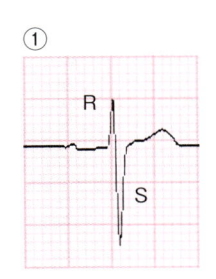

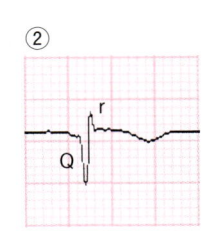

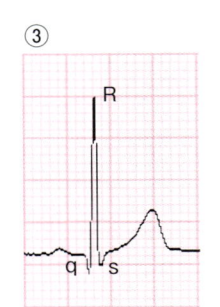

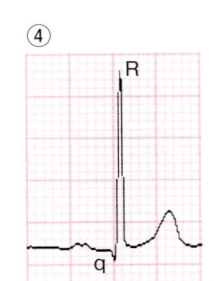

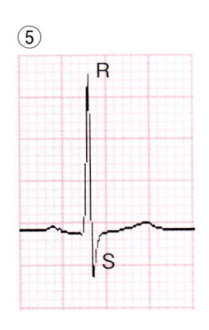

図7-2 QRS波の命名①

7. QRS波の命名法 ─"名付け親"になろう─

ば「qRs型」になりますね．④もほとんど同様に考えて「qR型」のQRS波ということになります．

　最後の⑤は僕が，R波とその後のやや深めの陰性波ですので「RS型」ですね．

少しだけレベル・アップ

　だいぶ慣れてきましたか？　では今度は皆さんにネーミングしてもらいましょう．図7-3を見て下さい．さて，⑥はどう名付けるでしょう？

　ありゃ，これは困りました．陽性波というか，R波がないのでスタートできません……．

　良い視点ですね．そうです，これが唯一の例外です．陰性波しかないQRS波なので「QS型」または「QSパターン」と呼ぶのです（ルール5）．

> **Point!**
> 陰性波しかないQRS波は **QS型**または**QSパターン**と呼ぶ

　R波がないので，陰性波をQ波かS波のどっちと呼べばいいかわからないため，くっつけて"QS"と呼んでしまおうという発想です．これは**心筋梗塞**などの心電図で出てくる波形なので，頭の片隅に入れておいて下さい（☞スクリーニング編『15章　QRS波のチェック①』参照）．

　「QS型」はあまり良い波形ではないのですね．シンキンコウソクですと．

　では，⑦はどうでしょう？　後半成分はT波も重なっていますので注意しましょう．一応，点線で区切った左側がQRS波形になります．

　基線を意識して陽性波に注目すると2つあるようです．最初の波がやや高くて，2つ目は小さめです．ですから，順にR波とr′波になりますかね．後のほうは3 mm以下ですし．

　いいですね．はじめのR波の前に陰性波はないのでQ波はないですよね．したがって，2つの陽性波の間の陰性波はS波となりますから……．

　正解は「RSr′型」ですね．⑧も⑦と似たような感じですが？

　これは1つ目が小さくて，次の陽性波の背丈が高いので「rSR′型」となります．この⑦や⑧のQRS波形は**右脚ブロック**と呼ばれる異常でV₁ないしV₂誘導で認められるんです（☞応用編『7

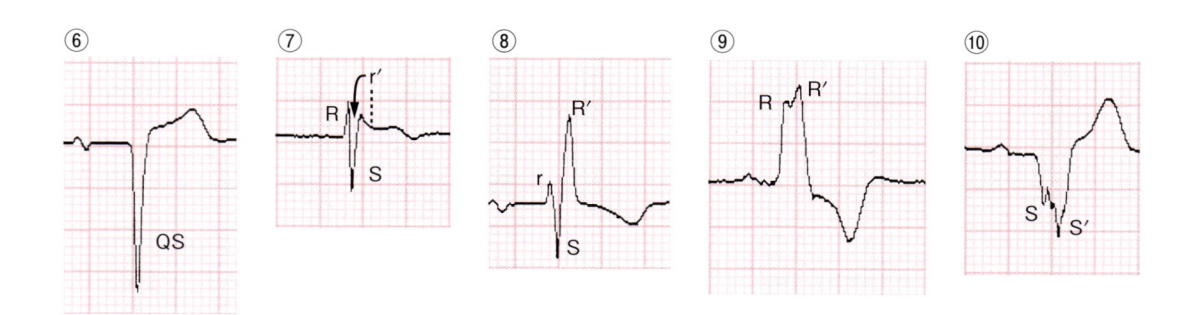

図7-3　QRS波の命名②

章　幅広い QRS 波を見たら①』参照）．

　ウキャクブロックって，刺激伝導系のお話で登場しましたよね．心室中隔から右室側へ伸びる導線で電気が遮断されるのでした（☞イントロ編『3 章　刺激伝導系のはなし』参照）．

　そう．では，続いて⑨の QRS 波形の名前を考えて下さい．

> 【質問】⑨の QRS 波形の名称として正しいのは？
> (A) RsR′型　　(B) RR′型　　(C) その他

　陽性の波が 2 つあって，ともに高さは十分なので R 波，R′ 波です．その間をつなぐ小さな波がポイントですね．これを「s 波」と表現するかどうか……．

　すばらしい着眼点ですね．実は正解は (B) です．このルールを勉強したての人なら (A) と考えてしまうのも無理はなく，"ド素人"時代の私もどうして「RsR′型」じゃないのかって考えていた時期もありました．

　この"谷"は「s 波」じゃないってことですか？　下向きなのに……．

　基本に戻って考えてみましょう．S 波は「陰性波」でしたね．つまり，基線よりも下向きに振れていないといけないのですよ．ここで見られるちょっとした窪（くぼ）みは「ノッチ」(notch) と呼ばれますが，山の頂上が少し削れているだけで陰性波ではないことに注意しましょう．

　だから，結論として⑨の QRS 波形は「RR′型」と呼ぶべきなんですね．**下向きであっても，基線より陰性側に振れていなければ S 波じゃないってことですね．**

　そうです．スッキリしました？　私なんてしばらくこのことに気付かなくてねぇ……．

　後に勉強しますが，⑨は**左脚ブロック**を生じたときに V_5 ないし V_6 誘導で見られる QRS 波形になります（☞応用編『8 章　幅広い QRS 波を見たら②』参照）．

　まったく同じように考えて⑩の名称はどうなりますか？

　えーと，⑨を上下逆さにして W の字みたく見えます．陰性波しかないので，広い意味では「QS 型」なんでしょうけれど，⑨からの類推だと「SS′型」でしょうか？

　そうですね．正解です．これも真ん中の小さな波を r 波と言わないのがポイントですね．ここまで勉強すれば，もう皆さんは自信をもって QRS 波形の命名ができると思います．そして，ここまででイントロ編は終了です．お疲れさまでした．

練習問題

　では最後に，練習問題を出して終わります．**図 7-4** に示した 10 個の QRS 波形の"名付け親"に皆さんがなってあげて下さい．くれぐれも最愛の子どもの"名前間違い"にだけはご注意下さい！

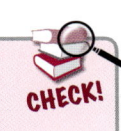

7. QRS 波の命名法 — "名付け親"になろう —

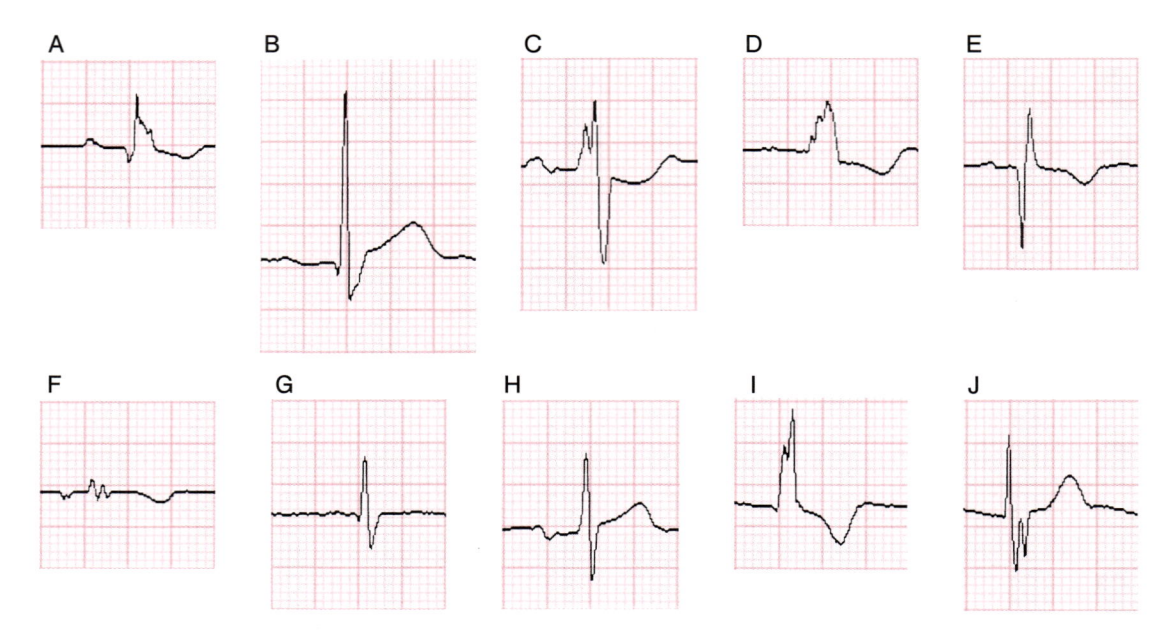

図 7-4 QRS 波のネーミングできますか？

第7章のまとめ

QRS 波の命名法 —"名付け親"になろう—

❖ 心電図の世界での電位の基準点は **T-P ライン（等電位線）**
（P 波が"定位置"（QRS 波の直前）になければ T-QRS ラインで代用）

❖ T-P ラインよりも上方への振れを「陽性波」，下方への振れを「陰性波」と呼ぶ．

❖ **QRS 波の命名ルール**を理解しておく（→表 7-1）．

【練習問題の答え】
A) qRr′型, B) qRS 型, C) RR′S 型, D) rR′R″型, E) QR 型,
F) rsr′型, G) qRS 型, H) RS 型, I) qRR′型, J) RSS′型

心電図のみかた，考えかた

スクリーニング編

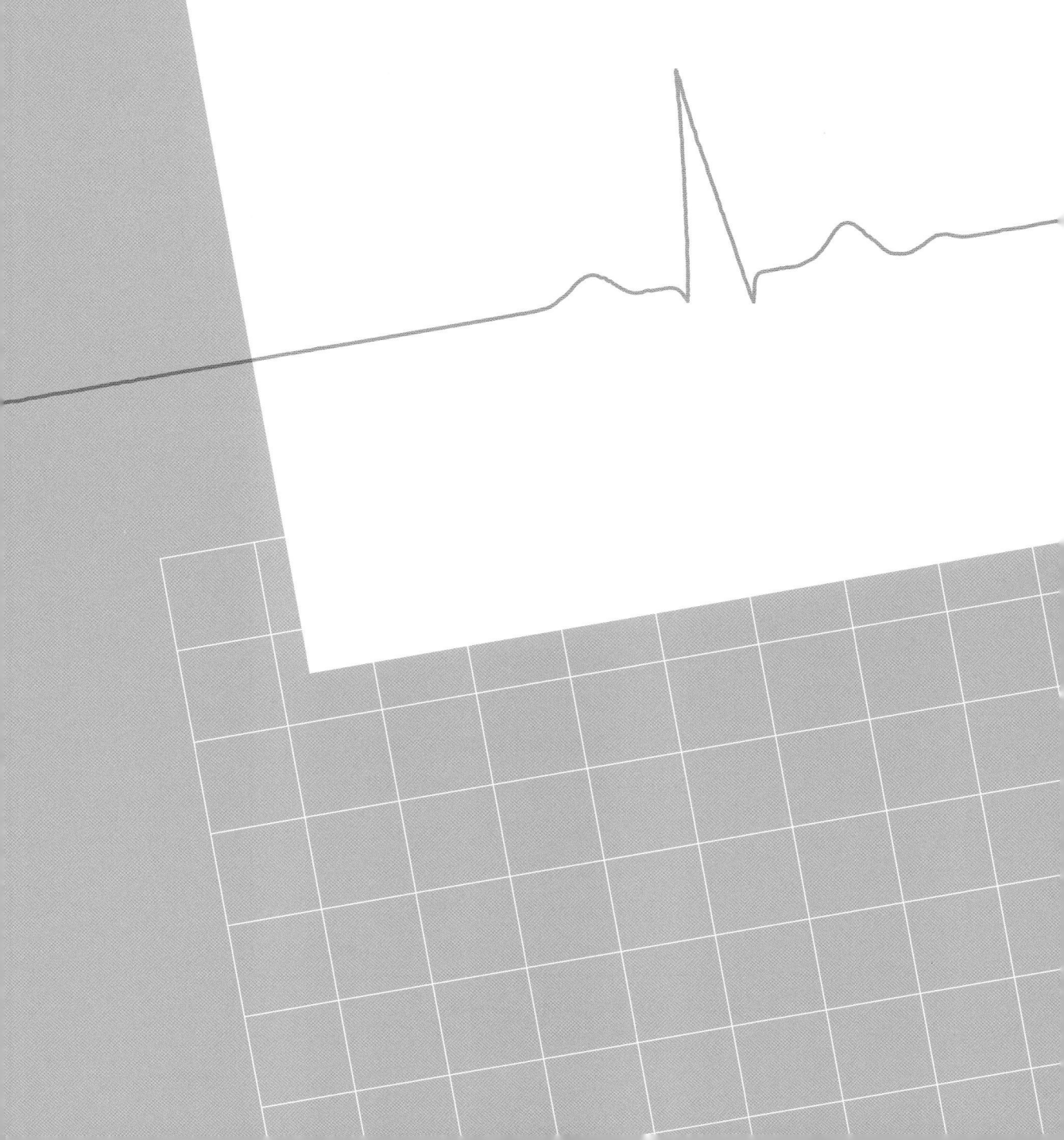

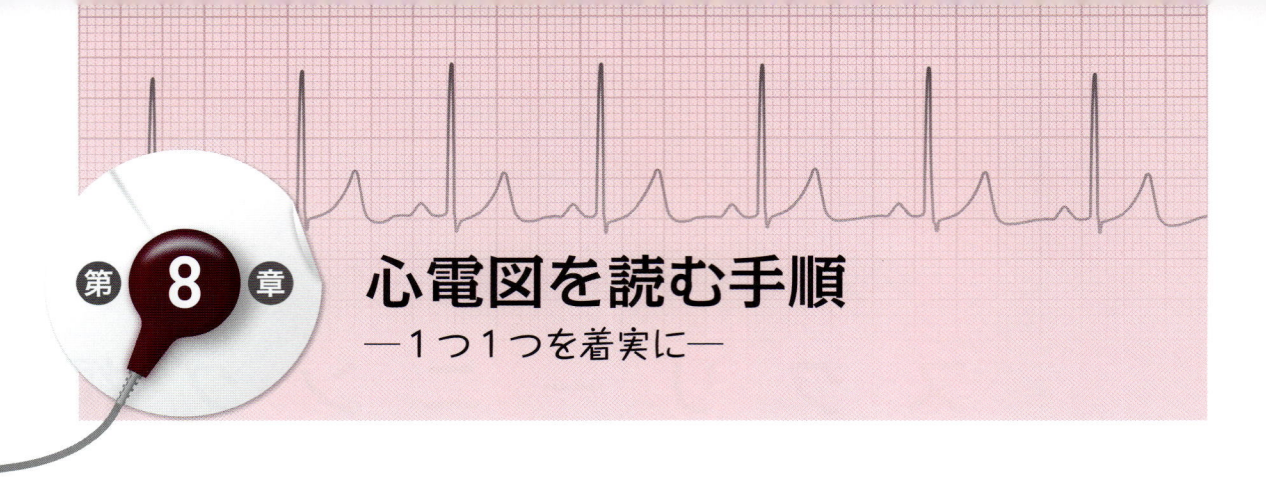

第8章 心電図を読む手順
―1つ1つを着実に―

"秘密の呪文" 登場

　前回まで心電図に関する最低限の知識をイントロ編として学びました．今回からは実際の心電図を読むためのプロセスを学んでいきましょう．私のオススメは，次の"呪文"のような語呂合わせの順番でチェックしていくことです（図8-1）．

　不思議な語呂合わせですね．たしかに呪文みたいです．先生オリジナルでしょうか？

　心電図を学びたての方に興味を持ってもらうため，講義を続けている間に思いついた私流の"魔法の呪文"なんですよ．

　リアル・クエスト・イン・イーシージーと読むのでしょうか？　それぞれのアルファベットがチェック事項になっているのですね．そのガイドですね，これは．

　もちろん，この呪文だけ覚えても心電図が読めるようになるわけではありませんが，まずは寝ても覚めてもこの呪文を唱えましょう．それがすべてのスタートです．

```
            パッと見                    じっくり
   R(R)  E  AL  Q(Q)ue  ST  T  in  ECG
    ①   ②  ③    ④     ⑤   ⑥  ⑦   ⑧
```

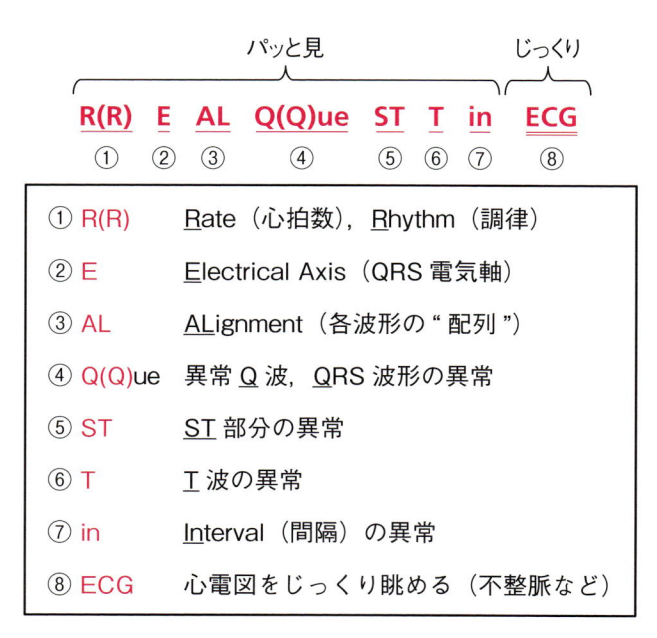

①	R(R)	Rate（心拍数），Rhythm（調律）
②	E	Electrical Axis（QRS電気軸）
③	AL	ALignment（各波形の"配列"）
④	Q(Q)ue	異常Q波，QRS波形の異常
⑤	ST	ST部分の異常
⑥	T	T波の異常
⑦	in	Interval（間隔）の異常
⑧	ECG	心電図をじっくり眺める（不整脈など）

図8-1　心電図を読むオススメ手順

🧑 わかりました．これくらいなら覚えられそうです．

👨‍⚕️ 私が皆さんに伝えたい心電図の読み方は，大きく2段階のプロセスからなっています．まず，語呂合わせのうち R(R)EAL Q(Q)ueSTT in までの段階は"パッと見"的に読んでもらうプロセスで，スクリーニング編でお話する部分です．そして，残った ECG のところで拾い上げた異常所見にしぼって"じっくり"読んでいくのです．

🧑 なるほど．"パッと見"と"じっくり"の2ステップなんですね．

👨‍⚕️ ここではまず，スクリーニング編として次回から学んでもらう項目の概略を述べておきます．現段階ではハテナって感じかもしれませんが，ひとまず耳を貸して下さいね．

🧑 はい．ゴロでいう ECG 以外の部分ですね．楽しみ，楽しみー．

心拍数の計算（R-1）

👨‍⚕️ では，まず R(R)EAL から．これは"現実の，リアルな"を語呂にしてあります．はじめの R にカッコしてもう1つ R をつけたのは，2つの意味を込めたいからです．

🧑 2つの R は Rate と Rhythm なんですね．

👨‍⚕️ わかりやすくアルファベット順に Rate を先に，それから Rhythm を扱おうと思います．まず Rate から．これはどうでしょう？

🧑 そのままレートと呼ばれたりもしますが，心拍数（heart rate）のことですよね．ハート・レートの Rate ですか．

👨‍⚕️ 具体的には，心臓の収縮ペースを1分間あたりに換算したものを心拍数といいます．9章，10章で皆さんに心拍数を簡単に計算するテクニックを伝授しましょう．この方法さえマスターすれば，どんな心電図の心拍数も算出できてしまいますよ．

次に調律診断（R-2）

👨‍⚕️ 次は2つ目の R で，これは Rhythm を示しています．日本語では「調律」という表現がされますが，難しそうならそのまま「リズム」で OK です．ここでは，心臓に備わった最も自然な洞調律（sinus rhythm）というリズムの確認作業になります．

🧑 「心電図はサイナス・リズムで……」みたいな会話，よく聞きます．洞結節が電気シグナルの"命令"を出して小気味よく刻むのが洞調律ですよね．

👨‍⚕️ そう．よく気軽に洞調律とかサイナスという言葉を口にする人が多いのですが，何を見て判断するのかという根拠を正しく言える人は意外に少ないんです．

🧑 「洞調律の診断基準」というか「定義」みたいな感じですね．当然，今の僕にわかるはずもありませんが．

👨‍⚕️ そうですか．診断基準や定義なんてコトバにすると難しいですが，実際には P 波の向きをチョチョチョイっと調べるだけですんでしまうんです．でも，問題なのは教科書によって基準が様々で，初学者の混乱を招く原因になってるんです．

8. 心電図を読む手順 ―1つ1つを着実に―

　本によって書いてあることが違うってパターンですね．たしかに，それが一番困る……．
　そうですね．皆さんに伝授するのは，最もシンプルかつスタンダードな洞調律の定義です（☞スクリーニング編『§11．洞調律の判定』参照）．決して難しい話はしませんので，その条件を満たしているかどうかだけをチェックして下さい．これは11章で扱いましょう．

電気軸なんて恐れるな（E）

　最初の2つのRが比較的イメージしやすいのに対し，次のEは初学者に立ちはだかる第一の関門といえます．
　そもそも何の頭文字なんですか，Eって？
　これはElectrical Axisのつもりです．思い出しづらそうなら，語呂中の次のAの文字も一緒に拾ってもらってEAと考えても良いと思います．日本語ではQRS電気軸または単に電気軸と呼ばれるものになりますよ．
　デンキジク？　わーん，聞いたことないです．ヤバイ，早くも挫折の予感．
　若いレジデントの先生やナースの皆さんで，この電気軸を苦手にする人は多いですよね．たしかに言葉だけ見るとゴツくて難しそうですが，全然カンタン，カンタン．
　本当です？　僕でもなんとかうまく攻略できますか？
　ええ．詳しくは12章でお勉強しますが，12誘導心電図のうち，"左上"というかはじめの2つであるⅠ誘導とⅡ誘導のQRS波が上下どっちを向いているかをチェックさえすれば，電気軸はそれでオシマイなんです（☞スクリーニング編『12章 電気軸の攻略』参照）．Eのプロセスは基本的にこれだけで終了してしまってOKです．
　意味を考えずに波の向きをチェックするだけなら僕でもできそうですが．
　いいんです，はじめのうちは物事の意味なんて．クイズが解けるというか，所見が判定できる喜びを感じてもらうのが勉強を長続きさせるコツなのですから．

波形の並び（AL）

　R(R)EALの最後のチェック項目はALです．Alignmentはアラインメントと読みます．あまり耳慣れない単語ですよね．
　うーん，たしかにあんま聞いたことないです，そのコトバ．
　アラインメントという用語は，整形外科なんかで背骨の表現などに使われますが，日本語では"並び"とか"配列"といった意味でとらえましょう．図8-2を見て下さい．
　正常な心電図波形は，基本的に図8-2中に点線枠で囲ったように，3つの波の繰り返しで構成されていましたよね（☞イントロ編『5章 各波形の意味と表示ルール』参照）．
　はい．左から順番に"小→大→中"の順で，P波，QRS波，T波と呼ばれるのでした．
　そうです．このALのプロセスで確認することは，皆さんが注目している心電図が，はじめからおわりまでP→QRS→Tの配列順になっていて，しかもこれらが等間隔に繰り返されている

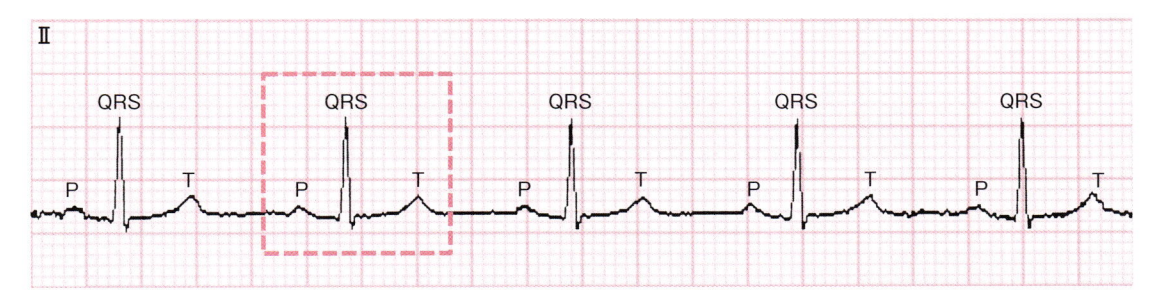

図 8-2　正常な"配列"とは
"小→大→中"の波の繰り返しになっている（小：P 波，大：QRS 波，中：T 波）

🧑 かってことだけなんですよ．
👦 じゃあ，それぞれの波形が何波なのかが正しく認識できれば良さそうですね．
🧑 多くのケースでは P → QRS → T そのままの順番で並んでいるので瞬間的にわかってしまいますが，時々 P 波を見つけるのに苦労することがありましたね．具体的な波形認識のやり方については 13 章で扱いましょう（☞スクリーニング編『13 章　波形の配列チェック①』参照）．
👦 もし，オカシナ配列になっていたらどうしましょう？
🧑 「T 波は必ず QRS 波の直後」というルールがあったので（☞イントロ編『5 章　各波形の意味と表示ルール』参照），QRS-T というカタマリで見てしまえば，実際には **P 波と QRS 波の並び順ないし間隔が乱れた場合**ということになりますね．そのときには「不整脈」の存在を念頭に置くのです．

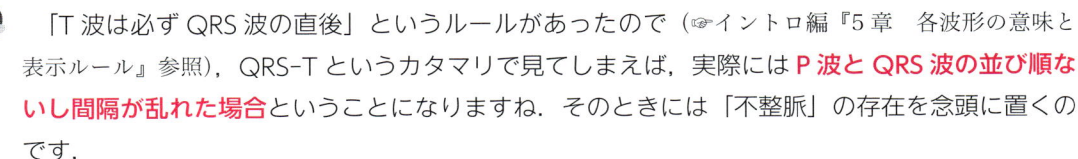

異常 Q 波（Q-1）

🧑 R(R)EAL のチェックが終わったら次は "冒険の旅" の意味を込めた Q(Q)ueSTT の部分に移りましょう．
👦 また Q がカッコつきで 2 つあるのでチェック項目が 2 つあるのですね．
🧑 その通り．しかも実際のスペリングでは "quest" でしょうが，"t" の字もダブっているのも含めてご愛嬌で．まずは Que の部分から調べましょう．ue のところは文字合わせなので，実際には Q のチェックになります．

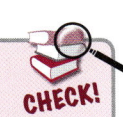

> **Que でのチェック項目**
> 1) **Q**　　→　異常 Q 波はないか？
> 2) **QRS**　→　QRS 波 "高さ" と "幅" は正常か？

QRS 波の最初に陰性波があれば，それを Q 波といいました（☞イントロ編『7 章　QRS 波の命名法』参照）．ただ，Q 波はどこの誘導にあっても良いというわけではなく，また幅や深さについても条件があります．

第 8 章　心電図を読む手順—1 つ 1 つを着実に—

8. 心電図を読む手順 ―1つ1つを着実に―

🙁 それが"異常"な Q 波ということですね．

🧑‍🦱 そのまま**異常 Q 波**と呼んで下さい．異常 Q 波は主に過去に**心筋梗塞**を起こした人の心電図で見られ，臨床的にも重要になるので漏れなく拾い上げられるようになりましょう．大丈夫，これにもちゃんと方法があるので，15 章でじっくり解説することにします（☞スクリーニング編『15 章　QRS 波のチェック①』参照）．

QRS 波の"寸法"チェック（Q-2）

🙂 異常 Q 波の有無をチェックしたら，次は QRS 波全体を眺めて下さい．何を見るかといえばズバリ 2 つ，**高さ**と**幅**になります．私は QRS 波の"寸法チェック"と呼んでいます．

🙂 うまいっ！　要はタテとヨコの異常ですね．

🧑‍🦱 QRS 波の高さについては，まず胸部誘導に注目します．V_1 誘導から V_6 誘導の方に向かうにつれて R 波がだんだん増高していく様子に目を配りましょう．その後，胸部誘導，肢誘導の全体を見渡して R 波が「高すぎず低すぎず」になっているか確認してもらいます．この 2 点がタテ項目のチェックです（☞スクリーニング編『16 章　QRS 波のチェック②』参照）．

🙂 ヨコというか幅の異常についてはどうですか？

🧑‍🦱 QRS 幅は「狭い」（narrow）のが正常なんですが，一定以上を超えたものを「幅広い」（wide）QRS 波と判定します．このチェックはサクッとすませてください（☞スクリーニング編『17 章　QRS 波のチェック③』参照）．

ST 部分の上下

🧑‍🦱 QRS 波と T 波の 2 つをつなぐところは **ST 部分**と呼ばれます．お次は語呂の ST に関するチェックになります．これは文字通り ST 部分のチェックです．

🙂 心電図ではエスティーが大事だっていつも言われてます．

🧑‍🦱 そうですね．ST 部分は基線というか，"ゼロ点"ライン上にあるのが正常です．

🙂 あー，それやりました．**T-P ライン**でしたね．心電図の世界の電位基準でした．

🧑‍🦱 そうです．よく覚えてますね．ST 部分は正常なら±0mV を示す T-P ラインと同レベルにあるのですが，いろいろな状況で上下します．なかでも**冠動脈疾患**という，心臓の血管が狭くなったりつまったりする病気と関連することが多いですからね．

🙂 心臓自身にガソリン供給を行うのが冠動脈でしたよね（☞イントロ編『3 章　刺激伝導系のはなし』参照）．そこが動脈硬化で狭くなったり，ひどい場合には完全につまってしまうと．

🧑‍🦱 そう．考えるとちょっと怖いですね？　この冠動脈の病気などで **ST 低下**ないし **ST 上昇**といった「ST 偏位」が起こると考えましょう．

🙂 基線より下がっていれば ST 低下で，上がってれば ST 上昇ですかね．

🧑‍🦱 スクリーニング編（18 章）では，ザッと全誘導を眺めて有意な ST 偏位がないのかチェックする方法について解説します（☞スクリーニング編『18 章　目でなぞる ST 偏位』参照）．

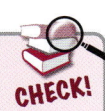

> **ST 部分で何をどう見るか？**
> 1) どこで計測して，どれだけ変化していれば ST 偏位ありと言うのか？
> 2) どの誘導で変化が認められるのか？
> 3) 形状（パターン）はどうか？

見つかった ST 低下ないし ST 上昇から臨床的にどんな判断・対応をすべきかに関しては，『応用編』として実際の症例を提示しながら"実戦形式"で学びましょう（続刊）.

T 波は軽く

- "冒険の旅"の最後ですが，ST と最後ダブっていますが，T についてです．
- T 波のチェックですね．必ず QRS 波の直後に控える忠実な波でした．
- T 波に関しては，QRS 波のような幅や高さにはあまりこだわらず，**向きだけチェックする**姿勢で良いでしょう．T 波の正常な向きは上向き，つまり陽性なので，**陰性 T 波**を主に問題にしていきます．ちなみに，この「陽性」や「陰性」の基準はどこでした？
- 出たっ！　これも **T-P ラインが基準**で，これより上向きなら陽性 T 波，下向きならば陰性 T 波とするんでした．ホント大活躍ですね，T-P ラインは．

間隔チェック

- Q(Q)ueSTT チェックが終われば，残りあと少し．in は **in**terval のつもりです．
- インターバルですから，"間隔"って意味ですよね．
- そう．心電図の世界で重要となる間隔は 2 つで，それぞれ **PR 間隔**および **QT 間隔**と呼ばれます．前者に関しては本などによっては「PQ 間隔」と書いてあるかもしれませんが，基本的に同じものです（☞スクリーニング編『20 章　間隔を調べよう』参照）．
- ひとまずピーアールの方で覚えておいて良いですかね．
- 図 8-3 で代表的な心電図波形で，それぞれどこに相当するのかを確認してみて下さい．
- なるほど．PR 間隔は「P 波のはじまり」から「QRS 波のはじまり」までで，「QRS 波のはじまり」から「T 波のおわり」までを QT 間隔と言うのですね．
- その通り．心電図の描かれる用紙は格子状になっているので，1 mm を 1 "目盛り" として何"目盛り"か測るのが，ここでの仕事です．ちなみに心電図の世界では，横軸は時間を表しているので，**PR 時間**または **QT 時間**という表現をしても OK です．
- あとは，計測した時間が「正常値」に入っているか調べるんですかね．
- そうです．PR 間隔，QT 間隔ともに許される上限や下限とがあります．この正常範囲から外れた場合に「短縮」や「延長」という言葉をつけて異常所見とするんです．これも追って勉強しましょう（☞スクリーニング編『20 章　間隔を調べよう』参照）．

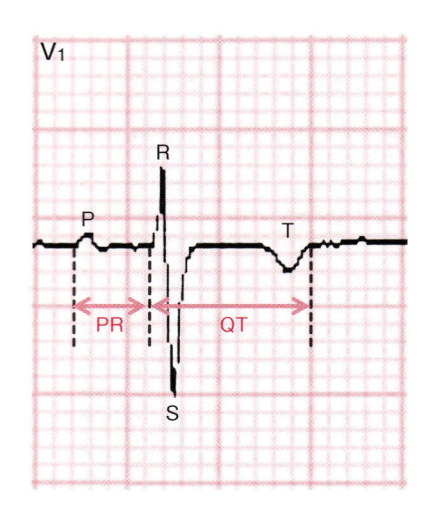

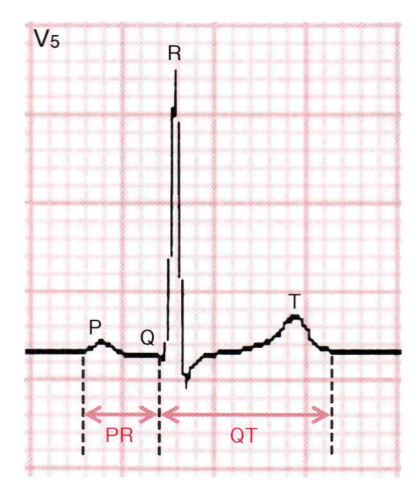

8. 心電図を読む手順 ―1つ1つを着実に―

図8-3 PR間隔とQT間隔

"じっくり"読みは後半で

- どうです，"魔法の呪文"もだいぶつかめてきましたか？
- はい，R(R)EAL Q(Q)ueSTT inまで簡単にオーバービューしてもらいました．
- ここまではスクリーニング編として，目の前の心電図が正常かという視点で波形全体を"パッと見"してきました．最初のうちは，この段階でもかなり時間がかかるかもしれませんが，そのうち慣れてくれば手際よく処理できるようになりますから．
- な，なりますかね，僕でも……不安ですが．
- 大丈夫！ 努力を怠らなければ必ずできますよ．約束します！
  さて，最後に残ったECGの部分は文字内容そのまま"心電図（ECG）"を意味したつもりです．ここではスクリーニング段階で引っかけた異常所見の候補を個別に"じっくり"読み深めて診断を下し，どんなアクションを起こせば良いのか考えて欲しいのです．これについては『応用編』で徹底的に学習してもらおうと思っています．
- "パッと見"で見つけた所見を吟味して，最終的には病気や病態を考えるわけですね．
- そう．「心電図を見て患者を"診る"ために"考えよ"」っていうのが私からの変わらないメッセージなんですよね．
- まさに『心電図のみかた，考えかた』というタイトルにふさわしいですね．こんなカッコイイことが実践できる日が僕にも来たらいいなぁ．
- 言われたことをキチンとこなせば1つ1つは決して難しいことじゃないのですよ．ガンバレ！

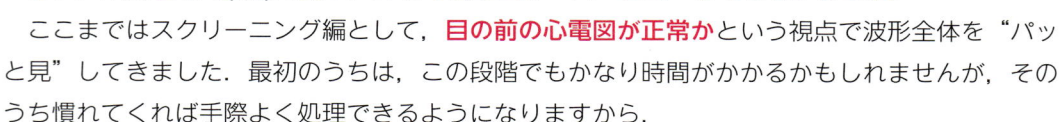

不整脈は別の機会に

- 心電図異常というのは大きく波形異常と不整脈の2つに分けられます．やさしく言ってしま

🧑 えば，前者はカタチの異常，後者はリズムの異常ですよね．

🧑 カタチはともかく，リズムの方は全然ダメそうです，僕．フセイミャクとか考えただけでも苦手意識が……．わからないから余計キライになっちゃうし．

🧑 いやー，私もつい最近まで皆さんとまったく同じでした．仲間みたいなもんです．でもね，ちょっとした"お作法"さえ身につけてしまえば不整脈だって決して難しくはないし，ムダな暗記などもなくって魅力的なんですけどね．

🧑 循環器科のなかでも不整脈だけを主に扱う人がいるぐらいなんで，専門性が高そうですし，何か変わったタイプの人が……イヤ，何でもないです．

🧑 ん？　私のこと？　ですから，**不整脈に関しては当座扱わない**こととします．ECGのプロセスでは主に**波形異常**の解説をしていきます．さぁ，次回から順に"魔法の呪文"の説明をしていきます．"心電図のリアルな冒険"の世界へようこそ！

🧑 ぜひ実りある"冒険"になるとうれしいです．僕も一念発起して頑張ります！

第8章のまとめ

心電図を読む手順 —1つ1つを着実に—

❖ "一足飛び"をあきらめて1つずつ着実なチェックを積み重ねることが大事．

❖ 魔法の呪文 R(R)EAL Q(Q)ueSTT in ECG をおさえることは心電図攻略の1つの方法（→図8-1）．

　　R-1　：心拍数の計算
　　R-2　：調律診断（主に洞調律）
　　E　　：QRS電気軸
　　AL　：波形の配列チェック≒不整脈スクリーニング
　　Q-1　：異常Q波
　　Q-2　：QRS波の波高（タテ），幅（ヨコ）の異常
　　ST　：ST偏位（上昇，低下）
　　T　　：T波異常
　　in　　：時間計測（PR間隔，QT間隔）
　　ECG　：じっくり読み≒診断，病態考察など（→『応用編』を参照）

8. 心電図を読む手順 ―1つ1つを着実に―

> 課外授業

❺忘れられない1枚
―初心に帰らせてくれる心電図―

ある日の救急外来にて

　R(R)EAL Q(Q)ueSTT in ECG が最適かは別として，私は**いつも一定の手順で漏れなく心電図を読んでいく**ことを推奨しています．もちろん，教育の観点で人に伝えやすいという点もあるのですが，それ以上に今までの数多くの"失敗"に対する自戒の念もあります．ここでは，そんな失敗談をお話してみましょう．

＊　＊　＊　＊　＊　＊　＊

　内科初期研修を終え，循環器研修病院でレジデントをしていたときの話です．研修も2年目となり，不整脈班に配属されて数カ月目のある日でした．当時の上司の外来医から患者さんを頼まれました．

　詳細はわからないけれど，近くの会社の診療所から52歳の男性が頻脈発作なので緊急で受けてくれないかと依頼があったよ．あとで私も一緒に診察するから，救急対応だけお願いできる？

　忙しい上司でもあり，私は喜んで初期対応を引き受けました．それから15分くらいして，患者さんは徒歩でやってきました．ここ数年，健診で血圧が高めと指摘されていた以外には特別な既往はなく，内服薬も特にありません．

　歩いて来るぐらいだから緊急性はなさそうですね．症状はどうでした？

　2週間ほど前からいつも漠然とした動悸感があって，駅から会社まで歩くのでも胸がつらくなったので，勤務先の診療所を受診したんだそうです．初見時のバイタルサインは，心拍数150/分くらいの整脈，血圧が150/90 mmHgでした．少しだけ肺ラ音が聴こえるような気がしましたが，心音は正常で心雑音も聴こえません．下腿の浮腫もありません．

　ふーん．脈が速いのだけが少し気になりますね．

　私も「ずいぶん脈拍が速いな」と思いながら，静脈ライン確保と同時に採血もして，心電図をとったんです．そしたら，教科書に載っているようなきれいな「心房粗動」だったんです．

　シンボウソドウ？　不整脈ですよね．脈が速くなるんでしたっけ？

　そうですね．「心房細動」とともに頻脈性不整脈といって，心拍数が速くなる不整脈の代表選手です．胸部X線は軽度ながら肺うっ血気味でした．血液検査の結果までには時間がかかりそうだったので，病歴をまとめて心電図とX線を持って外来にいる指導医に相談に行くことにしました．

　やぁ，ようやく時間が空いたよ．さっきの患者さんはどう？　治療方針は立ったかな？

　動悸発作の原因は心房粗動だと思います．基本的に2:1房室伝導で心拍数は約150/分でしたが，時々R-R間隔があいて粗動波（そどうは）がバッチリ見えましたので．最低2週間は続いていて，軽い

心不全になりかけていると思うんです．駅の階段を昇っただけでも胸が苦しいって言っています し……．

　なるほど．それで治療方針はどうするかね？

　まず，血栓予防でヘパリン投与が必要だと思います．それに動悸症状もあるので，ジゴシンを打っ て心拍数をコントロールすべきかと．しばらく続くようなら電気的除細動でしょうか．今後はカ テーテル・アブレーションなどの適応もあるんじゃないかと思うんですが？

　そうかい．一応，心電図見せてもらって良い？……おっと，これは確認してよかった．何か他 に大事な所見を忘れていないかな？

　心房粗動の他にも異常所見があるってことですか？　何，何だったんですか？

　内心，それなりの治療の流れを組み立てられたのではと思っていたため，予想外の反応で多少 混乱して口ごもっていると……その先生はこう言ったんです．

　心房粗動の読みは正しそうだね．でも，よく見て．V1からV4誘導でSTが上昇しているし， 異常Q波もできているよ．至急，心カテ班にも相談してくれるかな．

　ハッと我に返って再び心電図を眺めてみると，たしかにそれは「前壁中隔梗塞」と診断すべき 心電図でした．心エコーをサラッとあててみたら明らかに左室前壁の動きも弱くなっていました． 当時の私は心房粗動の特徴的な波形のみに目を奪われ，「心筋梗塞」の所見を見逃していたのです．

　ありゃりゃ，心筋梗塞って心臓の血管がつまる病気ですよね．放っておくと死んじゃうことも あるとか……．急いで心臓カテーテルですね．

　実際，当日に施行された冠動脈造影検査では左冠動脈前下行枝に99％の高度狭窄があり，右 冠動脈にも有意狭窄がありました．そのまま続けて左冠動脈にステント留置してもらいました．

　おー，それは良かった．でも，心房粗動の方は？

　あくまでも心筋梗塞が病態の首座で，心房粗動はオマケだったんです．こうした不整脈は心筋 梗塞の急性期合併症としてよく見られるので，それを見ていたことになります．心カテ室での処 置が終わって病棟に上がって来た患者さんの処置・指示出しも終えて私がレジデント部屋の机に 戻ってショボンとしていると，前述の指導医が来てくれました．

　血液データからすると，少し時間の経った亜急性期の心筋梗塞かな？　でも，ひとまず治療も してもらって一安心だね．患者さんの話では，少し前から喉がつかえるような感じがあったよう だけど，強い胸痛発作はなかったみたいだね．

　はい．むしろ毎朝，血圧を測る時に脈拍が速いことが気になっていて，歩行時などの動悸症状 もそれが原因じゃないかと思って受診したようです．でも，あのとき先生に心電図を見てもらわ なかったら大変な判断ミスをしていたと思うと……．本当にすいません．

　なんかメチャクチャへこんじゃってますね．先生じゃないみたい．

　そうですね．何とも言えず恥ずかしそうにしている私に向かって，指導医は次のように言った んです．これが忘れられない言葉になりました．

　ねっ，心電図って難しいでしょ？　心房粗動のような**ハデな心電図所見に目を奪われてしまう と他の異常の確認がおろそかになってしまう傾向がある**んだ．1つ診断できただけで満足して， 他の所見を見落としてしまうようでは，まだまだ"半人前"なんだ．でも君は非常に良い経験を

8. 心電図を読む手順 —1つ1つを着実に—

したよ．

* * * * * * *

🧑 いささかお恥ずかしい昔話でしたが，いかがでしたでしょうか？

🧑 先生にもこんな時代があったんですね．今の僕に少し似てるような……．

🧑 そうです．これにとどまらず，私は心電図に関して普通の人よりたくさん失敗をしてきているんです．もともとドンクサイ方なので特にね．

🧑 だから，どんな場合でも決まった流れで網羅的に心電図を読んでいくことが重要だって強調するんですか？ イヤー，こういう実体験だと言葉にも重みがありますね．

🧑 そう，そう．ですから，皆さんが"第2の私"にならないよう，これからも繰り返し心電図を読むうえでの一連の流れの重要性を強調していくつもりです．

系統的アプローチの重要性

🧑 "系統的判読法"をはじめる原点となった心電図ですが，当時は現在のような収集癖もなく，本

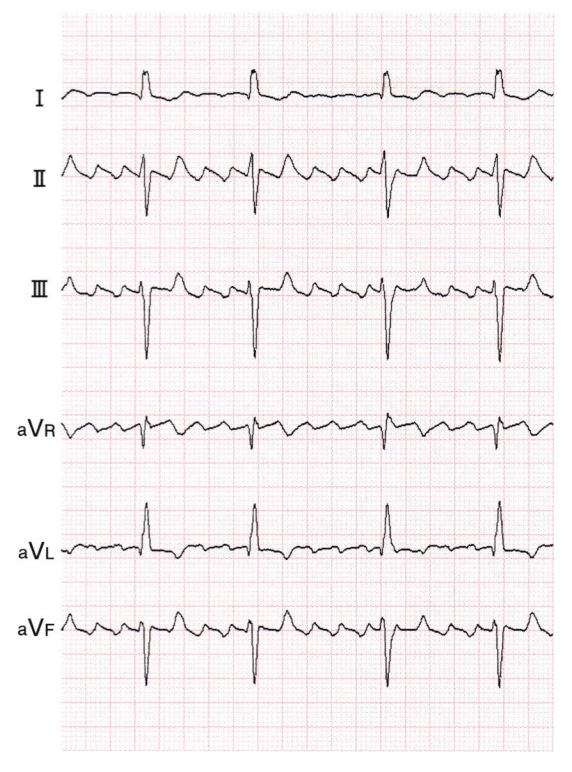

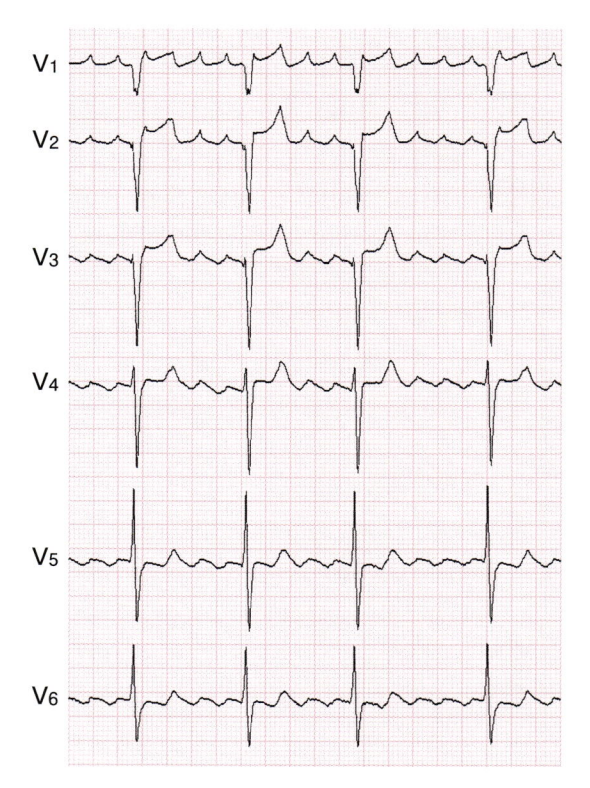

図8-4 忘れられない1枚
心房粗動に"隠れる"ようにV₁〜V₃誘導にST上昇および異常Q波を認める．その他，I誘導，aVL誘導にも異常Q波が確認でき，さらに左軸偏位も認める．

物の画像はここで提示できません（経過は入院病歴から作成しました）．ただ，神様は繰り返し私に似たような"試練"を与えるようで，同様な症例をいくつか経験しています．次の心電図を見て下さい（**図 8-4**）．

ジギタリス製剤とβ遮断薬で房室伝導がコントロールされているため心拍数は先述の症例よりだいぶ遅くなっていますが，本質的にはまったく同じパターンです．

😟 たしかにノコギリの歯のような華々しい所見がありますね．これが「粗動波」ですか．うーん，これは圧倒的に目を引きますね．

🧑 そうです．でも他にも V₁〜V₃ 誘導の「ST 上昇」と「QS 型」QRS 波形は心筋梗塞のパターンですし，「左軸偏位」と呼ばれる所見も見逃してはいけません．もちろん今は指摘できなくて全然構いませんけれど．

😊 なるほど，なるほど．最初に自分の目にとまった所見だけ述べて満足するだけじゃダメなんですね．

🧑 心電図を読むうえで最も大切なのは，**所見が目立つかどうかに関係なく，すべての異常所見を漏れなく抽出すること**です．ちょっと聞くと当然のように思えますが，こうした系統的な心電図アプローチは相当の"意識改革"なくして身につかないと思います．皆さんにとっても良いキッカケになればと思い，私にとっての"忘れられない心電図"につきお話してみました．

> **Point!**
> 心電図では"華々しい"所見がそうでないものより臨床的に重要とは限らず，漏れなくすべての所見を拾い上げていく系統的アプローチが重要！

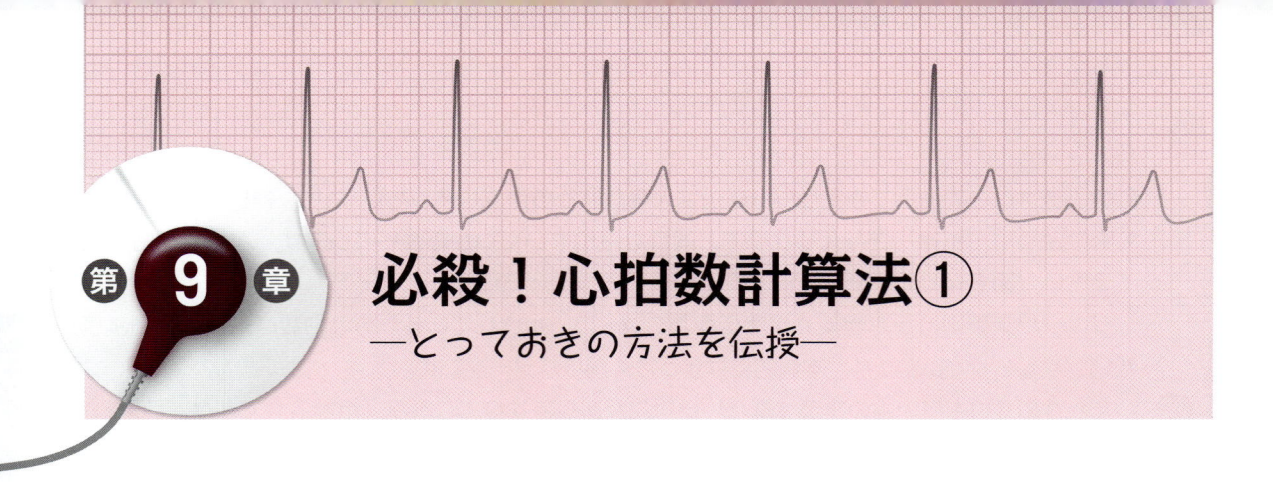

第9章 必殺！心拍数計算法①
―とっておきの方法を伝授―

心拍数とは？

いよいよ今回から語呂合わせの順番で読む心電図をはじめていきましょう．まずはR(R)EALのRから．

1つ目はRateで心拍数のことでしたね．

心拍数を数えるのは心電図診断の第1歩になります．そもそも，心拍数とは何のことだったか答えられますか？

1分間に心臓が何回バックンするかの回数です．

おおむね正解ですが，バックンじゃなくて「収縮」ですね．しかも，正確にいうと**心室が1分間に収縮する回数**のことを一般的に**心拍数**（heart rate）と呼んでいます．

> **Point!**
> 心拍数＝1分間の心室の収縮回数（/分）

勉強が進んでくると，心房と心室で収縮ペースが異なることがあります．でも，そんなときでも全身への血液ポンプとしての心臓の性能は，主に心室が何回収縮するかによって決まるのです．

心拍数は「心室」と．正常なら心房の収縮ペースも同じはずですが．

ちなみに，心房が1分間に何回収縮するかを個別に述べるときには"心房"心拍数という用語で呼びたいと思います．

計算するんです

さて，皆さんはふだん心電図を見て心拍数をどうやって計算していますか？

えっ？　心拍数ってのは計算するものなんですか？　心電図をとると自動的に「心拍数＝○○」って表示してくれるので，その数字をそのまま流用していますが……．心拍数を自分で求めるなんて考えたこともないですよ．

そうですか．でも，本当は**心拍数は計算するもの**なんですよ．心電図では，心室が収縮するとどんな波形が描かれるのでしたか？

「QRS波」です．心室の1回の収縮が1個のQRS波に相当します．

その通り！　ですから，単純に心拍数の値が知りたければ，1分間ずっと心電図波形を記録し

続けて，紙面に全部で何個の QRS 波が出現したかを数えれば良いと思いませんか？

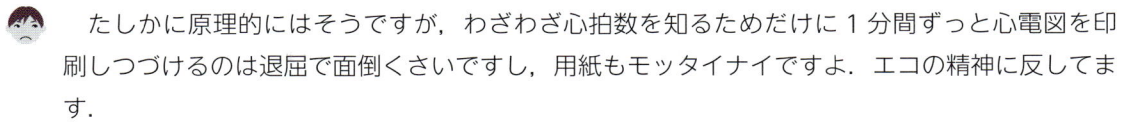

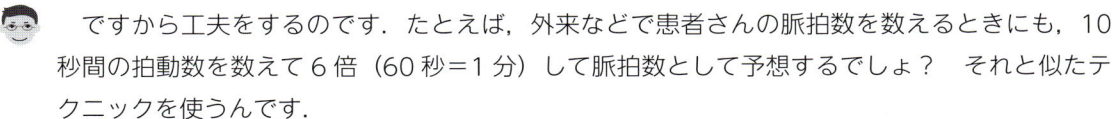

たしかに原理的にはそうですが，わざわざ心拍数を知るためだけに 1 分間ずっと心電図を印刷しつづけるのは退屈で面倒くさいですし，用紙もモッタイナイですよ．エコの精神に反してます．

ですから工夫をするのです．たとえば，外来などで患者さんの脈拍数を数えるときにも，10 秒間の拍動数を数えて 6 倍（60 秒＝1 分）して脈拍数として予想するでしょ？　それと似たテクニックを使うんです．

そんなこと言われてもサッパリ見当つきませんが……．

今からとっておきの心拍数の計算法を皆さんに伝授したいと思います．ちょっとしたテクニックを習得してもらえば，どんな心電図の心拍数でもほぼ正確に言えるようになりますから！

頻脈と徐脈

具体的な心拍数の計算をはじめる前に，用語の確認をしておきましょう．心拍数を表すのに用いる単位としては，/分ないし beats per minute という英語表現を略して bpm というものが用いられます．ともに「1 分間に何収縮するか」という表現になっていますが，これからは主に前者の表現を用いることにします．

定義そのままですね．1 分間に 70 回なら「心拍数 70/分」と表現しろってわけですね．

ええ．ちなみに心電図の世界では，**心拍数の正常値は 50〜100/分**と考えて下さい．100 が上限で，その半分が下限と考えれば覚えやすいですね．そして，心拍数がこれらの値から外れる場合，100/分を超えるときに**頻脈**（tachycardia），50/分を下回るときは**徐脈**（bradycardia）という表現をするのであわせて覚えておきましょう（図 9-1）．

では，「心拍数 120/分と頻脈を呈していますとか」，「心拍数 35/分の徐脈を認めます」などという表現がなされるのですね．

なお，教科書によっては **60/分未満を徐脈と定義するものもある**のです．少なくとも循環器病を理解する上では本質的なことではないので，こうした正常値はおおまかなものと考えて良い

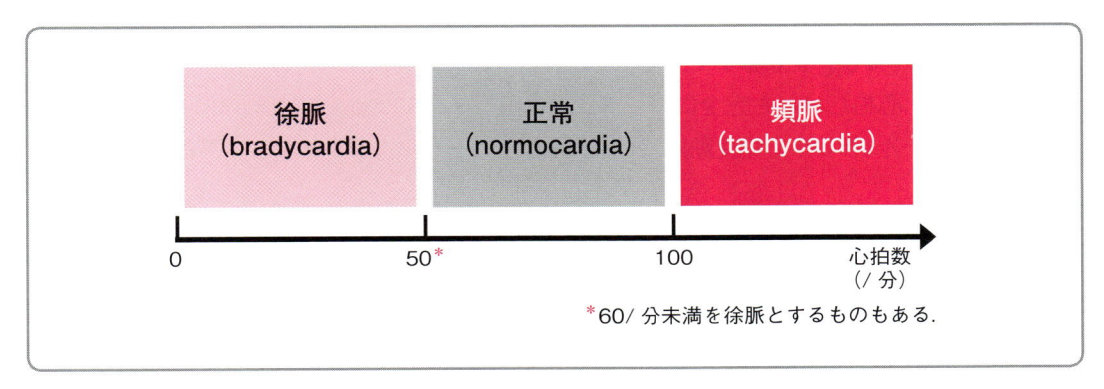

図 9-1　正常な心拍数と頻脈・徐脈

9. 必殺！心拍数計算法① —とっておきの方法を伝授—

と思います．50 でも 60 でもどっちでも構いません．

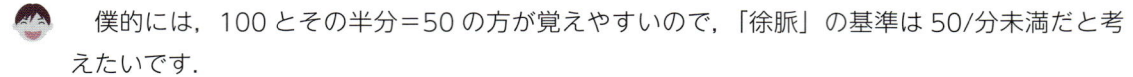

僕的には，100 とその半分＝50 の方が覚えやすいので，「徐脈」の基準は 50/分未満だと考えたいです．

私もそう考えています．もう 1 つ，心拍数が 100/分より速い状態を表す表現として，「頻脈」とは別に「頻拍」というのも聞いたことがありませんか？

たしかに．ヒンパクって言葉もたまに聞きますね．どう違うんですか？

課題授業 6『頻脈と頻拍の違い』で解説しておきましたので，興味があれば読んでみて下さい．簡潔に言うと，心拍数が 100/分以上で，洞調律"じゃない"ときに「頻拍」という言葉を使うんですけどね．

QRS 波の間隔を確認

心拍数を計算する場合，大きく分けて 2 パターンあることをまず理解して下さい．

どうやって 2 つに分けるのでしょうか？

QRS 波の間隔が**等間隔かそうではないか**に注目して欲しいのです．これはレギュラー（regular）かイレギュラー（irregular）かという言い方もできますよね．なお，QRS 波は「R 波」で代表して呼ばれることもあるので，QRS 波どうしの間隔は **R-R 間隔**とも呼ばれます．

ということは，**R-R 間隔がレギュラーかイレギュラーかで心拍数の計算の仕方が違う**ということですね．QRS 波なら見逃さないので，これはわかると思います．

これを実際の例で確認してみましょう．**図 9-2** を見て下さい．

まず 1）からです．全部で 6 個の QRS 波がありますが，一見してその間隔が等しいことがわかりますね．別の言い方をすれば R-R 間隔はレギュラーです．レギュラーかどうかをどれくらいのレベルで判断すべきかですが，R-R 間隔を定規で測ったりはしなくて良いですよ．

そんなことしてたら日が暮れちゃいますし．肉眼レベルで瞬間的に判断できる範囲で OK ですかね？

それで十分だと思います．私が今回お話しする大部分のテーマは，**R-R 間隔がレギュラーな場合の心拍数の概算法**と考えて下さいね．

概算という表現が少し気になりますが．

いいんですよ，たいがいで．もともと，ヒトの心拍数には独特の"ゆらぎ"が存在し，厳密に言えば 1 心拍たりとも完全に同じ値にはならないのですから．だいぶハイレベルの話ですが，課外授業 7『神秘！心拍変動』でも読みながらコーヒー・ブレイクして下さい．

R-R 間隔がイレギュラーな場合

次に**図 9-2** の 2）を見て下さい．この心電図での R-R 間隔はどうでしょうか？

これは R-R 間隔がバラバラというか，一見してイレギュラーだと思います．

正解です．しかも，R-R 間隔がだいぶつまっていて，脈が速いことを意味しています．これは

1）すべて等間隔

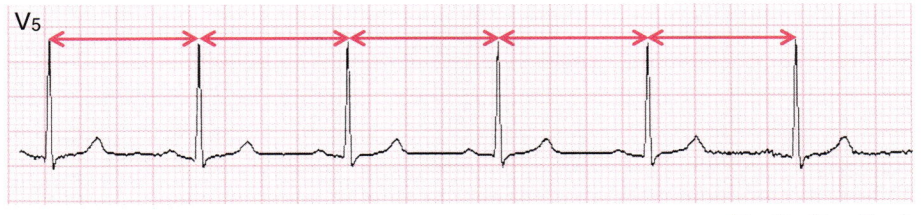

整（レギュラー）

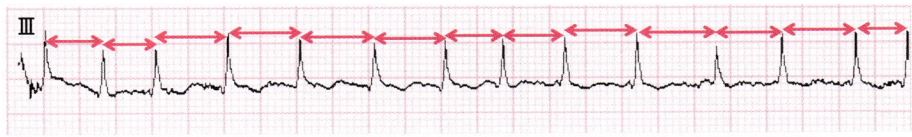

2）まったくバラバラ

不整（イレギュラー）

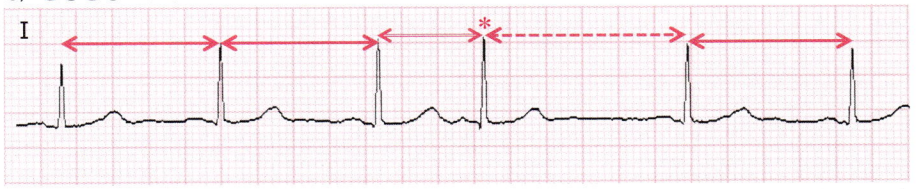

3）ときどきズレる

不整（イレギュラー）

図 9-2　R-R 間隔は等間隔か？

心房細動と呼ばれる不整脈の心電図で，R-R 間隔は完全にイレギュラーになるのが最大の特徴とされます．「絶対性不整脈」というアダ名もあるくらいですから．

　"絶対"って，トコトン不整脈っていうことですね．シンボウサイドウって前にも登場しましたね．よくある不整脈なんですね．

　同じ感覚でいくと，次の心電図（**図 9-3**）の R-R 間隔もイレギュラーだとわかると思います．これも別の心房細動の患者さんの心電図からとりました．

　再び**図 9-2** に戻って，最後の 3）はいかがでしょう？

　この場合の R-R 間隔も，少なくともレギュラーでないことはわかると思います．

　ただ，よく見ると 4 拍目の QRS 波（図中＊）の前後だけ少し R-R 間隔が乱れただけで，他の 3 カ所はレギュラーに見えますが？

　素晴らしい！　このように"時々"R-R 間隔が乱れるパターンもあるのです．後に勉強する期外収縮という不整脈がこのようなパターンをとることが多いです（☞スクリーニング編『14 章 波形の配列チェック②』参照）．

　ほとんどレギュラーで，1 拍とかほんのときたま R-R 間隔が乱れるイレギュラー・パターンもあるんですか．おもしろいなぁ．

　今回学んでいただく心拍数計算法のメインは R-R 間隔がレギュラーな場合ですが，イレギュ

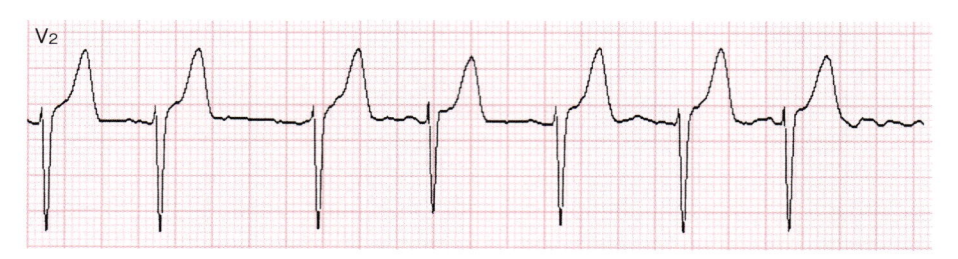

9. 必殺！心拍数計算法① ―とっておきの方法を伝授―

図 9-3　心房細動の心電図
R-R 間隔はイレギュラーであることがわかる．

ラーな場合でも少し細工をすれば心拍数を計算することができるので，それは次回学ぶことにしましょう（☞スクリーニング編『10章　必殺！心拍数計算法②』参照）．

マスと目盛り

> では，実際の心拍数計算法に入りましょう．R-R 間隔がレギュラーな場合には，原理的には **1拍分の R-R 間隔さえわかれば心拍数を計算することができる**んですよ．

> えー，1 拍ですか！？　ビックリ．

> ところで，心電図が印刷されているオレンジかピンク色の用紙は，方眼紙になっているのを知っていますか？

> たしかに目盛りがついてますよね．

> 実はこの方眼が心拍数を計算するのに非常に役立ちます．図 9-4 をどうぞ．

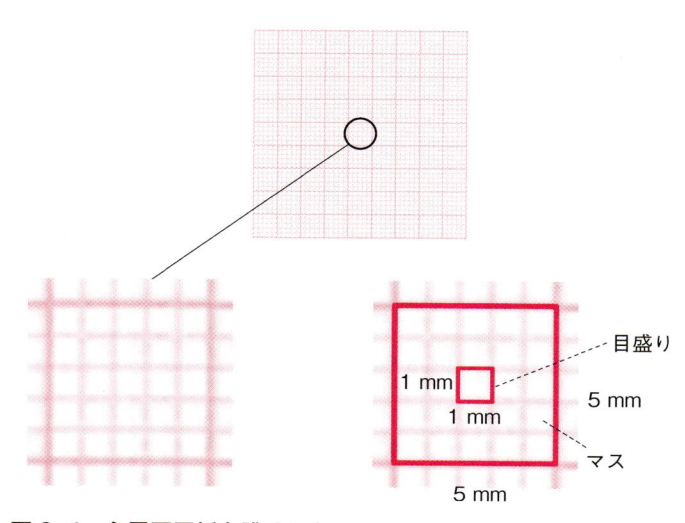

図 9-4　心電図用紙を眺めると

心電図用紙を眺めると

　心電図を記録する方眼紙には**細線**と**太線**があって，細線は1mmごと，太線は5mmごとに描かれています．ここで，独自の表現で申し訳ないのですが，

> **Point!**
> 5mm四方の太線で描かれた□を**マス**，1mm四方の細線の小さい□を**目盛り**と呼ぶ

という約束をさせてもらえればと思います．これは正式な用語ではなく，別に"小さい四角"と"大きい四角"でも良いような気もするのですが．

　大丈夫です．大きい四角が**マス**で，小さいのが**目盛り**ですね．ゴッチャにしないようにしなきゃ．

1目盛りは何秒？

　心拍数を自分で計算する場合，目盛りとマスをうまく数えるのがポイントです．では，質問です．1マスは何目盛りでしょうか？

　図9-4の方眼を見ればカンタンで，1マスは5目盛りです．

　ピンポーン．正解です．じゃあもう1つ質問です．心電図の横軸は時間に相当しますが，横の1目盛りは何秒に相当するでしょう？

　ん？　それは……？

　これは少し難しいのでヒントを出しましょう．みなさんは心電図の**紙送り速度**ってご存知ですか？　心電図波形を記録する際，どのくらいのスピードで印刷するかってことなんですが．

　えーん，全然わかりません．

　これは大事な数値なので記憶しておいて欲しいのですが，標準的には**25mm/秒**と決められているのです．今でこそデジタルの心電波形になっていますが，その昔，感熱紙に地震計の針のようなペンで心電図を記録していた時代には，1秒間に横幅25mmぶんの波形が描かれたってわけです．

　へぇー初耳．いつもそうなんです？

　日常臨床で用いる心電図は，ほぼ100％といって良いくらい25mm/秒で記録されると思っておいてOKだと思います．たとえば図9-5でも左下にコッソリと25.0mm/secと表記されていますが，これが紙送り速度です．

　さて，この紙送り速度をヒントにしてもらってもう一度聞きます．1目盛りは何秒でしょう？1秒間の間に25mm分，つまり5マスに相当するぶん右方向にスライドしていくわけですから……．

　まず1マスは1秒÷5＝0.2秒です．そして，1マスが5目盛りでしたから，0.2秒÷5で**0.04秒**になりますか？

　正解です！　心電図の世界ではいろいろ時間を調べるときがありますが，その際にも使用する大事な関係ですので，ここでまとめておきましょう．

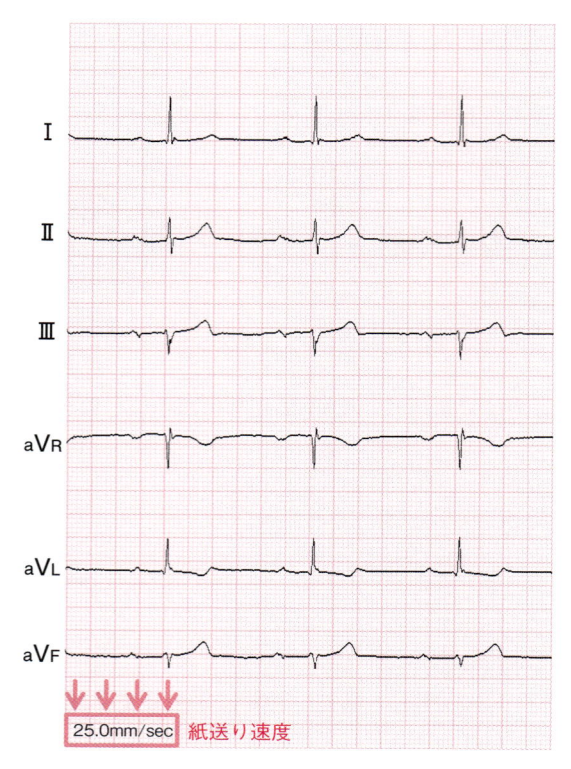

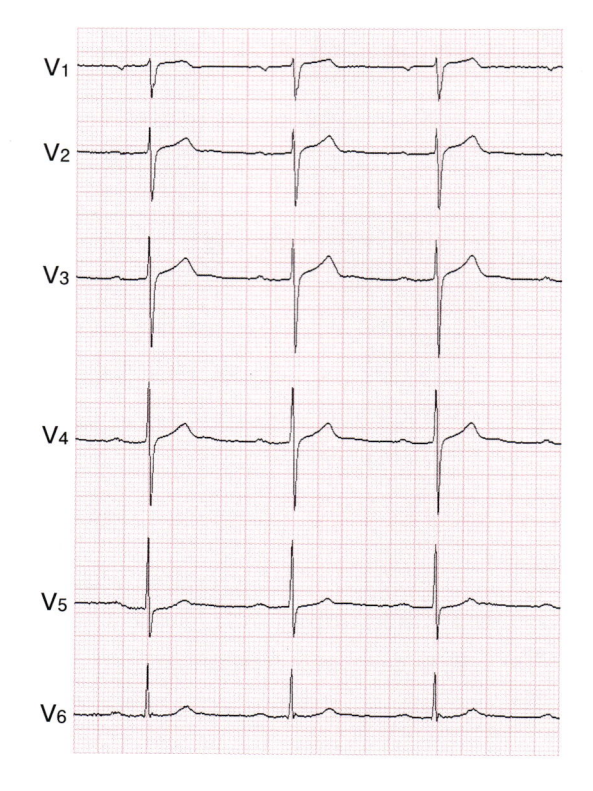

9. 必殺！心拍数計算法① —とっておきの方法を伝授—

図9-5 必ず表記されています

> **Point!**
> 1目盛り＝0.04秒（40ミリ秒または40ms）　1マス＝0.2秒

両方とも覚えるのが大変なら，**1目盛りが0.04秒**だということを知っていれば，1マスが5目盛りなので0.04秒×5で1マスは0.2秒であるとすぐにわかりますね．

　　基本的なことだけ覚えて，そこから導けるようなものは覚えないのが賢いのかもしれませんね．

　　お世辞にも記憶力が良いとはいえない私が苦肉の策としてこうしているだけであって，もちろん皆さんの記憶力が十分ならば覚えて下さいね．

オン・ザ・ラインを探せ！

　　R-R間隔がレギュラーな場合，**R-R間隔が何マス・何目盛りか**さえわかってしまえばカンタンに心拍数が計算できてしまいます．

　　では，QRS波の間隔を数えろ，と．

　　R-R間隔はレギュラーですので，基本的にどこのR-R間隔を見ても良いのですが，次のような工夫をするとR-R間隔が計測しやすいですよ．

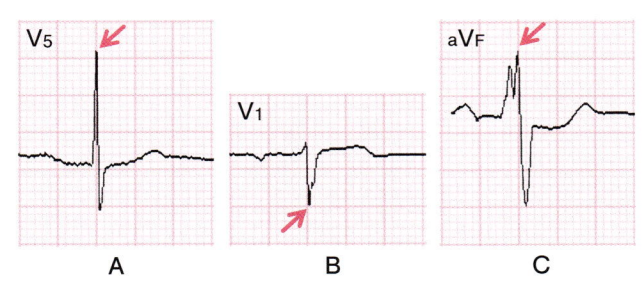

図 9-6　オン・ザ・ラインを探せ！

> **Point!**
> **太線上**に載っている QRS 波から次（または手前）の QRS 波まででR-R 間隔を測る

　私は，QRS 波が心電図用紙の方眼の太線上にぴったり乗っている場合に**オン・ザ・ライン**（on the line）と呼んでいます．心拍数を計算するときには，はじめに何も考えずにオン・ザ・ラインの QRS 波を見つけるように心がけています．図 9-6 を見て下さい．

　図の A では QRS 波のピーク（正式には R 波の頂点）が太線に重なっているからオン・ザ・ラインと言えます．これなら，次あるいは手前の QRS 波を見て，R 波のピークが何マスと何目盛りだけ離れた部分にあるかがすぐわかりますね．

- 　なるほど．オン・ザ・ラインの意味ってそういうことですか．
- 　オン・ザ・ラインの部分を探す際には，何も一番はじめのピークとか上向きの波だとかにこだわる必要はないのです．真ん中の B をご覧下さい．この場合には下向きの S 波のピーク部分がオン・ザ・ラインとなっていますね．
- 　うーん，うまい．r 波もおしいですが，S 波の最下点はまさにオン・ザ・ラインです．
- 　一番右の C では，QRS 波が 3 つの波から構成されていますが，私なら何も迷わずに 2 番目の波がオン・ザ・ラインなことに注目しますね．
- 　フムフム．この場合，QRS 波は「RR′S 型」と言えますから（☞イントロ編『7 章　QRS 波の命名法』参照），正確には R′波がオン・ザ・ラインということになりますね．少しわかってきました．

心拍数の計算法① ─マス目ぴったりなら瞬殺─

- 　準備は整ったので，いよいよ実際の心拍数計算法を説明しましょう．図 9-7 を見て下さい．さて，いきなりですが，この心電図の心拍数は 100/分です．
- 　えっ，な，なぜですか？　全然わからないんですけど．
- 　そうですよね．今から詳しく説明しますから．まず，QRS 波のトンガリというか R 波が全部オン・ザ・ラインになっていて，R-R 間隔は大きな四角で 1，2，3 個分ですね．さきほど勉強した言い方ですと 3 マスになります．このように，R-R 間隔がマス目ぴったりな場合には一瞬で心拍数が計算できてしまうんです．覚えることはただ 1 つ，

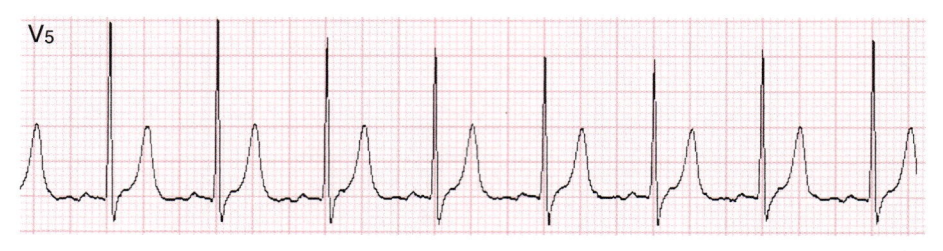

9. 必殺！心拍数計算法① —とっておきの方法を伝授—

図 9-7

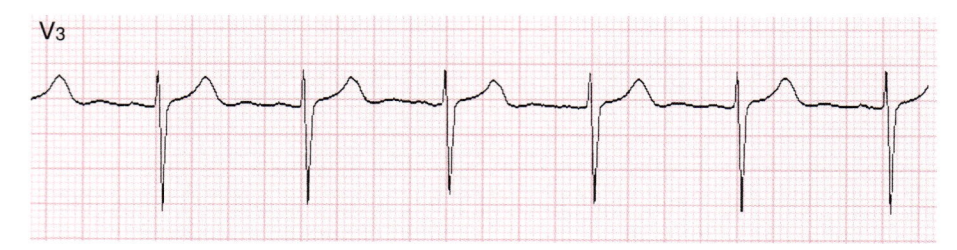

図 9-8　心拍数計算が"瞬殺"な例

> **Point!**
> R-R 間隔が N マスなら心拍数は 300÷N（/分）

ということです．この場合の R-R 間隔は 3 マスですから，300÷3＝100/分になりますね．さて，では図 9-8 はどうでしょう？

　　うーん，今度も最初から R 波がすべてオン・ザ・ラインです．R-R 間隔は 4 マスですから，先生のナゾの公式によれば 75/分でしょうか？

　　そうです，正解です．計算式は覚えましたか？

　少し乱暴なようにもみえますが，はじめのうちは"わかる"より"できる"ことが大切なんです．これは心電図に限りませんが，何かに興味を持つ，好きになるためにまず大事なのは"でき

マス	1	2	3	4	5	6	7	8	（個）
心拍数	300	150	100	75	60	50	43	38	（/分）

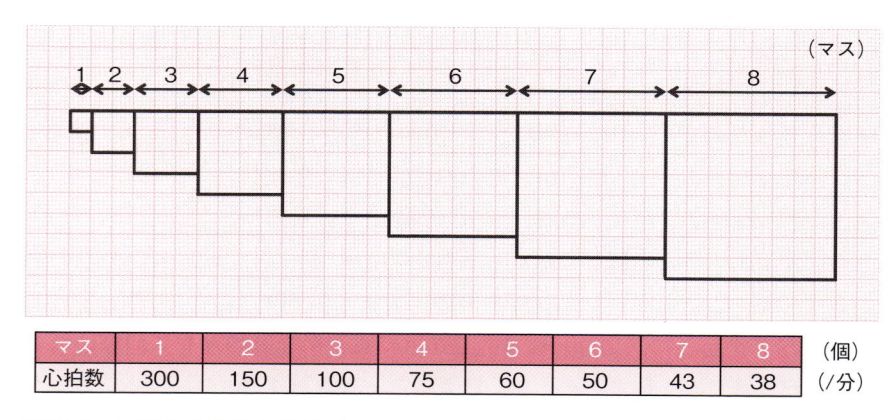

図 9-9　マスと心拍数との関係

る"ことです．最初の方はゲーム感覚でいいんですよ．このマスと心拍数の関係をわかりやすく図にしてみました（図 9-9）．

　黒線が R-R 間隔だと思って下さい．代表的な心電図波形でこの関係をもう一度確認してみましょう（図 9-10）．

　どれもきれいにほぼオン・ザ・ラインでしょう？　最初のうちは 300÷いくつなどと計算するでしょうが，慣れてくれば 300 → 150 → 100 → 75 → 60 → 50 → 43 みたく覚えちゃうと思いますよ．

理由が必要ですか？

　まったく理由も説明せずに公式だけをお伝えしましたが，ここで簡単な理由だけ説明しておきましょう．今 1 心拍分の R-R 間隔が N マスだとすると，時間としてはどうなりますか？

　さっき習ったように，1 マスは 5 目盛りで 0.2 秒だったので，N マスなら N×0.2 秒です．

　そうです．心拍数は 1 分間，すなわち 60 秒間の QRS 波の個数でしたから，実際の心拍数は 60 秒をこの間隔で割れば良いと思いませんか？　60÷(0.2×N) で……どうなりますか？

　アララ，たしかに 300÷N になりました．すごい．

　なりましたね．ただ，こんな面倒な計算は一度やれば十分です．もう結果だけ覚えてしまって OK ですよ．とにかく **300÷N**，ただそれだけです．なお，この関係を別の表現で言ってみましょう．いま，R-R 間隔が x マスで，その時の心拍数が y/分だとすると，今習った心拍数の公式はどうなりますか？

　$y=300/x$ というか $xy=300$ ですかね．

　そうですね．この関係は小・中学校で習う「反比例の関係」ですから，xy 平面に描くと次のようになりますよね？（図 9-11）

　この図を覚える必要などは全然ありませんが，後で少しだけ説明に使いますので頭の片隅に置いておいて下さい．

心拍数の計算法② ― R-R 間隔がマスぴったりでない場合 ―

　R-R 間隔が N マスぴったりな場合の計算方法がわかったところで，次に応用問題にいきましょう．図 9-12 の心拍数を計算することを考えます．

　まず R-R 間隔はレギュラーなのはいいですね．そして，次に探すのはオン・ザ・ラインでしたね？

　なんだか不思議と吸い込まれるように，3 拍目の QRS 波に目がいくようになりました．

　3 拍目の QRS 波と前後の QRS 波との間隔を見ても，どちらもマスぴったりではないようです．2 つ目の心拍数計算法として，こうした状況での計算法を伝授しましょう．

　えっ，これでも心拍数が求まるんですか？　早くその方法が知りたいですぅ．

　R-R 間隔はレギュラーですから，オン・ザ・ラインの 3 拍目と次の 4 拍目までの R-R 間隔に

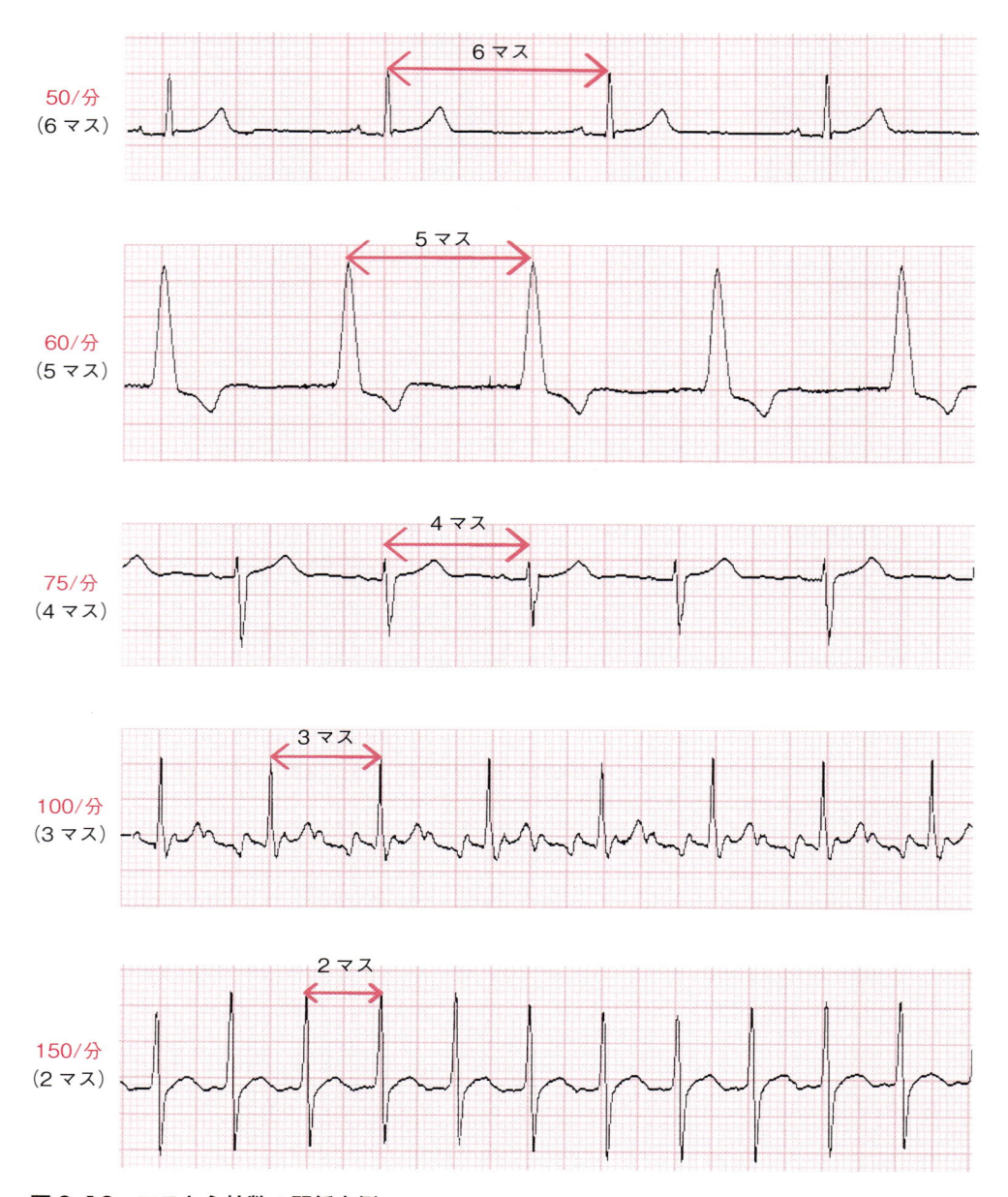

9. 必殺！心拍数計算法① ―とっておきの方法を伝授―

50/分
(6マス) ← 6マス →

60/分
(5マス) ← 5マス →

75/分
(4マス) ← 4マス →

100/分
(3マス) ← 3マス →

150/分
(2マス) ← 2マス →

図 9-10　マスと心拍数の関係実例で

注目してみましょう．おおまかには 5 マスと 6 マスの間で，より正確に言えば R-R 間隔は 5 マスと 1 目盛りのようですね．さて，この場合には心拍数をどう計算しましょうか？

　中途半端な部分を 1/5，つまり 0.2 マスと考えて，さっきの公式で 300÷5.2 とかで計算するんですか？

　でも，そんな計算，電卓がないと難しそうですよね．少なくとも私には暗算は無理です．

　いつでも電卓を持ち歩くわけにもいきませんし……．

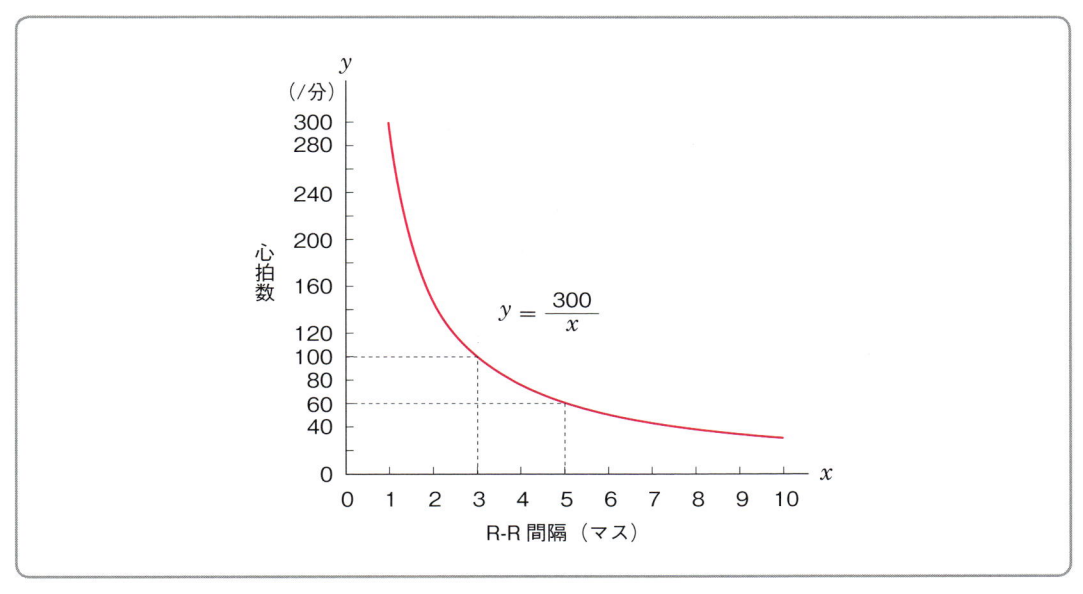

図 9-11　R-R 間隔と心拍数の関係（反比例）

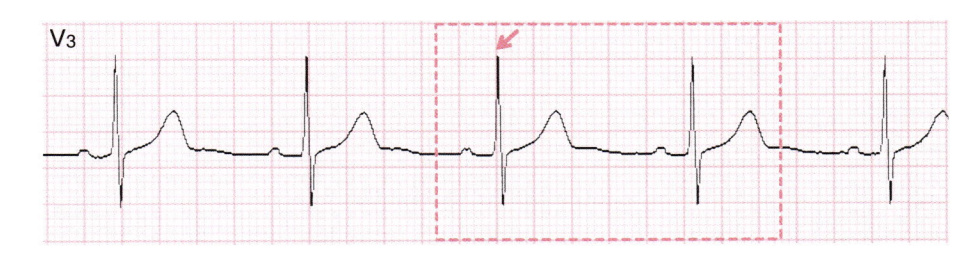

図 9-12　R-R 間隔がマス目ぴったりでない例

　ここで私の方法をご紹介しますが，正確には以下の方法は"間違い"です．でも大ウソというほどではなく，おおまかには正しいので安心して下さい．**図 9-13** は，点線枠で囲った**図 9-12**の心電図の 3〜4 拍目だけを取り出して拡大したものです．

　ここで，もしも仮にオン・ザ・ラインの QRS 波から次の 4 拍目までの R-R 間隔が 5 マス（線分 A 上）であったら心拍数はどうなりますか？

　それなら簡単です．60/分だと思います．300÷5 ですから．

　そうですね．同様に，R-R 間隔が 6 マス（線分 B 上）と考えた場合には 50/分になりますね．ところが現実に戻ると，実際の QRS 波の頂点は A と B の間にあります．さて，ここで大胆に考えて，A と B との間の心拍数の差を目盛りで等分してしまうとどうなるでしょうか？

　目盛りで等分ってどういうことですか？

　具体的に言えば，線 A のときの心拍数 60/分と線 B の時の 50/分との差の 60−50＝10/分を，間の小さな 5 つの目盛りで等分してしまうのです．そうすれば 1 目盛りが 2/分になりますね．

　10÷5 ですね．

第 9 章　必殺！心拍数計算法①—とっておきの方法を伝授—

99

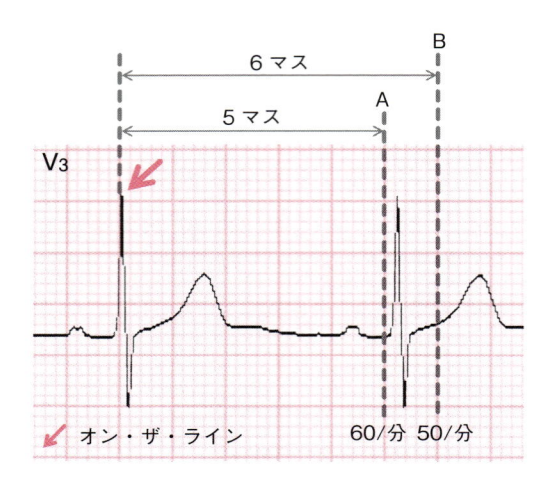

9. 必殺！心拍数計算法① —とっておきの方法を伝授—

図9-13

🧑‍⚕️　実際のR-R間隔は5マス（線A）よりも1目盛り分だけ長いので，心拍数としては遅くなることに注意して，この場合の心拍数は60−2＝58/分になると考えるのです．びっくりしたことに機械が自動的に計算してくれた心拍数も58/分と表示されていました．

🧑　えー，そんな方法で大丈夫なんですか？

🧑‍⚕️　ええ．または，線Bの6マス（50/分）よりも4目盛り分だけR-R間隔が短いとも言えるので，心拍数としては早くなると考えれば50＋2×4としても58になりますね？　不思議なことにどちらの考え方でも結果は一致しました．

🧑　なんとなくインチキくさい方法なのが気になりますが……．

🧑‍⚕️　そうです，最初にも言いましたが，この方法は"近似法"ですからね．でも，ごくごく簡単な暗算だけで正解に到達してしまいましたね．これが皆さんに伝えたい，電卓いらずの心拍数計算のテクニックなんです．ズバリ，**はさみうち等分足し引き法**って呼んじゃってます．

心拍数のミラクル計算法　はさみうち等分足し引き法
① オン・ザ・ラインの次（または前）のQRS波を前後の太線で**はさみうち**
② はさんだ間の心拍数の差を目盛りで**等分**する
③ どちらかの太線の心拍数（マスぴったり）からはみ出した目盛り分だけ**足し引き**する

練習してみよう

🧑‍⚕️　習ったことはすぐに使う，それが上達の秘訣です．早速，**図9-14**を見て下さい．この心拍数を計算してみましょう．
　R-R間隔はレギュラーですから，まずはオン・ザ・ラインを探して……．そうです，2拍目ですね．次にR-R間隔に注目すると？

🧑　次の3拍目のQRS波まで4マスと3目盛りですね．

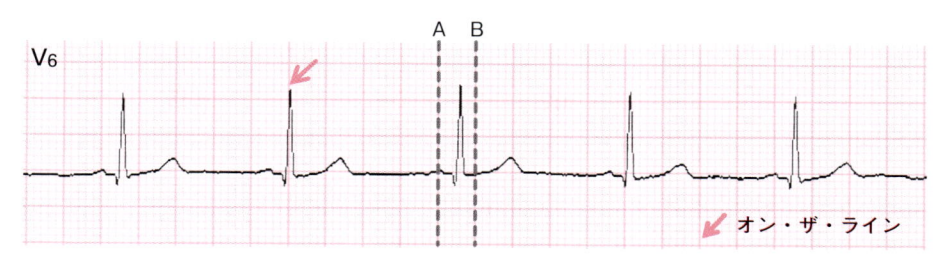

図 9-14　はさみうち等分足し引き法を実践

😎　この 3 拍目の QRS 波を図のように 2 つの点線（A・B）で**はさみうち**にしましょう．仮に QRS 波が線 A にあるなら R-R 間隔は 4 マスで心拍数で言えば 75/分（300÷4），線 B にあれば 60/分（5 マス）ですので，この間は 5 目盛りで 15/分ということになりますね．ここで得意の**等分**テクニックを使えば？

😃　1 目盛りが 15÷5＝3/分になっちゃいますね．

😊　そう．残りは"帳尻合わせ"として**足し引き**するだけですね．まず，実際の R-R 間隔は A の 4 マスよりも 3 目盛りだけ長いと考えれば，心拍数としては遅くなりますから 75−3×3＝66/分となります．

🙂　または，5 マス目の線 B まで 2 目盛り足りないと考えて，60＋3×2 としても 66/分になりますね．見事に同じ結果になりましたね，ここでも．

😊　では，もう 1 例．これはご自分でやってみて下さい．題材の心電図は**図 9-15** にしましょう．まずはオン・ザ・ラインを探して？

🙂　よく見れば，3 拍目の下向き S 波がきっちりオン・ザ・ラインですね．R-R 間隔はレギュラーで，次の 4 拍目までの R-R 間隔は 3 マスと 2 目盛りです．4 拍目の S 波を 3 マス目と 4 マス目の太線ではさんで，100/分と 75/分の間が 5 目盛りってことですね．

😊　1 目盛りが 5/分になりますね．あとは足し引きだけして下さい．

🙂　3 マスの 100/分より 2 目盛り分だけ R-R 間隔が長いので，心拍数は 100−5×2＝90/分でしょうか．

😎　OK．心電計が表示してくれた心拍数は 88/分でしたから，ほぼ正確と言ってよいですね．でも，最初の 2 つの例と違って，今回は 2 だけズレが生じてしまいましたね．

😟　最初に先生が「正確に言うとこの方法は間違い」と言ってましたから……．ボロが出ましたか？

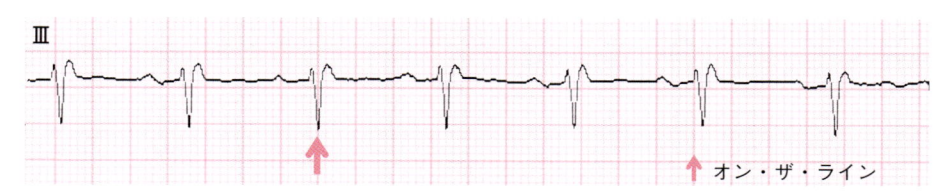

図 9-15　心拍数を求めましょう．

9. 必殺！心拍数計算法① —とっておきの方法を伝授—

確かにそうですね．では，どうしてこのズレを生じたのかを少し考えてみましょう．

種あかし

私が**はさみうち等分足し引き法**と称する，この心拍数計算法がどんなしくみになっているのか少し考えてみましょう．

いわばマジックの"種あかし"ですね．

横軸（x）にR-R間隔（マス），縦軸（y）に心拍数をとってグラフにすると，**図 9-11** のような反比例の関係になるのでしたね．これを部分的に拡大したものが **図 9-16** のグラフです．

図 9-15 の心電図では R-R 間隔を 3 マスと 2 目盛りと読んだわけで，これを "3.4 マス" と考えて 300÷3.4 を計算すれば確かに 88/分になります．

たしかにそうですね．でも，先生の方法では，4 拍目の QRS 波を 3 マス目と 4 マス目の太線ではさみうちして，その間を等分して考えましたよね．

そう．この行為の意味としては，3 マスに相当する曲線上の A 点と 4 マスに相当する B 点とを結んで，この間が直線だったらと仮定して計算することに相当するんです．**図 9-16** だと直線（2）になりますけど．

なるほど．実際には AB 間は曲線なのに，無理矢理直線で結んで近似しているのですが．パッと見た感じでは，この近似直線のスジも悪くないようですが．

でも，目を凝らしてよく眺めてみると，実際の曲線は近似した直線の若干下方を通過していますね．これが私たちが計算で求めた 90/分に比べて真の心拍数 88/分がちょっとだけ小さかっ

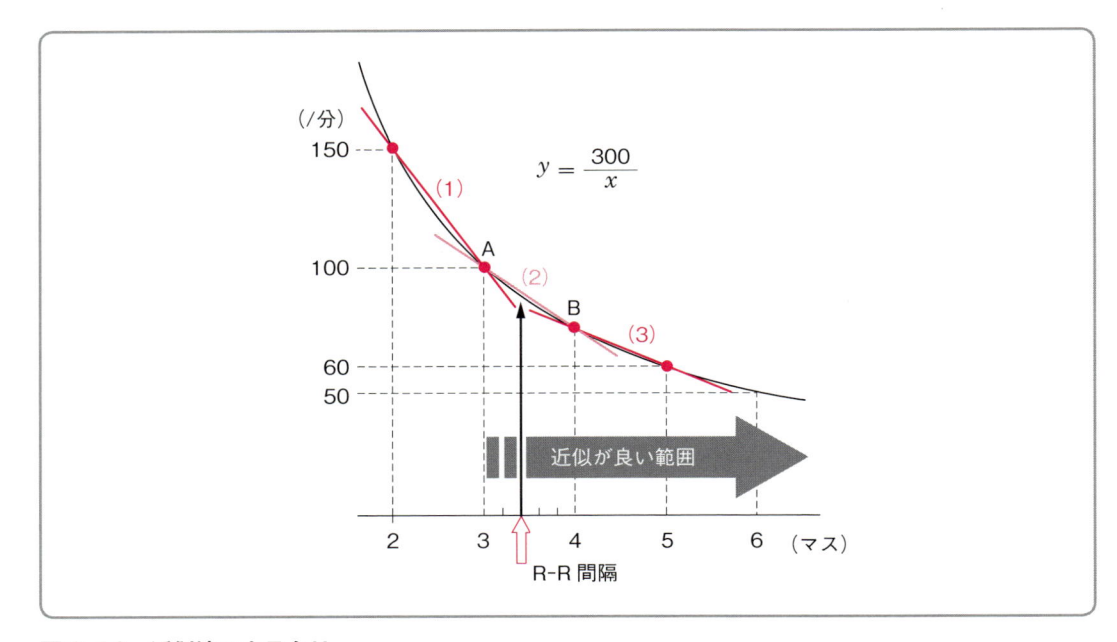

図 9-16　近似法のカラクリ

たことに対応しています．

> **Point!**
> 反比例曲線を部分的に直線で近似しようとするためにズレが生じる

　曲線を直線近似するので，どうしてもズレを生じるというのですね．

　少しマニアックな話になりましたが，もう少し続けさせて下さい．はさみうち等分足し引き法では，隣り合う2つの太線でオン・ザ・ラインの次のQRS波をはさみこみましたが，ここで

　　① 2マス目と3マス目ではさみ込む場合……直線（1）
　　② 4マス目と5マス目ではさみ込む場合……直線（3）

の2つの場合を考えてみて下さい．

　①の場合には反比例曲線を**図9-16**中の直線（1）で近似することになり，②の場合の近似直線は（3）になりますね．

　ここで実際の曲線と直線のズレに注目してみると，直線（1）は若干おおざっぱになりますが，直線（3）の方は実によく近似されていると思いませんか？

　はい．見直してみると直線（2）も意外といい線いってますね．

　そうなのです．煩雑になるので図には示していませんが，5マス目と6マス目の間で回帰直線を引くとさらに曲線との誤差が小さくなります．何が言いたいのかといえば，次の2点です．

> **はさみうち等分足し引き法の特徴** 🔍 **CHECK!**
> 1) 心拍数が100/分未満（R-R間隔＞3マス）なら真の値と近似値の誤差は小さい
> 2) 心拍数が遅くなるほど誤差が少なくなる

　心拍数が100/分前後の場合になると，曲線と近似直線とのギャップはやや大きくなるものの，まだ気にするほどではないでしょう．結局，正常な心拍数である **50～100/分程度の範囲なら はさみうち等分足し引き法を使って心拍数を求めてOK** と考えて下さい．

練習問題

　では，ここまでの話が理解できているかの練習問題を3題出します．答えはこの章の最後についていますのでチャレンジしてみてください！　注目する心拍によって多少のブレは気にしなくてOKなので±3/分なら正解として良いですよ（**図9-17**）．

心拍数の計算法③ —頻脈時には数拍まとめて—

　はさみうち等分足し引き法について理解を深められたと思います．でも，実はこの方法に弱点があることに気づきましたでしょうか？

　あーそれ！　心拍数が100/分以上のときはどうなるのかなって……．

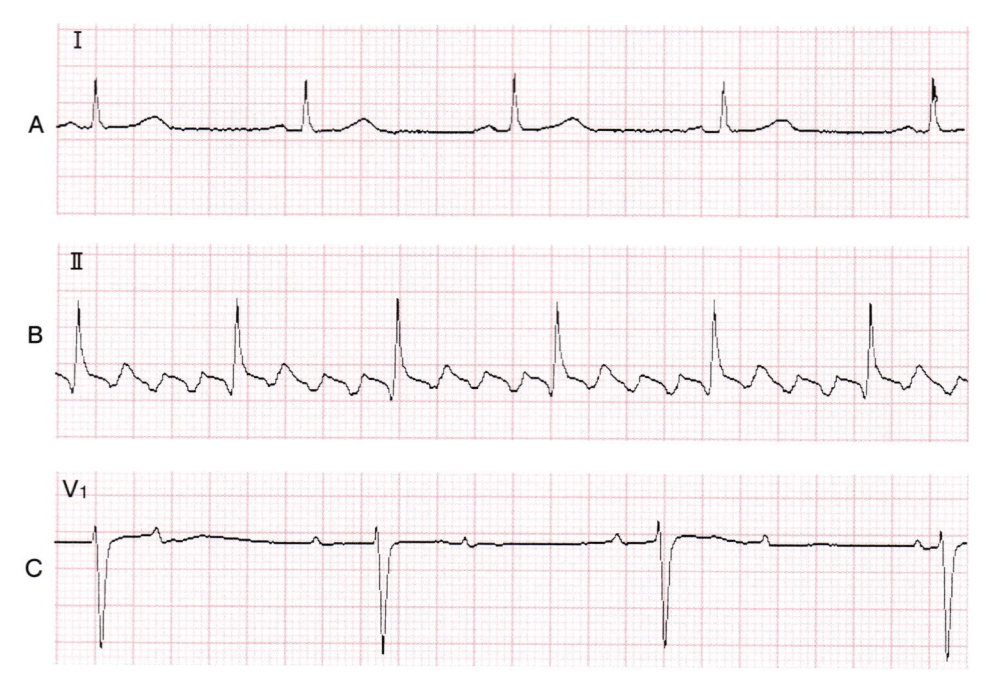

9. 必殺！心拍数計算法① —とっておきの方法を伝授—

図 9-17　練習問題

😐　まさにその通りです．反比例曲線を直線で近似するのがキモでしたが，図 9-16 中の線分（1）くらいになるとズレが大きくなってしまいます．さらに左方にいくと，直線で近似すること自体に無理が生じてしまいます．

🙂　だから 100/分以上の頻脈っていうか，**R-R 間隔が 3 マスより短い場合**には，この方法は使っちゃダメってことですね．その場合は他の方法になっちゃいますかね？

😎　いや．はさみうち等分足し引き法のスゴイところは，ちょっとだけ工夫することで，この難局を乗り越えてしまうんです．

🙂　その工夫というのはズバリ？

😎　それは **2 拍または 3 拍分の R-R 間隔で考える**というものです．今まで 1 拍ぶんの R-R 間隔を測っていましたが，1 つないしは 2 つ飛ばした QRS 波までの距離を考えるのがポイントとなります．実例で説明しましょう．図 9-18 を見て下さい．
　最初に心電計が自動計算してくれた心拍数をお伝えしておくと 124/分でした．

😮　いきなり 1 拍目の R 波がオン・ザ・ラインで，2 拍目までを見ると R-R 間隔は 3 マス未満ですよね．これは今まさに問題になってる状況ですね．

😐　今まで通りのはさみうち等分足し引き法だと，2 拍目の QRS 波までの R-R 間隔を見て，2 マスと 2 目盛りですから，2 マスの 150/分と 3 マスの 100/分とではさみうちして，その差を 5 目盛りに等分してから 100＋10×3＝130/分と計算していましたね．

😐　機械が算出した値からは 6/分だけズレてますけど，これぐらいなら仕方ないのではないですか？

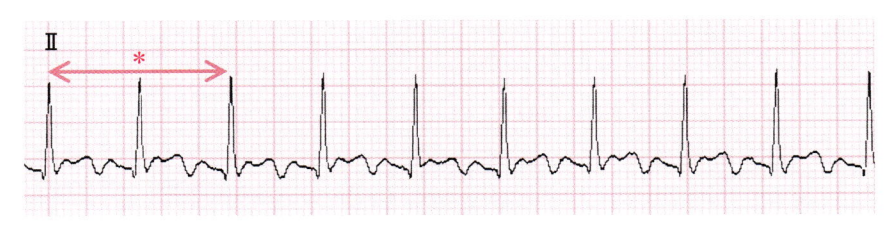

図 9-18　2 拍まとめて見る工夫

🧑 そんなものとあきらめるのも 1 つですが，心拍数がもっと速くなるとズレも広がってしまうんです．

👩 それで，2～3 拍まとめて考えるというのは？

🧑 今，2 拍目の QRS 波をとばして，オン・ザ・ラインの 1 拍目から 3 拍目の QRS 波までの間隔に注目してみましょう（図中＊）．この間隔は 5 マスに 1 目盛り足りないので，心拍数に換算すると？

👩 これならすぐです．60＋3×1＝63/分ですね．4 マスと 5 マスの間は 1 目盛り 3/分ですから．

🧑 でも，ここで計算したのは **2 拍分の心拍数** であって，実際の R-R 間隔はずっと短くて半分なわけです．だから，実際の心拍数としては 2 倍して 63×2＝126/分と言えませんか？

👩 まだ少しズレていますが，機械の計算値 124/分にプラス 2 まで近づきましたね．

🧑 何が言いたいのかを **図 9-19** にまとめてみました．

はさみうち等分足し引き法は心拍数が 100/分未満（つまり 2 ケタ）の場合に誤差が少なく算出できました．心拍数が 100～200/分と速くても，**2～3 拍まとめて見た仮の心拍数を考えることで 1/2～1/3 されて 50～100/分の得意範囲に持ち込める**んです．

👩 なるほど．数拍分の QRS 波の間隔にはさみうち等分足し引き法を適用して，あとは何拍ぶん

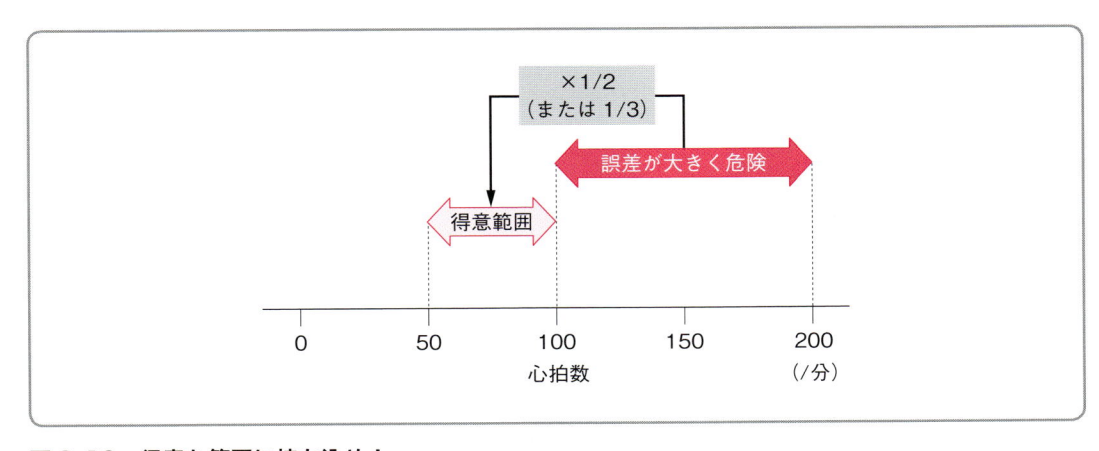

図 9-19　得意な範囲に持ち込め！
頻脈（100/分以上）になるとはさみうち等分足し引き法の計算値は誤差が大きくなる．2～3 拍まとめた QRS 波間隔を考えることで，得意な 50～100/分に持ち込むことができる．

9. 必殺！心拍数計算法① —とっておきの方法を伝授—

かで倍算すればいいわけですね．スゴイじゃないですか，先生！！

2拍にするか，3拍か，それともそれ以上で見るかは試行錯誤になると思います．

早速やってみよう

では，数拍分まとめて見る考え方が身についているかを例題（図9-20）で試しましょう．
型通りにオン・ザ・ラインのQRS波を探すと左から3拍目ですね．でも，ここから次の4拍目のQRS波までは3マスよりも若干短いので，はさみうち等分足し引き法がそのまま使えません．そこで，1拍とばして5拍目（図中★）までの間隔を考えます．

3拍目と5拍目のQRS波の間隔は5マスと2目盛りです．これなら5マス目と6マス目の太線ではさんで，この間は1目盛り2/分（10÷5）ですから，2拍ぶんが心拍数で言うと60－2×2＝56/分になりますね．

そう．実際のR-R間隔はこの半分なので，求めるべき本当の心拍数は2倍して56×2＝112/分となるわけです．機械が算出した値は111/分でしたよ．ね，この方法はすごいでしょ？

たしかにスゴテクですね，これは．誤差もほとんどありません．

では，気を良くしてもう1問．図9-21の心拍数はいくつでしょうか？　これは「心室頻拍」という不整脈ですケド．R-R間隔は1マスちょっとなので異常な頻脈ですが，一番右端のQRS波がオン・ザ・ラインなので，そこから手前に4拍戻った☆のQRS波までで心拍数を計算して下さい．

おー，4拍まとめてもありなんですね．この2つのQRS波の間隔は6マスに1目盛り足りないので，5マス目と6マス目の太線ではさんで心拍数に換算しますと52/分ですね．実際のR-R間隔はこの1/4なので，真の心拍数は52/分×4＝208/分ですか？

その通り！　すごいです，ついにマスターしましたね．これだけ速いと2拍まとめて見ても間隔が3マスより短いので，4拍ぶんまとめることで得意範囲に持ち込んだわけです．もちろん3拍ぶんで見ても良いですよ．

何拍かまとめて見て，50〜100/分の範囲に入れば，こっちのもんですね．

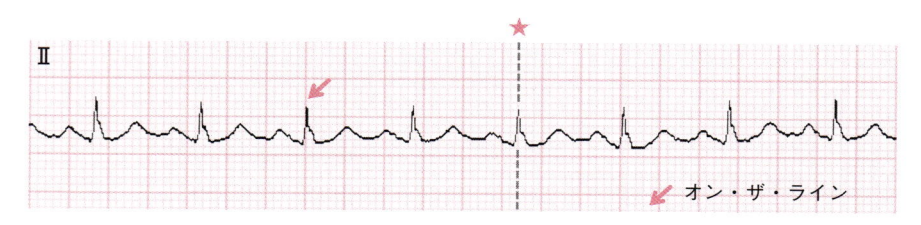

図9-20　2拍分のR-R間隔で見る練習

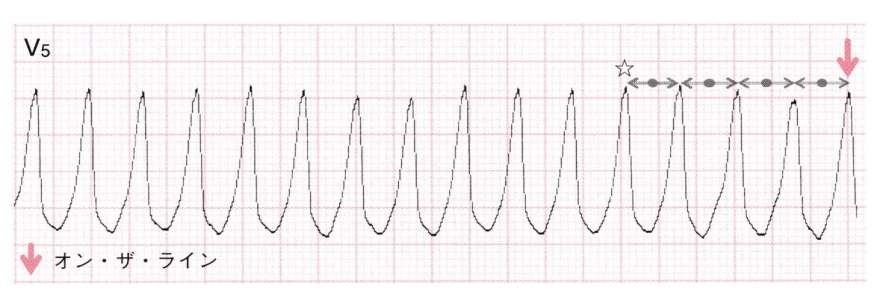

図 9-21　何拍まとめて見ますか？

オン・ザ・ラインがないとき

　どんな方法で計算するにしても，まずはじめにすることはオン・ザ・ラインになっている QRS 波を探すことでした．ただ，注目している心電図で，どの QRS 波もオン・ザ・ラインでなかったらどうしましょうか．現実世界では，実際に次のような心電図（図 9-22）があるのです．

　たしかに，肢誘導と胸部誘導ともに端から端まで一生懸命見ても，どの QRS 波もオン・ザ・ラインではないですね．困りました……．

　多くの心電図では，どこか 1 つくらいはオン・ザ・ラインの QRS 波を見つけることができるものですが，こういう場合でも戦うしかないわけですよ．どの誘導でも良いのですが，1 つだけ取り出して拡大した図 9-23 で考えていきましょう．V₃誘導を抜き出してみました．

　やはり，どの QRS 波形もオン・ザ・ラインではないですね．仕方がないので，太線に最も近く目盛りの細線に載っている QRS 波形に注目する作戦しかないでしょうか．ここでは 3 拍目の QRS 波に注目して下さい．

　太線 A まであと 2 目盛りなんですけどね．オシイです．

　もし仮に世界が "+2 目盛り" されて，この 3 拍目の QRS 波が太線 A にオン・ザ・ラインだったとしましょう．そしたら 4 拍目の QRS 波までの R-R 間隔はどうなるでしょうか？

　4 拍目に関しても右に 2 目盛り進めると，幸運なことにこれも太線 B 上にきますね．太線 A と太線 B の距離はちょうど 4 マスになりますかね，R-R 間隔は．

　そうですね．これなら心拍数を簡単に計算できるわけで，最初に習ったマスぴったりの公式が使えて 300÷4＝75/分ですね．これはラッキーでした．もう 1 つ，図 9-24 の場合はどうでしょうか？

　3 拍目や 6 拍目などはおしいですが，どの QRS 波もオン・ザ・ラインではないようです．

　でも，ここであきらめずに太線に最も近い左から 2 拍目の QRS 波に注目してみましょう．今この QRS 波が 1 つ手前の太線 A 上に乗っていると仮定して，心拍数を考えてみて下さい．

　そうなると，次の QRS 波の頂点も 1 目盛り手前の矢印 B 上に移動するわけですね．そうなると，R-R 間隔は 4 マスに 2 目盛り足りないことになりますが…

　あとは簡単ですね．はさみうち等分足し引き法で一発でしょ？

　はい．3 マス目と 4 マス目とではさんで，間の 1 目盛りは（100−75）÷5＝5/分ですから，

9. 必殺！心拍数計算法① —とっておきの方法を伝授—

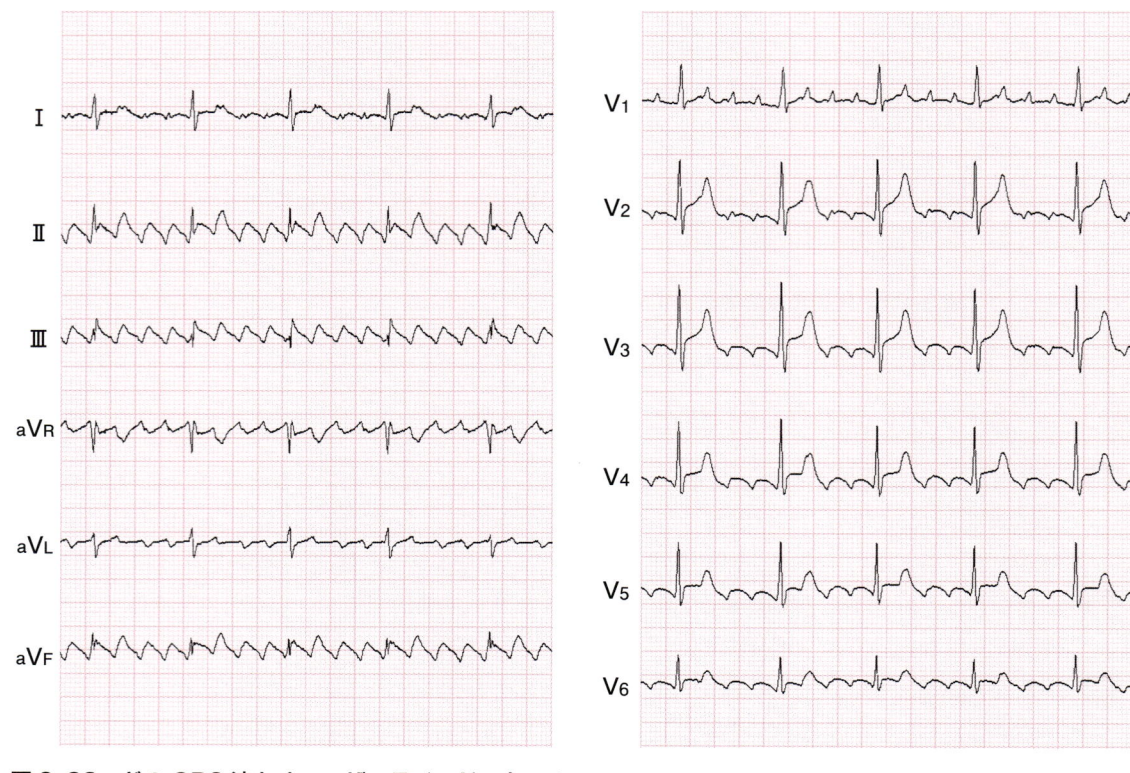

図 9-22 どの QRS 波もオン・ザ・ラインじゃない！

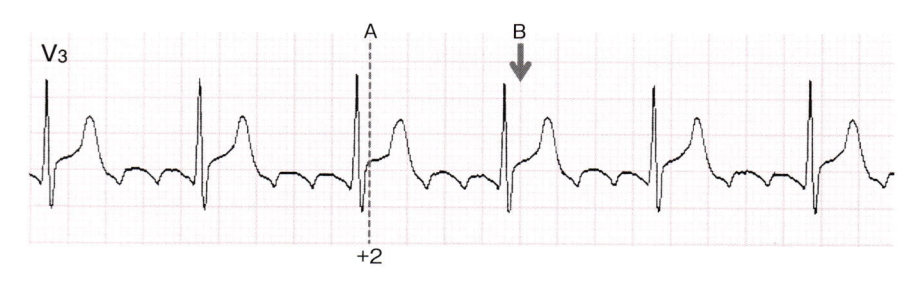

図 9-23

　75＋5×2＝85/分になりますかね.
　そうですね，よくできました．このように，QRS 波がどれもオン・ザ・ラインでないときも，ちょっとだけ頭を使えば心拍数を正しく計算することができるのです．

おわりに

　だいぶ長くなりましたが，R-R 間隔がレギュラーな場合の心拍数計算法はマスターできたでしょうか．考え方さえわかれば，あとは"習うより慣れよ"です．片っ端から見つけた心電図の

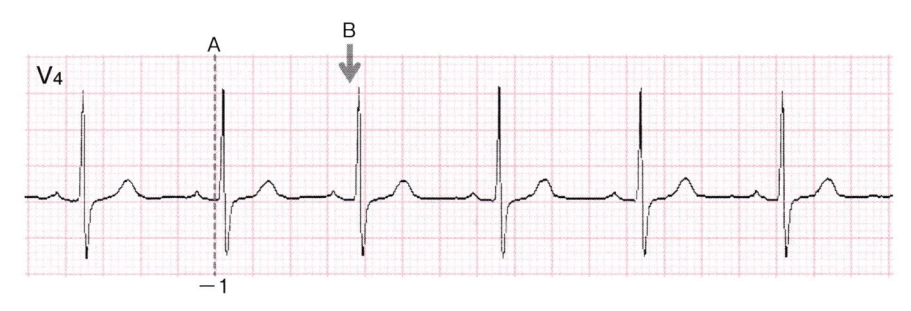

図 9-24

心拍数を計算してみましょう．

やってみます．R-R 間隔がレギュラーなら，どんな場合でも計算できるような気がしてきました．ちょっと前まで心電計の自動計測値をカンニングしていた僕が．

最後にまとめをしておきましょう（**表 9-1**）．よく復習しておいて下さいね．次回は R-R 間隔がイレギュラーな場合の心拍数の求め方を扱う予定です．

表 9-1 心拍数の計算法

R-R 間隔がレギュラーなら
● オン・ザ・ラインの QRS 波を探す． ● 次の QRS 波まで（R-R 間隔）は何マス・何目盛り？ 　・N マスぴったりなら心拍数は 300÷N（/分） 　・マス目ぴったりでない場合，オン・ザ・ラインから次の QRS 波までが何マス・何目盛りかを調べて，前後の太線ではさみうちして，その間を等分した目盛りに相当する分だけ足し引きする（はさみうち等分足し引き法）． ● 頻脈（R-R 間隔が 3 マス以内）なら 2～3 拍まとめて見て 50～100/分にしてから心拍数を求め，まとめた分を倍算する． ● どの QRS 波もオン・ザ・ラインでない場合，太線に一番近そうな目盛り（細線）上に載っている QRS 波が太線上と仮定した場合の R-R 間隔を求めて対応する．

第9章のまとめ

必殺！心拍数計算法① ―とっておきの方法を伝授―

❖ 心拍数の正常値は 50〜100/分 と考える．

❖ 心拍数が 50/分未満（以下）なら 徐脈，100/分以上なら 頻脈 と呼ぶ（→図 9-1）．

❖ 心電図での横軸
   1 目盛り＝0.04 秒（40 ミリ秒＝40 ms），1 マス＝0.2 秒（＝5 目盛り）．

❖ 心拍数の計算法（R-R 間隔がレギュラーな場合）（表 9-1）
   1) オン・ザ・ラインの QRS 波をうまく見つける（→図 9-6）．
   2) マスぴったりなら瞬殺→ R-R 間隔 N マス＝心拍数 300÷N/分（→図 9-9）．
   3) その他では はさみうち等分足し引き法 で近似的に求める．
   4) 頻脈（R-R 間隔：3 マス以下）時の対応→ 2〜3 拍まとめた R-R 間隔で見る．

【練習問題の答え】
A) オン・ザ・ライン：1 拍目（R 波），R-R 間隔：5 マス－2 目盛り，心拍数 54/分．
B) オン・ザ・ライン：3 拍目（R 波），R-R 間隔：4 マス＋1 目盛り，心拍数 72/分．
C) オン・ザ・ライン：1 拍目（r 波），R-R 間隔：7 マス＋2 目盛り，心拍数 40〜41/分．

課外授業 ❻**頻脈と頻拍の違い**

　心拍数を計算して，100/分以上なら**頻脈**（ひんみゃく）と呼ぶと言いました．これは理学所見での脈拍数に関しても同じルールが適用できます．

　ハイ，「脈拍数140/分と頻脈を呈しています」という感じですよね？

　そうですね．でも，皆さんは似た表現として**頻拍**（ひんぱく）という表現を耳にしたことがありませんか？

　そういえばヒンパクって言葉もありますね．ヒンミャクとヒンパクの違いなんて，今まであまり意識してきませんでした．

　素直で良いですね．どちらも英語では"tachycardia"（タキカルディア）という単語ですので，実は「頻脈」というか「頻拍」という表現は日本人ならでのこだわりなんですよ．

　どういうふうに使い分ければ良いのでしょうか？

　両者とも**心拍数が100/分以上の状態**を指すという点では共通なのですが，「頻拍」の方は心電図の世界での用語なイメージです．正常な心臓は規則正しいリズムを刻みますが，それは洞結節が作り出すもので「洞調律」と呼ばれます．洞調律の判定の仕方は，おいおい勉強してもらいますが（☞スクリーニング編『11章　洞調律の判定』参照），一般的には洞調律で100/分以上になった場合に対して「頻脈」というコトバを用いるんです．

　あー，ん，えーと……たしかに**洞性頻脈**って用語聞いたことありますし．では，「頻拍」というのは洞調律"じゃない"ってことですか？

　正解！
　私は正常な洞調律"以外"はすべて不整脈（arrhythmia）と考えれば良いと思っているので，**不整脈で100/分以上になったときに「頻拍」という用語を用いる**と考えてくれませんか？

　なるほど，フムフム．基本的に洞調律じゃないときに心拍数が100/分を超えたらヒンパクというのですね．

　少し難しく言うと，「異所性調律」で心拍数が100/分以上のときが「頻拍」と定義されます．"異所性"というのは洞結節とは違う場所が心臓の収縮リズムを規定している不整脈だってことなんです（☞スクリーニング編『11章　洞調律の判定』）．

　だから心電図をとらないと「頻拍」かどうかはわからないわけですね．

　ですから，"洞性頻拍"というのはオカシイし，逆に"PSVT"という略称で呼ばれる有名な「発作性上室性頻拍」という不整脈を"発作性上室性頻脈"というのも間違いなことがわかってもらえるでしょう．

　ピーエスブイティーですね．これはイケナイ不整脈なので「頻拍」だと．

　他にも「心房頻拍」や「心室頻拍」という不整脈がありますが，このルールに則っていることがわかると思います．これで"原則"はわかってもらえたでしょうか？

　はい．同じタキカルディアでも，基本的には「洞性頻脈」以外は「頻拍」だってことですよね．

9. 必殺！心拍数計算法① —とっておきの方法を伝授—

わかりました．使い分けももう悩まないと思います．
　ただ実際には，「頻脈性心房細動」という表現など，現場では必ずしも適切でないかもしれない表現が用いられていることも事実です．ですが，"原則"は知っておくべきでしょう．ちなみに，50 ないし 60/分以下の場合は「徐脈(じょみゃく)」と言うのでしたが，その場合には洞調律であるか否かによらず，"徐拍"という表現はほとんどされないことも付記しておきます．

課外授業

❼神秘！心拍変動──私たちに潜む謎の暗号を解き明かせ──アドバンス

厳密な計算はムダ？

- R-R間隔がレギュラーであれば，すでに皆さんは心拍数を計算できるはずですね．
- 最初がゼロだったので，今回計算法を習って格段に進歩したとは思います．でも，厳密には"正しくない"方法だっていうのが少し気になりますケド……．
- そうですね．あくまでも直線で近似して計算しやすくした概算法ということになると思いますが，心電図を読んでいくうえではこの方法で十分と断言しておきましょう．その理由を述べると大きくは次の2つになります．

> **厳密な心拍数計算が不要な理由**
> 1) 方眼のマス・目盛りを読み取る人間の目がそもそも正確でない
> 2) 心拍変動の存在

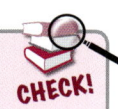

まず1) に関して．心電図が印刷される記録用紙では1目盛りが0.04秒（40ミリ秒；40ms）でしたが，これ以上に細かい10ミリ秒単位まで読めと言われても我々の視力の限界を超えています．むしろ正しく読めないのが普通なんだと思います．

- いくらマスや目盛りの枠線ピッタリといっても，わずかなズレがあって当然でしょうし，見る人によって誤差もありそうですしね．

心拍変動とは

- もう1つ強調したいのは2) の方です．そもそも私たちの心拍数は絶えず変動していて，決して同一の値にとどまることはないのです．
- 独特の"ゆらぎ"を示すってハナシでしたよね？
- この心拍数のゆらぎは**心拍変動**（heart rate variability; HRV）と呼ばれています．**図9-25**を見て下さい．これは83歳の女性で記録された24時間ホルター心電図の一部です．
- どこに注目すれば良いですか？
- 一番左の枠線に描かれたグラフのような線を見て下さい．これは**心拍数トレンドグラム**と呼ばれていて，すべてのR-R間隔を心拍数に換算して表示したものです．ある瞬間，瞬間の心拍数をプロットしているため，「瞬時」という枕詞がつくこともあります．
- 瞬時心拍数トレンドグラムですね．1拍ごとのリアルな心拍数の変化を示したものと考えて良いでしょうか？

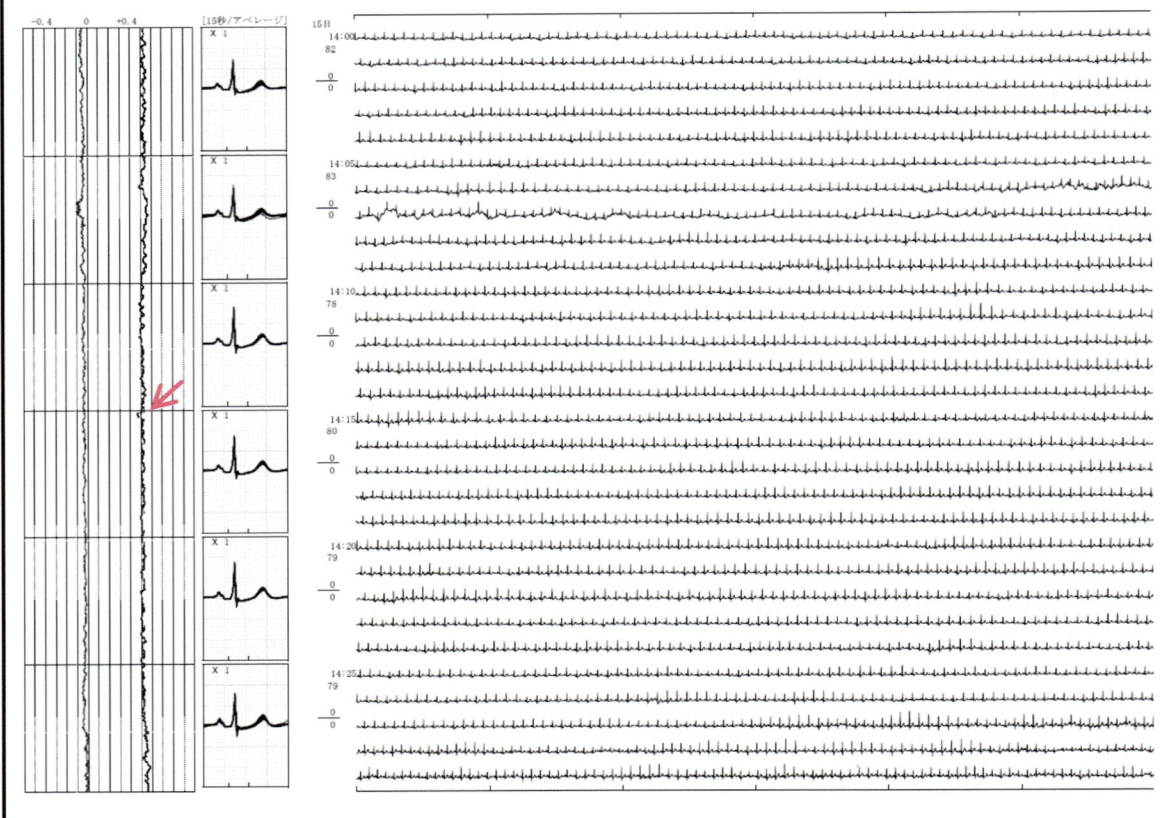

9. 必殺！心拍数計算法①　―とっておきの方法を伝授―

図 9-25　心拍数トレンドグラム（図中↓）．
全心拍の R-R 間隔を心拍数に換算し，経時的にグラフ表示されている．ホルター心電図より，心拍変動が見てとれる．

　　　ある瞬間の R-R 間隔を心拍数に換算し，"点"として 1 点プロットしたら，その次の R-R 間隔はその少し下に，次の次はさらに下に……と同様の操作を繰り返しただけです．

　　　順にプロットしていくと，最終的には各点同士がつながって線状のグラフになるのですね．

　　　このように心拍数トレンドグラムが途切れない線として描かれるのは，**正常な洞調律では心拍数は連続性を示す**ためです．

　　　ところでもし，心拍数がずっと一定の値をとるのであれば，心拍数トレンドグラムは一直線になるはずですが，実際にはそのようになっていないでしょう？

　　　たしかに．図 9-25 の心拍数トレンドグラムは完全な直線ではなくて，細かな揺れみたいなものがありますね．もしかしたら，それがユラギですか？

　　　非常に良い点に気づきましたね．これが「心拍変動」なのです．もう 1 つ実例をお示ししましょう．図 9-26 を見て下さい．

　　　この図 9-26 の上段はペースメーカー植込み後で，ほぼ全心拍をペースメーカーに依存している患者さんの丸 1 日の心拍数トレンドグラムです．一方，下段が正常な洞調律を示す別の方のものです．

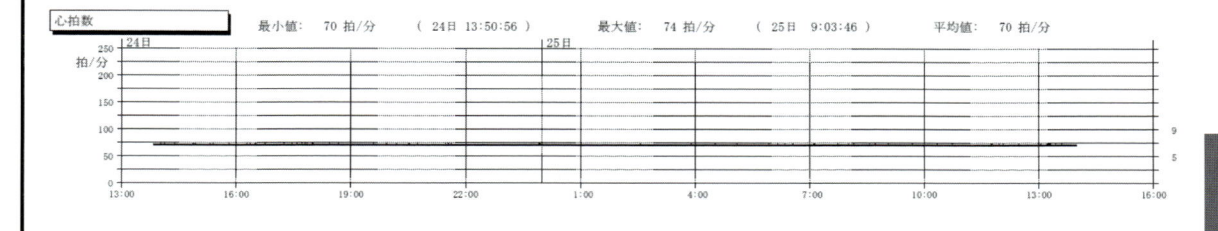

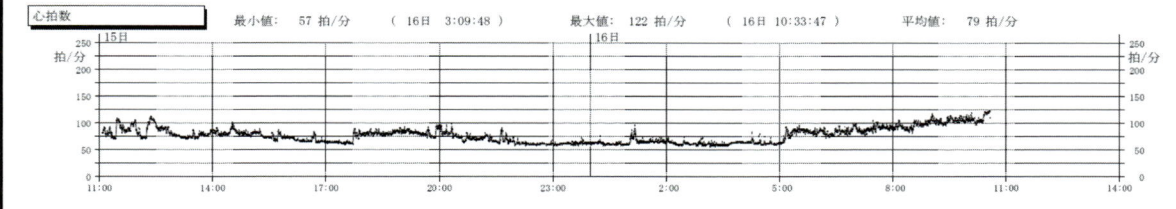

図9-26　24時間心拍数トレンドグラム
上段：ペースメーカー植込み後の患者，下段：健常人．

😊　上のペースメーカーの方の心拍数トレンドグラムは完全な一直線ですが，下段は細かく揺らいでいる様がよくわかります．なるほど，これがヒトの心拍変動なのですね．

モニタリング技術の進歩で

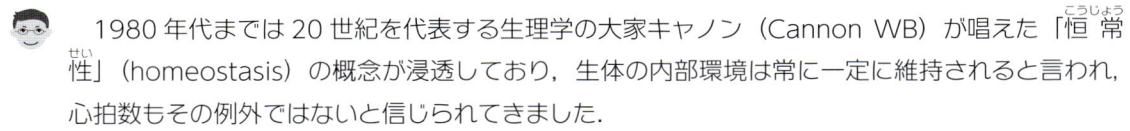

😊　1980年代までは20世紀を代表する生理学の大家キャノン（Cannon WB）が唱えた「恒常性」（homeostasis）の概念が浸透しており，生体の内部環境は常に一定に維持されると言われ，心拍数もその例外ではないと信じられてきました．

😊　ホメオスタシスっていう言葉，有名ですね．

😊　しかし，生体医工学（biomedical engineering）の発達で生体情報の長時間のモニタリングが可能となると，心拍変動の存在が明らかとなりました．その後，年齢や基礎疾患などによって程度は様々ながら，こうした心拍変動はすべてのヒトで普遍的に認められる現象であることが確認されたのです．

😊　心拍モニタリング技術が心拍変動の存在を証明したわけですね．

😊　ええ．そして心拍数のみならずヒトの生命活動に関連した多くのパラメーターは**一定の"幅"をもって，ほぼ一定となるように調整されている**という新しい概念が導入されたのです．

😊　それって，いわゆるパラダイムシフトっぽいですね．

😊　医師になって数年後にこうした事実を知った私は，R-R間隔から心拍数を自前で計算するという作業に厳密性を求めることをやめました．もちろんまったくデタラメでOKとは言いませんが，今回ご紹介したマスや目盛りを数えて行う必殺の心拍数計算法は良い意味で"適当"の範疇に入るのではないかと思っています．

第9章　必殺！心拍数計算法①　—とっておきの方法を伝授—

9. 必殺！心拍数計算法① —とっておきの方法を伝授—

> **Point!** 生理的な心拍変動の存在を考慮すれば心拍数の厳密な算出に躍起になる必要はない

心拍変動の臨床的意義

ここで「心拍変動」を取り上げたのは，何も心拍数計算はタイガイでいいんだよ，とだけ言いたいためだけではありません．せっかくご紹介した心拍変動が臨床的にはどのような意味をもっているのか，若干専門的にはなりますが紹介したかったんです．

心拍変動の臨床的意義のオハナシってことですね．

コンピュータを用いて心拍変動を数値化する技術開発は1980年代前後から行われていましたが，その意義が明らかとなる発端はクライガーらによる報告だとされます（☞ Kleiger RE, et al. Am J Cardiol. 1987; 59: 256）．この論文は約800名の心筋梗塞患者を平均4年間追跡し，急性期に記録された24時間ホルター心電図から求めた心拍変動の一指標がその後の予後規定因子の1つとなることを示したものです．図9-27を見てください．

このグラフは，洞調律におけるR-R間隔の標準偏差として算出される「SDNN」と呼ばれるゆらぎの指標が小さいほど死亡率が高いということを示しています．つまり，心拍変動は生命予後を示す暗号の1つかもしれないってことなんです．

へぇー．普通に考えると，心拍のゆらぎが大きいほど不安定で病的なイメージがありますが，逆だってことですね．変動が小さいほど危険なわけですか．

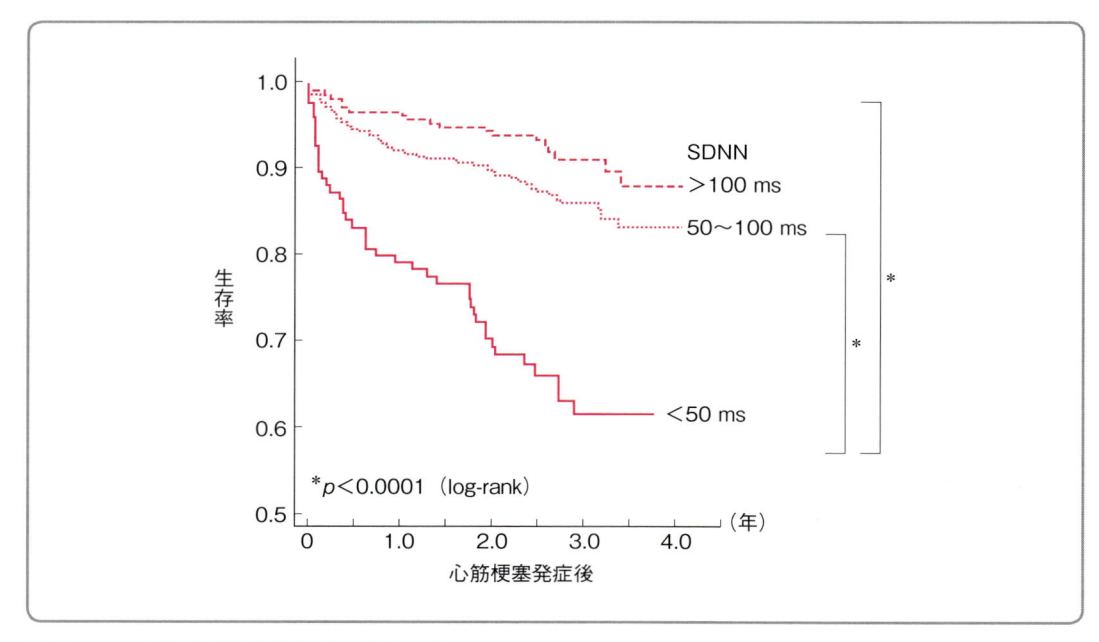

図9-27 心拍変動と心筋梗塞の生命予後
(Kleiger RE, et al. Am J Cardiol. 1987; 59: 256 より改変)

たしかにそうですね．心拍変動が"ある"ことが正常人たる由縁であると認識される前にはそのような考えが支配的であった時代もありました．その後，種々の病態における心拍変動指標の意義が検討され，各種不整脈や心不全などとの関連なども報告されています．

自律神経系との関連

ところで，糖尿病の患者さんでR-R間隔変動の程度が減少するって習いませんでした？

はい．あー，たしかなんとかかんとかっていうんですよね？

……．R-R変動係数ですね．CVRR（coefficient of variation of R-R intervals）などと略されることが多いと思います．CVRRは心拍変動を示す指標の1つですが，その減少の主な原因は自律神経障害だとされているんです．

えー，心拍数の変化が神経系と関連あるのですか？　しかもジリツシンケイって……．あまり馴染みもないし難しいイメージがあって敬遠しちゃいます．

「自動能」という言葉に代表されるように，独立単体として活動していそうなイメージが強い心臓ですが，実際には脳や脊髄など，もっと言えば交感神経系と副交感神経系からなる**自律神経系**の支配を受けているんです．

心臓を自動車にたとえると，交感神経系はアクセルで，副交感神経系はブレーキみたいなもんだって習いましたね，そういえば．

その通り．**心臓の活動は促進的な交感神経と抑制的な副交感神経のバランスのもとに成り立っている**のです．なお，心臓では副交感神経≒迷走神経なので，「交感神経と迷走神経の二重支配」の構図で説明されることが多いと思います．

では，心拍変動が生じるしくみも自律神経バランスで説明されるんでしょうか？

そうですね．特に刺激伝導系の中枢である洞結節や房室結節へは**迷走神経**の影響が強いとされ，一般的には天然のペースメーカーとして機能する洞結節の迷走神経の緩急が心拍変動の形成に深く関わっているとされます．

なるほど．ブレーキの強弱による調節ですか，メインは．

時間領域解析

ここからは実際に心拍変動をどう解析していくのかをちょっとだけ示したいと思います．ホルター心電図などから得られたR-R間隔の情報をコンピュータ処理して議論する手法は**心拍変動解析**と呼ばれ，主に2種類のアプローチからなります．

> **Point!**
> **心拍変動解析**　①時間領域解析　②周波数領域解析（またはスペクトル解析）

1つ目は**時間領域解析**（time-domain法）と呼ばれるもので，洞調律の経時的なR-R間隔に対し統計計算を行うものです．代表的な指標を**表9-2**に示します．

表 9-2　代表的な心拍変動解析指標（覚えなくて良い）

SDNN（ms）	24 時間すべての NN 間隔の標準偏差
SDANN5（ms）	5 分間ごとの NN 間隔平均値の 24 時間全体の標準偏差
SDmean5（ms）	5 分間ごとの NN 間隔標準偏差の 24 時間全体の平均値
pNN50*（%）	隣り合う NN 間隔の差が 50ms 以上となる回数の全心拍に対する割合
RMSSD（ms）	24 時間におけるすべての隣り合う NN 間隔の差の二乗の平均値の平方根

*% RR50 と表記されることもある．

「SD」は統計学で登場する「標準偏差」（standard deviation）のことで，「NN」とは R-R 間隔の別称と考えて下さい．ホルター心電図の世界では，正常洞調律の心拍を「N」と表記する習慣があるため，R-R 間隔を「NN 間隔」と表記することがあるのです．

　エヌエヌ？　先生，先生，全然ついていけませんよ……．何でいきなり標準偏差なのかとか，隣との差が 50 ms なのかとか……しかも何種類もありますし．ダメです，もう僕．

　もちろん，かなり専門的な内容なので覚える必要なんて全然ないですよ．いずれも"ゆらぎ"を反映した数値になります．

　先ほど紹介した図 9-27 の論文では一番上の SDNN が用いられているのですが，標準偏差を用いた「SD〜」の指標は主に生命予後と関連づけられる指標なんです．

　標準偏差のエスディー関連は上 3 つですね．これは予後指標と理解しろ，と．下の 2 つは？

　これは「隣り合う NN 間隔の差」を土台としたもので，「pNN50」と「RMSSD」の 2 つが代表的です．これら自律神経，特に交感神経機能を数値化したものと考えて下さい．ただ，自律神経評価に関しては次に扱う周波数解析が主流になっているため，これらはあくまでもオマケと考えて下さい．

　細かいことは全然わかりませんけれど，イメージしにくい自律神経の機能を数値化できるなんてすごいですね．うーん，あらためて心電図は奥深いなって思います．

周波数領域解析

　時間領域解析は難しげな略語の数値ばかりで退屈でしたが，一般に**スペクトル解析**とも呼ばれる**周波数領域解析**（frequency domain 法）がもう 1 つの心拍変動解析手法です．これは**自律神経機能**がグラフとして可視化できるというメリットがあります．

　今度は時間でなくて周波数ですか．これが 2 つ目のアプローチですね．

　研究の進歩とコンピュータ技術の進歩とが相まって，近年では**自律神経機能評価法**として時間領域解析よりも周波数領域解析が好んで用いられる傾向にあるように思います．今からその概略を示したいと思います．

　うーん，ついていけるかな．レベル高そう……．

　まず注目する時間帯の心電図波形を取り出し，コンピュータに QRS 波を自動認識させて「R-R 間隔」を計測します．R-R 間隔には最初から順に RR_1，RR_2，RR_3，……のように番号をつけて，

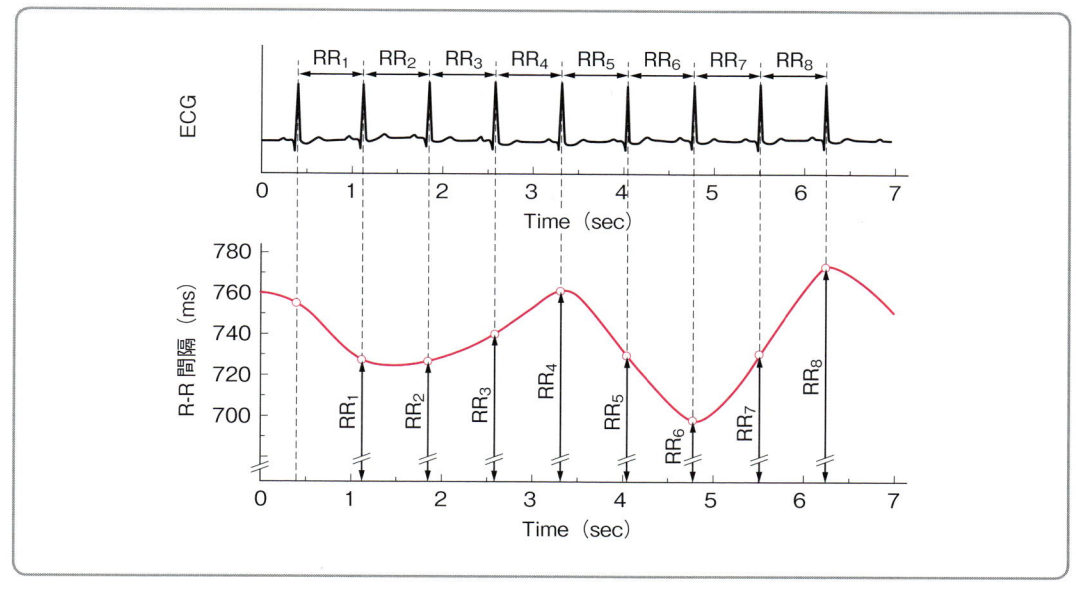

図 9-28　タコグラム
心電情報から R-R 間隔をストアして経時的にプロットする．

心電図と同じ時間軸上にグラフ化すると次のようになります．
　こうしてできる R-R 間隔の経時的なグラフは一般にタコグラム（tachogram）と呼ばれますが，前述の心拍数トレンドグラムと本質的には同じものです．
😊　R-R 間隔を心拍数（/分）に換算するか，そのまま時間（ms）として表示するかの違いですね．

LF と HF

😊　タコグラムが完成したら，本題の周波数解析に入ります．ここでは健常な 31 歳，男性の 1 例を用いて示したいと思います．
　極論を言ってしまえば，周波数解析とは，R-R 間隔の時間変動をいくつかの周波数の異なる「波」に分解し，それぞれがどのような割合で含まれるのかという寄与率（きよりつ）を調べる手法です．
😟　先生，基本的なことで申し訳ないですが，シュウハスウって何でしたっけ？
😊　ここでは周期的な「波」を扱うのですが，1 秒間に 1 回振動する波を「1Hz」（ヘルツ）の波と言います．つまり 1 秒間の波の振動回数を「周波数」といって，速く振動するほど大きくなる，波の細かさ（こま）を表した数値だと考えて下さい．
😊　周波数が何ヘルツの波みたいな言い方ですね，わかりました．
😊　対象とする R-R 間隔のデータ数に条件がつくこともありますが，ここでは**図 9-29** 上段のグレーの網かけ領域を周波数成分に分解してみました．実際にはもっと多くの周波数に分けられますが，ここでは 3 つの周波数に分かれたと理解して下さい．周波数解析にはいくつかの手法があり，そのうち代表的なものとして高速フーリエ変換法や最大エントロピー法などが知られています．

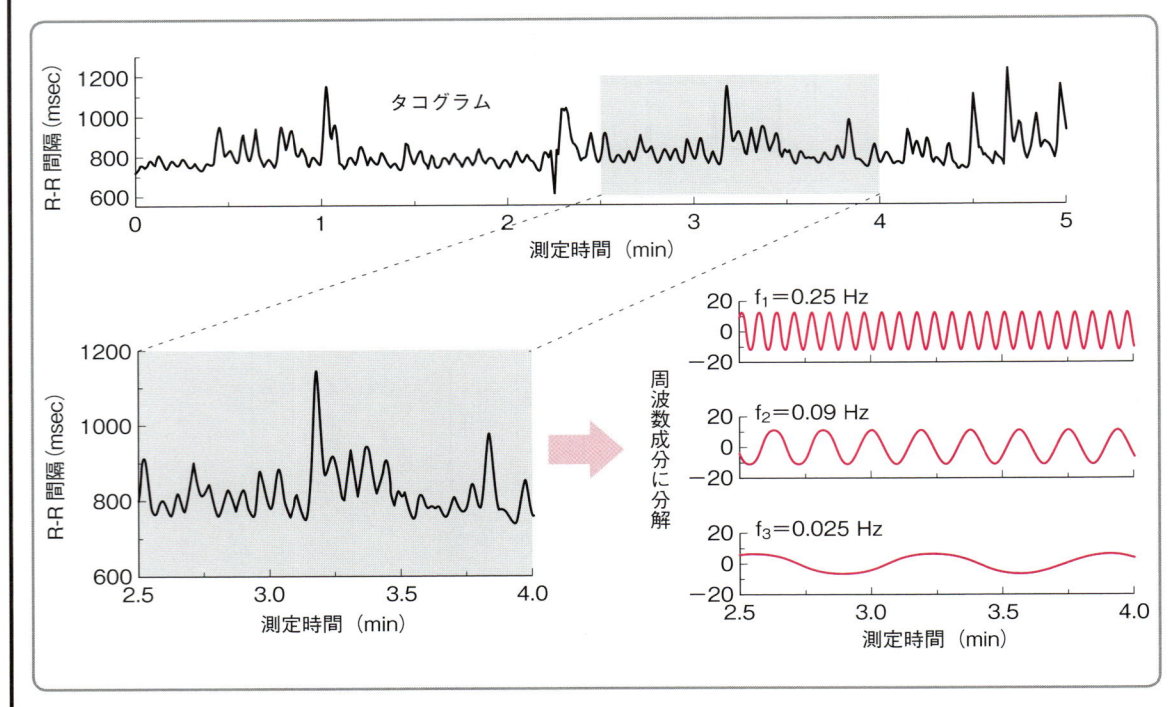

9. 必殺！心拍数計算法① —とっておきの方法を伝授—

図 9-29　周波数解析（スペクトル解析）の概念

🧑 ？？？……．完全に外国語に聞こえますね……．フーリエ？　エントロピー？　全然わかりません．

👨 原理や概念を考え出すと難しい数学のハナシになってしまいますが，私たち臨床医が実際にするのはコンピュータのボタンをピッと押すだけなんですよ．

🧑 難しい演算処理はコンピュータが自動でやってくれるわけですね．

👨 **図 9-30** の左が高速フーリエ変換法，右が最大エントロピー法で周波数解析を行ったものです．これはパワースペクトルと呼ばれ，横軸が周波数，縦軸はそれぞれの周波数に相当する"波"の成分がどれくらい強いかという数値を示しています．

🧑 左右とも似通ってますね．"2 こぶラクダ"のようにピークが出てくるんですね．

👨 その通りです．指摘してくれた 2 つのピークのうち周波数が小さい方は低周波数（low frequency；LF）成分，大きい方は高周波数（high frequency；HF）成分と呼ばれます．実際には **LF** や **HF** と略称で呼ばれることが多いです．

🧑 エルエフとエイチエフですね．周波数が"low"か"high"で言っているのですね．

👨 LF および HF の正式な周波数帯は，それぞれ 0.04〜0.15 Hz，0.15〜0.40 Hz とされます．どうして LF や HF 成分が周波数解析で好んで議論されるかといえば，**HF 成分は副交感神経機能，LF 成分/HF 成分は交感神経機能を表す**からなんです．

🧑 周波数解析では自律神経機能が評価できるのでしたね．これで心拍数と自律神経がつながったわけですか．

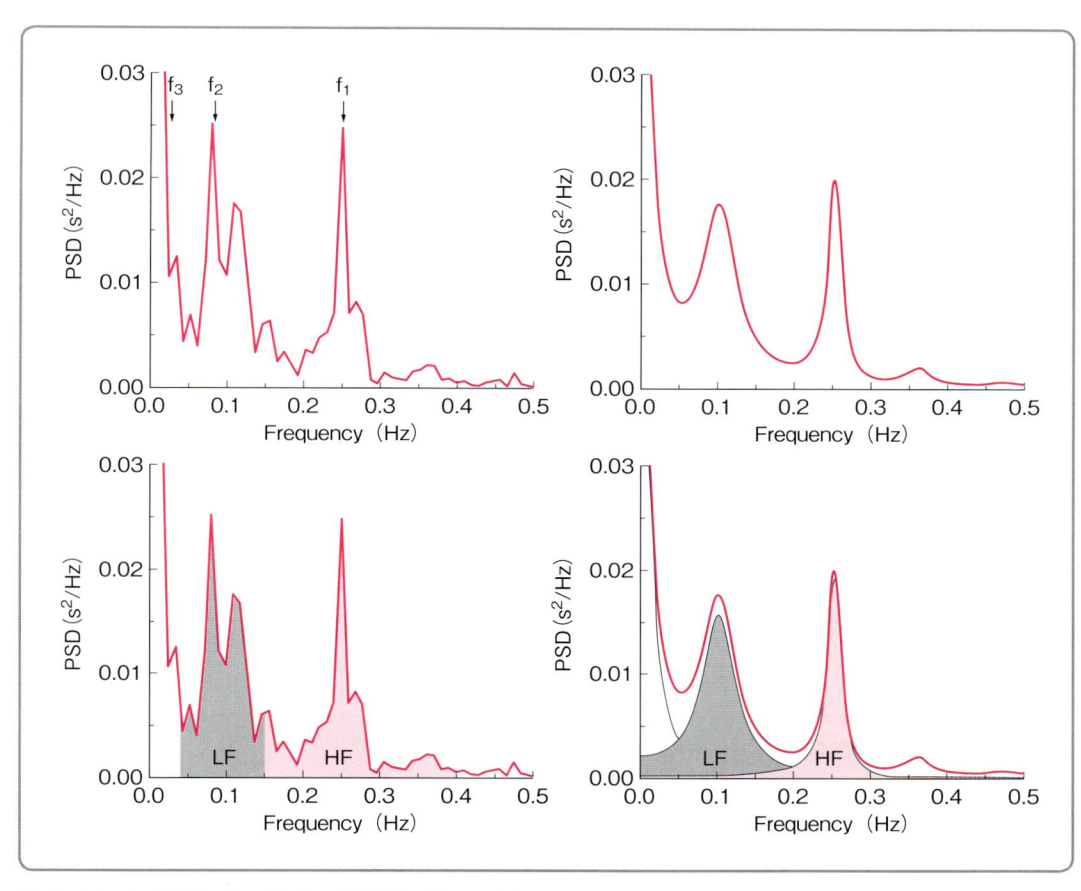

図 9-30 正常洞調律に対する周波数解析の 1 例
　左列：高速フーリエ変換法，右列：最大エントロピー法．f_1〜f_3 は図 9-29 の周波数．

　HF 成分は副交感神経で良いとして，もう 1 つの LF 成分がそのまま交感神経ならわかりやすいのですが，実際には LF 成分は副交感神経の影響も受けるため，LF 成分を HF 成分で割った「LF/HF」が交感神経機能指標として用いられます．エルエフ・パー・エイチエフとでも読んで下さいね．

　なるほど．HF が副交感神経で，LF/HF が交感神経の指標と．

　実はこうした周波数成分はヒトの生命活動と深く関連していることがわかっていて，LF 成分は血管運動，というか血圧，HF 成分は呼吸の変動周期をそれぞれ反映しているとされます．

　心拍変動の中に秘密の暗号のように血圧や呼吸に関する成分が含まれているのは神秘的ですね．この暗号を解き明かす 1 つの手法が周波数領域解析なのですね．

周波数成分の日内変動

　今の例では，たとえば朝の 9:00 から 9:05 までの 5 分間を解析したとして，1 日 24 時間を 5 分ごとに区切って同様の処置を繰り返すとどうなるでしょう？

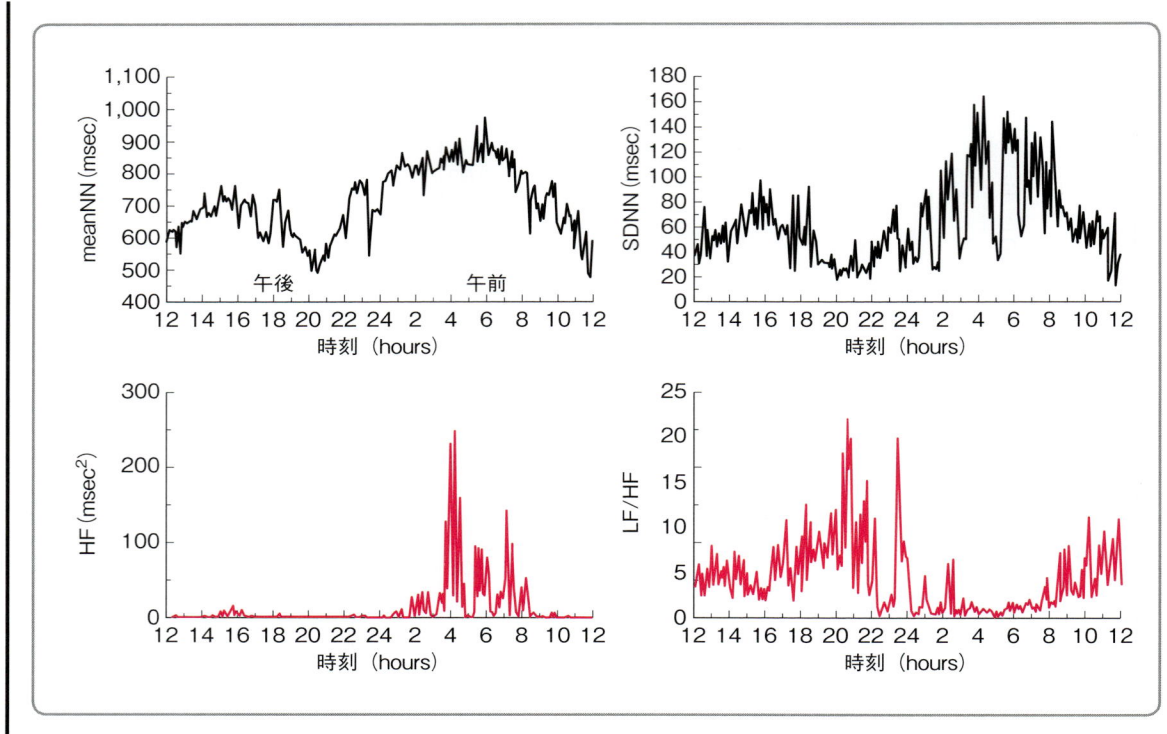

9. 必殺！心拍数計算法① ―とっておきの方法を伝授―

図9-31　HFおよびLF/HFの日内変動

🧒　交感神経や副交感神経が1日の中でどう変動するかがわかると思います．

👨　その通り．「日内変動」と呼ばれていますが，実際に先ほどの若い男性に対して24時間にわたって，この計算をした結果を示したものが**図9-31**です．
　上段左はR-R間隔の変動の様子です．一方，下段にHFとLF/HFの推移を示しました．

👦　夜間から就寝中にかけては，心臓を休めるべくブレーキに相当する副交感神経を反映したHFが優位となり，逆に元気に活動している日中の時間帯では，アクセル役の交感神経を反映したLF/HFが優勢となっていますね．

👨　私たちの体内には，こうした変動が24時間周期で繰り返されており，**概日リズム**（circadian rhythm）と呼ばれています．みなさんももしかしたらサーカディアンリズムという言葉を一度は耳にしたことがあるかもしれませんね．

🧒　聞いたことあります．考えてみるとヒトの体って本当に良くできていますね．

👨　こうした自律神経指標が日内変動を示すという事実は，心筋梗塞や脳卒中などの心血管系疾患に好発時間帯が存在するという事実などと関連づけられ，我々の遺伝子によってプログラムされた"体内時計"の謎を解明する時間医学（chronomedicine）として発展しています．ここではほんの入口だけを紹介してみました．

さいごに

　心拍数の計算はある意味でテキトーが許されるという話から始めて，最終的には心拍変動解析の話までしてしまいました．心電図を見てただ単に心拍数を計算するだけでなく，その動向をにらんで背後に潜む神秘の世界を解き明かそうとする，そんな素敵な学問の素材に心電図を用いられていることを是非紹介したくて課外授業にしました．細かい内容の理解はさておき，雰囲気だけでも感じ取ってもらえることを願ってお話を終わります．

【謝辞】本コラム執筆にあたっては，東京大学大学院教育学研究科の山本義春教授および大阪大学大学院基礎工学研究科の清野健准教授にご協力いただきました．この場を借りて感謝の意を表します．

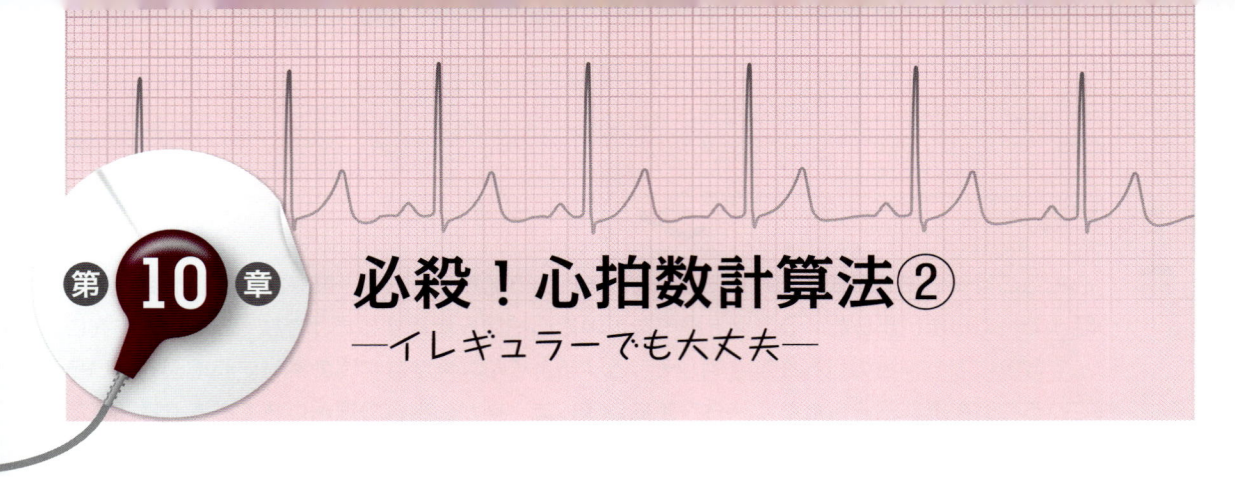

第10章 必殺！心拍数計算法②
―イレギュラーでも大丈夫―

【著者注】本章で掲載した12誘導心電図のレイアウトは，他の章と異なっています（肢誘導，胸部誘導とも5秒ずつ計10秒間の波形記録であることを利用した心拍数計算法を紹介したため）．むしろ，現場で目にする心電図の様式に近いと思われますが，意図を含めてここに明示しておくことにしました．

イレギュラーなR-R間隔に挑む

前回はR-R間隔がレギュラーな状況での心拍数計算法を扱いましたね．

R-R間隔がどこでもほぼ等しいので，1拍ないし2〜3拍のR-R間隔を測ってしまえば良かったわけでした．慣れてくればほとんど暗算でできるので，まさに"必殺"というコトバがふさわしいですよね．

さて，今回のテーマは図10-1のような心電図の心拍数を求めることです．

R-R間隔に注目してみると，どのR-R間隔も前後とまったく無関係にバラバラになっていることがわかると思います．

不整またはイレギュラーと表現するのでしたね．

これは心房細動（atrial fibrillation）という不整脈を有する患者さんで記録された心電図です．R-R間隔がイレギュラーなので，文字通り"不整脈"なわけですが，なかでも心房細動には「絶対性不整脈」というアダ名もついているんです．

不整脈中の不整脈，まさに"ザ・フセイミャク"と言える代表例なんでした．

後々詳しく学びますが，心房細動の診断基準ではR-R間隔がイレギュラーであることが中核を占めています（☞スクリーニング編『14章 波形の配列チェック②』参照）．ここで，心房細動の

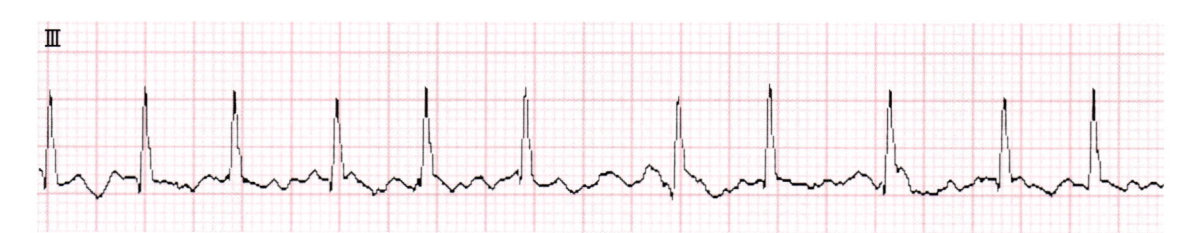

図10-1 完全にイレギュラーなR-R間隔

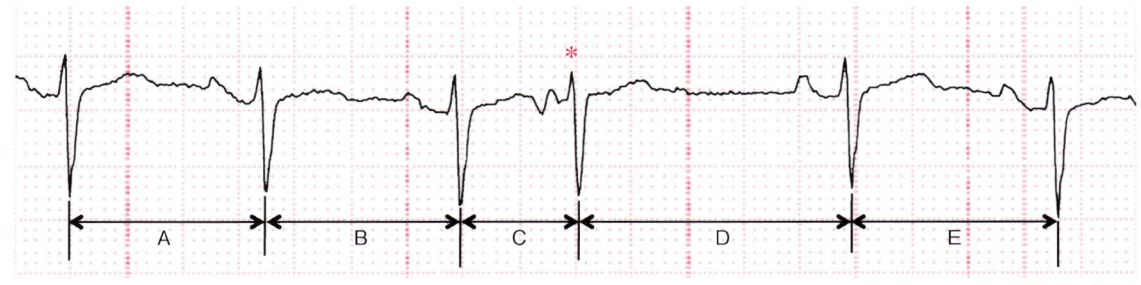

＊心房期外収縮

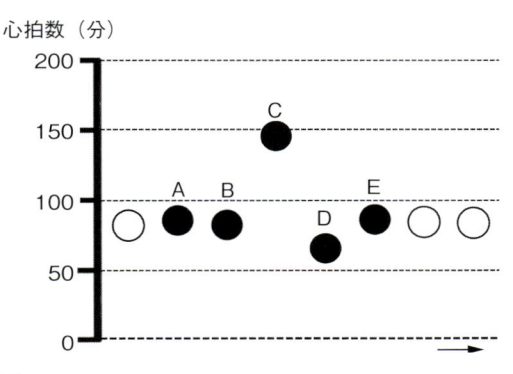

図 10-2　心拍数トレンドグラム
A〜E の R-R 間隔から心拍数に換算してプロットしたもの．

　R-R 間隔がどれくらいバラバラかを視覚的に示す例をご紹介しましょう．その前に**図 10-2** を見て下さい．
　これは 24 時間ホルター心電図で用いられる**心拍数トレンドグラム**と呼ばれるツールの概念を示したイラストです．すべての R-R 間隔が心拍数に換算されて連続的に表示されていると思って下さい．

　前後の心拍とともに A〜E に相当する R-R 間隔が心拍数として表示されていますね．

　これを踏まえて**図 10-3** を見て下さい．これは動悸発作の精査として施行された 76 歳男性のホルター心電図からの抜粋です．A，B ともに赤線で囲った部分が心拍数トレンドグラムになります．**図 10-2** の様式を縦方向に 90°クルッと回転させた感じです．
　A は非発作時の心拍数トレンドグラムです．私たちの心拍数は時々数拍乱れることはあっても，全体としてみると線分として描かれるんです．

　一部オカシナ不連続点がありますが（図中＊），基本的に心拍数は連続的なんですね．

　時々見られる R-R 間隔の乱れの原因は「期外収縮」と呼ばれる良性の不整脈ですが，ここではあまり気にしないで下さい．次に"いつもの動悸発作"という記載とともに認められた心電図記録 B を見て下さい．この動悸発作の原因が心房細動でした．

　おっと，これはヤバそうな状態に見えますが．急に収集つかない感じですね．

　そう．R-R 間隔は幅の広い帯状となっており，バラツキが大きいことがわかります．これはその他の不整脈では認められることがまずない，心房細動に特徴的な所見です．私は"星くずパター

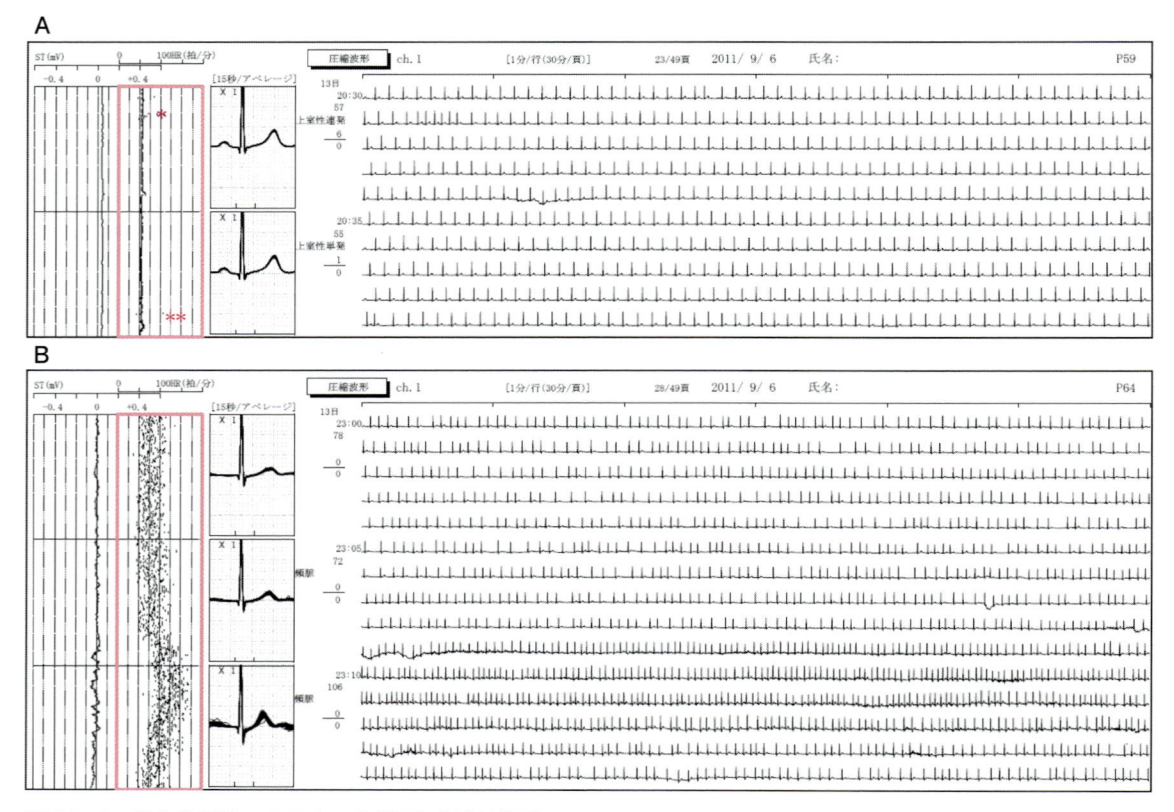

10. 必殺！心拍数計算法② —イレギュラーでも大丈夫—

図10-3 76歳男性のホルター心電図（圧縮波形）
A：洞調律時（＊は心房期外収縮），B：心房細動時．R-R間隔はイレギュラーで"星くずパターン"を呈している．

　　　ン"と呼んでるんですけど．
　　　たしかにそんなイメージですね．とにかく心房細動のR-R間隔がテンデンバラバラなことがわかりました．

心房細動以外でも

　　　R-R間隔がイレギュラーになるのは，実は心房細動に限った状況ではなく，**表10-1**に示すような不整脈でも生じるとされています．
　　　もちろん，この表に書いてある詳細をすべて覚える必要はありませんよ．こういった場合でも冷静に心拍数を計算できるようになることが今回の目標であって，この表もそのための説明の一部として使っているだけです．
　　　こういうのをキッパリ覚えないのが，僕たち初心者にとって心電図を嫌いにならないポイントでした．でも，ホントいろいろな原因でR-R間隔がイレギュラーになるんですね．
　　　こうした不整脈の場合にも通用する心拍数の計算法が今回のテーマです．

表 10-1　R-R 間隔がイレギュラーな不整脈

- 期外収縮（心房性，心室性）
- 心房細動
- 心房粗動
- 洞機能障害（洞停止・洞房ブロック）
- 房室ブロック（2 度・高度）
- その他の上室性頻拍（心房頻拍など）

検脈と同じ原理

　さて，いよいよ R-R 間隔がイレギュラーな場合の心拍数計算法について述べましょう．この方法は，内科の外来でよくある 1 コマをヒントに開発されました．血圧を測ったり，聴診器で聴診をしたりする以外に，患者さんの脈拍数の確認をしますよね？

　検脈ですね（図 10-4）．たしかに内科診察の基本として習いました．

　そのときの様子を思い浮かべて下さい．

　橈骨動脈を触知し，壁に掛かった時計を横目に見ながら指で感じる拍動を心の中で「1，2，3……」と唱えますね．1 分間に何回拍動を感じるかで脈拍数を算出しますが，時間に追われる外来では 1 分間すべての拍動を数えることはしないと思います．

　ええ．15 ないし 30 秒間でのカウント数を 60 秒（1 分）当たりに換算しろって習いました．15 秒なら 4 倍，30 秒なら 2 倍すれば良いわけですね．

　たとえば 15 秒間に 18 回の拍動を感じた場合には，脈拍数は 18×4＝72/分となりますね．ここでご紹介する R-R 間隔がイレギュラーの場合の心拍数の計算法は基本的に検脈と同じ考えをするのです．

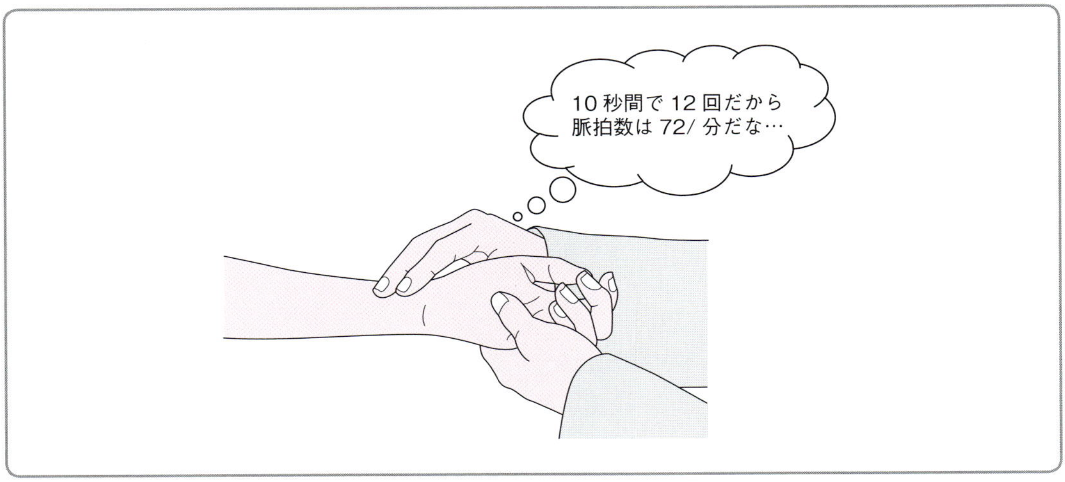

図 10-4　検脈

第 10 章　必殺！心拍数計算法②　—イレギュラーでも大丈夫—

10. 必殺！心拍数計算法② ―イレギュラーでも大丈夫―

5秒×2のカラクリ

　患者さんの手足と胸に電極を貼って心電図の記録ボタンを押すと，だいたいはA4サイズの用紙に左半分に肢誘導，右半分に胸部誘導が自動的に印刷されませんか？　最近の心電計の代表的なレイアウトを図10-5に示しましょう．

　これは以前も出てきましたね（☞イントロ編『6章　標準的な心電図記録スタイル』参照）．

　ここで質問です．この心電図では全部で何秒間の波形が記録されていますか？　ヒントは左下の紙送り速度は25mm/秒ですから，横の時間軸では1マスが何秒かと思い出すと……．

　1目盛りは0.04秒でした．1マスは5目盛りなので0.2秒ですね．

　よく覚えていますね．つまり，5マスが1秒間に相当するんです．心電図の記録されている部分を左端から5マスごとに区切っていくとどうなりますか？

　1秒間ずつ区切っていくと，ちょうど半分の地点で5個分ですから，**5秒**ですね．右半分も同じく5秒間になりますから，このA4レイアウトでは全部で**10秒間**の心電図記録なんでした．そういえば，これも以前にやりましたね．

　その通り．これは大事なので，忘れていたら思い出しておいて下さいね．

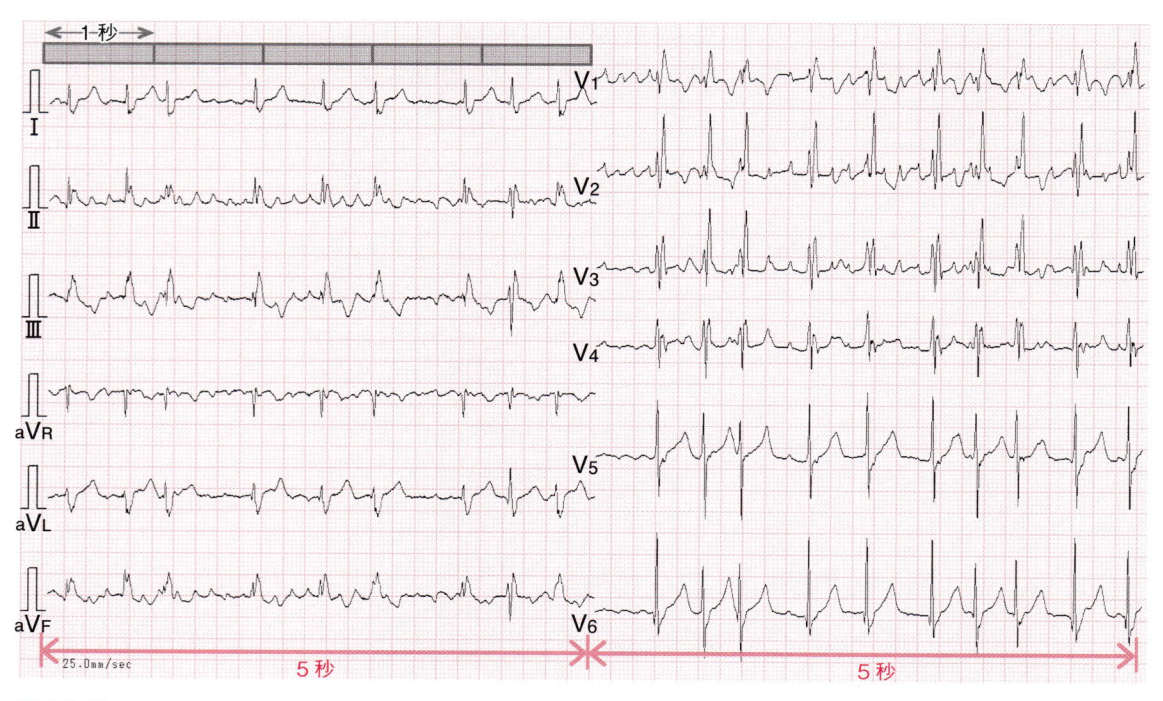

図10-5
肢誘導，胸部誘導それぞれ5秒間ずつ記録される．

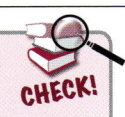

> **心電図の自動記録**
> 肢誘導 5 秒 + 胸部誘導 5 秒の計 10 秒間の記録が標準的

R-R 間隔がイレギュラーな場合の心拍数

　さて，これで準備が整ったので，具体例で R-R 間隔がイレギュラーな場合の心拍数の計算法について説明してみたいと思います．自動記録ボタンを押して得られた次の心電図（**図 10-6**）を見て下さい．これも心房細動の心電図になります．

　一見して R-R 間隔がイレギュラーとわかりますね．心拍数とは 1 分間の心室の収縮回数で，心電図では 1 回の心室収縮が 1 個の QRS 波に対応しているのでした．まず，左半分の肢誘導に注目してみましょう．6 個のうちどの誘導でも構いませんので，何個の QRS 波があるか数えてみてくれませんか？

　数えるだけならカンタン，カンタンですよ．II 誘導の QRS 波が見やすそうなので注目してみますと，1，2，……，12，13 個ですかね？

　そうですね．ですから，この心電図の心拍数は 13×12＝156/分といえます．左半分で 5 秒間でしたから，1 分というか 60 秒当たりに換算するために 12 倍したのです．ちなみに同じことを胸部誘導でもやってみてくれませんか？

　えっ？　そんなアバウトでいいんですか？　レギュラーな場合には緻密に何マス・何目盛りと

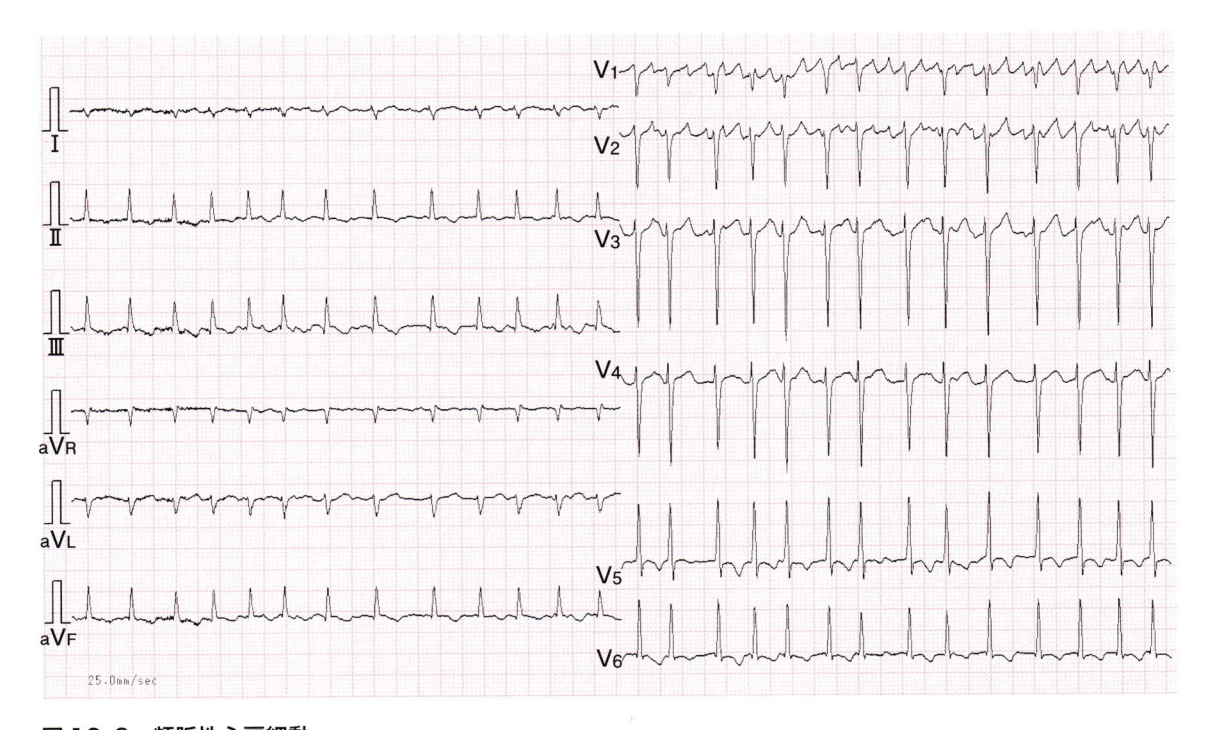

図 10-6　頻脈性心房細動

かキッチリ測ったのに……．右半分の胸部誘導ではQRS波が全部で14個あるので，同じ換算だと14×12＝168/分ですね．肢誘導の結果から結構ズレましたね．

いいんです，いいんです．もともと"規則性がない"からイレギュラーなので，肢誘導と胸部誘導で心拍数の結果が違っても．

なるほど．10秒間の心電図波形から残りの50秒の様子が完璧に正確に予想できるはずもないわけですね．なるほどナットクです．

記録された情報を最大限利用するという意味で，肢誘導5秒，胸部誘導5秒間の計10秒間に左右まとめて13＋14＝27個のQRS波形があると考えて6倍する方法が私のお気に入りです．

その場合には27×6＝162/分になりますね．いずれにしても150〜160/分前後だってことがわかります．

検脈するときだって，10秒よりは15秒，それより30秒と測定時間を長くすることで正確性を増そうとするではないですか！

R-R間隔がイレギュラーな場合の心拍数計算法
肢誘導や胸部誘導のQRS総数をカウントして60秒間ぶんに換算すれば良い

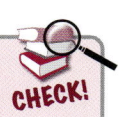

ちなみに，心電計が表示した心拍数は160/分でしたので，まずまずの誤差ではないでしょうか．

考え方としてはシンプルですので理解できました．

心房細動のときの心拍数の呼び方

心房細動の心電図を見たとき，"心拍数"という表現は必ずしも間違いではないものの，より正確な表現としては**心室応答**（ventricular response）という表現が用いられます．

えー，シンパクスウって言っちゃダメなんですかぁ？　何で何でー？

心房細動になると，「細動」という言葉が示すように，心房筋は1分間に400回以上という異常なペースで収縮しなくてはならず，いわば痙攣状態となってしまいます．

正常な心拍数って1分間に50〜100回くらいでしたから，400回ってものすごい高頻度ですね．

当然ですが，心室に血液を送り出すためのポンプ作用は完全に麻痺してしまいます．もしも，心室が心房と同じペースで収縮したとするとどうなるでしょう？

心室のケイレンはやばいです．ポンプ作用がなくなったら全身に血液がまったくいかなくなってしまいますから．

そうですね．正式には「**心室細動**」といいますが，これは一刻を争う心停止イベントになってしまい，放っておくと死亡につながりますね．

でも，実際には心房細動が起きても死んじゃうってわけではないですよね？

そう．これも以前に少し話したんですが，心房から心室へと電気シグナルが通過していく際，

房室結節がうまい具合に"防波堤"となって保護作用を示してくれるのでした（☞イントロ編『3章　刺激伝導系のはなし』参照）.

🙂　房室結節はマイペースなんでした．心房から慌ただしい高頻度シグナルがやってきても，適度に"関所"の扉を開け閉めして一部しか心室に伝えないんでしたよね．

🧑‍⚕️　そう．つまり，**房室結節の働き次第で心室がどれくらいのペースで収縮するかが決まる**わけで，これを心室側の「応答」ととらえましょうってワケなんです．

🙂　なるほど，レスポンスって，"入力"に対する"反応"みたいな意味ですし．

🧑‍⚕️　このように心房細動の場合には「心室応答」という変わった用語が使われるのですが，意味づけに関しては特別なことはなく，今まで通りのルールでOKなんです．徐脈と頻脈の基準はどうでしたっけ？

🙂　えーと，50/分未満なら「徐脈」で，100/分以上なら「頻脈」と呼びました．

🧑‍⚕️　その通り．心房細動でも同じ値で区切って心室応答を表現する約束になっていますよ．50/分未満なら「**遅い心室応答**を伴う」心房細動となり，逆に100/分以上なら「**速い心室応答**」と呼びましょう（図10-7）．

🙂　シンシツオウトウと言うんですか？「心室応答」が速いか遅いかちょうど良いみたいなイメージですね．

🧑‍⚕️　**心房細動の多くは無投薬だと速い心室応答により頻脈傾向を示すことが多い**ため，高齢者や心疾患のある患者さんで心不全を起こします．その際，カルテなどに「AF tachy（cardia）による心不全で入院」などという記載が散見されますよね？

🙂　たしかにエイエフ・タキって聞きますね，そのコトバ．

🧑‍⚕️　心房細動を「AF（エイエフ）」と呼ぶのは良いとしても，この場合の「頻脈性心房細動」に対応する表現は「AF with rapid ventricular response」ないし略して言うなら「rapid AF」になるので，"AF tachy"という表現は避けた方が良いでしょうね．俗語っぽいですし．

🙂　まだラピッド・エイエフの方がマシってことですね．

🧑‍⚕️　同様に，「徐脈性心房細動」に対する"AF brady（cardia）"という表現にも注意が必要で，「AF with slow ventricular response」ないし「slow AF」と言って下さいね．余談ですけど．

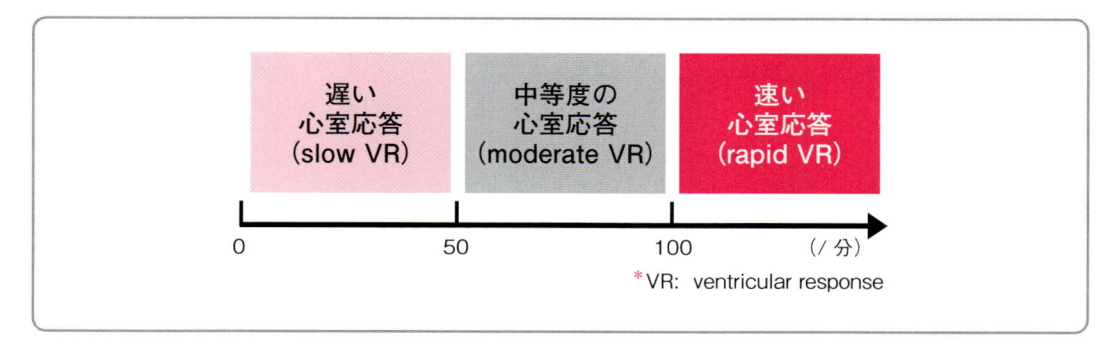

図10-7　心房細動の"心拍数"
　名称は「心室応答」（VR）に変わっても，区切りは洞調律の時と同じ．

10. 必殺！心拍数計算法② —イレギュラーでも大丈夫—

さっそく実践

ここまでが理解できているかを練習問題で試してみましょう．まずは図10-8の心電図から．
一見してR-R間隔はイレギュラーで，心房細動に典型的なベースラインのギザギザ（正式には細動波）もあります．さぁ，この場合の心拍数を計算してみましょう．一部のQRS波は少し形が違いますが，すべて同じく扱って1個ずつ数えてくれてOKです．

これも肢誘導と胸部誘導が半分ずつの標準形式ですね．左半分にはQRS波が10個，右半分には12個ありますから，あわせて10秒の間に22個ですね．これを60秒に換算すれば22×6＝132/分でしょうか．心室応答としては速いですね．頻脈性心房細動とも言えます．

正解．心房細動はランダム性が高いので，計算した値を厳密に言う必要もなくって，「130/分"程度"の速い心室応答を伴う心房細動です」と言えれば合格です．これが最も一般的な心房細動ですね．では図10-9はどうでしょうか？

これもR-R間隔がまったくバラバラで心房細動でしょうか．肢誘導の右端っこのQRS波もカウントすれば7個，右の胸部誘導には6個のQRS波が記録されています．10秒間で計13個ですので，心拍数としては6倍して78/分でしょうか．おおざっぱに言えば「80/分程度の心室応答」という表現でしょうか．

これも素晴らしい．心電計の表示は77/分でしたよ．心室応答としては"中程度"（moderate）という表現します．図10-8の例のように，心房細動は放っておくと頻脈となってしまう傾向があるので，β遮断薬や非ジヒドロピリジン系カルシウム拮抗薬といった薬物を使うことで中等度

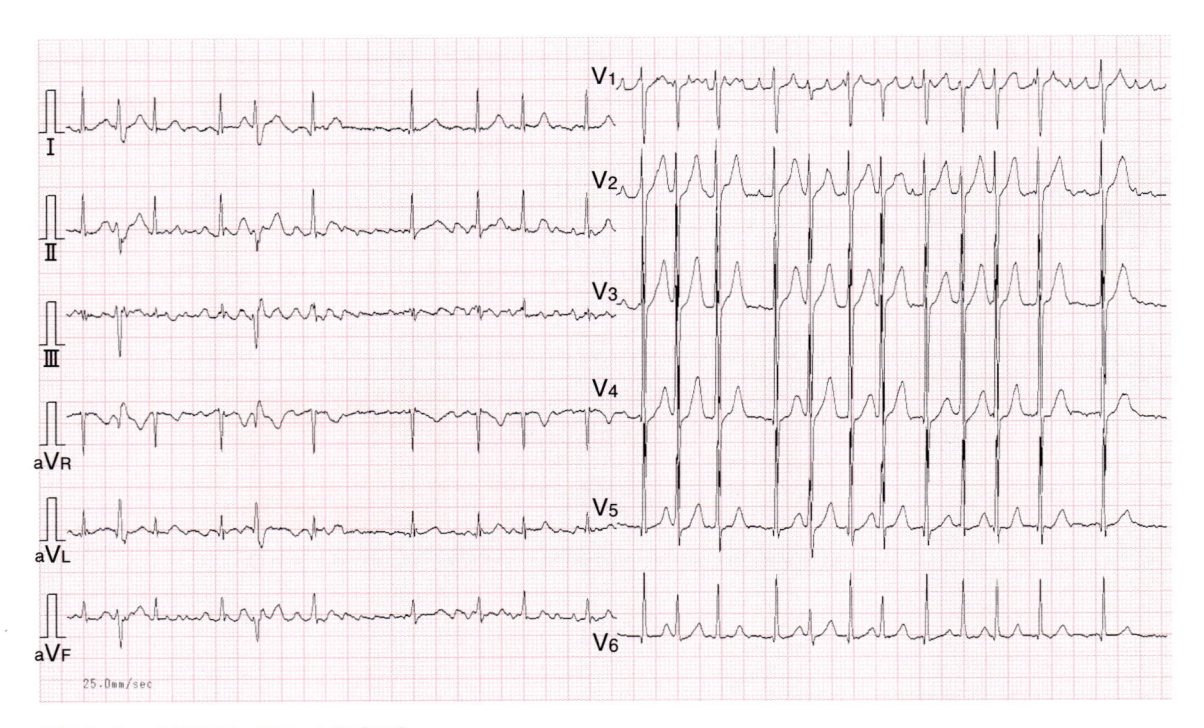

図10-8　心房細動（速い心室応答）

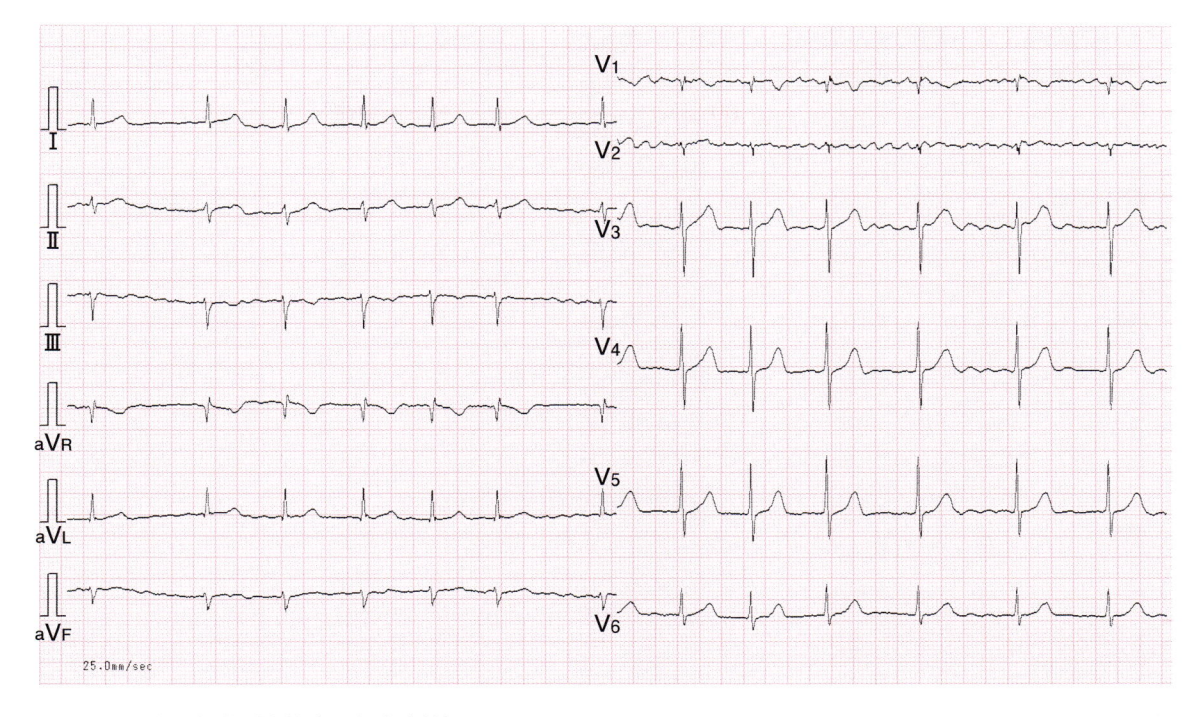

図 10-9　心房細動（中等度の心室応答）

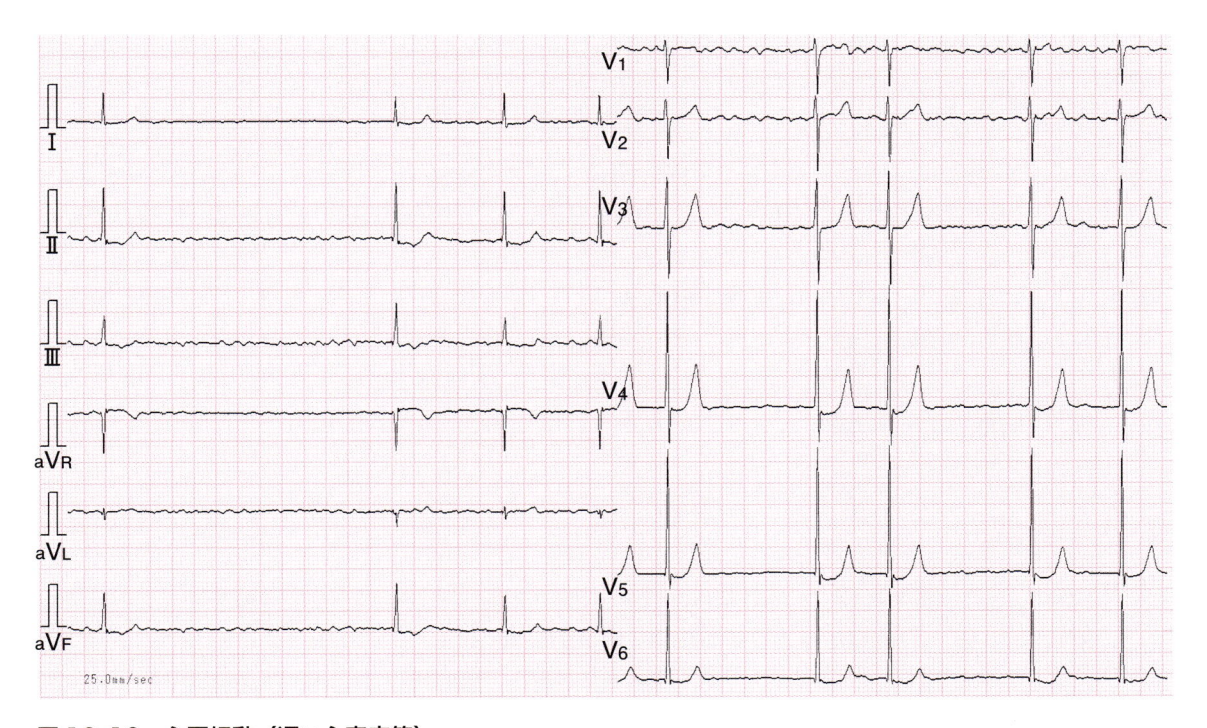

図 10-10　心房細動（遅い心室応答）

10. 必殺！心拍数計算法② ―イレギュラーでも大丈夫―

- の心室応答を目指すんです．
- たしかに．心房細動では薬で心拍数を下げるってハナシですよね．
- 正式には **レート・コントロール治療**（心拍数調節治療）と言いますけどね．では，最後の3つ目の例題（**図10-10**）はどうでしょうか？
- 最初はずいぶんR-R間隔があいてますね．これもR-R間隔がイレギュラーな心房細動で，左右に全部で9個のQRS波ですから，心拍数は54/分になりますか．これも一応，心室応答としてはギリギリ中等度でしょうか．
- そうですね．ただ，最初に指摘してくれたように最初に2.5秒くらいR-R間隔があいていますね．心房細動では通常は頻脈傾向になるはずですが，この方は投薬なしでこの状態でした．50～100/分という意味では心室応答は中等度ですが，下限近くという意味を込めて，心室応答は「やや遅め」（rather slow）と言っても良いでしょう．同様に計算し心拍数が80～100/分なら「やや速め」（rather rapid）の心室応答と呼ぶ人もいます．
- この辺はフィーリングの問題もありそうですね．だいぶわかってきました．

心房細動以外でも使ってみよう

- 主に心房細動を題材にR-R間隔がイレギュラーな場合の心拍数の計算法を学びました．この方式は心房細動に限らず，用いることができます．**図10-11**の心電図を見て下さい．まず，一見してR-R間隔はイレギュラーですね．たとえば，肢誘導はⅡ誘導，胸部誘導はそのまま右に移動してV_2誘導を見て下さい．
- 肢誘導，胸部誘導ともに5個のQRS波がありますから，今回学んだ方式では心拍数は10×6＝60/分となりますね．
- この心電図には幅が狭くて小さいAと幅広くて大きいBの2種類のQRS波がありますが，心拍数を計算するうえでは区別する必要はありません．ちなみにBの方は何度か登場している不整脈で「心室期外収縮」と呼ばれます．
- 2拍に1回のペースで心室期外収縮が出ており，R-R間隔が短いのと長いのとが交互に繰り返されるという規則性はありそうですが，全体的に見ればレギュラーとは言えませんものね．
- ですから，この心電図に対する心拍数の解釈は，「心室期外収縮が頻発しており，心拍数は60/分程度です」となるでしょう．

心房心拍数

- もう1つ．**図10-12**の心電図の心拍数はどうでしょう？　これも心房細動じゃないのにR-R間隔がイレギュラーなケースです．もうできますね？
- はい．R-R間隔はイレギュラーで，肢誘導に4個，胸部誘導にも4個のQRS波がありますから，心拍数は8×6＝48/分になります．あっ，50/分未満の心拍数なので「徐脈」といえるでしょうか？

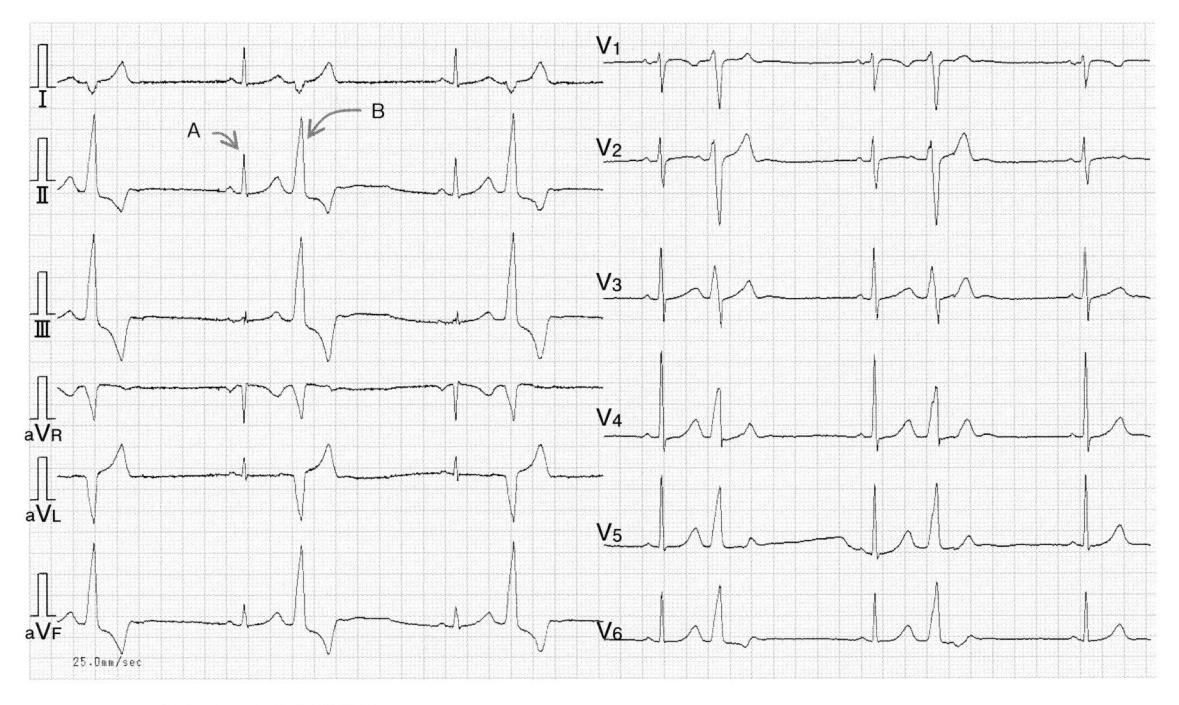

図 10-11　多発する心室期外収縮
　A：正常洞収縮，B：心室期外収縮．

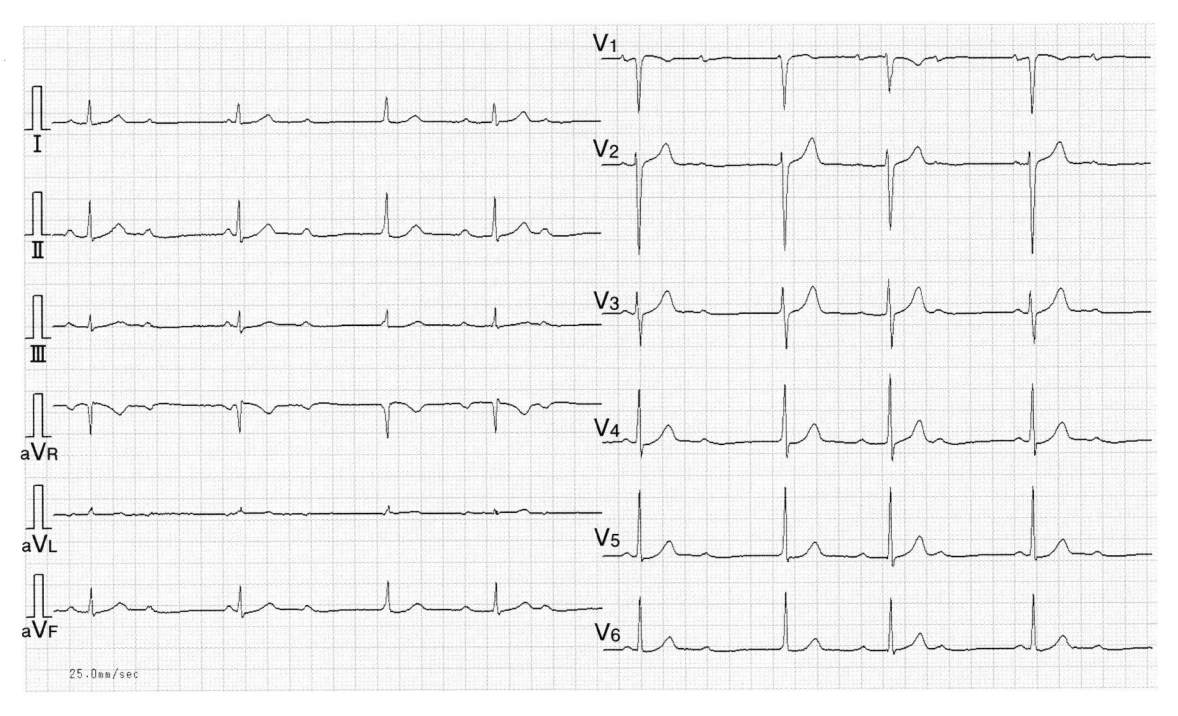

図 10-12　高度房室ブロック

10. 必殺！心拍数計算法② ―イレギュラーでも大丈夫―

そうですね．計算法も申し分ないですね．この心電図は「房室ブロック」といって，徐脈性不整脈の代表の心電図です．

この段階では心拍数だけを計算できれば結構ですが，余談を1つだけ．少しだけレベルアップしますので，難しく感じる場合にはパスしてもらっても結構ですよ．

図10-12の心電図ではR-R間隔はイレギュラーでしたが，実は心房と心室とで心拍数が異なっており，実は心房収縮はレギュラーなのです．そこで今，心房心拍数に注目してみたいと思います．

心房がレギュラーなのに心室がイレギュラー？　そんなことってあるんですね．たしか，心房の心拍数はP波で計算するんでしたか？

素晴らしい．まったくその通りです．大半の状況では心房と心室の心拍数は同じなので，**心房心拍数**が注目されることはありませんが，このような場合には大事になってきます．P波の間隔（P-P間隔）に注目して心房心拍数を計算してみましょう．図10-13に心電図を拡大しました．ヒントとしてP波に矢印マーキングしてみました．

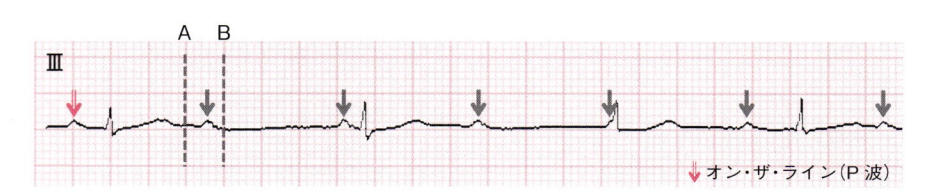

図10-13　心房心拍数はいくら？

要はQRS波でやってたことをP波でも同じように適用すればいいわけですよね．

そうです，まずは"オン・ザ・ラインを探せ"でしたね．いきなり一番左のP波がオン・ザ・ラインのようです．そして次のP波までの間隔（P-P間隔）に注目すると，3マス（A線）と4マス（B線）の間ですから？

線AとBの間は1目盛りが5/分に相当しますね．ここで注目している2個目のP波はB線から2目盛り手前にいますから，75＋5×2＝85/分となります．

正解です．ここで最初にQRS波から求めた心室の心拍数は48/分であったことを思い出して下さい．このように心房よりも心室の心拍数が少ないのが「房室ブロック」の特徴なんですよ．細かいことはしばらく知らなくてOKですけれど．

心房心拍数がポイントになる場合をもう1例示します．それは次のような心電図です（図10-14）．

図10-14の＊の2拍に注目すれば，R-R間隔は4マスで全体的にレギュラーなので心室心拍数は300÷4で75/分と一瞬で求められます．

心室は良いとして，問題は心房心拍数ですよね．

この心電図ではQRS波の合間に小さな上向きのスパイクが頻発していて，これがP波です（正式には粗動波と言います）．P-P間隔はR-R間隔よりもかなり短いですが，オン・ザ・ラインのAの部分に注目して考えてみましょう．

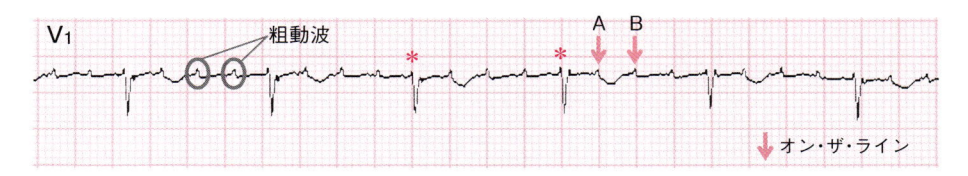

図10-14　心房粗動（4：1房室伝導）

- ええ．いきなり次のP波もほぼBの太線上で，P-P間隔がほぼ1マスと考えると300/分ってことになってしまいますが……．
- 少し不安なら2拍ぶんまとめて見て，1つ飛ばしたP波までに注目してもらってもOKですよ．
- その場合もだいたい2マスですから，150/分の2倍でやはり300/分になりますね．
- この心電図は**心房粗動**と呼ばれる不整脈をもつ患者さんのもので，心室の心拍数が心房のちょうど1/4になっているので「房室伝導比4：1の心房粗動」という診断になります．
- 心拍数が心房300/分，心室75/分ですから，300：75で4：1ですね．

全部この方式じゃダメ？

- R-R間隔がイレギュラーな場合の心拍数の計算法はおおむね理解できましたか？
- はい，だいたい．R-R間隔レギュラーの場合にはマスや目盛りを丹念に数えましたが，イレギュラーの場合にはQRS波の個数を目で直接数えるだけなので，むしろラクな気がしました．というか，R-R間隔がレギュラーでもイレギュラーでもこの方法で心拍数を求めてしまってはダメですか？
- それは良いアイディアですね．たしかにQRS波を見落とすことは少なそうですからね．この左右の10秒間のQRS波を数えて6倍する方法はほとんど一瞬でできるため魅力的なんですが，前回学んだマスや目盛りをカウントする方法に比べて少し誤差が大きくなります．何例か自分で確認してみると良いでしょう．
- やはり，**レギュラーなR-R間隔に対しては"マス・目盛り法"で心拍数を計算する方が良い**のですね．
- ここまで学んだ皆さんなら，もうR-R間隔がレギュラーでもイレギュラーでも自信を持って心拍数の計算ができるはずですね．さぁ，早速ご自分の患者さんの心電図で心拍数を計算して心電計の自動計算と比較してみましょう．ひたすら練習あるのみですよ！

第10章のまとめ

必殺！心拍数計算法② —イレギュラーでも大丈夫—

❖ **R-R間隔がイレギュラー**の場合の心拍数計算法は「検脈」と同じ原理．
　5秒ないし **10秒間** のQRS波を目算して1分（60秒）あたりに換算するだけ！

❖ **心房細動**はR-R間隔がイレギュラーとなる頻脈性不整脈の代表例．

❖ 心房細動を生じたとき，**房室結節**が"防波堤"として過度の頻脈となるのを防いでくれている．

❖ 心房細動の心拍数は **心室応答** という概念でとらえる（→図10-7）．
　1）心拍数50/分未満： **遅い** 心室応答　　　→ 徐脈性心房細動
　2）心拍数50〜100/分： **中等度** の心室応答
　3）心拍数100/分以上： **速い** 心室応答　　　→ 頻脈性心房細動

❖ 心房細動以外のR-R間隔がイレギュラーな不整脈にも上記計算法は適用できる．

課外授業 ❽ "定型外"心電図での心拍数計算法

病棟の"番人"モニター心電図

- 皆さんはすでにどのようなパターンがきても正しく心拍数が計算できますね？
- はい，先生に習った方法なら R-R 間隔がレギュラーでもイレギュラーでも何とかなるような気がします．
- 頼もしいですね．ここまで学んだ手法は，いわゆる普通の 12 誘導心電図だけでなく他のいろいろな心電図にも応用できるんです．まずは病棟でよく見る**モニター心電図**への応用についてお話します．**図 10-15** の写真を見て下さい．
- 循環器病棟ではお馴染みのモニター・システムですね．
- 他科に入院した場合にでも，不整脈のある患者さんでは心電図モニターが行われることが多いと思います．
- 不整脈などが起こると，真夜中でもカンカンカンッとアラームが鳴っていますね．まさに病棟の"番人"ですよね．モニターって．

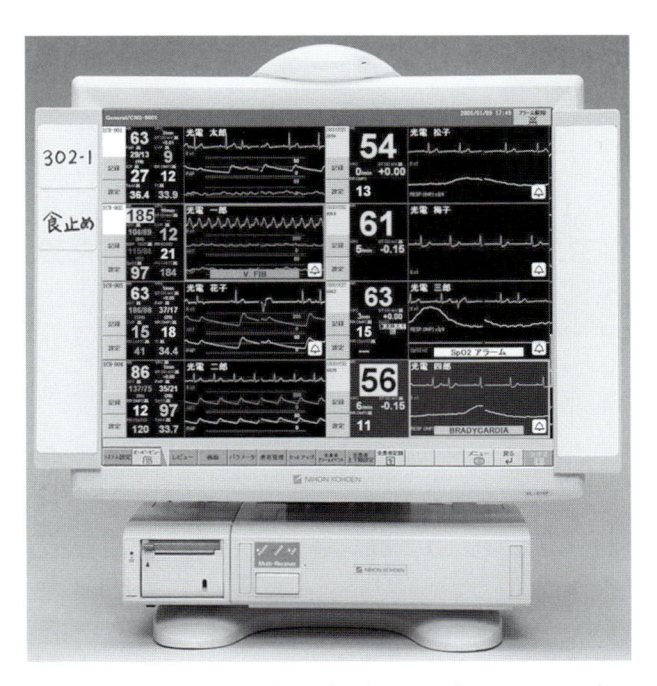

図 10-15　心電図モニター（日本光電工業 CNS-9601）

第10章　必殺！心拍数計算法② ―イレギュラーでも大丈夫―

10. 必殺！心拍数計算法②　―イレギュラーでも大丈夫―

"いつもの方法"使えます

　一般的な心電図モニターでは，アース用も含めて胸に3つの電極シールを貼ってⅡ誘導に相当する波形を表示していることが多いと思います（図10-16）．

　1人の患者さんに1つの誘導の心電図がリアルタイムで流れていますよね．なるほど，多くは**Ⅱ誘導**が使われるんですね．

　モニター・システムでは［印刷ボタン］を押せば，自分の知りたい部分の心電図波形が短冊状になって出てきます．機種によっては［記録ボタン］という名称かもしれませんね．これは**リズム・ストリップ**（rhythm strip）と呼ばれますが，ここに示したのもその1例です．

　たしかに見た目は普通の12誘導心電図と何ら変わりませんね．このリズム・ストリップで心拍数を計算すれば良いんでしょうか？

　ええ．この例ではR-R間隔はレギュラーで，左から6拍目がオン・ザ・ラインですので，はさみうち等分足し引き法を用いると？

　その次までのR-R間隔を考えて，4マスに1目盛り弱足りないと考えれば，75/分と80/分の中間より少し短めと考えれば78/分くらいでしょうか．

　そうですね．ほぼそれで正解ですね．図10-17の例もR-R間隔はレギュラーですので，まったく同じように考えて下さい．R-R間隔が3マス未満と頻脈のようなので，2拍分まとめて見ると良いですかね？

　はい．下向きのS波に注目すると，左から10拍目のQRS波でS波の部分がオン・ザ・ラインになっています．1拍とばして12拍目までのQRS波の間隔を考えると，これがほぼぴったり5マスとなっています．ですから，求める心拍数は300÷5＝60/分の2倍の120/分となって，予想通りの「頻脈」のようです．

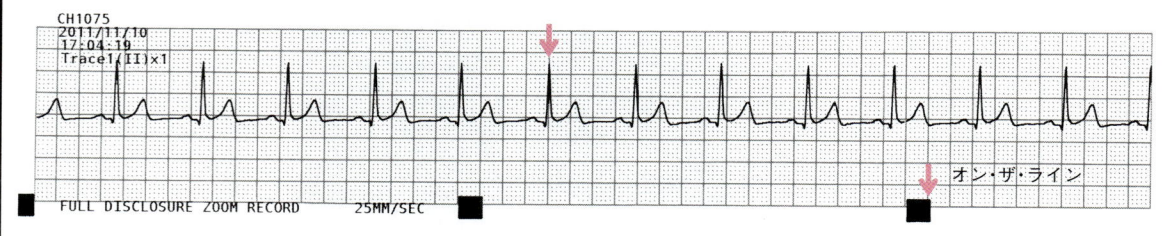

図10-16

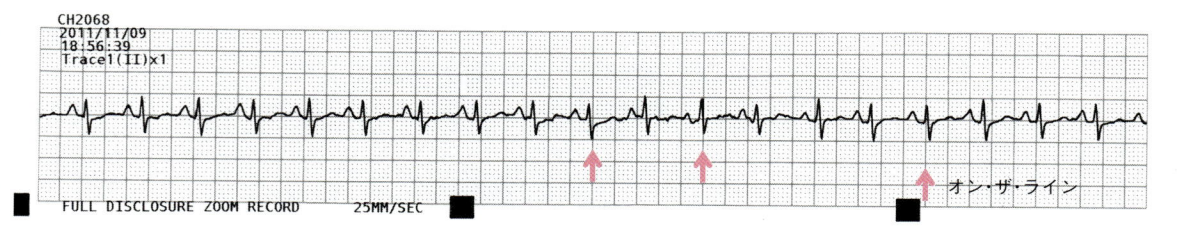

図10-17

そうです．何も難しくないですよね．モニター心電図も基本的には12誘導と同じスタイルで心電波形が印刷されてくるので，今までの計算法が通用するわけです．

> **モニター心電図での心拍数計算①　R-R間隔がレギュラーな場合**
> R-R間隔がレギュラーなら12誘導心電図と同じ方法で心拍数が計算できる

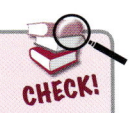

R-R間隔がイレギュラーなら工夫しよう

次にR-R間隔がイレギュラーな場合を考えてみましょう．例えば図10-18の心電図のような心房細動が代表例でしたね．この場合の心拍数を求めましょう．

12誘導心電図で［自動記録ボタン］1つ押して出てくる定型の心電図では肢誘導，胸部誘導が各5秒間ずつ記録されてくるので，左右10秒間の間にQRS波形が何個あるかをカウントして60秒に換算して心拍数を計算するのでした．

ええ．でも，モニター心電図の場合，皆さんが［印刷ボタン］を押している間ずっと心電波形が記録されてきますね．いわば"定型外"のリズム・ストリップになるので，心拍数を求めるのに一工夫必要なんです．モニター心電図の記録でも紙送り速度は通常 **25 mm/秒** ですので，方眼の1マスは何秒でしたか？

えーと，1目盛り0.04秒でしたから，1マスは5目盛り分で0.2秒でしたね．

正解です．つまり，**5マスが1秒間に相当する**わけですね．ですから，鉛筆でも何でも良いですが，図10-19のようにして，心拍数を計算したいリズム・ストリップに**5マスごとに印をつけていけば良い**と思います．

なるほど！　これなら，たとえば5秒までのラインにQRS波が5個あるので，1分間では

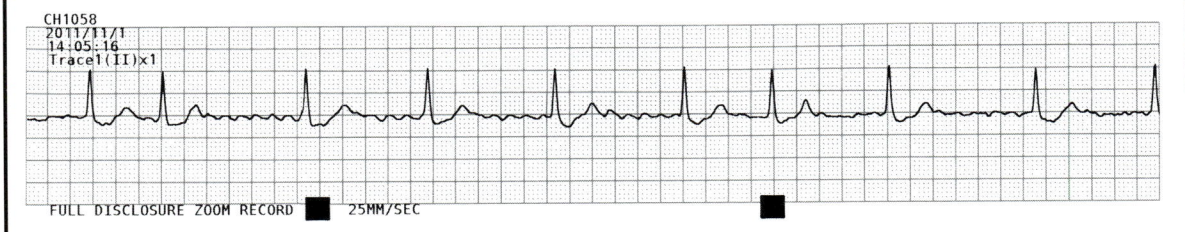

図 10-18

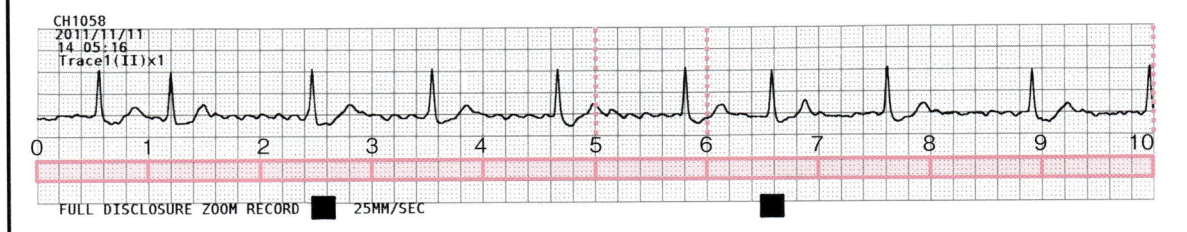

図 10-19

必殺！心拍数計算法② ―イレギュラーでも大丈夫―

10. 必殺！心拍数計算法②　―イレギュラーでも大丈夫―

12倍して60/分となりますし，6秒で考えれば6個×10でやっぱり60/分です．さらに端から端の10秒間で考えても10×6で同じ結果になりますね．

そうです．この場合は心拍数は60/分の心房細動で，中等度の心室応答だとわかります．それがここで伝えたい工夫のすべてです．

> **モニター心電図での心拍数計算②　R-R間隔がイレギュラーな場合**
> 5マス（1秒）ごとの時間スケールを作成すれば簡単に心拍数が算出できる！

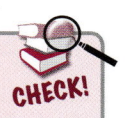

"お手製"の1秒スケールを作るのがポイントですね．

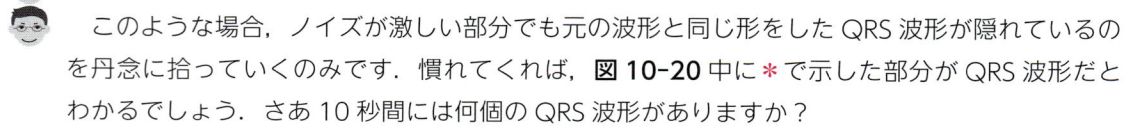

そうです．図10-20も心房細動の方の心電図ですが，同じようにして心拍数を求めてみて下さい．

なんだか途中から波形が汚いです．

あえてここでこのリズム・ストリップを提示したのは，モニター心電図では体動やノイズなどで記録不良となる部分があるってことも伝えたいためです．

グジャグジャの部分はパッと見ではどれがQRS波がわかりませんね．

このような場合，ノイズが激しい部分でも元の波形と同じ形をしたQRS波形が隠れているのを丹念に拾っていくのみです．慣れてくれば，**図10-20**中に＊で示した部分がQRS波形だとわかるでしょう．さあ10秒間には何個のQRS波形がありますか？

ちょうど20個です．心拍数に換算すると120/分の頻脈性というか，「心室応答の速い」心房細動ですね．

そうです．わかりました？　これで，何秒ぶんの短冊であっても，5秒でも10秒でも20秒でも自分の都合の良いように時間スケールを作って心拍数が計算できるわけです．

長時間心電図記録でも

ところで，不整脈患者さんの心電図を記録する際には，**できるだけ長めに記録する**という大原則があります．複雑な不整脈でも，心電図をできるだけ長く記録することで診断の糸口が増えるからです．

診断材料は多ければ多い方が良いというわけですね．

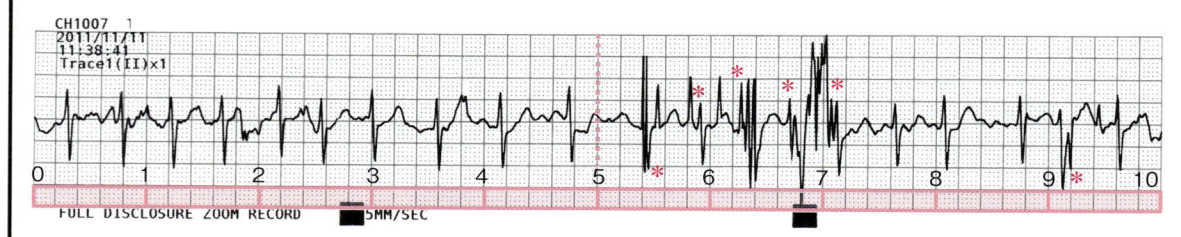

図10-20　ノイズや記録不良に負けるな
おそらく＊がQRS波と思われる．

😀 長い時間心電図を記録するためには，心電計の印刷モードを自動記録から手動記録に切り替えれば良く，そうすれば好きなだけ心電波形を記録することができます．

🧑 先ほどのモニターのリズム・ストリップみたく，ボタンを押し続ければ延々と心電図が記録できるわけですね．

😀 もう1つ，不整脈の心電図を長めに記録するためのフォーマットとして1分間ないし3分間心電図というものがあります．**図10-21**を見て下さい．

😀 これは1分間心電図の例です．少し見づらいのですが，上から3行ずつがⅡ誘導，aVF誘導，V₁誘導に対応しており，各行20秒間ずつ3行で1分間分の心電図記録となっています．

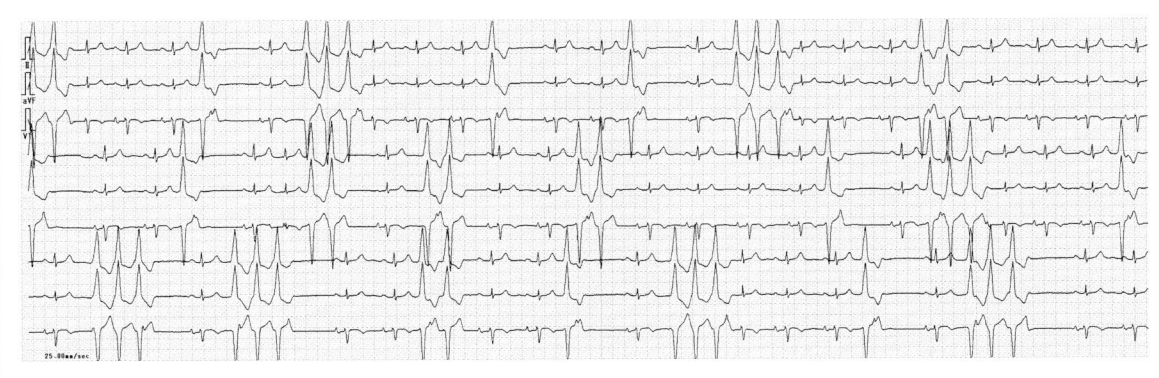

図10-21

🧑 へぇー，こんなの初めて見ました．たしかにR-R間隔がイレギュラーですし，ヘンテコなQRS波もたくさん出てて，これが不整脈ですかね．

😀 ここでは1分間心電図を紹介するのがねらいではなく，**図10-21**から部分的に抽出した**図10-22**の心電図の心拍数を求めて欲しいのです．R-R間隔は一見してイレギュラーですので，ヒントとして左から1秒間を示す5マスごとに点線を示しましたよ．

🧑 この心電図では全部で13秒ちょっとの波形が描かれていますが，10秒間では大小16個のQRSがありますので，心拍数としては6倍して96/分になりますね．

😀 12秒で考えれば，19個×5で95/分でしょうか．これは心室期外収縮と呼ばれる不整脈がたくさん出ている例でした．

🧑 先生のすごいところは1つの知識をいろいろな場面に応用していくところだと思います．ホント尊敬しちゃいます．

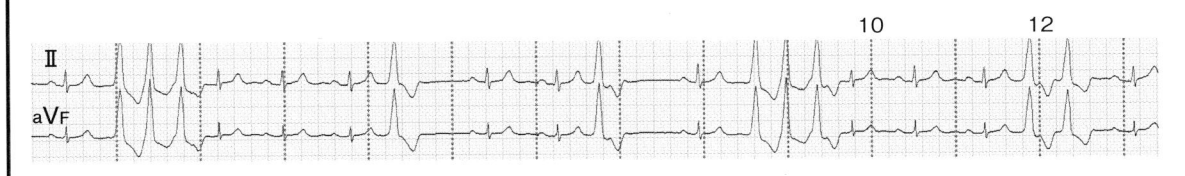

図10-22

10. 必殺！心拍数計算法② —イレギュラーでも大丈夫—

😊　同じように考えれば，R-R間隔がイレギュラーで何秒間のリズム・ストリップであっても，心拍数計算がいくらでもできますよね．では，最後に**図10-23**の心電図の心拍数を計算してもらい，この話題を終わりましょう．

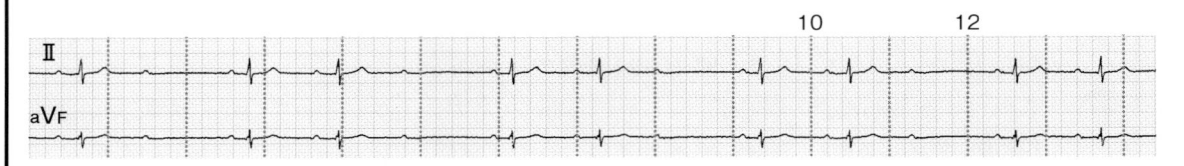

図10-23

😐　R-R間隔はイレギュラーで，やはり5マスずつ区切ると今度は14秒強のリズム・ストリップとなっています．10秒間のQRS波の数で見れば心拍数は6個×6＝36/分，12秒なら7個×5＝35/分になって，両方とも40/分にも満たない著明な徐脈であることがわかります．

😊　正解．これは「2度房室ブロック」という不整脈の患者さんの1分間心電図からとったものでした．もちろん，心電図診断は今ここでできなくて構いませんよ．

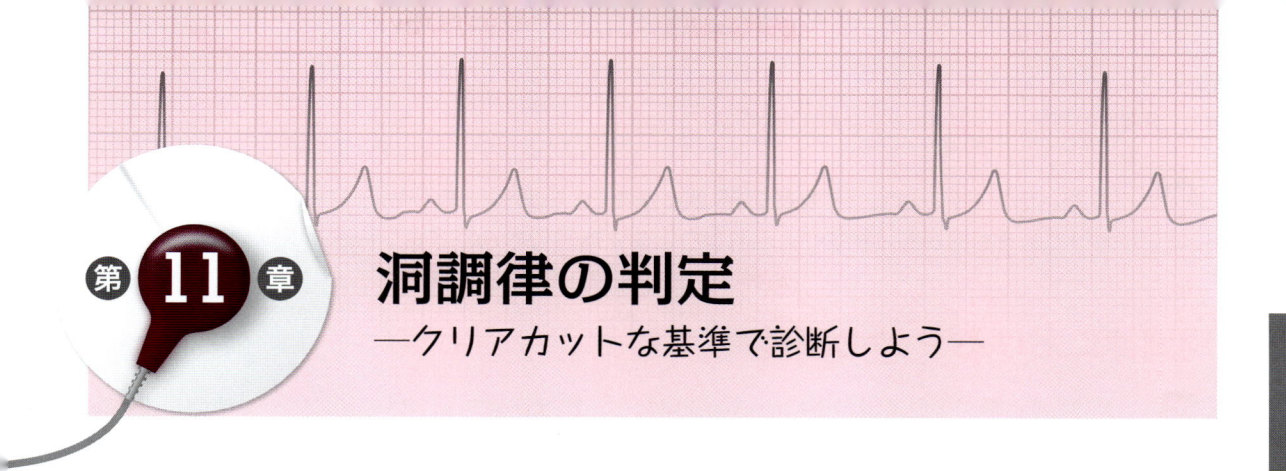

第11章 洞調律の判定
―クリアカットな基準で診断しよう―

調律って何？

　今回のテーマですが，前回のRateに続く2つ目のRとしてRhythmについて学ぶことです．日本語では**調律**という少し難しげな名前で呼ばれますね．

　チョウリツ？　心臓のリズムって，サイナスというか洞調律とかってことですよね，たしか．

　そうです．**洞調律**（sinus rhythm）は最も代表的な心臓の調律で，この章では洞調律かどうかをみなさんに正しく言えるようになってもらうのが最大のテーマです．
　心臓は数え切れないほどの心筋細胞の集団からなるわけですが，各々が好き勝手バラバラに活動するのではないですよね？

　心臓にはまとめ役というかリーダーがいるのでした．右房にある**洞結節**からの定期的な"号令"が瞬時に電気シグナルとし全体に伝わり，他の部分がそれに歩調を合わせる形で収縮するのでした．

　心臓は"電気仕掛け"なのでしたね．刺激伝導系のイラストをもう一度復習しておいて下さいね（☞イントロ編『3章　刺激伝導系のはなし』参照）．

心電図での判定のしかた

　洞調律の概念は理解したところで本題です．心電図で洞調律かどうかを判定するにはどうしたら良いか知っていますか？

　ギクッ！　痛いところをつかれました．どこの誘導のP波が陽性だとか，P波とQRS波との関係がどうのこうのとか……．しかも教科書によって書いてあることが違うような気がして結局覚えられないんです．

　まったくその通り．ですから，これを機会に完璧に**洞調律の定義**を理解してもらいたいと思います．私オススメの方法として，次のように考えて欲しいんです．

> **Point!**
> 洞調律であるか否かは**P波の向き**だけで判定する！

　ちなみに「向き」というのは正確には極性と言われますかね．
　では，**洞調律かの判定はP波の極性だけチェックすればできる**と？

11. 洞調律の判定 —クリアカットな基準で診断しよう—

😊 ええ，そうです．よく「P 波と QRS 波とが 1：1 の関係」で云々……などと P 波以外の条件が書いてあるものがありますが，これはひとまず無視して OK ですから．

洞調律における P 波の極性

🧑‍🦳 12 誘導心電図を見てはじめに心拍数を見たら，次は P 波を見つけてその向きに注目しましょう．最初に表の形でまとめます（表 11-1）．
理由は後まわしにして，とにかく声に出して何回も唱えて覚えてしまいましょう．イチ，ニ，エフ，そしてブイヨンからブイロクとエーブイアールですよ．

洞調律の診断基準
1) I, II, aV_F 誘導および V_4〜V_6 誘導で P 波が陽性
2) aV_R 誘導で P 波が陰性

😮 プラス（＋）が陽性で，aV_R 誘導だけマイナス（－）で陰性なんですね．表の中で何も書いていない誘導についてはどう考えれば良いのですか？

🧑‍🦳 それは非常に良い指摘です．空欄になっているところは人，いや心臓によってバリエーションがある誘導なんです．洞調律時には，基本的に aV_R 誘導を除くすべての誘導で P 波は"＋"なハズなんですが，ときに"±"とも言うべき二相性になったり，ひどいときは"－"になったりすることもあるのです．

😊 一定のキマリのないものは相手にせずに"空欄"にしてしまったワケですね．必要な条件だけをキッチリ言ってもらえると覚える方もラクですし，安心できます．

🧑‍🦳 特に III 誘導とか aV_L 誘導は心電図のなかでは何かとお騒がせな誘導なんです．後に勉強しますが，正常な人でも一見"異常"に見えてしまう「Q 波」が出てしまったりするのもこの 2 つの誘導です（☞スクリーニング編『15 章　QRS 波のチェック①』参照）．

😊 要はこの 7 つの誘導の P 波だけに集中して，他は気にするな，と．

表 11-1　洞調律の P 波とは？

肢誘導	P 波極性	胸部誘導	P 波極性
I	＋	V_1	
II	＋	V_2	
III		V_3	
aV_R	－	V_4	＋
aV_L		V_5	＋
aV_F	＋	V_6	＋

P 波が上向き（陽性）の場合をプラス（＋），下向き（陰性）の場合をマイナス（－）と表記してあり，空欄の部分は不問（条件なし）であることを意味する．

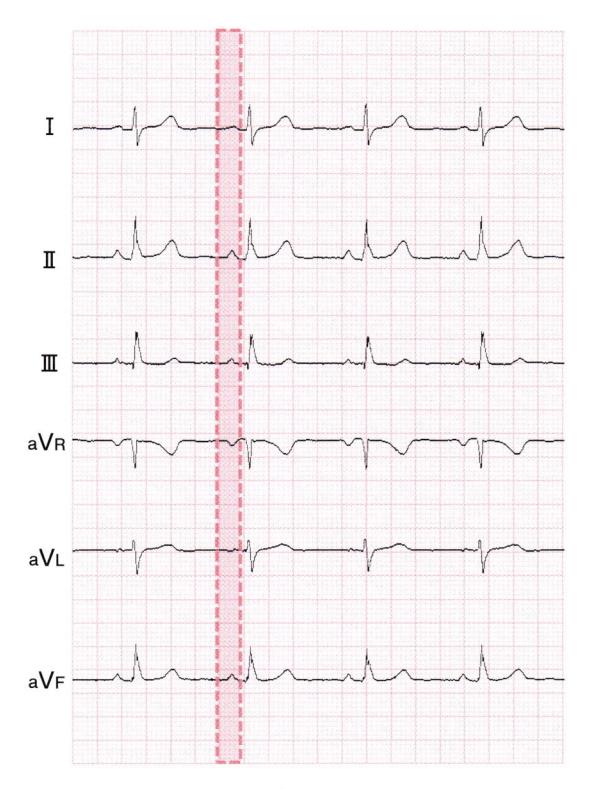

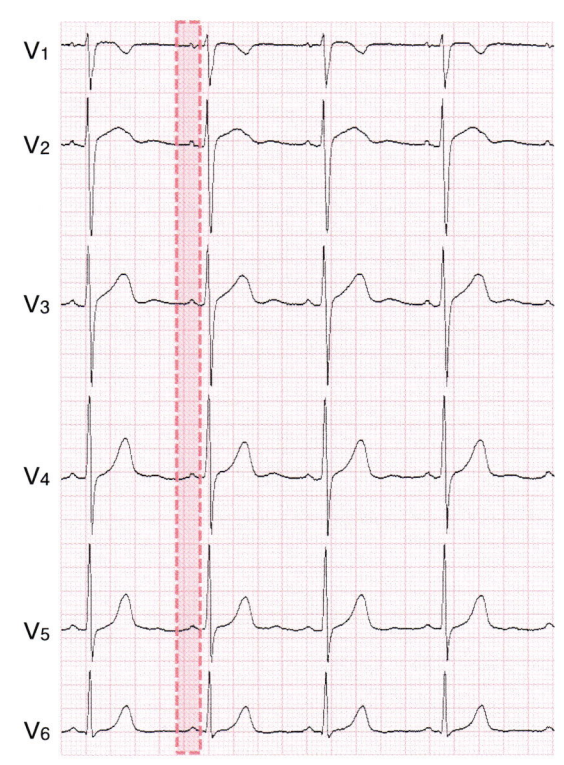

図 11-1　P 波の向きに注目せよ

　　そう．さて，図 11-1 に実例を示します．P 波を枠で囲みましたがいかがでしょうか？
　　たしかに，P 波がイチ，ニ，エフ，ブイヨンからブイロクで上向き，そしてアールで下向きの条件を満たしていますから，この人は洞調律と言えそうです．
　　ね，簡単ですね．V₄〜V₆ 誘導は胸部誘導のちょうど下半分に注目する感じで良いわけですが，肢誘導の I 誘導，II 誘導そして aVF 誘導の方は少し目が飛んでしまってわかりづらいですね？
　　イチ，ニ，エフに何か意味でもあればいいんですけど．
　　実はこの組み合わせは，E のチェックとして勉強する **QRS 電気軸で注目する誘導と同じ**なのです．詳しくは次回に勉強してから振り返ってみて下さい（☞スクリーニング編『12 章　電気軸の攻略』参照）．慣れてくると P 波を見て洞調律かチェックしながら，同時に QRS 波の極性も確認してしまうという並行作業ができちゃうんです．

異所性心房調律

　　P 波がどれかわかりさえすれば，もう皆さんは洞調律かそうでないかは判定できそうですね．ひとまず今のところ，P 波は QRS 波の直前の小さな波という認識で良いと思います．さて，では図 11-2 の心電図の調律はどうでしょう？

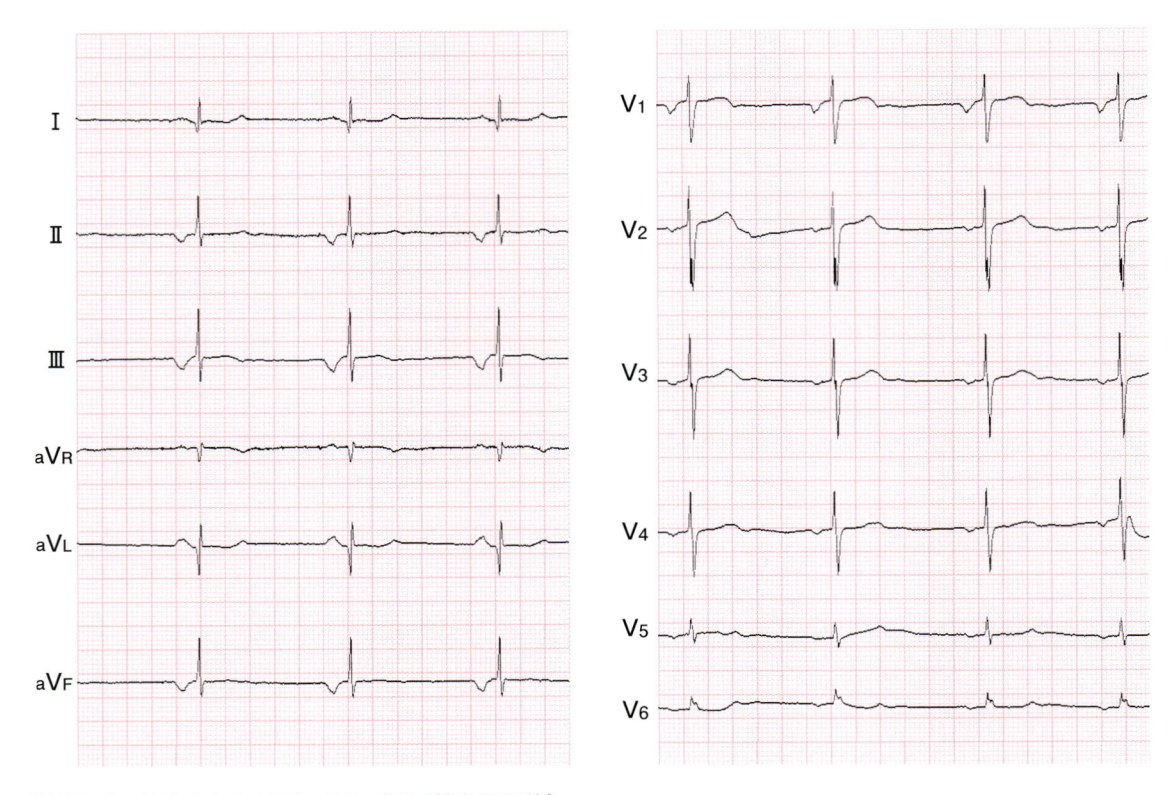

11. 洞調律の判定 —クリアカットな基準で診断しよう—

図 11-2 P波の向きを調べると（異所性心房調律）

🧒 　QRS波ちょい手前にあるのがP波ですね．洞調律かどうかはイチ，ニ，エフですが……．あれ？ I誘導はどうにか上向きで良さそうですが，II誘導やaVF誘導のP波は明らかに陰性で下を向いています！ V₄～V₆誘導も下向きの成分が優勢に見えます．これは**洞調律じゃない**ってことですかね？

👨 　そうです．良く気づきました．P波→QRS波→T波のレギュラーな繰り返しで心拍数も50～60/分くらいですから，慣れない人が見ると洞調律かと思ってしまうかもしれませんね．このような明らかに洞調律の診断基準を満たさないP波を有する場合は**異所性心房調律**（ectopic atrial rhythm）と呼ばれるんです．

🧒 　洞結節"ではない"という部分がイショセイという言葉に込められてそうです．

👨 　そうです．何らかの要因で洞結節ではない別の箇所が心臓全体の歩調取りをしている状態が異所性心房調律だと考えて下さい．

> **Point!**
> 心拍数が100/分未満で洞調律のP波の基準を満たさなければ**異所性心房調律**

　100/分未満という心拍数の条件をつけましたが，これはそれほど気にしなくて良いです．心拍数が100/分を超えると「頻脈」または「頻拍」と呼ぶという約束がありましたから（☞スクリー

ニング編『9章　必殺！心拍数の計算法①』参照），100/分以上の異所性心房調律に対しては**心房頻拍**という別の名前で呼ぶからです．

😟　あー，たしかヒンパクというコトバを使うのは洞調律"ではない"からですね（☞課外授業6『頻脈と頻拍の違い』参照）．ところで，異所性心房調律だと何かマズイのですか？

😐　普通なら洞結節が心臓の舵取りをするはずなのに，別の組織がしゃしゃり出てくる状態は普通じゃないという気もしますが，実際には**異所性心房調律の病的意義はそれほど大きくない**とされます．

😊　じゃあ異所性心房調律を見つけても，あまり騒がなくていいんですか？

😐　そうですね．心筋細胞の多くでは自分で活動することができますが，お互いが"鎖"でつながれているようなものなので，実際には活動ペースが一番速いものが他の全メンバーの活動の支配権を握るという特徴があります．

😮　えー，そんな"弱肉強食"みたいなオキテがあるんですか？！　心臓の中には……．

😐　洞結節が心臓全体のリズムを統率できるのは，単純に興奮のペースが正常組織の中で一番速いからです．でも，その役目を他に譲るときには，洞結節の70±10/分のペースが弱るか，もう1つは？

😊　別の部分が洞結節を上回る自動能を発揮するときですか？

😐　まさにその通りで，普通に考えればオカシナ構造なわけです．でも，異所性心房調律が終日続いてまったく洞調律の時間帯がないなどの特殊な人を除いて，一部の時間帯でみられるような場合は特別な対処などは不要なんです．

> **Point!**
> 異所性心房調律は一般的に病的意義に乏しいので特に対処は不要

ちなみに，洞調律"でない"P波を有する心房調律はすべて異所性心房調律と呼んでしまって基本的にはOKなのですが，実は，P波の向きをもう少し詳しく眺めると，歩調取りしている心房部位がどこかわかることがあります．

😊　どの場所が調律を支配しているかがわかっちゃうってことですね．

😐　代表的なものとして2個ほどありますが，これは少しだけレベル・アップした話なので，カタチ編としてちょこっとお話しようと思います（☞応用編『2章　P波の異常を斬る』参照）．

😊　なるほど．それは楽しみです．それまでは洞調律か異所性心房調律かまで診断できればいいのですね．

心拍数で洞調律を分類

😐　ここでもう一度，洞調律に話を戻しましょう．P波の向きから洞調律だと判断できたら，すでに1つ目のRとして計算してある**心拍数**の値によってさらに分類をしていきます．以前やった「頻脈」や「徐脈」の基準って覚えていますか？

😊　はい．さっきも出てきました．100/分を超える場合に頻脈と言って，その半分の50/分以下

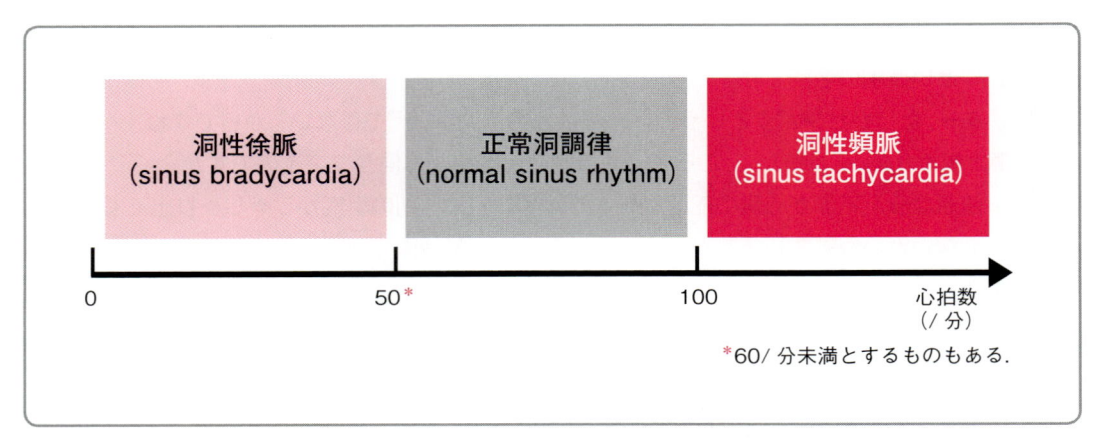

11. 洞調律の判定 —クリアカットな基準で診断しよう—

図11-3 洞調律の分類

なら徐脈というのが基本ルールでした．徐脈の基準は60/分なときもあるとのことでしたが，僕には50/分の方が覚えやすくって……．

それで十分OKですよ．そして50〜100/分を心拍数の正常範囲とするのでしたね（☞スクリーニング編『9章 必殺！心拍数計算法①』参照）．洞調律の場合には，あとは「洞性」（sinus）という枕詞をつけて，**洞性頻脈**（sinus tachycardia）や**洞性徐脈**（sinus bradycardia）などと呼ぶだけでOKです（**図11-3**）．

50〜100/分が正常範囲でしたので，洞調律で心拍数がこの範囲に入っていれば**正常洞調律**（normal sinus rhythm）と呼ぶのですね．

そうですね．では，**図11-4**に心電図の実例を提示しましょう．まず洞調律かを判定して，心拍数を計算してみて下さい．

まずP波の向きですが，I，II，aV_F誘導は陽性，aV_R誘導で陰性，そしてV_4〜V_6誘導で陽性ですから自信を持って洞調律です．

次に心拍数はどうですか？

II誘導の左から2拍目がいきなりオン・ザ・ラインです．R-R間隔はレギュラーで3マスより短く頻脈が予想されるため，2拍ぶんまとめて見ます．次の次の4拍目のQRS波が再びオン・ザ・ラインとなっていて，ピッタリ5マス先なので60/分相当ですね．で，実際の心拍数はその2倍の120/分になります．

大変良くできました．まとめると，これは心拍数120/分の**洞性頻脈**と言えますね．では，同じように考えて**図11-5**のはどうでしょうか？

今度は心拍数が遅い場合ですね．やはりP波極性は洞調律の基準を満足して，心拍数を計算すると……（途中略）……45/分くらいですので徐脈，えー**洞性徐脈**ですね，正確に言うと．

もう完全に覚えましたね．ちなみに，洞調律はP波に関する話でしたので，本当は心房の心拍数で判断するのがスジというものですよね？

たしかに．あー，僕，QRS波の間隔を見て心拍数を計算しちゃいましたけど，実はP波どうしの間隔じゃないとマズかったですか？　……そういえば心房心拍数のハナシ以前やりました

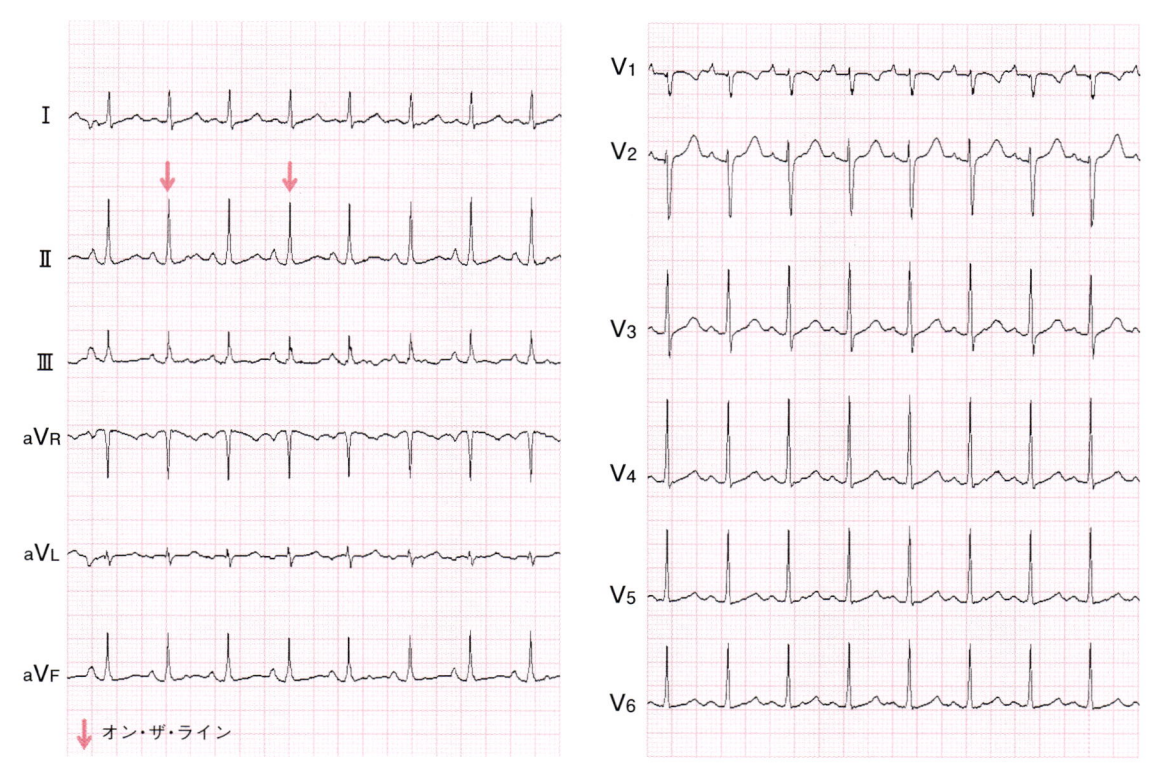

図 11-4　洞調律の分類（洞性頻脈）
肢誘導の 2 拍目，4 拍目がオン・ザ・ライン．2 拍ぶんで 5 マス（60/分）なので心拍数は 120/分と求められる（60×2/分）．

ね．
　原理的には今言ってくれた通りだと思いますが，通常は心房心拍数は R-R 間隔で計算される心室の心拍数に等しいので，R-R 間隔から求めた心拍数で判定してくれて良いですよ．
　一部の不整脈ではこの関係が崩れるので注意が必要ですが，心電図をパッと眺めて P-P 間隔と R-R 間隔が等しそうなら，QRS 波に注目して心拍数を計算して下さい．

洞性不整脈も知っておこう

　洞調律が心拍数によって 3 つに分けられることを学びましたが，これらは R-R 間隔がいずれもレギュラーな場合でしたね？
　えっ……その言い方は，もしかして洞調律なのに R-R 間隔がイレギュラーになることがあるってことですか？
　そうなんですよ．規則正しいリズムの象徴ともいえる洞調律ですが，次のようにイレギュラーな R-R 間隔を呈する場合があるのです．図 11-6 に具体例を示しましょう．
　これは 17 歳の男性の安静時心電図です．まず P 波に注目してみると，洞調律として良さそう

第 11 章　洞調律の判定 ―クリアカットな基準で診断しよう―

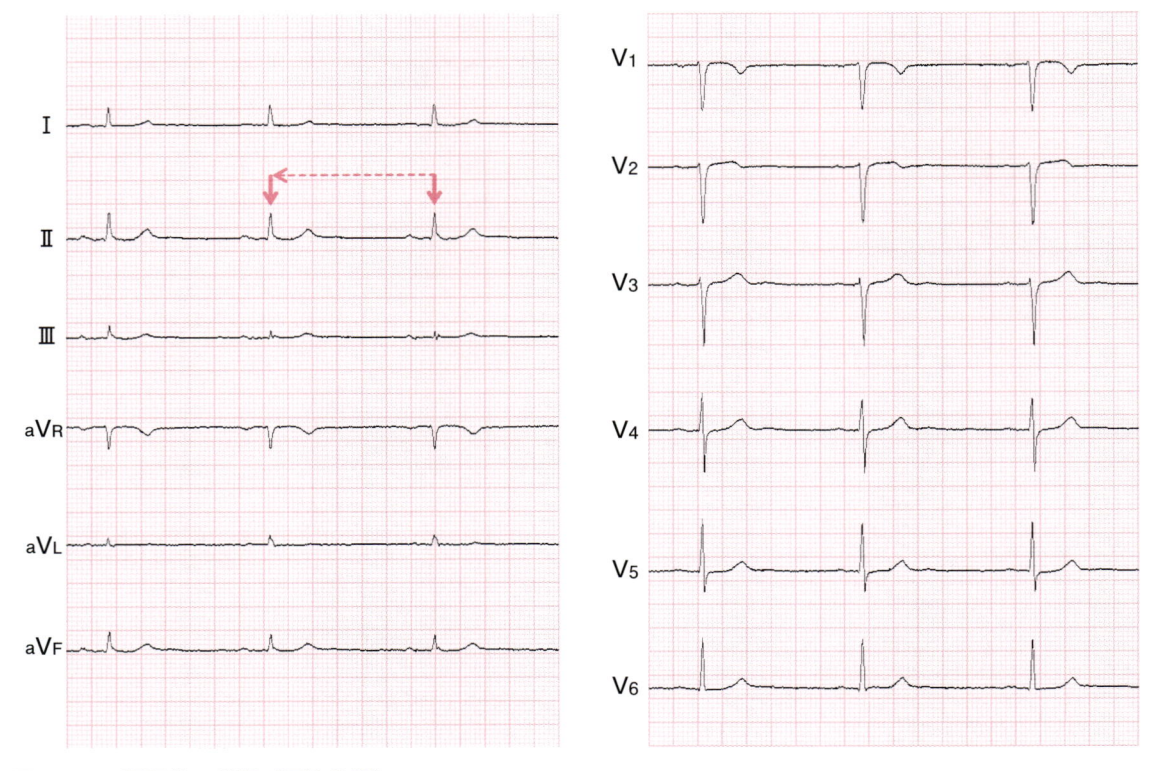

11．洞調律の判定 —クリアカットな基準で診断しよう—

図 11-5 洞調律の分類（洞性徐脈）
肢誘導の 3 拍目がオン・ザ・ラインなので，1 拍手前まで戻って心拍数を計算すると約 45/分くらいか．P 波の極性は洞調律の定義を満たす．

　ですし，波形もずっと同じままですね．

🧑　イチ，ニ，エフ，ブイヨンからブイロクとエーブイアールで……そうですね，洞調律なのは納得です．あーでも R-R 間隔を見てみると，パッと見でも 1 拍ごとにだいぶ変動が見られることがわかります．

👨　次に一番短い R-R 間隔を示す肢誘導の 2〜3 拍目と最も長い肢誘導の 4〜5 拍目とでは，心電図の小さな目盛りでいくつ分の差がありますか？

🧑　だいたい 2 マスくらい違いますかね．R-R 間隔のバラツキがハンパないですね……．

👨　このように本来はほぼレギュラーなはずの洞調律で，R-R 間隔に明らかに目に見える変動が認められる場合を洞性不整脈（sinus arrhythmia）と呼び，先ほどの 3 つに続く "4 番目の洞調律" として仲間に入れるのです．一応の定義を述べておきます．

洞性不整脈とは

P 波の極性が洞調律の条件を満たし，観察できた範囲内で最大と最小の R-R 間隔の差が 0.12 秒（120 ms）以上ある場合に洞性不整脈と診断する．

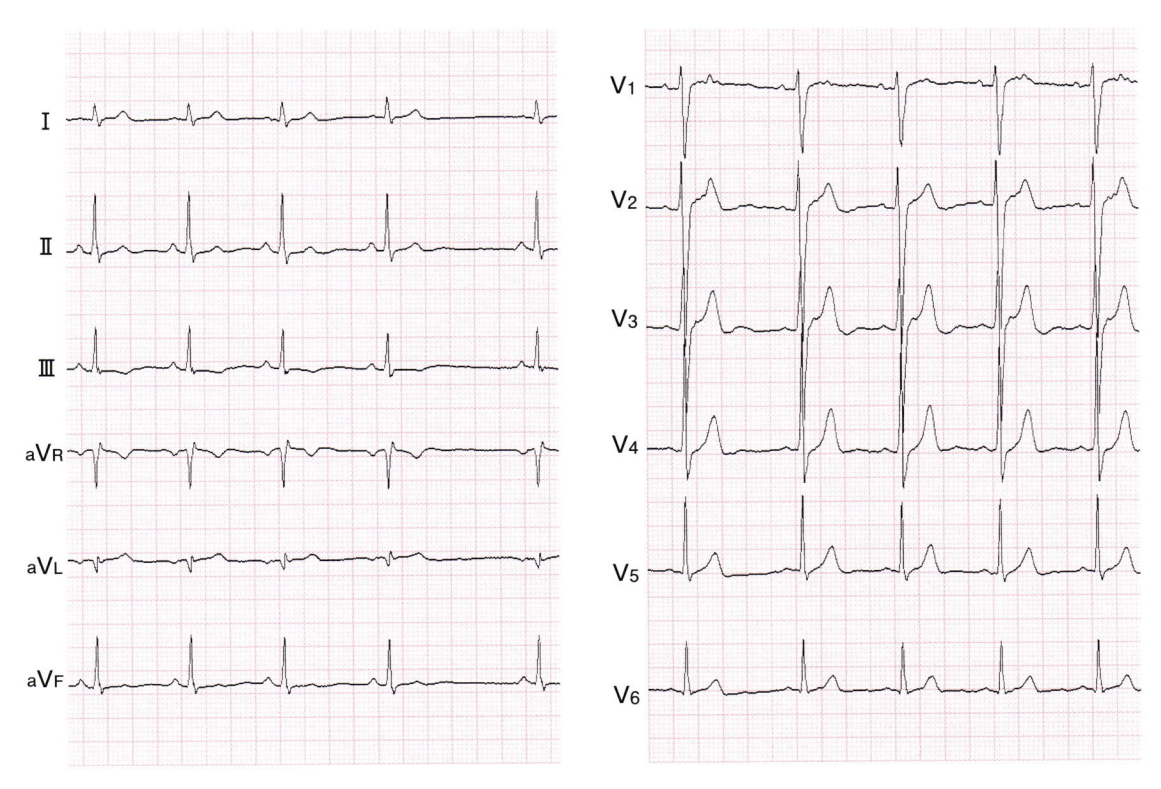

図11-6　洞調律なのにR-R間隔がイレギュラー（洞性不整脈）

　　　心電図の横1 mmに相当する1目盛りは時間で言うと0.04秒（40ミリ秒）でしたから，**3目盛り以上**ってことですね．

　　　フムフム，洞性不整脈の定義はわかりました．でも，なぜに0.12秒なんですか？また覚える数字が登場して困るのですが．

　　　たしかにそうですね．大変そうならこの数字は別に覚えなくても良いですよ．私たちの言葉で3目盛りに相当する「0.12秒」という数字は絶対的な決まりではなく，教科書によっては**0.16秒**とするものもあります．これだと4目盛りですよね．

　　　では，具体的な数字はあまり気にせず，心電図をパッと見て「洞調律なのに割とR-R間隔がバラついてるなぁ」という印象があれば洞性不整脈と診断する感じでしょうか？

　　　いいですね，そのスタンス．私も基本的にはそんなつもりでいますよ．

　　　じゃあ，なんで3〜4目盛り（0.12〜0.16秒）っていう目安なんて作るんでしょうか．少しでもR-R変動があれば洞性不整脈でいいのに．

　　　私たちの心拍数はもともと一定の"ゆらぎ"をもって変動することが普通でしたでしょ？（☞スクリーニング編『9章　必殺！心拍数計算法①』参照）．ですから，ほんのちょっとの差も許さないと，ほぼ全員が洞性不整脈になっちゃうんです．だから，一定の基準を設定してR-R間隔の変動が0.12秒（120ミリ秒）未満なら一応レギュラーだと考えようという約束になっているのです．

変動の理由は正常呼吸

R-R間隔が特にバラつく洞性不整脈は"異常な"洞調律と考えて良いのでしょうか？

いえ．そうではなく，**洞性不整脈の大半は生理的なもの**と考えられています．どうして生理的なのかと言えば，それはヒトなら誰でも行う**呼吸**に関連した心拍変動だからです．洞性不整脈に「呼吸性」（respiratory）という枕詞をつけて，**呼吸性洞性不整脈**（respiratory sinus arrhythmia）とも呼ばれることもあるんです．

呼吸ですか？　肺で行う呼吸が心臓に影響を与えるとは不思議な感じもしますね．

呼吸性不整脈は**若年者ほど顕著で，加齢とともに減弱する**と言われています．

図11-7 を見て下さい．これは若者とご老人1人ずつに，メトロノームなどに合わせて毎分5回のペースで呼吸をしてもらったときの心拍数の変化が示されています．

横軸は1分ぶんの時間で，縦軸が心拍数ですね．すごいっ！　心拍数の変動の波が5つできてます！　これは呼吸の影響なんですか？

そう．これは呼吸に同調するように心拍数も変動することを示していて，まさに呼吸性洞性不整脈を表しているのです．

ちなみに息を吸うときと吐くとき，どっちが心拍は速くなるんですか？

それは「吸気時」です．呼吸性洞性不整脈では，心拍数は息を吸っているときに速くなり，逆に呼気時，つまり吐いているときには遅くなるんです．

へぇーすごい．心臓と肺って意外なところでつながってるんですね．

R-R間隔がバラつくのはなんだか奇妙な気もしますが，呼吸という生理現象の結果である洞性

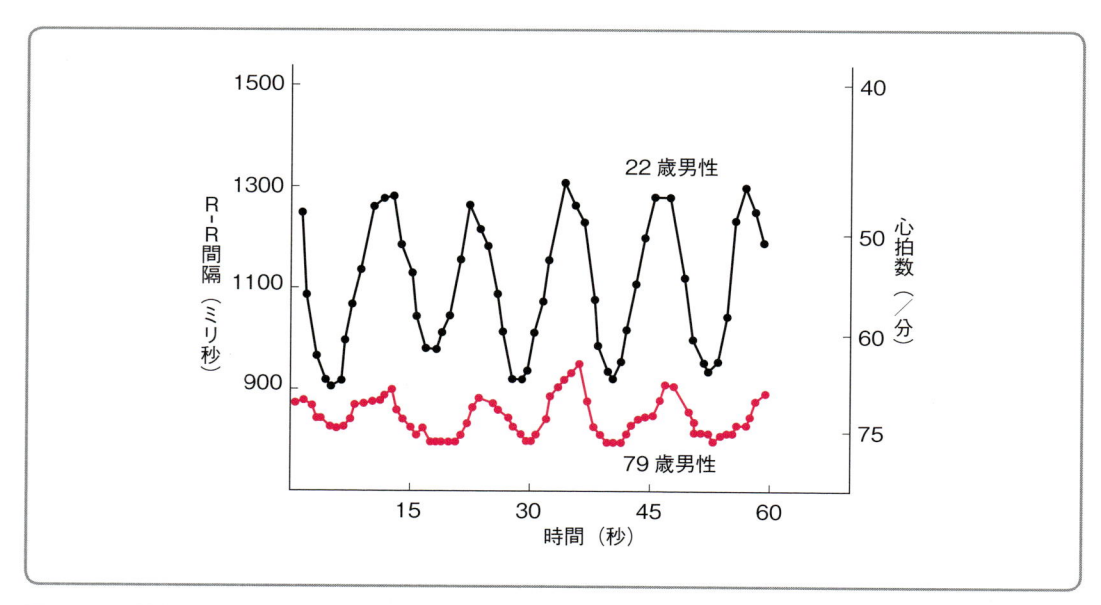

図11-7　健常な若年者と高齢者に毎分5回のペースを守った呼吸を指示したときの心拍変動の様子
呼吸とほぼ同周期の心拍変動が認められ，洞性不整脈と思われる．高齢者では心拍変動の幅が減少していることにも注意．（Pfeifer MA, et al. Am J Med. 1983; 75: 249 より改変）

不整脈に病的な意味あいはありません．呼吸に連関した心拍変動のしくみがちょっとでも気になる人は，課外授業 9『洞性不整脈あれこれ』を読んでみて下さい．

> **Point!**
> 洞性不整脈は主に呼吸に関連した生理的な反応で**病的意義なし**
> （心拍数が吸気時には速くなり，呼気時に遅めとなる）

さいごに

さて，2つ目のRとして調律について扱ってきましたが，理解できましたでしょうか？ 実は今回学んだ内容は，心臓を支配する**基本調律**を宣言するプロセスの一部に過ぎません．

キホンチョウリツ？ 何ですか，それ．

今回学んでもらったチェック法だと「洞調律なのか異所性心房調律か」を言うことはできますが，実は心臓の調律には他にもまだいくつかあるんです．詳細は不整脈を勉強するまで気にしなくて良いと思いますが，ホンモノの"調律宣言"とは次に示す①～⑤のいずれであるかを述べることです．今は軽く目を通す程度で結構ですよ．これで「調律」に関するオハナシはひとまず終わりです．

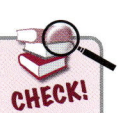

> **基本調律の宣言** 　　　　　　　　　　　　　　　　　　**CHECK!**
> - 基本的に以下のいずれか1つを選択する
>   ①洞調律　②異所性心房調律　③心房細動または心房粗動
>   ④ペースメーカー調律　⑤その他（上室性不整脈，心室性不整脈など）
> - 心房と心室が別調律で捕捉されている場合にはそれぞれ別個に述べる

11. 洞調律の判定　―クリアカットな基準で診断しよう―

第11章のまとめ

洞調律の判定 －クリアカットな基準で診断しよう－

- 洞調律かどうかはP波の向きだけで判定する（I，II，aV_F，V_4〜V_6誘導で陽性，aV_R誘導で陰性）（→表11-1）．

- 洞調律の心拍数による分類：基本的にR-R間隔はレギュラー（→図11-3）
    1) 洞性徐脈　　　心拍数50/分未満
    2) 正常洞調律　　心拍数50〜100/分
    3) 洞性頻脈　　　心拍数100/分以上

- 洞調律でもR-R間隔がイレギュラー（R-R変動0.12秒以上）な場合は洞性不整脈といい，主に呼吸を反映した正常なもの（→図11-7）．

- 洞調律でないP波を有する場合を異所性心房調律という．

課外授業 **❾洞性不整脈あれこれ**

洞性不整脈のしくみは？

🧑 呼吸状態が心拍数に影響を与える**洞性不整脈**は，心臓や肺に関係したいくつかの反射や中枢神経系が複雑にからみあって生じることが知られています．

👦 離れた心臓と肺がどうやって結びつくのか知りたかったんです．

🧑 すべてのメカニズムが解明されているわけではなく，もちろん覚えたりする必要はありませんが，洞性不整脈の代表的なしくみについてここで少しだけ解説しておきたいと思います．

中枢レベルでの調節

🧑 1つ目のメカニズムは延髄（正確には延髄毛様体）に存在する心臓血管中枢と呼吸中枢のネットワークを介するもので，洞性不整脈を生じる最も強い要因とされます．

👧 エンズイですか．たしかに肺とか心臓の"司令室"だって聞きますね．

🧑 洞調律を作り出している洞結節の活動は自律神経で調節されていますが（☞課外授業7『神秘！心拍変動』参照），特に**迷走神経**の影響が強いとされています．吸気する際，呼吸中枢から心臓側へ迷走神経を緩めるような働きかけがなされ，結果として洞結節が平常よりも活発的となり心拍数が速くなるようです．

👧 迷走神経って心臓にブレーキをかける役割でしたよね．息を吸うと肩の力が抜けて洞結節がリラックスするんですね．"深呼吸"のイメージですね．

👦 逆に呼気時にはこの抑制がとれ，洞結節が再び迷走神経の影響を受けて心拍数が遅くなるんです．

👧 なるほど．"お上（かみ）"の世界というか，延髄内の心臓と呼吸中枢どうしのやりとりで呼吸リズムに同期した心拍変動が形成されるのですね．

🧑 でも脳の世界ですので，詳細はまだまだ不明な点も多いようです．ただ，そう言ってしまうと元も子もないので，次に解説するいくつかの反射を介したメカニズムは比較的理解の役に立つのではないでしょうか．

ベインブリッジ反射

🧑 2つ目の説明はベインブリッジ（Bainbridge）反射として理解されています．

👦 ベインブリッジ？ 発見者の名前でしょうか．こういう名前って，僕，とことん覚えられないタチなんです．

😢 私にも当然無理ですよ．基本的には人の名前まで覚える必要はないんじゃないでしょうか．でも，次のような"流れ"は知っておくと良いと思います．

> **Point!** 吸気→静脈還流量 UP →心房・心室壁など→延髄→洞結節機能 UP

吸気時に息を吸うべく胸腔のなかが陰圧になると，"吸い込み力"が出ますので静脈を介して心臓に戻ってくる血液も増えます．やや難しい言葉で言えば，右房への静脈還流量が増加するわけです．

😊 息を吸うと肺だけでなく右房の手前の上大静脈や下大静脈も広がると考えれば良いですかね．だからたくさんの血液がそこに集まってくると．

😊 そう．その結果として心臓内の血液量が増えるため，心臓は微妙に膨れるわけです．右房や左房の壁にはこの微細な血液ボリュームの変化を感知するセンサー（心肺圧受容体）があって，「ボリュームがアップしました」と言う情報を延髄に迅速に伝えます．同様なセンサーは心室にもあるとされます．

😊 これが反射の求心路ですね．

😢 ボリューム UP の情報を受け取った延髄は，判断を大脳に委ねず自らの判断で心臓から送り出す血液の量を増やして心臓内の血液ボリュームを元に戻そうとします．そのためには心拍出量を増やすと都合が良く，心収縮のスピードを向上させるよう洞結節に頑張れと命令するのです．実際には，洞結節のブレーキに相当する迷走神経の"手綱"を緩めるのですが．

😄 抑制の外れた洞結節は心拍数を増やすわけで，これが遠心路ですね．呼気時には逆になると考えれば良さそうですね．この理屈を知っとけば，吸気時に心拍が速くなることも思い出せそうです．

呼吸器系の反射

😊 私たちは日々特に意図せずに吸気と呼気を切り替えてリズミカルな呼吸をすることができますが，これにも反射が関与します．私たちが息を吸って一定以上に肺が膨らむと，気管支平滑筋にある組織の"のび"に反応する伸展受容体と呼ばれるセンサーが膨らみを感知します．するとやはり延髄を介して反射を生じ，呼吸筋が弛緩し呼気へと移行するのです．

😊 人間の体内にはそこら中にセンサーがあるんですね．スゴイ．

😢 これは肺の過膨張を抑制し呼気・吸気の呼吸リズムを形成する根元的な反射で，発見者の名前を冠してヘーリング・ブロイヤー反射（Hering-Breuer reflex）と呼ばれます．

😢 この名前もとても覚えきれませんね．ムリ，ムリ．

😢 実はこの反射系にも迷走神経が関与しています．そして，その一部では心臓迷走神経にも影響を及ぼし，吸気時の心拍数増加と呼気時の心拍数減少とを生み出すのです．

メカニズムは1つじゃない

😊 洞性不整脈が呼吸に連関して生じることは少しおわかりいただけたと思います．ただ，こうした洞性不整脈が若い人で顕著で，加齢とともに減少していくのは説明しにくいと思いませんか？

😟 たしかに年齢に関係なく呼吸はするのにどうしてこんなことが起こるのですか？　別に年をとっても呼吸回数が減るわけでもないのに．

😊 それは非常に良い指摘です．「息こらえ」をして呼吸をがまんすると，その間に洞性不整脈はほぼ消失するとされますが，実はすかさず頸動脈付近を圧迫すると洞性不整脈が復活することが知られています．

😟 頸動脈って……クビですか？　呼吸じゃないものも関係があるってことですか？

😊 そう．この頸動脈洞を介する動脈圧反射も洞性不整脈に影響するんです．私たちの大動脈弓や頸動脈の根元にある頸動脈洞とよばれる組織には動脈圧をモニタリングするセンターが存在します（動脈圧受容体）．静脈還流が増加した結果，少し遅れて大動脈から拍出される血液量も増加するため微妙な血管壁への圧力が増加することになりますね．

😟 要は血圧が上がるわけですね．

😊 動脈系の圧受容器はこの血圧アップを感知して延髄へ情報伝達を行い，延髄は迷走神経のブレーキを緩めて心拍数を速めると同時に，交感神経を介して血管（動脈）を拡張させて血圧を元のレベルに戻そうというのが反射弓の概観です．

😟 静脈還流の増減に起因する動脈系の血圧変化に伴う反射も結果的に洞性不整脈を生じる原因なわけですね．

😊 それで，加齢とともに洞性不整脈が減弱するのは，主に頸動脈洞センサーの反応が鈍くなるた

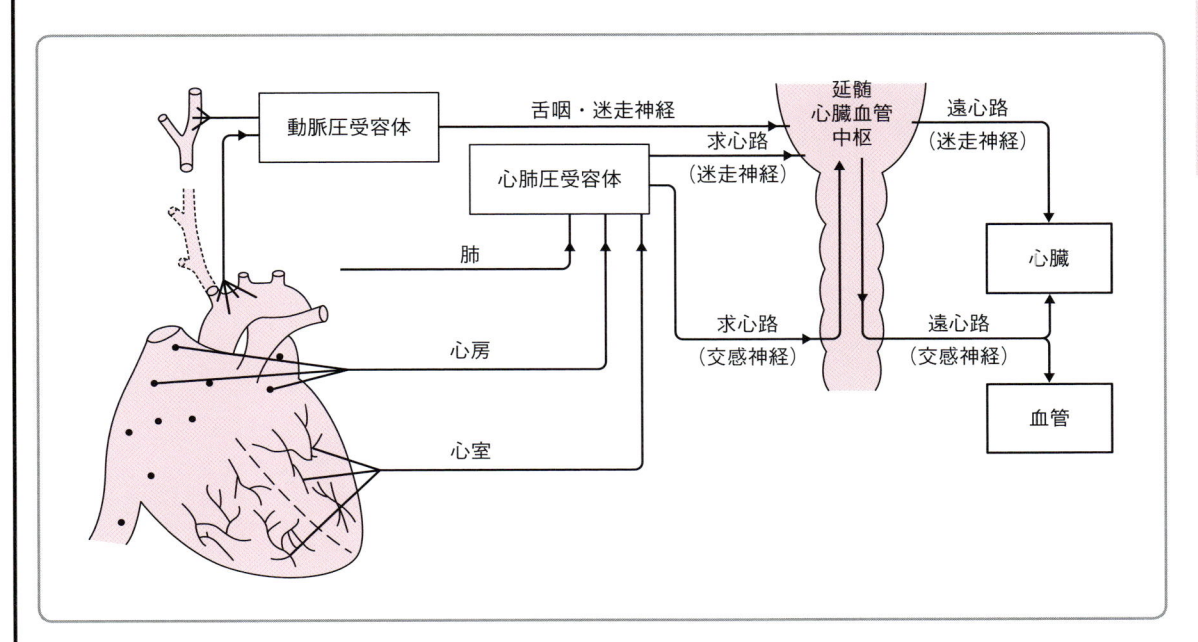

図 11-8　心血管系の圧受容体反射

11. 洞調律の判定 ―クリアカットな基準で診断しよう―

めという機序が推察されています．
- この経路が実は大事だってことですね．なるほどうまく説明できました．
- 今までの反射をまとめてみましたので，頭の中を整理するのに使って下さい（図11-8）．

その他にも

- 洞性不整脈1つのメカニズムを考えるだけでも，多岐にわたるシステムが関与していることがわかると思います．これらの他にも交感神経系や動脈血中の二酸化炭素分圧などの影響も示されています．
- 非常にたくさんの複雑な機構が合わさって洞性不整脈が作り出されているってわけですね．いやー勉強になりました．こうやって教えてもらえるとオモシロイですね．

課外授業

❿ 洞性不整脈と Heart Rate Turbulence
アドバンス

非呼吸性もあるぞ

洞性不整脈は一般的に呼気や吸気といった呼吸活動に連関した R-R 変動であることが多く,「呼吸性」という枕詞が付されることが多いことを学習しました.ところが,洞性不整脈は呼吸だけの専売特許ではなく,「非呼吸性」(non-respiratory)の洞性不整脈が存在することは意外と知られていません.

へぇー,呼吸に関係ない洞性不整脈もあるんですね.

心室相性洞性不整脈

呼吸とは無関係な洞性不整脈として,ジギタリス薬などの薬物投与時に見られるものが知られていますが,さらにもう1つの洞性不整脈として「**心室相性洞性不整脈**」(ventriculophasic sinus arrhythmia)というカタブツ的なネーミングがなされている病態があるんです.

シンシツソウセイ? もはや外国語ですね,完全に…….

このやや特殊な洞性不整脈は**完全房室ブロック**というマズイ徐脈の際に認めるのが典型的とされています.まだ不整脈について詳しく学んでいませんので,正確な心電図診断はできなくて全然構いませんが,**図 11-9** の心電図を見て下さい.

房室結節あたりの心房と心室との間の電気的連絡が完全に遮断されてしまい,P 波と QRS 波が無関係に出現するため,一般的には正常な洞調律としては扱われない完全房室ブロックですが,**図 11-9** 内に赤点線の枠で囲った P 波の極性だけ見るとどうでしょう?

それは"お得意様"です.イチ,ニ,エフで陽性,エーブイアールで陰性,そしてブイヨンからブイロクでも陽性なので,少なくとも心房に関しては洞調律と言えそうです.

ですよね.完全房室ブロックを生じた場合,心室は洞結節の手を離れて「**補充調律**」という別の部位からの指令で動いていますので,"洞性"不整脈を観察する場合には P 波の心拍数(P-P 間隔)に注目しなくてはいけないことに注意しましょう.見やすくするため,**図 11-9** の V1 誘導のみを抜き出した**図 11-10** を見て下さい.

出たっ!「心房心拍数」ですね.

そうです.P 波をマーキングし,P-P 間隔〔単位:ミリ秒(ms)〕も表示しました.これらの数値を見て何か気づきません? 気づいて欲しいところを赤字にしてみましたが.

たしかに P-P 間隔が変動しています.他の部分が 800 台なのに赤字の部分だけ 780 台と少し短くなっていますか?

素晴らしい.気づいて欲しいのはまさにそこでした.特徴をズバリ言ってしまうと,**間に QRS**

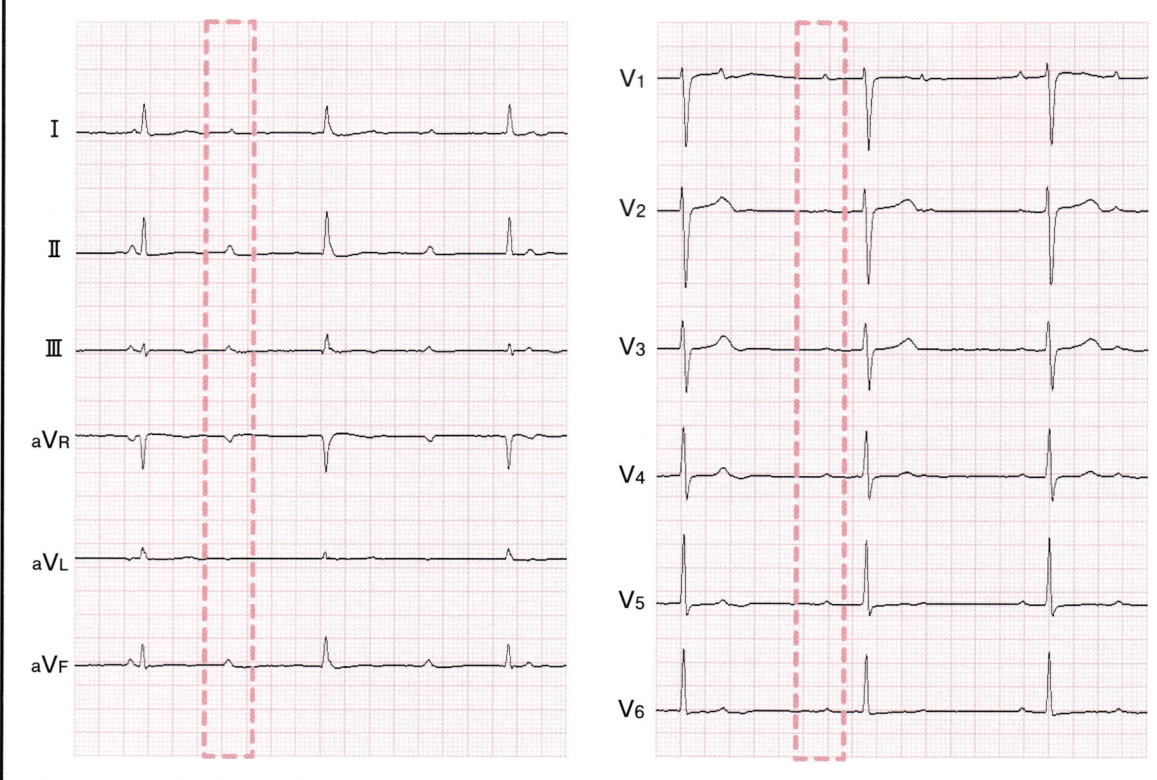

11．洞調律の判定 —クリアカットな基準で診断しよう—

図 11-9　完全房室ブロック
P波を赤点線枠で示す．型通り極性をチェックすれば，洞調律（洞性P波）であることがわかる．QRS波は房室接合部性補充調律による．

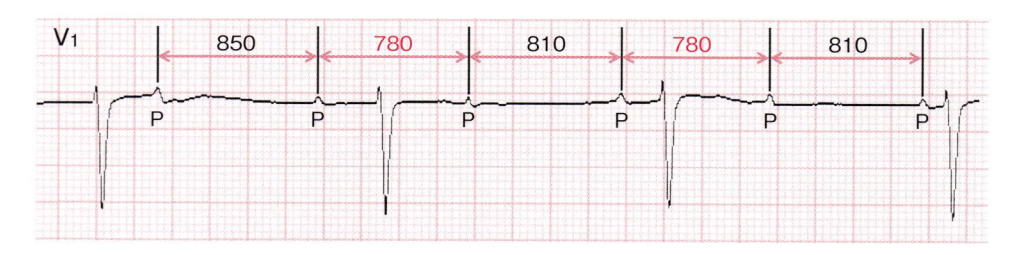

図 11-10　図 11-9 の拡大図（V₁誘導）
QRS波を間にはさむ P–P 間隔が他より短くなっていることに注目．

波をはさむ P–P 間隔が，そうでないときの P–P 間隔よりも短いのです．つまり，

> **Point!**
> P–QRS–P となっているときの方が P–P よりも心房心拍数が速くなる

ことになり，これが「心室相性洞性不整脈」のイミするところなんです．
　P波が出てから次のP波が出るまでに先にQRS波が出てしまうと，つい焦ってP波もやや "食い気味" に出てしまうと考えればカンタンですね．でも，どうしてこんなことが起こるのですか？

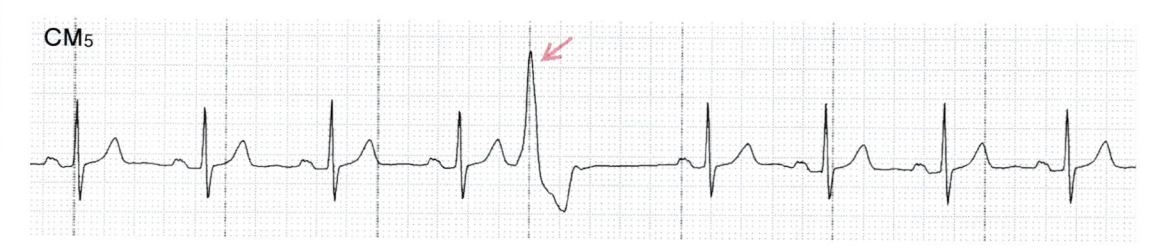

図 11-11　心室期外収縮
心室期外収縮（5 拍目）前後で肉眼では確認できない心拍数の変化が出現しており，心室相性洞性不整脈の 1 つとされる．

　こうした心房心拍数の変化は呼吸活動とはまったく独立して認められる現象ですが，実はその理由は正確にはわかっていないので気にしなくて OK ですよ．今言ってくれた覚え方をすればどっちが速くなるのかも間違えませんしね．

完全房室ブロック以外でも

　「心室相性洞性不整脈」というコトバに多少は馴染みが出てきましたか？　洞性不整脈が呼吸性だけにとどまらないことを知っているだけでもかなりのスゴ腕だと思いますが，もうワンランク上のレベルのお話を追加しておきましょう．

　カンゼンボウシツブロックになったとき，QRS 波が出ると急かされるようにして P 波が早く出てしまうのが「心室相性洞性不整脈」でした．

　ただ実はコレ，もっと日常的な現象として皆さんは経験しているのです．それは何かと言えば**心室期外収縮**という不整脈のときです．**図 11-11** の心電図では矢印をつけた 5 拍目の目立つ QRS 波が相当します．

　心室期外収縮って今までにもけっこう登場してますね．洞調律とは全然違う QRS 波形になるのですよね，とにかく．

　実は期外収縮の QRS 波が出るタイミングも洞調律より早いんです．正常な人では，心室期外収縮が出た後から数拍だけ心拍数が速くなり，その後むしろはじめより遅くなってから再び元に戻るという現象が生じることが知られています．ちなみにこの CM5 誘導とはホルター心電図で用いられるもので，V5 誘導モドキと考えてください．

　また QRS 波が出てビックリするパターンですか？

　そう．これも「心室相性洞性不整脈」の 1 種と考えられ，Heart Rate Turbulence（HRT）という名称がついています．turbulence とは "動揺" のような意味と考えて下さい．ここから先はこの現象を「HRT」と略して表現することにします．

　タービュランス？　また意味不明な英語で……．略してエイチアールティーですか．でも，今度のは全然 R-R 間隔が変わっているようには見えないですけれど？

　たしかにその通り．HRT で生じる心拍変動の振れ幅が±3％程度と小さいため，私たちの目では気づきにくいのです．通常範囲の心拍数の範囲ですと 1～2/分程度の増減になるでしょうか．

11．洞調律の判定 —クリアカットな基準で診断しよう—

ただ，ほんの少しの心拍変動とは言っても軽視することなかれ．今からこのHRTが持つ臨床的な意味合いをご紹介します．

目で見るHRT

さて，HRTを心室期外収縮後の心拍数の"動揺"という漠然とした概念でなく，私たちの目ではっきりと見える形で表現することを考えましょう．これにはすでに定まった方法が提案されています．

お願いします．何だかまだ実感が湧かなくて……．

了解です．HRTを解析する場合，**ホルター心電図**のデータを用いるのが標準です．ここでホルター心電図のデータから心室期外収縮を生じた部分を抜き出し，前後の洞調律のR-R間隔に番号をつけて呼ぶことにします．心室期外収縮を基準（0拍目）として"RR_{-1}"とは心室期外収縮の直前の洞調律のR-R間隔ですし，"RR_3"でしたら，心室期外収縮の後3つ目の洞調律のR-R間隔になります．図11-12で確認してみて下さいね．

いきなり難しげな予感．でも，R-R間隔のナンバリングのしかたはわかりました．

そしたらRR_{-2}からRR_{15}までに注目します．心室期外収縮の部分も含めて，各R-R間隔を計測し，横軸にR-R間隔の番号，縦軸にR-R時間をとって線で結んでグラフにしてみましょう．図11-13は，実際に2名の心筋梗塞の患者さんのデータから作成したものです．

この操作をできるだけたくさんの心室期外収縮に対して繰り返し行い，すべてのグラフを重ね書きしたとしますと，正常と思われる反応は，図11-13左側のようになります．

なんかグラフの分布がバラバラでパッと見では"汚い"感じになるんですね．これが正常なんですか？

この非常にバラついたR-R間隔グラフを平均化したものを赤い線で表示しました．実はこの線に見事にHRTが描かれているんです．まず，RR_0に相当する部分にあって一見して目立ってしまう鋭い"下プラス上"の振れは心室期外収縮そのものを示しています．

心室期外収縮が出るタイミングで普段の洞調律よりR-R間隔が短くなって，その直後は少し間隔が広がってますよね，図11-12の心電図でも．

心室期外収縮が出た直後の上向きの振れは，休止期（ポーズ）を表しています．ただ，注目し

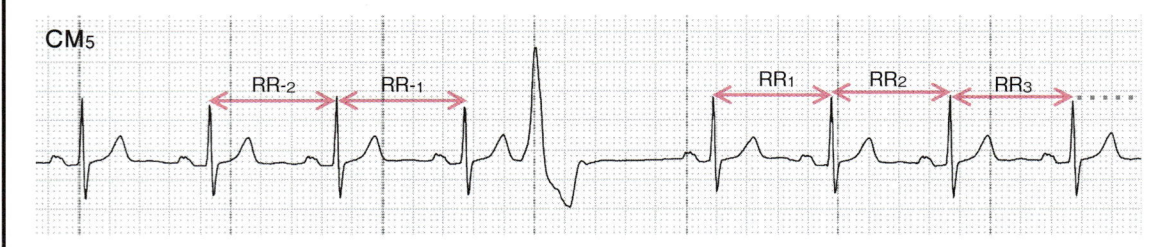

図11-12 R-R間隔のナンバリング
HRTの解析にはRR_{-2}からRR_{15}までのR-R間隔データを用いることが多い．

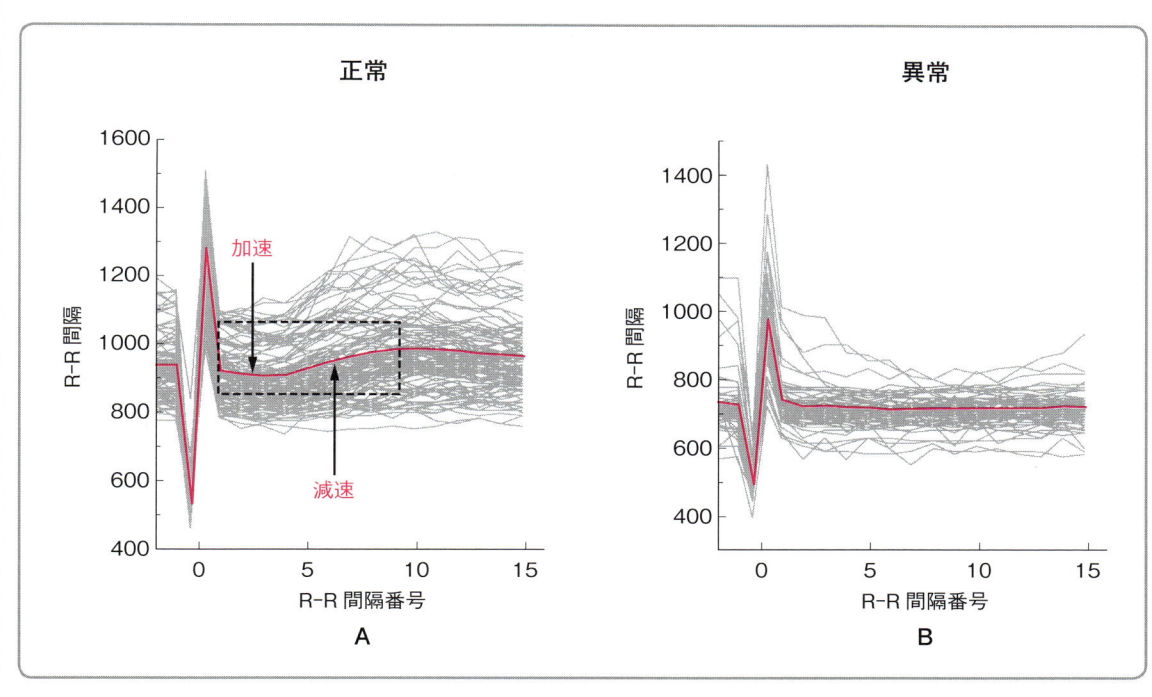

図11-13　HRTの可視化
A：正常例．心室期外収縮（0）直後に速拍化し，その後徐拍化しながら回復している．B：異常例．

て欲しいのはここではなく，その後の黒の点線枠で囲った部分なんです．

　たしかに期外収縮の直後から，"谷"のように元のR-R間隔よりも短くなっていますね．R-R間隔が短くなるということは心拍数でいうと速くなるのですね．

　そして，その後なだらかに10拍くらいで元のレベルにまで"上り坂"のようにして元のレベルまで戻っていますね．この"谷"とその後の"上り坂"部分がセットでHRTを表しているのです．

　R-R間隔だといったん短くなってからだんだん長くなっていくので，心拍数だとちょっと速くなってから徐々に元に戻ろうとする動きですね．HRTが目に見える形で表現されたってわけですね．

　これが正常のHRTです．次に異常なパターンとして，図11-13の右側を見て下さい．これは別の患者さんで同様の解析処理を行ったものです．一見してわかるように，グレーで示したR-R間隔データが比較的そろってしまっていますね．これが異常なHRTを表しているんですよ．

　しかも平均化した赤線を見ても，左の人のようなHRTの"谷"が描かれません．R-R間隔がきれいにそろってしまう方が異常なわけですね．

　以前お話した心拍変動解析のときにも，R-R間隔に変動が"ない"方がむしろ異常でしたよね（☞課外授業7『神秘！心拍変動』参照）．HRTも心拍変動の1つですから，基本的なとらえ方は同じで良いわけです．

11. 洞調律の判定 ―クリアカットな基準で診断しよう―

HRT の定量化

- HRT を視覚的に理解したら，次にはその程度を数値で表すことを考えましょう．
- HRT は心室期外収縮の直後にいったん心拍数が速くなる現象と，その後徐々にゆっくりになって元の心拍数に戻っていくという2つの現象からなるわけで，このプロセスをそれぞれ数値化するのがスムーズでしょうか？
- 鋭い！ まさにそうなんです．HRT を論じるうえで，実際の臨床指標として用いられている数値には次の2つがあります．

> **Heart Rate Turbulence の定量化**
> 1) Turbulence Onset（TO）：心室期外収縮の直後に心拍数が加速する様子
> 2) Turbulence Slope（TS）：加速した心拍数が徐々に元の値に回復していく様子

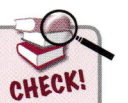

- 名前が英語そのままで，何やらとても難しそうですね．
- ここで私の得意技を出したいと思います．それは，これらの数値をどう計算していくかの詳細な説明をしないことです．私たち臨床医は，こうした数値を使えさえすれば良いという視点のつもりです．
- 出ましたね．実用主義というか何というか，先生独特なスタイルですよね……．
- これらの数値は専用ソフトで解析すれば，基本的にボタン1つでコンピュータが計算してくれるものなので，細かい計算法を覚える必要はないのです．もちろん"何をやっているのか"をイメージしておいては欲しいんですけどね．図 11-14 を見て下さい．

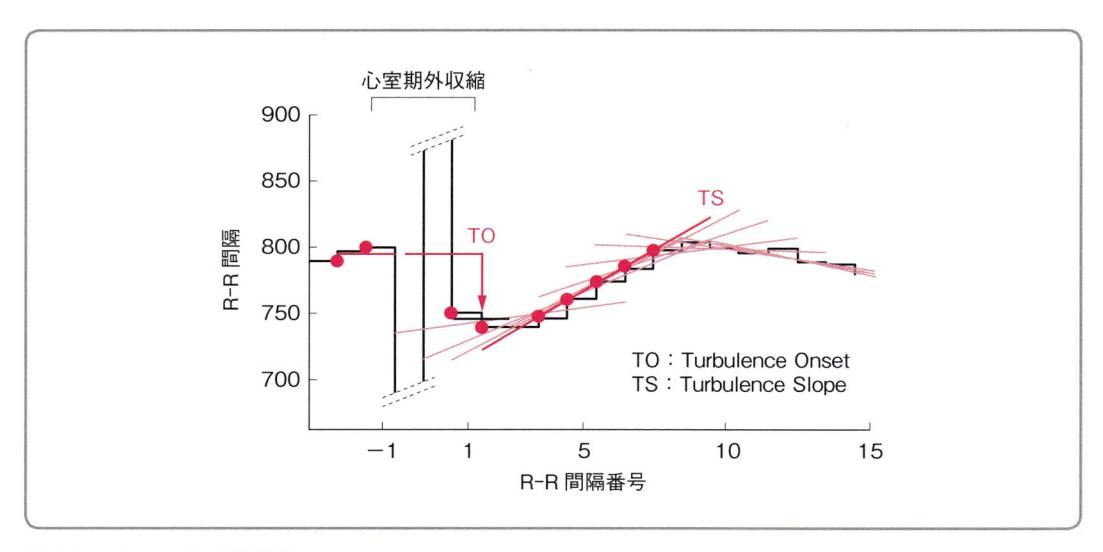

図 11-14 HRT の数値化
(Bauer A, et al. J Am Coll Cardiol. 2008; 52: 1353 より改変)

これはさっきの図11-13とほぼ同じグラフで，横軸がR-R間隔の番号，縦軸が対応するR-R間隔になっています．なお，実際には書いてありませんが，RR_0のところに相当するのが心室期外収縮だと思えば良いでしょう．

「TO」と「TS」の2指標をどう算出するのかを示した図ですね，これは．

Turbulence Onset（TO）

まず **TO** と略される方ですが，onsetとは"はじまり"を意味するので，これは**心室期外収縮が出た直後の心拍数の加速**を表す数値です．

車にたとえれば，急な心室期外収縮の出現にびっくりしてアクセルを踏んでしまった段階ですよね．心拍数が速くなるということは，R-R間隔としては短くなるので"谷"が形成されたわけですよね．

そうです．TOはこの加速状態を表すので，心室期外収縮の前と後のR-R間隔の平均値の差をとったもの（直後－直前）とイメージして下さい．では質問です，TOの正常値はどうなるでしょう？

"後－前"と計算するのであれば，少なくとも負の値であって欲しいですね．ただ，正常値と言われると……．

実はそれで正解です．TOは負の値なら正常で，0未満が正常値になります．

Turbulence Slope（TS）

TS と略されるもう1つの数値は，いったん**加速した心拍数が一転して徐々に遅くなっていく**プロセスを表現しています．

車のスピードが速くなり過ぎて，ブレーキをかけた状態に相当しますかね．

うまい例でまとめてくれましたね．ではTSの正常値はどうなるでしょう？

心拍数がだんだん遅くなりますから，R-R間隔としては伸びていきますよね．スロープ（slope）は"傾き"という意味ですから，期外収縮の後の部分のグラフの傾きが今度は正の値なら良いでしょうかね？

考え方のスジはかなり良いです．HRT解析では心室期外収縮が出た後少なくともRR_{15}までプロットしているので，これらのデータから回帰直線を描いてTSを求めるのです．いま15個のR-R間隔データ（RR_1〜RR_{15}）があるとして，実際には連続する5点ずつを組にして回帰直線を引きます．

RR_1〜RR_5から求める回帰直線，RR_2〜RR_6から求める回帰直線，RR_3〜RR_7から求める回帰直線，……RR_{11}〜RR_{15}から求める回帰直線とたくさん引けることになりますよね．

この例だと11本ですかね．こうして描いた回帰直線のなかで傾きが最大なものを選んで，その回帰直線の傾きを「TS」として算出する約束になっています．TSはもちろん正の値である必要はありますが，それだけではダメで「2.5 ms/R-R間隔以上」が正常値とされます．

11. 洞調律の判定 —クリアカットな基準で診断しよう—

　傾きが 2.5 以下なら正の値でもブレーキとして失格というわけですね．なるほど，ポイントをおさえて考えれば，HRT もそれほど難しい概念ではないですね．アクセルとブレーキを示す 2 つの数値で理解すれば．

HRT の臨床応用

　HRT が単なる "数の遊び" にならないためには，何かしらの臨床的意義を持っていなければなりません．最後にこれを簡単に述べて終わります．

> **Point!** HRT は心筋梗塞や心不全の患者における予後予測因子（異常なほど予後不良）

　かつて「SDNN」などの数値が心拍変動解析の指標として心疾患の予後予測因子になっているという話をしましたが（☞課外授業 7『神秘！心拍変動』参照），**HRT も心疾患患者さんの生命予後とリンクした指標として使うことができる**とされています．

　パソコンのボタンをポンッと押したら出てくる数値で予後予想ができてしまうって，考えてみるとスゴイことですね．

　そう．HRT は心拍数に刻まれた暗号の 1 つなわけです．HRT は TO と TS の 2 つからなるので，大規模臨床研究では**表 11-2** のようなグループに分けて論じられるんです．

　TO も TS も両方正常なら「HRT0」群，どちらか一方が異常なら「HRT1」群，そして両方と

表 11-2　HRT によるグループ化

	TS 正常	TS 異常
TO 正常	HRT0	HRT1
TO 異常	HRT1	HRT2

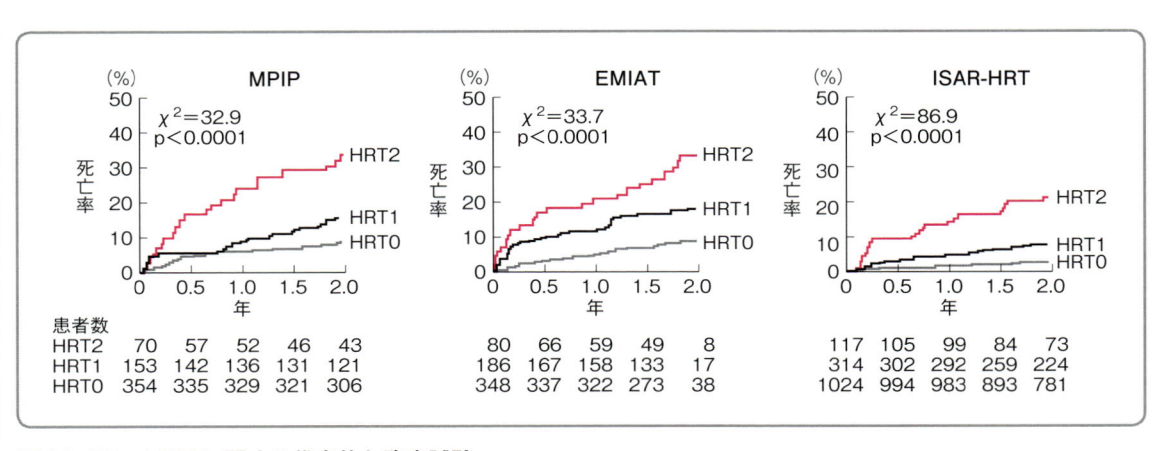

MPIP　$\chi^2=32.9$　$p<0.0001$

患者数
HRT2　70　57　52　46　43
HRT1　153　142　136　131　121
HRT0　354　335　329　321　306

EMIAT　$\chi^2=33.7$　$p<0.0001$

80　66　58　49　8
186　167　158　133　17
348　337　322　273　38

ISAR-HRT　$\chi^2=86.9$　$p<0.0001$

117　105　99　84　73
314　302　292　259　224
1024　994　983　893　781

図 11-15　HRT に関する代表的な臨床試験
（Bauer A, et al. J Am Coll Cardiol. 2008; 52: 1353 より改変）

も異常な場合が「HRT2」群ですね．では，「HRT2」群の予後が一番悪いってことですかね……．

まったくその通りです．最も代表的なのは心筋梗塞後の死亡率との相関で，いくつかの臨床試験の結果をまとめたものを**図 11-15** に示します．グラフのタイトルになっているのは頭文字を集めた大規模臨床試験のニックネームです．結果はどうでしょう？

心筋梗塞を発症してから 2 年後までが抽出されているようです．たしかに，どれも **HRT0 → HRT1 → HRT2 の順にだんだん予後が悪くなっている**ようです．これだけきれいに統計学的有意差がつくと，もはや魔法みたい．

実際には HRT はどこの施設でも必ず計算でき臨床検査指標というまでには至っていないのが現状ですが，潜在的にすごい力を秘めていそうですね．

おわりに

「非呼吸性」の洞性不整脈から心室相性洞性不整脈について述べ，その勢いで一気に Heart Rate Turbulence（HRT）までお話してしまいましたが，いかがだったでしょうか？

ほんのちょっとの心拍数の変化を解析することで，実に奥深い世界が見えてくることに驚きました．いやー勉強になりました！

細かな内容がどうこうよりも，心電図のすごさや研究の奥深さを感じとってもらえれば幸いです．少し難しい話題でしたが，どうもお疲れさまでした．

【謝辞】本コラム執筆にあたり，特に HRT に関する内容につき東京大学大学院教育学研究科の山本義春教授，大阪大学大学院基礎工学研究科の清野健准教授には種々のご教授とともに作図においても協力を仰ぎました．感謝いたします．

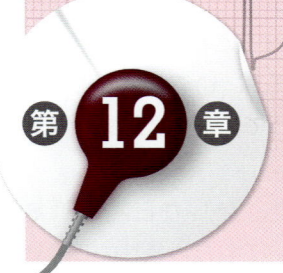

第12章 電気軸の攻略
―チェックは一瞬ですませよう―

気軽にとらえる電気軸

😊 2つのRを終え，次には語呂合わせのうちEを扱います．これはElectrical Axisの頭文字をとったものですが，R(R)EALの次にあるAも借りてEAから思い出してもOKです．

😕 日本語ではデンキジクでしたっけ？　僕，正直よくわからないんです，このへん……．

😊 単に「軸」とだけ呼ばれることもありますよ．若手の先生やナースの皆さんに聞くと，この**電気軸**に対して苦手意識を持っている方が多いようですね．講義なんかでもいつも言われますから．

😟 そうなんですよ．教科書を読むといきなりベクトル理論が登場したり，電気軸は正確に何度（°）かまで計算するように書いてあったりするので，数学みたいでキライです，僕．

😊 私もその昔まったく同じようにつまずきました．でも今になってみると，そんな必要はなかったなぁと思っています．でも，電気軸なんて全然難しく考える必要なんてないんです．次のように非常に大雑把にとらえませんか？

> **電気軸って何？**
> **肢誘導のQRS波形の向き**から心臓内を伝わる電気興奮のおおまかな方向性を確認するために考え出された概念

つまり，刺激伝導系を時々刻々と複雑に変化しながら伝わっていく心臓内の電気シグナルを，大胆不敵にもたった1つの矢印で表現しちゃいましょうというコンセプトなんです，電気軸は．

😊 では，心臓内を電気シグナルが進んでいく道筋（みちすじ）に大きな間違いがないか確認するプロセスってことになりますかね，Eは．

😊 うまいこと言いますね．極論を言えば，細かな理解はできなくとも，心電図を読むうえでも"お約束"みたいなもんだと気軽に考えればいいんです．ポイントだけ最初に．

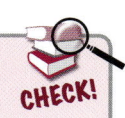

> **ココだけ！　電気軸のとらえ方**
> 1) I誘導とII誘導のQRS波形の向きだけチェックすればOK
> 2) 電気軸の異常＝病気ではなく，他の心電図異常に気づくためのヒントと思おう

肢誘導"座標"の再確認

　電気軸を説明するのにベクトルが登場するのはなぜかと言えば，電気シグナルが進んで行く方向を表すのに矢印がちょうど良いからです．

　たしかにベクトルって"矢印学"ですよね．昔習いましたが苦手で……．

　大丈夫．難しい話はしませんから．心電図の世界で**肢誘導**は，上下左右の"方向"を述べるのに強かったことを思い出して，肢誘導の断面を思い返しましょう．冠状断といって，胸のX線と同じく中心に心臓がくる**図12-1**のようなイメージでとらえるのでしたね（☞イントロ編『4章　心電図って何』参照）．

　肢誘導は心臓を中心とする円を描いて座標軸みたいに理解するんでした．横軸がI誘導で，時計回りに60°ずつ進んでII誘導，III誘導でした．

　いわば円座標ですよね．その他のaV_F誘導は心臓を真下から，aV_R誘導はちょい右上，そしてaV_L誘導はちょい左上の方向からそれぞれ眺める誘導でしたね．

　それぞれの方向からかわいらしい宇宙人がカメラで心臓を狙っていましたね．

　もう1つつけ加えておくと，それぞれの誘導を角度でも表現します．この円座標では，**I誘導を基準（0°）として時計回りにプラス（＋），反時計まわりにマイナス（－）**をつけて角度を表現します．

　じゃあ円の1周は360°ではなく，－180°から＋180°で表示されますね．

　そう，素晴らしい．では問題です，II誘導とaV_L誘導はそれぞれ何度に当たるでしょう？　**図12-1**を見ながら答えて下さい．

　II誘導はI誘導から60°時計方向に進んだ場所ですので，＋60°でしょうか．aV_L誘導は逆で，I誘導から30°反時計方向に戻った場所ですので，－30°となりそうです．

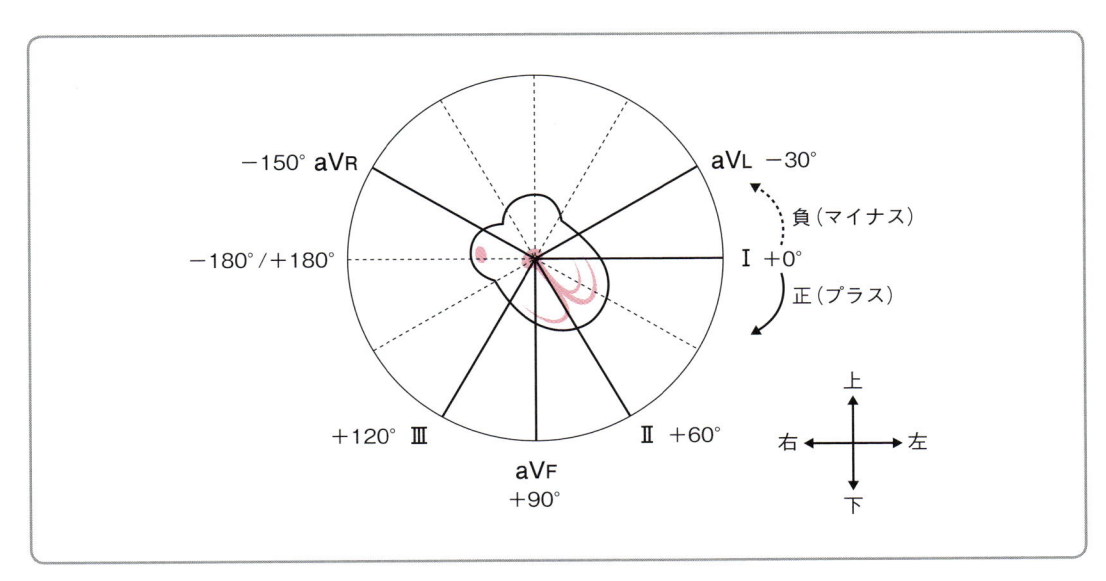

図12-1　肢誘導と円座標の位置関係

12. 電気軸の攻略　―チェックは一瞬ですませよう―

　いいですね．その他の誘導に関しても該当する角度を**図 12-1** に示しておきました．電気軸の矢印は，この座標平面上に描いていくのです．

正常な電気の流れ

　準備ができたので実際に電気軸について学んでいきましょう．まずは**図 12-2** を見て下さい．房室結節が心臓のほぼ中心と考えて，肢誘導を示す円座標の真ん中に描きました．
　QRS 波は房室結節を通過した直後からはじまる心室に電気シグナルが伝わっていき収縮する様子を示した波形でした．これを"ひと言"というか"ひと矢印"で代表させると，**図 12-2** 中に描いた**矢印 X** のようになるんです．

　円の中心と心臓の先端あたりを結ぶような**左下側へ向かう矢印**と考えて良いでしょうか．この矢印を電気軸の本質と考えるのですね．

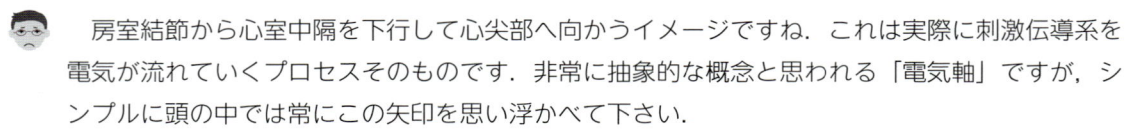

　房室結節から心室中隔を下行して心尖部へ向かうイメージですね．これは実際に刺激伝導系を電気が流れていくプロセスそのものです．非常に抽象的な概念と思われる「電気軸」ですが，シンプルに頭の中では常にこの矢印を思い浮かべて下さい．

矢印 X を 2 つに分解

　さて，**矢印 X** の進む様子を I 誘導あるいは II 誘導から見るとどう見えるでしょう？
　各誘導を担当する宇宙人のカメラにどう映るかですよね．**矢印 X** は左下方向に進むので，左側担当の I 誘導の宇宙人と，下側担当の II 誘導の宇宙人から見れば基本的に自分に近づいてくるように感じそうですが．

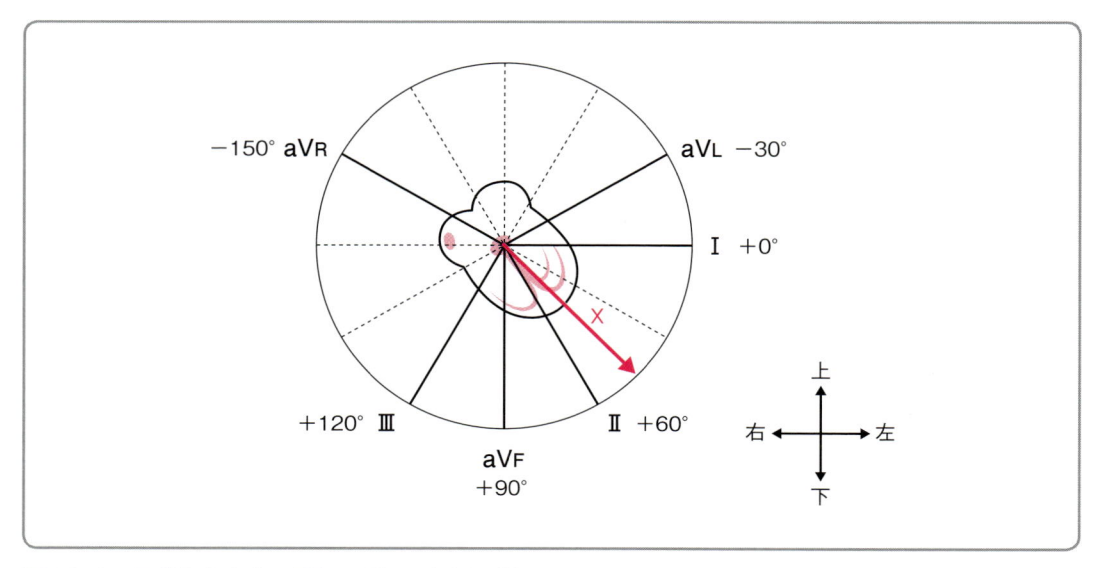

図 12-2　正常な心室内の電気シグナル伝播の様子

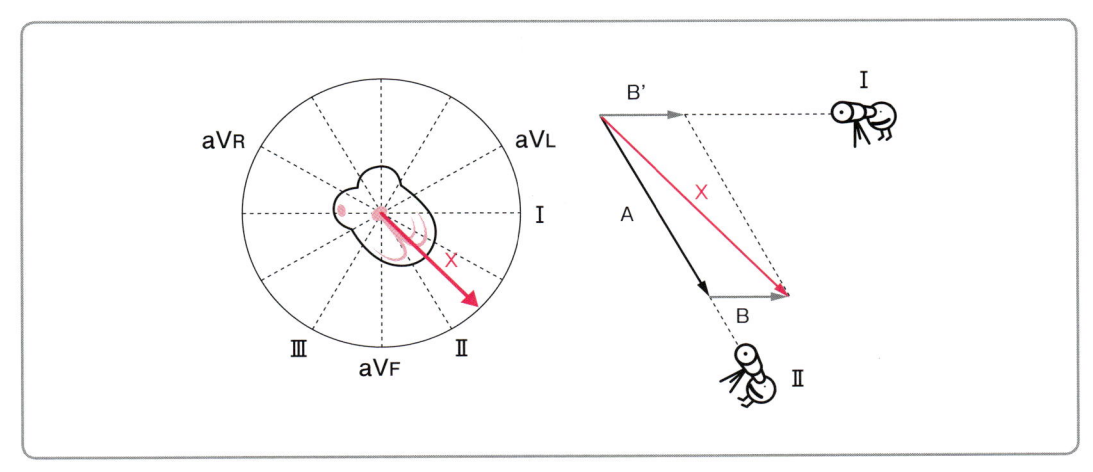

図 12-3　矢印 X を 2 つに分解すると

🧑‍🦱　それで大丈夫です．Ⅰ誘導は**左側グループ**で，Ⅱ誘導は**下側グループ**でしたが，それぞれ"仲良しグループ"に属するのでした（☞イントロ編『§4. 心電図って何？』参照）．次に少し踏み込んで，**矢印 X** を Ⅰ誘導と Ⅱ誘導それぞれの方向の成分に分解することを考えましょう．

👦　どうしてこの 2 つの誘導なんですか？

🧑‍🦱　**矢印 X** は Ⅰ誘導と Ⅱ誘導のラインにはさまれる感じですからね．**図 12-3** を見て下さい．ここでちょっとだけベクトルの概念が登場します．あるベクトルを 2 つの成分に分けるには，平行四辺形を描けばいいのでしたよね？

👦　それが**図 12-3** の右に示されていますね．これならカンタンです．X＝A＋B と考えて，B と B′ が同じなので，**矢印 X** はつまり**矢印 A** と**矢印 B′** に分解できるわけですね．

🧑‍🦱　こうやって 2 方向に分解することは，Ⅰ誘導の宇宙人には**矢印 X** が**矢印 B′** として，Ⅱ誘導の宇宙人には**矢印 A** のように感じられることを意味しているんです．

👦　フムフム，ここまでは理解できました．なんとかついていけてます．A も B′ も宇宙人に向かってくる方向になってます．

電気軸は推定するもの

🧑‍🦱　**矢印 X** を Ⅰ誘導と Ⅱ誘導の 2 つの方向に分解することができましたが，実際の心電図を読む時に必要なのは逆のプロセスです．Ⅰ誘導と Ⅱ誘導に電気軸（**矢印 X**）の成分が投影されていると考え，そこから電気軸の本体がどうなっているか推定するのです．

🧑‍🦱　実際の臨床心電図では**図 12-3** のように**矢印 X** を 2 方向に分解するのではなく，**矢印 A** と**矢印 B′** を合成して**矢印 X** を推定するのですね．これも平行四辺形さえ描ければイッパツですね．

🧑‍🦱　**矢印 A** と**矢印 B′** が実際の心電図で何に相当するかといえば，それは Ⅰ誘導と Ⅱ誘導の QRS 波の向きなのです．どうして「QRS 波」なのかと言えば，電気軸では主に心室内を流れる電気シグナルを想定しているからなのです．

12. 電気軸の攻略 ―チェックは一瞬ですませよう―

> **Point!**
> I誘導とII誘導のQRS波の向きから電気軸を推定したい

　ちなみに，今回の主題である電気軸は主に「心室」のものですが，同様な概念を「心房」に当てはめたものは「洞調律の定義」に関連しているんです．これに関しては課外授業11『P波の電気軸？』で少しだけ述べておいたので，良ければ読んでみて下さいな．

一番大きな波に注目せよ

- ところで先生，QRS波の向きとはなんですか？
- QRS波はいくつかの波があわさってできていましたが（☞イントロ編『7章　QRS波の命名法』参照），そのなかで一番大きな波が上下どっち向きかで「QRS波の向き」を判定して欲しいんです．図12-4を見て下さい．
- 左上の①のQRS波ではR波がダントツに大きいので，上向きって考えればいいってことですか？
- そう．同様に②ではS波が割合目立ちますが，R波の高さがそれよりも大きいので，この場合も上向きとなります．ちょっとした差でもあればいいんです．では，真ん中の列はどうでしょう？
- ③は陽性波が非常に小さくて「rS型」と表記すべきQRS波ですから，向きとしては下向きになりますかね．
- いいじゃないですか！　④なんてほとんどQ波だけの「Qr型」ですから，これも下向きのQRS波になりますね．
- なるほど．では一番右の列の"どっちつかず"というのは？
- ⑤はRS型，⑥はQR型ですが，見た目に陽性波と陰性波がほとんど同じく，つりあっているように見えませんか？
- なるほど．これだと上向きとも下向きとも言えないので，"どっちつかず"なんですか．それで，

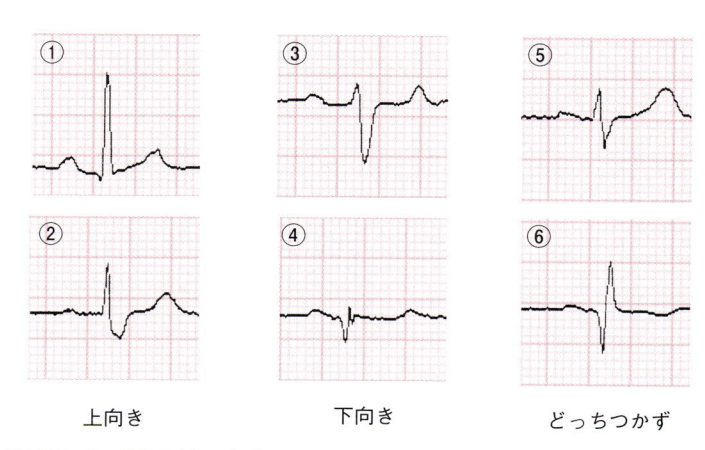

　　　上向き　　　　　　下向き　　　　　どっちつかず

図12-4　QRS波の向き

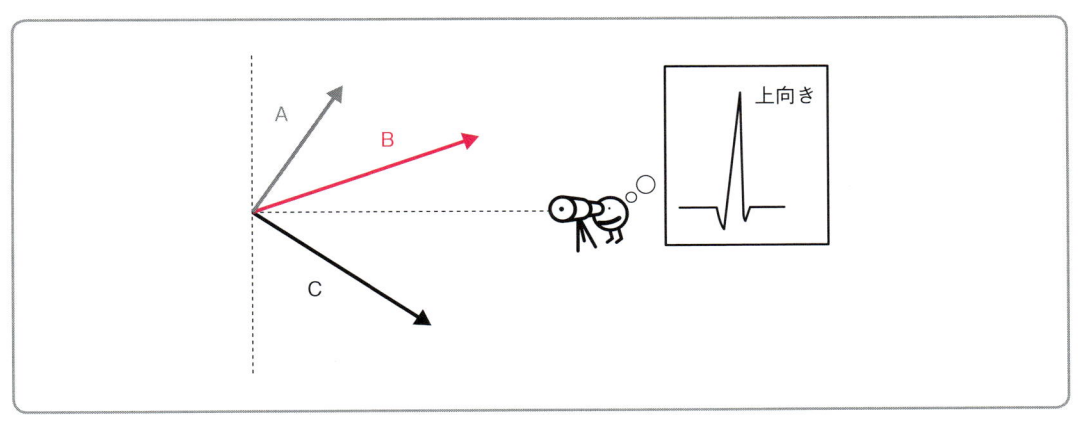

図 12-5　QRS 波が上向きということは？

この QRS 波の向きがわかると何が良いのですか？

　それを次にお話します．まず思い出して欲しい心電図の波形表示の約束として，

> **Point!**
> 観察している誘導へ電気シグナルが向かってくる時に上向き（陽性波）として表示する

というルールがありましたね（☞イントロ編『5 章　各波形の意味と表示ルール』参照）．このルールを逆手にとれば，上向き QRS 波の場合，宇宙人はおおまかに「自分の方に向かってきている波だ」って認識していることがわかるわけです．図 12-5 で確認してみましょう．

　厳密に A，B，C のどれかはわからなくても，心電図が上向きの波として表示されていれば，電気シグナルが宇宙人に向かってきていることだけはわかるということですね．

電気軸の正常範囲

　準備はここまでにして，いよいよ本題に入りましょう．

> **Point!**
> 電気軸のチェックは I 誘導と II 誘導の QRS 波形の向きだけ調べれば終了！

　な，なぜですか？　いきなり言われても……．

　まずは I 誘導から（図 12-6）．この場合，宇宙人は左側の＋0°の線上に陣取っています．I 誘導の QRS 波が上向きであれば，それに直交する線で円を半分ずつに分けて，−90°から＋0°を経て＋90°までの領域のどこかに電気軸を示す矢印があるはずですよね？

　そうじゃないと自分に向かってくるように見えないですからね．反対に I 誘導の QRS 波が下向きなら，左半分のゾーンだってことですね．

　まったく同様に考えましょう．円座標で＋60°に相当する II 誘導の QRS 波の向きが上向きか

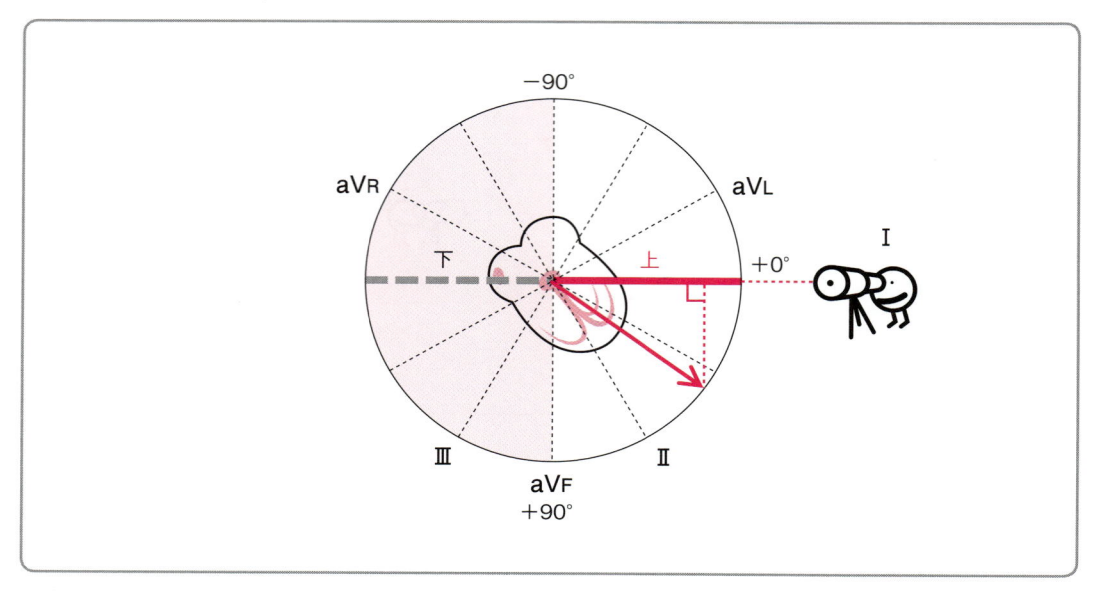

12. 電気軸の攻略 ―チェックは一瞬ですませよう―

図 12-6 I誘導のQRS波の向きと電気興奮ベクトルとの関係

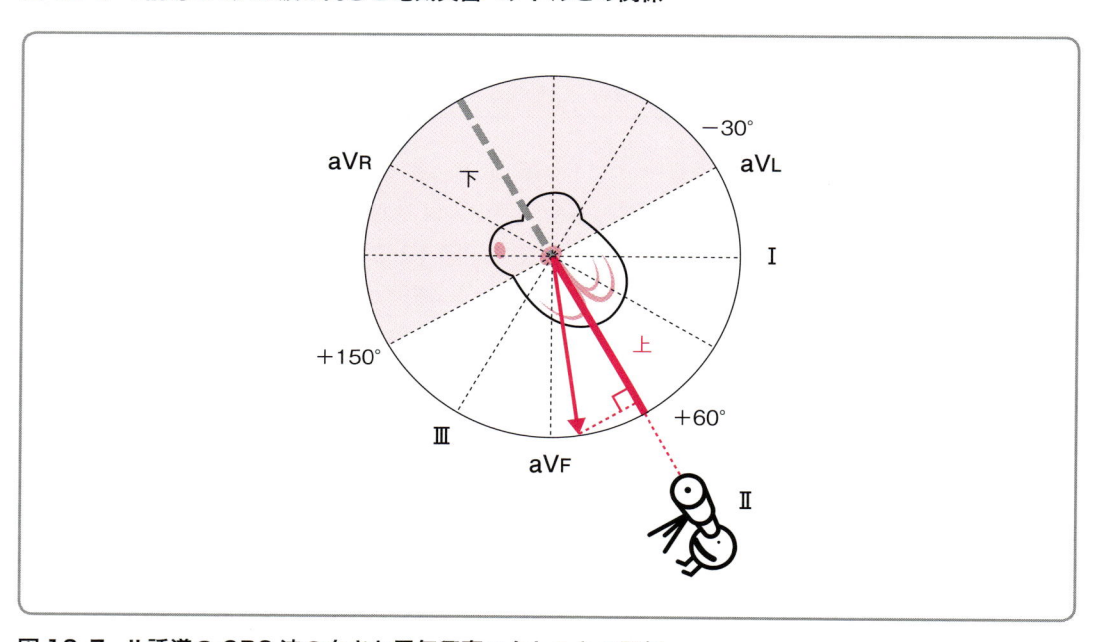

図 12-7 II誘導のQRS波の向きと電気興奮ベクトルとの関係

下向きかは直交する−30°と＋150°を結ぶラインで分かれることになりますね（**図 12-7**）．

　そうですね．ここまでは今まで習ったことでわかります．

　以上を踏まえて，正常な心室内の電気興奮は房室結節とほぼ心尖部を結んだ感じと言いましたが，**図 12-2** の矢印 X が存在してよい範囲を次のように約束してしまうんです．

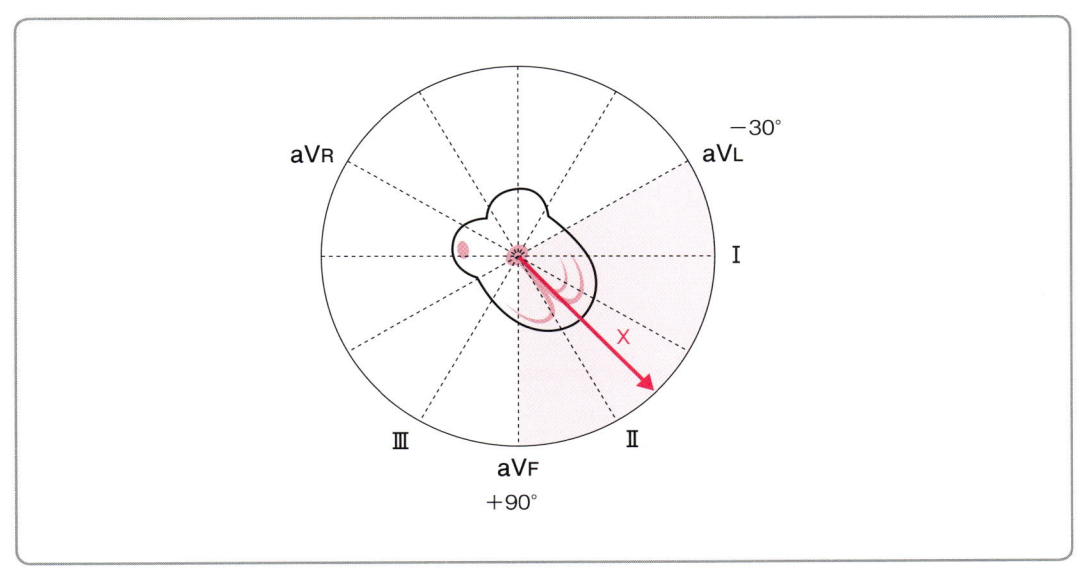

図 12-8　電気軸の正常範囲（正常軸）
Ⅰ誘導, Ⅱ誘導とも QRS 波が上向きとなる領域に相当.

> **Point!**
> Ⅰ誘導とⅡ誘導の QRS 波形の向きが**ともに上向き**となる領域が正常電気軸の存在範囲と考える（正常軸の定義）

　実際に図示してみると，この範囲は**図 12-6** と**図 12-7** の上向きの範囲の共通部分ということになりますから，**図 12-8** の部分になると思います．

　フムフム．角度で言えば，−30°から＋90°までの領域だってことですね．だいぶ幅があるようですが……．こんなに大まかな感じでいいんですか，本当に？

　いいんです．ですから，Ｅのプロセスで皆さんにして欲しいことは唯一，Ⅰ誘導とⅡ誘導の QRS 波の向きを見て，電気軸がこの領域内に入っているかを確認することだけです．

　厳密に何度方向と矢印を確定しなくていいわけですね．これなら瞬殺で僕にもできます．細かく「電気軸は何度」と算出する必要がない理由もこれですね．

　電気軸にはもともと心電図異常がないかアタリをつける手がかりぐらいの意味しかないのです．今まで四の五の言ってきましたが，Ｅでの電気軸のチェックは，**図 12-9** のように心電図において肢誘導の上 2 つの QRS 波がどっち向きかを見るだけで終了なんですよ．

　たしかにこれだけなら難しくないですね．でも，角度の値とか忘れちゃいそうですが．

　細かな角度など忘れても，いざとなれば自分で作図できればいいですよ．いずれにせよ，電気軸が正常と判断するにはⅠ誘導とⅡ誘導の QRS 波はともに上向き成分が優勢でなくてはならず，そうでない場合には**軸偏位**（axis deviation）があると言うのです（電気軸の異常）．

　電気軸の異常がジクヘンイわけですか．あれっ？　**図 12-9** を良く見ると aVF 誘導も点線枠で囲ってありますが，これは？

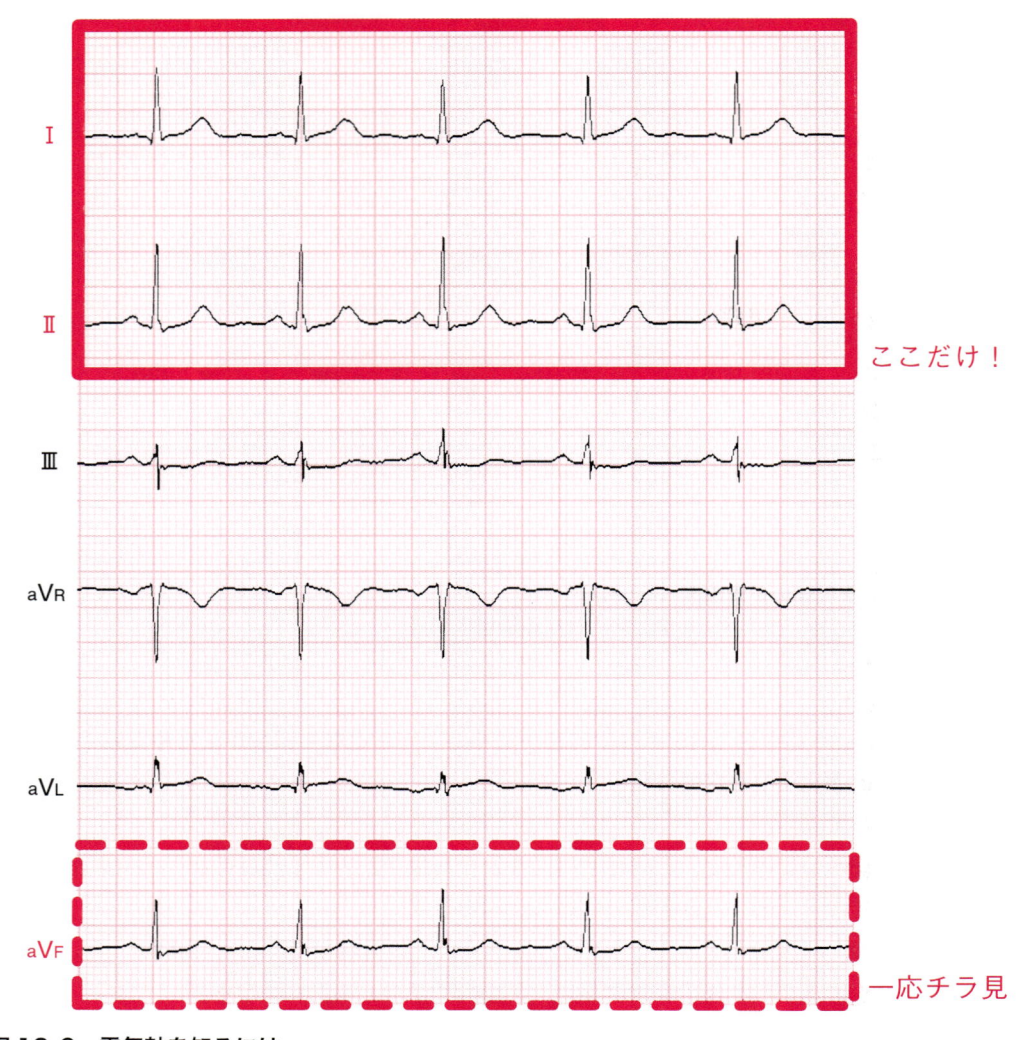

12. 電気軸の攻略 ―チェックは一瞬ですませよう―

ここだけ！

一応チラ見

図 12-9 電気軸を知るには
電気軸のチェックは基本的にⅠ誘導，Ⅱ誘導を見れば良い．余裕があればaV_F誘導のQRS波の向きまで調べられれば完璧．

　良く気づきましたね．教科書によっては電気軸を調べるのにⅡ誘導の代わりに「aV_F誘導」を見よと書いてあるものがあるのです．これについては後ほど少しだけ説明します．

Ⅰ誘導とⅡ誘導の向きで分類

　Ⅰ誘導とⅡ誘導のQRS波がともに上向きなら電気軸は正常と判定しますが，どちらか一方が下向きになっている場合を考えましょう．

　それはつまり，電気軸がオカシイときのことですね．Ⅰ誘導の上下，Ⅱ誘導の上下で計4通りの組み合せが考えられますよね，まずは．

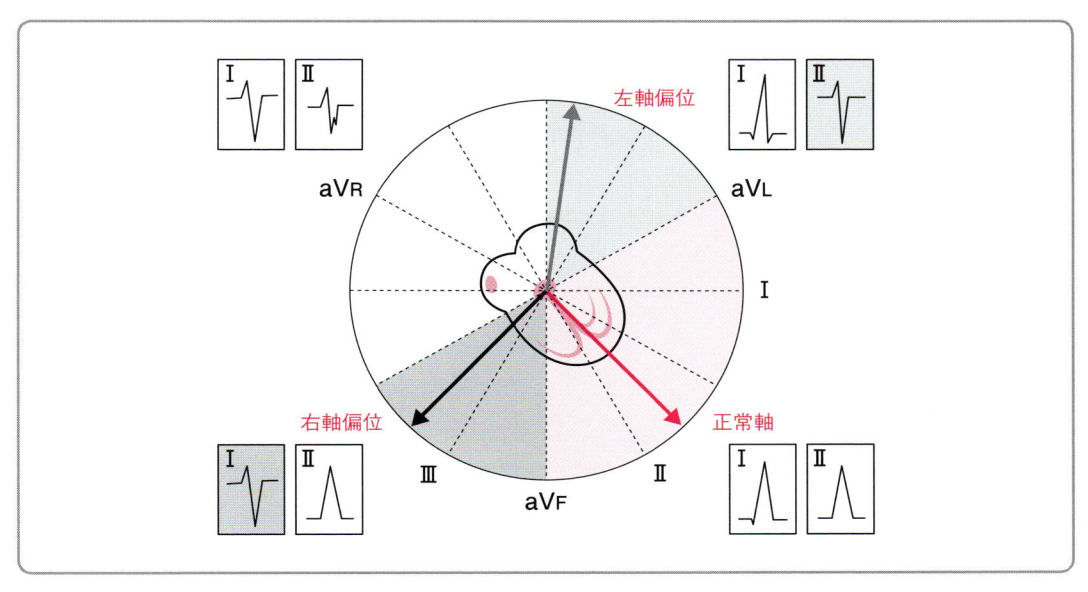

図 12-10　肢誘導の円座標と軸偏位との関係

これを座標上に対応させると図 12-10 のような 4 つの領域に分かれることになります．まず，どちらか一方が下向きの場合，次のように呼びます．

> **Point!**
> I 誘導が下向きの場合を右軸偏位，II 誘導が下向きの場合を左軸偏位という

先ほどの図 12-6 と図 12-7 をにらみながら考えて下さいね．互いにもう一方の QRS 波の向きは上向きで正常なことにも注意して下さい．

　座標平面での対応はわかるんですが，ウジクとかサジクとか"左右"がチンプンカンプンです……．それと両方が下向きの場合にはどうなっちゃうかとか？

　右軸偏位や左軸偏位については次に説明します．I 誘導，II 誘導の QRS 波が両方とも下向きになるのは非常にまれな状況ですが，困ったことに日本語には正式な用語はないのです．

　それは困りましたね．何と呼べばいいのやら……．

　軸偏位に関して，英語表記では右軸偏位が Right Axis Deviation（RAD），左軸偏位は Left Axis Deviation（LAD）と呼ぶように，I 誘導も II 誘導も両方とも下向きのときには Extreme Axis Deviation（EAD）と表現されますけどね．

　英語は一応あるのですね．イーエーディーですか．正常な方向とまったくかけは離れているので"アサッテ軸"でも"正反対軸"とでも呼びたいところですね．

　方位磁針の"方角"を参考に「北西軸」などと呼ぶ人もいますが，どうでしょうかね．ちなみに，私は高度の軸偏位と呼んでます．正式な用語ではないですが．

　extreme ってコトバ，"極端な"という意味ですもんね．

　今言ってくれた"アサッテ軸"に近い表現だと思います．非常に少ない状況ですが知っておき

第12章　電気軸の攻略 ―チェックは一瞬ですませよう―

179

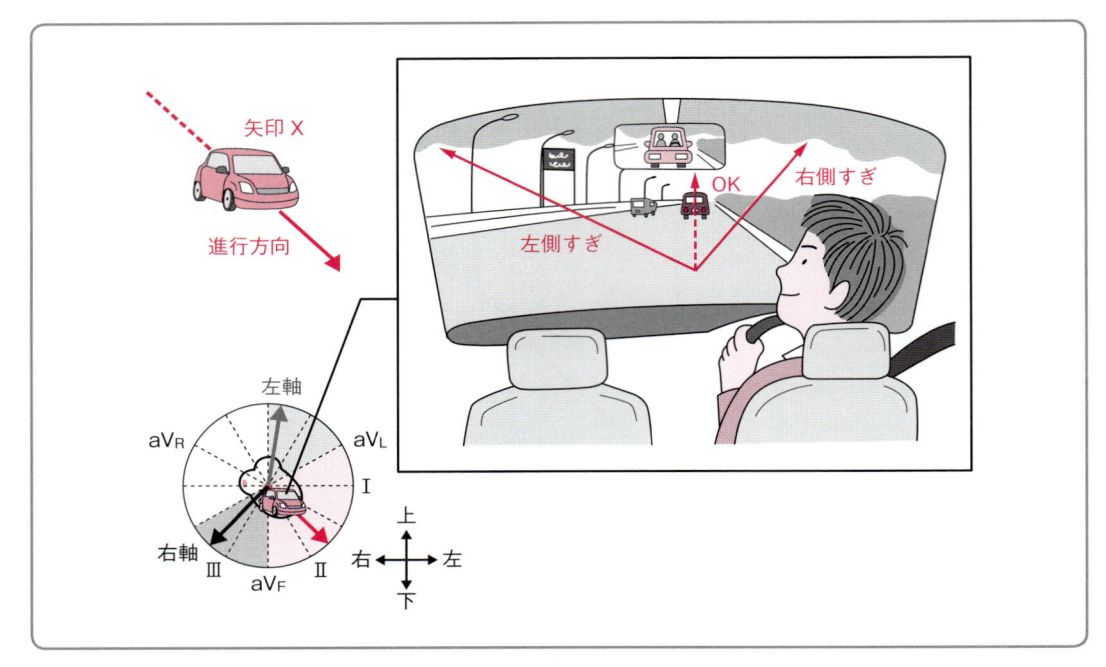

12. 電気軸の攻略 ―チェックは一瞬ですませよう―

図 12-11　自動車運転にたとえれば……

ましょう.

> **Point!**
> I誘導もⅡ誘導も下向きなら「高度な軸偏位」と表記すれば良い

左か右かわからなくなったら

　I誘導が下向き（Ⅱ誘導は上向き）となる領域と，逆にⅡ誘導のみが下向きな領域が軸偏位を示すのはわかるとしても，用語としてどっちが「左軸」なのか「右軸」なのかはわかりにくいと思いませんか？

　たしかにパッと見ではイメージと左右逆に見えるので間違えちゃいそうですね．

　そこで，左とか右とかはどこが基準になっているのかというお話をします．正常な電気軸を示していた**図 12-2** の**矢印 X** をもう一度思い返し，皆さんがこの矢印に沿って車を運転している状況を考えて下さい（**図 12-11**）．

　車内の皆さんから見ると正常軸の範囲を中心に，向かって左側へのズレているのが左軸偏位とされる領域で，右側へズレたところが右軸偏位とされるところに相当するのがわかると思います．これが「右軸」や「左軸」の意味だと考えて下さい．

　うーん，でもやっぱり右と左がわからなくなりそうです．僕バカなんで……．

　では，軸の左右の覚え方として次のように考えるのはどうでしょう？

> **Point!**
> Ⅰ誘導が下向きなら電気軸は左方向から離れていくはずなので右軸偏位
> （Ⅱ誘導が下向きの場合はもう一方なので左軸偏位）

　ちなみに，Ⅱ誘導は下方向を代表するグループだったので，そこで下向きというのを素直に考えると，軸は"上向き"となってしまいますが，車に乗っている人から見ればたしかに左側になりますね．

　でも右か左かだけなら，Ⅰ誘導が下向きのケースだけ考えて，Ⅱ誘導の場合は"もう一方"と考えれば左軸偏位も正しく診断できそうです．助かりました．

　そうですね．実臨床では右軸偏位よりも左軸偏位の方が目にするケースは多いと思います．どんな方法であれ軸偏位をズバッと正しく診断できるようになって下さいね．

Ⅱ誘導それとも aVF 誘導？

　電気軸では「aVF 誘導を見よ」と説明している教科書もあると述べましたので，ここで少しだけお話しておきます．勘の良い人はすでにお気づきかもしれませんが，**Ⅱ誘導と aVF 誘導はほとんど同じ方向から心臓を眺めている**のでしたよね？

　円座標上の角度だと，Ⅱ誘導は＋60°で aVF 誘導は＋90°でしたからね．しかも，Ⅲ誘導も含めてⅡ誘導と aVF 誘導は下側グループとして一緒に扱われるのでしたしね（☞イントロ編『4章

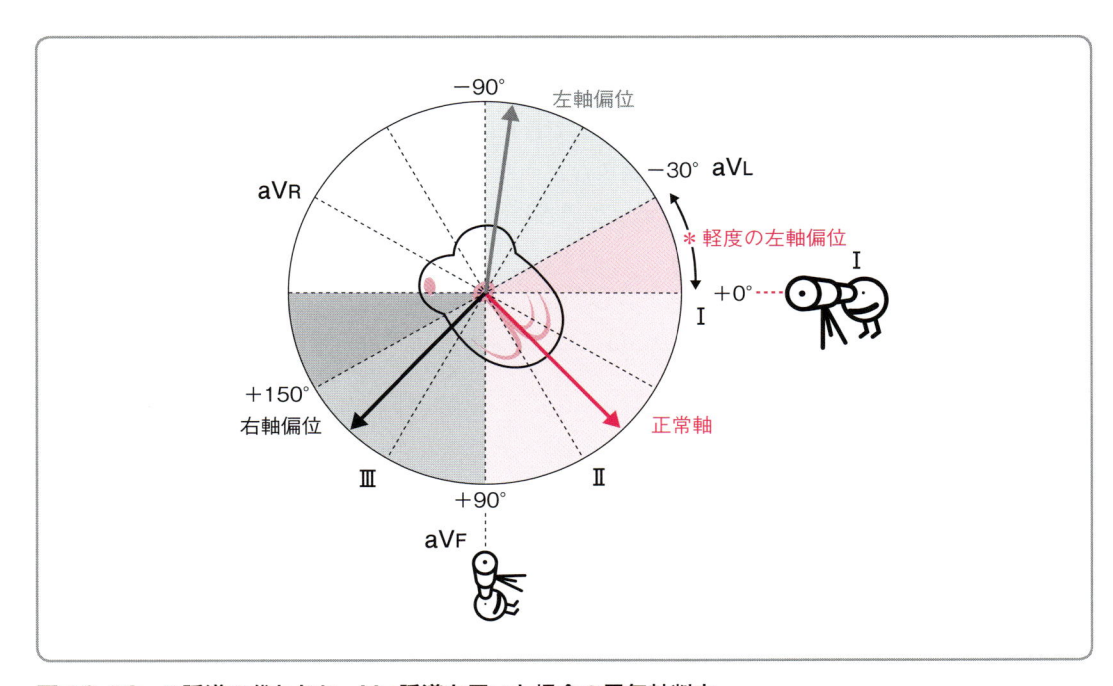

図 12-12　Ⅱ誘導の代わりに aVF 誘導を用いた場合の電気軸判定
　−30° から ＋0° の領域が左軸偏位に含まれる．また，＋150° から ±180° が右軸偏位に加わることになる．

12. 電気軸の攻略 —チェックは一瞬ですませよう—

心電図って何？』参照）．

　ためしに，II誘導の代わりにaV_F誘導を使って電気軸を考えて「I誘導とaV_F誘導のQRS波の向きがともに上向き」を正常軸と定義した場合，II誘導を使った場合より条件が厳しくなりますが，どこの部分が外れてしまうでしょう？

　その場合は，＋0°から＋90°までが正常軸のテリトリーになるので，－30°から＋0°までが含まれなくなってしまいますね．まぁ，全体的に見ればたしかにほぼ同じ領域ぽいですケド．

　図12-12では*の範囲の部分ですよね．つまり，II誘導の代わりにaV_F誘導を用いて電気軸を考えても，この領域*の扱いが異なるだけで大きな影響が出ないんですよ，実は．

　そうなると，皆さんが実際に目にする心電図用紙で縦に連続して印刷されているI誘導とII誘導で電気軸をチェックする方がラクだし，素直ではないかというのが私の意見です．

　I誘導とaV_F誘導だと目が飛んでしまいますしね．I誘導とII誘導なら一目見てほぼ同時にチェックできるので，反射的に電気軸を判定できて楽チンですね．

　少し余裕が出てきて心電図が好きになってきたと感じる方であれば，次のようなスタンスがとれると最高ではないかと私は思っています．

> **Point!**
> 電気軸は基本的にI誘導とII誘導で決めて，余裕があればaV_F誘導もチラ見！

　最近の心電計では軸偏位も自動的に教えてくれることが多く，I誘導とII誘導が上向きでもaV_F誘導が下向きの場合，**軽度の左軸偏位**などと表示されるようです．

　図12-12だと－30°から＋0°の領域*に当たる部分ですね．矢印がここに入る場合は左軸偏位でも軽度と言えばいいのですね．aV_F誘導ではなくII誘導を使う．

　電気軸に対する苦手意識がなくなってきたら，I誘導とII誘導のQRS波がともに上向きでも，念のためaV_F誘導の向きもチラッと確認できれば満点というわけです．

　イチ，ニ，エフの組み合せは洞調律かどうかをP波チェックでも見ているはずなので，そのとき一緒にQRS波の向きまでチェックできれば判読がスピード・アップするというのはこのことだったんですね．

　そう．心電図の"達人"たちはこうした並行作業を瞬時に行っていくため，心電図を読むスピードが速いのです．ただ，最初のうちはスピードよりも確実性を重視して欲しいですけれどね，私としては．

"どっちつかず" 対策

　ここまで勉強してきた皆さんなら，すでにほとんどのケースで正しく「電気軸」についてコメントできると思います．ただ，もしもI誘導やII誘導のQRS波の向きを見て"どっちつかず"だった場合にはどうしましょう？

　上向き成分と下向き成分がちょうど同じくらいのQRS波が"どっちつかず"な状況でした．厳密には上下どちらかが少しは大きいでしょうから，状況として少なそうですけれど．

たとえばI誘導が"どっちつかず"QRS波になっている場合を考えましょう．この場合，電気軸はI誘導に直行する方向に向いているんです．

ということは＋90°方向か−90°方向のどちらかですよね．

そう．これだけではどちらか決めることができないわけですが，II誘導の情報を参考にして下さい．この場合，II誘導のQRS波が上向きなら電気軸は＋90°方向だってことですし，下向きなら−90°方向になるはずです．

でも，いずれも境界線上になっちゃうんですよね．どっちの領域に含めて考えるとかっていうルールはあるんでしょうか？

うーん，それは難しいですね．結論を言うと，こうしたケースで私は，次のような少しコズルイようにも思える作戦をとっています．

1）電気軸についてはコメントしない
2）コンピュータ自動診断があるときは提示された軸の角度を見て診断

1）は判定保留というか拒否に近いですね．

まぁ，いいんのではないでしょうか．最初にも言ったように，電気軸から得られる情報はそれほど多くはないため，"軽く考える"のがポイントですからね．

2）は先生らしいですね．他人というかコンピュータに聞くっていうか．

最近の心電計に内蔵されている自動診断システムは，波形をもっと詳しく分析して「電気軸は○○°」と算出してくれるので，2〜3個の誘導からアタリをつけている私たちの方法より信頼がおけますよ．

もっと困る状況としてI誘導もII誘導も両方"どっちつかず"の場合は？

その場合は"お手上げ"で，もちろん自動診断を参照して座標軸に対応させてみても良いですが，電気軸にあまり多くを期待していない私は「不定軸」あるいは「軸不定」とだけ記載して撤収することにしています．

Point!
I誘導もII誘導もQRS波の向きが"どっちつかず"なら不定軸という

矢印の"住所不定"みたいなカンジですか．あまり肩肘はらないスタンスで良いってことですね．さすがです．

電気軸診断チャート

今回のテーマである「電気軸の診断」について次のフローチャートにまとめました（図12-13）．

これはわかりやすい！　はじめて見ましたよ，こんな図．

基本的にI誘導とII誘導の両方のQRS波が上向きなら，その時点で正常軸と診断して全然良

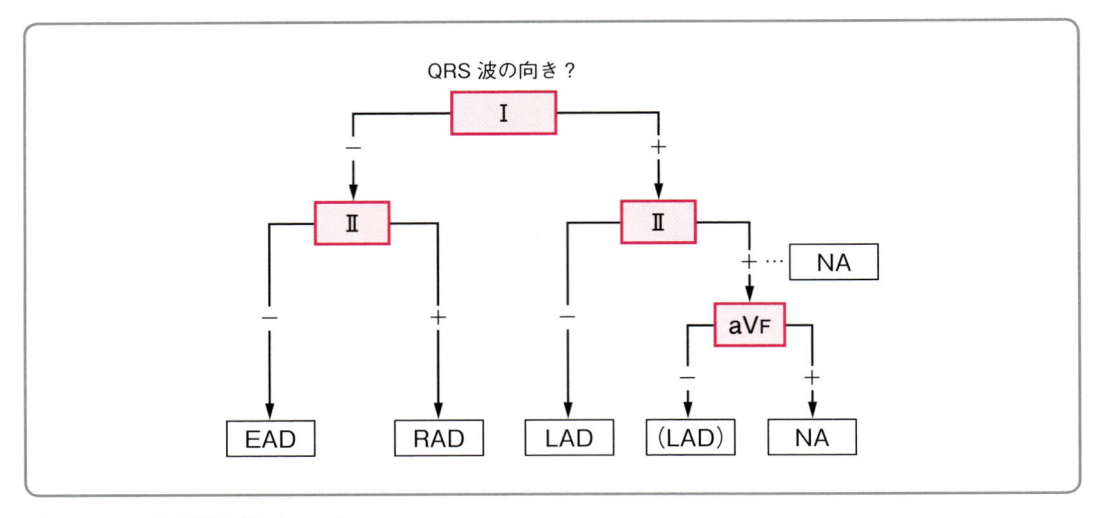

12. 電気軸の攻略 —チェックは一瞬ですませよう—

図12-13 電気軸診断チャート
＋：上向き，－：下向き，RAD：右軸偏位，LAD：左軸偏位，(LAD)：軽度の左軸偏位，NA：正常軸，EAD：高度の軸偏位（北西軸とも）．

表12-1 軸偏位を見たら

右軸偏位	左軸偏位
・右室肥大	・左脚前肢ブロック
・肺塞栓症	・心筋梗塞（下壁）
・小児・若年者	・左室肥大（一部）
・細身の成人（立位心）	・完全左脚ブロック（一部）
・完全右脚ブロック（軽度）	・その他
・心筋梗塞（側壁・心尖部）	
・心房・心室中隔欠損	
・右胸心	
・慢性閉塞性肺疾患	
・その他	

【注】その他については詳細は成書参照．ただし，正式診断は軸偏位以外の心電図所見で可能か心電図以外の検査が必要な病態が多いため暗記は不要．

いと思います．少し勉強が進んだ人なら，チラッとだけaV_F誘導にも目を向けられれば軽度の左軸偏位が見つかるかもしれませんね．

　頑張ります．その他は習った通りですね．ところで，軸偏位があるとわかったら，次に何を考えれば良いのですか？

　そうですね．最後にもっとも大事な「見つかった軸偏位が何を示唆するのか？」という点を述べたいと思います．もちろん，正常軸の場合には"正常心電図"へ向けて一歩前進することになるわけなので，ここでは軸偏位があった場合を考えます．

　電気軸の異常は，他の心電図所見を見逃さないためのヒントという話でしたよね？　軸偏位を

見つけたときにどんな病態を想定するのかが知りたいです．

軸偏位に関連した病態を**表 12-1** にまとめてみました．これも覚える必要はないですよ．あくまでも説明用に用意したものです．

いろいろな病態で軸偏位が生じるのですね．僕にはとても覚えられない……．

右軸偏位は時に貴重

まずポイントの 1 つ目ですが，右軸偏位は正常亜型（normal variant）な所見として健常者でも見られることがあることを知っておきましょう．特に小児およびやせ型の若年者に好発するんです．

> **Point!** 小児，若年者ややせ型の成人では特別な心疾患がなくとも右軸偏位を示すことあり

では 2 つ目．これがもっとも大事です．QRS 波形の成り立ちを考えれば，I 誘導の Q 波あるいは S 波が深くなることで右軸偏位を生じるはずですが，頻度的には後者が多いのです．その場合，右房や右室などの右心系に障害をきたす病気を一度は念頭に置くべきです．

> **Point!** 右軸偏位は右室肥大や肺塞栓などの右心系疾患を呈する病態の発見に役立つ

これは**表 12-1** のなかにも下線を引きました．なかでも右室肥大は心電図を習い始めたばかりの人では見逃してしまうことが多い所見ですので，右軸偏位を見たらまず「右室肥大はないか？」とチェックするクセをつけて欲しいです．

ヒダイって心臓の壁が厚くなるってことですよね．なるほど，右軸偏位を見たら必ず右室肥大のルール・アウトですね．

心電図で右室肥大と診断するには右軸偏位以外にも条件が必要ですが，詳細な診断基準は後々学びましょう（☞応用編『6 章 QRS 波の高さに注目』参照）．

そしてもう 1 つ大事なのが「肺塞栓」ですね．

ときに診断が難しいとされる急性肺塞栓症ですが，突然の胸痛や呼吸困難，SpO_2 低下を訴える患者さんの心電図で，もしも以前にはなかった右軸偏位が出現してたら要注意ですね．

その他，心房中隔欠損や心室中隔欠損などの先天性疾患も右心系の負荷を生じますね．でも正確な診断は心エコーで行うべきでしょうけれど．

左軸偏位はイマイチ

右心系疾患との関連からときに貴重な診断価値を発揮する右軸偏位に比べて，左軸偏位の方の有用性はイマイチと言えます．

えー，せっかく診断できるようになったのにぃー．でも，軸偏位に多くを求めるなっていう先

12. 電気軸の攻略 ―チェックは一瞬ですませよう―

生のスタンスが徐々にわかってきた気がします.

　表12-1 に列挙した病態のうち，左室肥大や完全左脚ブロック，そして下壁心筋梗塞などは他に華々しい心電図所見が現れるので，仮に左軸偏位に気づかなかったとしても見落とすことは少ないと思います.

　あと，左脚前枝ブロックというのは？　これって2つに分かれた左脚の一方だけが断線して電気が流れなくなった状態でしたよね（☞イントロ編『3章　刺激伝導系のはなし』参照）.

　そうです．たしかに**左脚前枝ブロック**の最大の心電図所見は左軸偏位とされ，これが大きなヒントになるのですが，実際には単独の病的意義は少ないんです．だから知らなくて良いとは言いませんけど.

　つまりは治療が必要になるような病態じゃないってわけですね.

　ええ．唯一，**完全右脚ブロック**がある患者さんに左軸偏位があると，左脚前肢ブロックを合併した**2枝ブロック**という病態と診断されるため少しだけ大事になります．これは後々扱うので，それまでは忘れていて結構ですよ（☞応用編『7章　幅広いQRS波を見たら①』参照）.

最後に実践！

　これで一通りEをチェックするための軸偏位の説明を終わりますが，どうだったでしょう？

　今回，先生のお話を聞くまでニガテに感じていた電気軸ですが，あまり気張らずにおおまかな診断だけならカンタンにできること，そして最後はそこから疑うべき病態まで教えてもらったので，カンペキは難しいかもしれないけれど，それなりは戦えるぞって気になってきました！

　そうですか．それは良かった．では最後に実際の心電図を使った演習をしてみましょう．次の4つの心電図で電気軸の診断をしてみて下さい．もうできますよね？

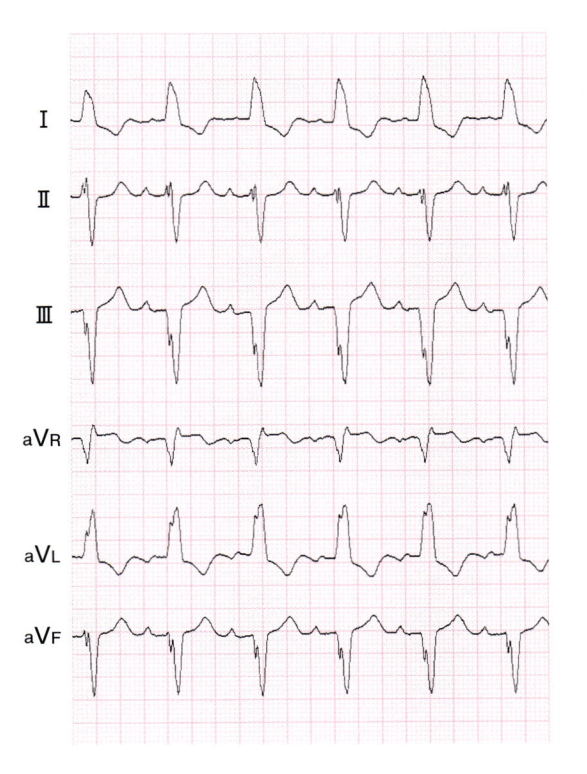

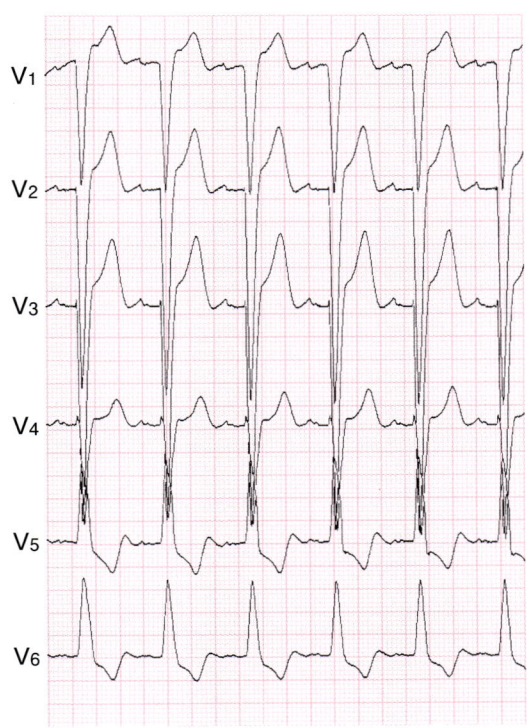

図12-14　**練習問題1**　電気軸はどうですか？

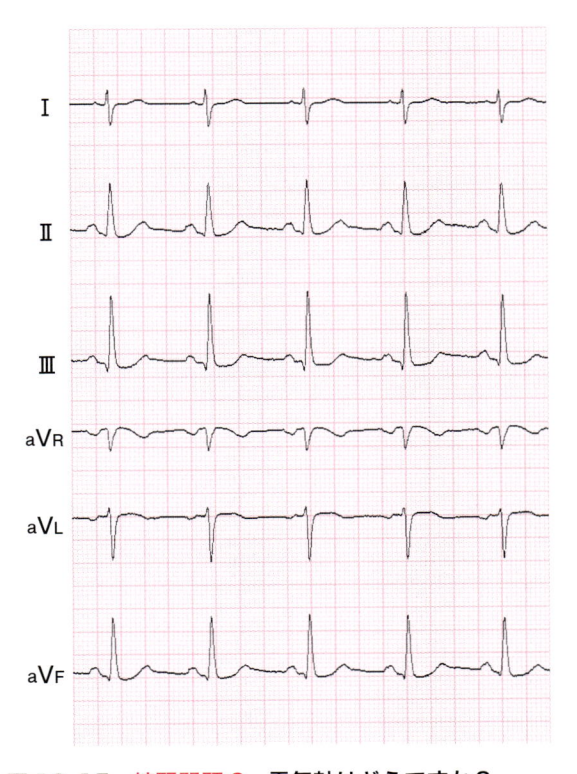

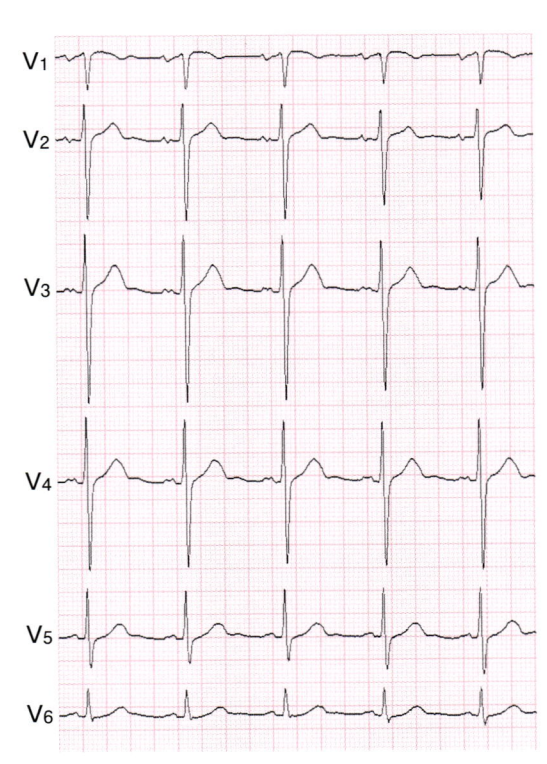

図12-15　**練習問題2**　電気軸はどうですか？

12. 電気軸の攻略 —チェックは一瞬ですませよう—

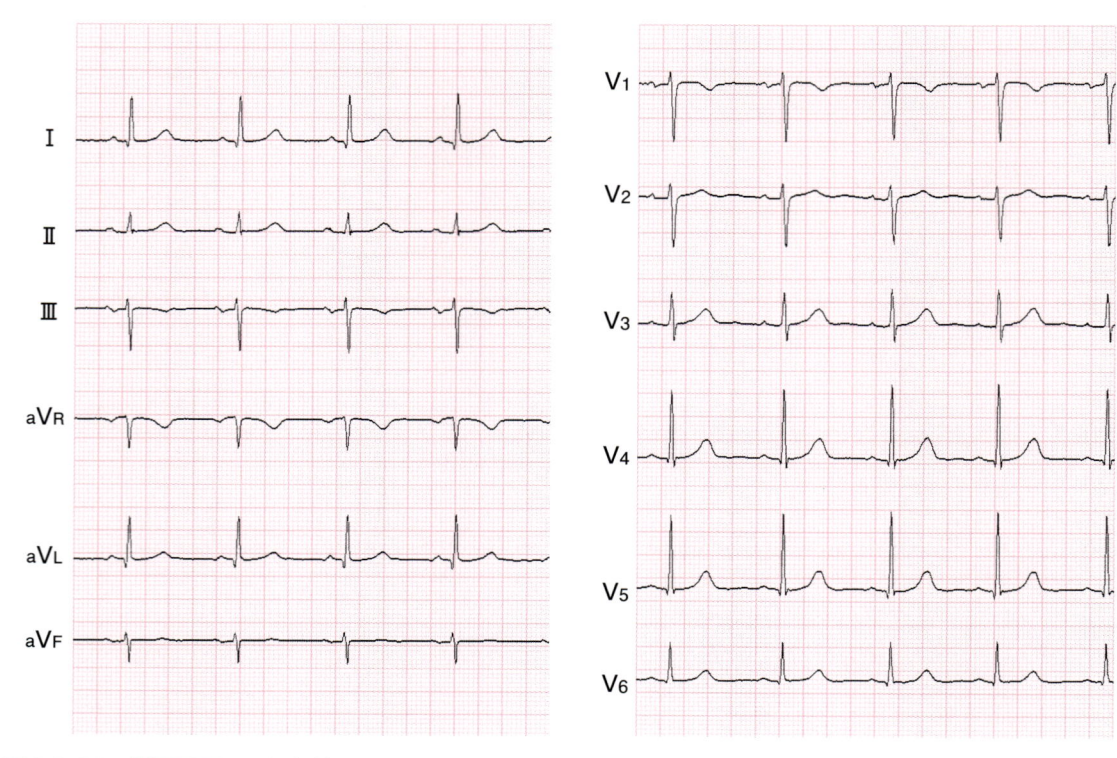

図 12-16　練習問題 3　電気軸はどうですか？

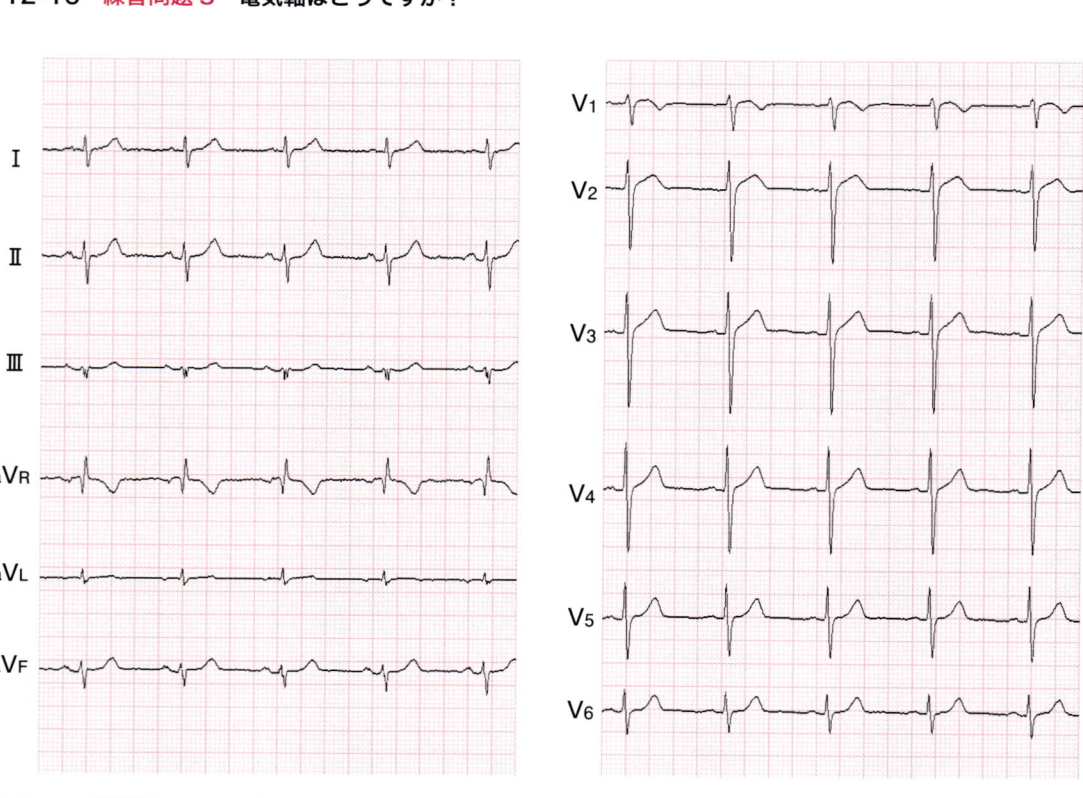

図 12-17　練習問題 4　電気軸はどうですか？

第12章のまとめ

電気軸の攻略 —チェックは一瞬ですませよう—

❖ **QRS電気軸**：心室内を伝わっていく電気シグナルの大まかな方向性を示しており，心電図異常を見つけるヒントにする．

❖ 電気軸の簡易チェックはⅠ誘導とⅡ誘導のQRS波の向きだけでできる（余裕があればaVF誘導も見る）（→図12-13）．
  Ⅰ誘導（＋）Ⅱ誘導（＋）：正常軸
  Ⅰ誘導（＋）Ⅱ誘導（−）：左軸偏位
  Ⅰ誘導（−）Ⅱ誘導（＋）：右軸偏位
  Ⅰ誘導（−）Ⅱ誘導（−）：高度の軸偏位（北西軸）
  ※（＋）：陽性＝上向き，（−）：陰性＝下向き

❖ Ⅰ誘導，Ⅱ誘導のQRS波が上向きでも，aVF誘導が下向きなら軽度の左軸偏位と言っても良い．

❖ 軸偏位を見たときに考える病態では右軸偏位を優先する（☞表12-1）．

【練習問題の答え】
（問題1）左軸偏位，（問題2）右軸偏位，
（問題3）軽度の左軸偏位，（問題4）高度の軸偏位．

12. 電気軸の攻略 ―チェックは一瞬ですませよう―

課外授業

⓫ P波の電気軸？ ―実はチェック済み―

心房の電気軸は？

- 語呂合わせのEでの確認として，Ⅰ誘導とⅡ誘導のQRS波の向きだけから電気軸をチェックする方法について学びましたが，これを「心室」の電気軸と考えれば，「心房」に関しても電気軸も考えられると思いませんか？

- 「心室」というのはQRS波を使うからですか？　たしかに心室を流れる電気シグナルを1つの矢印で代表させるというのが電気軸のコンセプトでしたよね．

- ええ．QRS波＝心室，P波＝心房のロジックでいくと，P波の向きから似たような考えをすることができて，それはいわばP波から求める電気軸と言えますよね？　ここでちょっとだけ「心房の電気軸」に関して述べたいと思います．

肢誘導の世界に見る洞調律

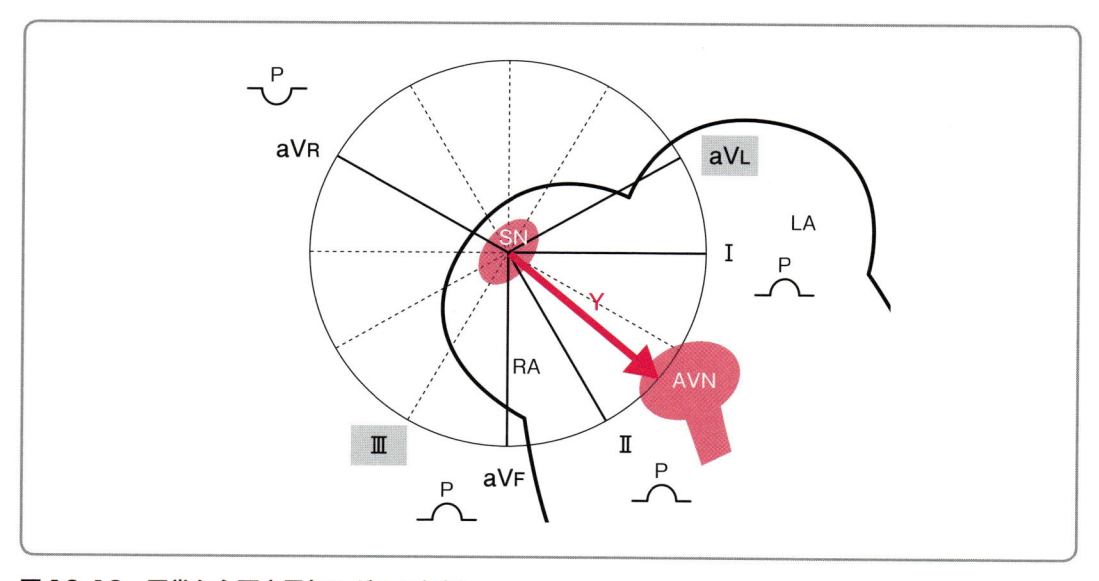

- 心室の電気軸では，房室結節を円座標の中心に置いて心室を流れる電気の様子を矢印で描きましたね？　心房内での電気の流れを考える場合にはどうしましょう？

図12-18　正常な心房内電気シグナル伝播
洞結節と房室結節とを結ぶ左下方向への矢印Yとなる．SN: 洞結節，AVN: 洞房結節，RA: 右房，LA: 左房．

- 電気のスタート地点という意味では洞結節になるでしょうか？
- その通りです．図 12-18 のように洞結節を中心とする円座標で考えてみましょう．
- これは肢誘導が乗っている平面なんですよね．それぞれの誘導の担当方向も覚えました．
- 洞結節を出た電気シグナルは，3 本の結節間伝導路に分かれて心房各所に伝わるのでしたが（☞イントロ編『3 章　刺激伝導系のはなし』参照），最終的には房室結節に集束するのでしたね．じゃあ，質問です．心房内を伝わる電気シグナルを 1 つの矢印で表すとどうなるでしょうか？
- 洞結節と房室結節を結んだ感じの矢印になりますかね．
- その通りです．それを図 12-18 では**矢印 Y** と表示しました．
- 心室のときもそうでしたが，結局は心房内を伝わる電気の流れも向かって左下方向になるわけですね．
- では，ここでもう 1 つ質問です．この**矢印 Y** で P 波が代表されているとすると，Ⅰ誘導とⅡ誘導の P 波の向きはどうなるでしょう？
- 心室の場合と似たような矢印なわけですから，Ⅰ誘導とⅡ誘導の P 波は上向きになるはずですね．平行四辺形を使った同じ考えですね．
- そうです．また，QRS 波の場合にチラ見して欲しいといった aVF 誘導でも原理的には上向きに感じられるはずです．
- 下方向からカメラで狙ってる aVF 宇宙人が**矢印 Y** を見ても，自分に近づいてくるように見えそうですし．だいぶイメージできるようになってきました．僕も．
- ですから，最初は難しいように思えましたが，「心房の電気軸」も結局のところ，P 波の"向き"がⅠ誘導，Ⅱ誘導そして aVF 誘導で陽性なら正常なんです．
- では，E として QRS 波の他に P 波についても電気軸をチェックをした方がいいってわけですか？
- いや，実はその必要はないんです．それを次に述べましょう．

すでにチェック済み

- ところで，Ⅰ誘導やⅡ誘導の **P 波の向き**は，別のところでチェックしてません？
- あっ……，そうですよ！　語呂合わせの R(R)EAL で 2 つ目の **R**hythm の R で洞調律か判定するのに P 波の向きに注目しましたね．「イチ，ニ，エフそしてブイヨンからブイロクで陽性，エーブイアールで陰性」って呪文のように唱えました（☞スクリーニング編『11 章　洞調律の判定』参照）．
- 気づきましたか？　以前，特に理由も説明せず洞調律の定義として P 波の極性に関する条件を述べましたが，実はこれが"種明かし"なんです．
- Ⅰ誘導，Ⅱ誘導や aVF 誘導で P 波が上向きというのは，言い方を変えれば「心房の電気軸が正常」だってことなんですね．何も考えずに暗記してましたけど，理由がわかるとスッキリします．
- そうですね．他に，洞調律で aVR 誘導の P 波が下向き（陰性）な理由も図 12-18 を用いればカンタンでしょ？
- **矢印 Y** で洞調律の P 波が代表されていると考えれば，aVR 誘導はほぼ正反対に位置しますから，担当している宇宙人からは電気がずーっと離れていくように見えますものね．

12. 電気軸の攻略 ―チェックは一瞬ですませよう―

　つまり，心電図の表示ルールでは下向きの波として描かれるはずですよね（☞イントロ編『5 章 各波形の意味と表示ルール』参照）．これが洞調律時に aV_R 誘導の P 波が陰性となるワケになります．

その他も"仲良し"ルールで

　ところで先生，残った V_4～V_6 誘導の P 波に関してはどうしましょう？

　ナイスな指摘です．これら 3 つの胸部誘導は，ここで登場した肢誘導の座標平面には乗っていないため，残念ながらこれらと同じ土俵では勝負できません．

　あら珍しい．お手上げですか？

　うーん．強いて言えば，以前やった仲良しグループの話を思い出すと良いでしょうね（☞イントロ編『4 章　心電図って何？』参照）．V_4～V_6 誘導って，どこの誘導と仲が良いんでしたっけ？

　あー，たしか V_5，V_6 誘導は I や aV_L 誘導と一緒に「左側」"グループ"を形成して何かと共通点が多いって話でしたね．

　ですから，"お隣さん"同士で洞調律時の心房の電気の流れを見たら，同じように見えると考えるのです．なお，状況によってはこの"グループ"に V_4 誘導も含まれるのでしたよね．

　なるほど．I 誘導の P 波が陽性なら，V_4～V_6 誘導でも同じく陽性だと考えろってわけですね．困難をうまく乗り切りましたね．さすがです．

　洞調律を扱うとき，最初から「P 波の電気軸は……」などと説明すると難しくて敬遠されてしまうので，こういう順番をとりました．これで「洞調律の定義」に理由が与えられたわけですが，こんな説明など一度聞いておけば十分です．洞調律かどうかは何も考えずに……．

　はい．「P 波がイチ，ニ，エフ，ブイヨンからブイロクで上向き，エーブイアールで下向き」，ただそれだけですね．体に染み込ませるのが重要ですね．

　そう．直感というかセンスでいいんです．最初の切り口はね．ただ，今まで"謎の呪文"であったものの背景が，自分の知っている範囲の知識で説明できるとうれしいですよね．そんな感動を少し味わってもらうためのオハナシでした．

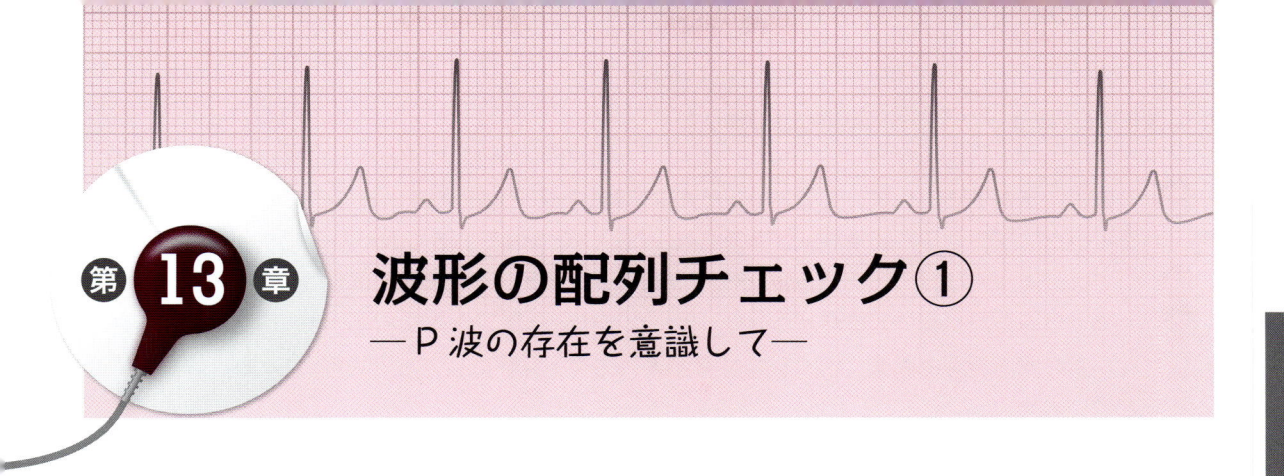

第13章 波形の配列チェック①
―P波の存在を意識して―

波形の並びの確認って？

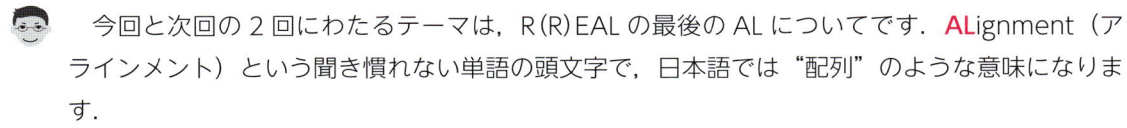

　今回と次回の2回にわたるテーマは，R(R)EALの最後のALについてです．**AL**ignment（アラインメント）という聞き慣れない単語の頭文字で，日本語では"配列"のような意味になります．

　要は心電図波形の並びをチェックするプロセスだと考えれば良いのでした．

　すでに学んだように，心電図波形にはP波，QRS波，T波の3つの波があり，**図13-1**のように決まった順に整然と並ぶのが正常な配列でしたよね（☞イントロ編『5章 各波形の意味と表示ルール』参照）．

　はい．具体的にはP波→QRS波→T波の順でしたね，基本は．

　この後説明しますが，T波はどんなときでもQRS波のすぐ後から離れることはないので，結局は **P波とQRS波がきちんと交互に並んでいるか** を調べたいんですよね，ここでは．

　心電図の教科書で波形の並び順について説明しているのなんて見たことないです！　でも何か当たり前のことをあえて小難しく述べているようにも見えますが？

　そうですね．『基礎編』と『応用編』で扱う大半の心電図ではALは問題にならないでしょう．なぜなら，この正常な配列が崩れた状態が皆さんが最も敬遠する**不整脈**（arrhythmia）だからです．

　えー，じゃあ今回のメインは不整脈なんですか？　先生はしばらく不整脈は扱わないって言ってたのに……．僕フセイミャクってコトバを聞いただけでじんま疹が出てきそうなんです．ほとんどアレルギー状態なんですよ．

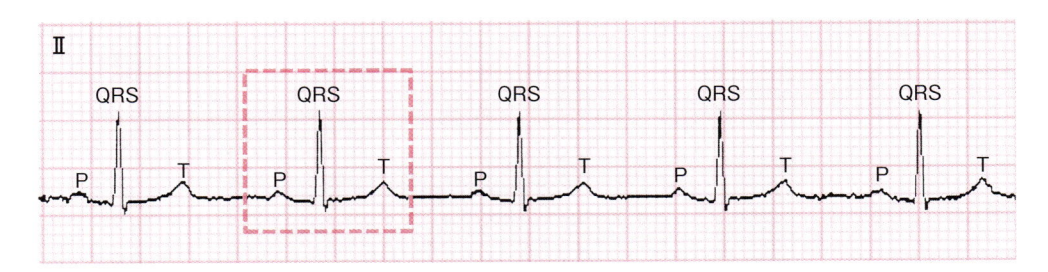

図13-1　心電図波形の正常な配列
　"小→大→中"の波の繰り返し（小：P波，大：QRS波，中：T波）

13. 波形の配列チェック① ―P波の存在を意識して―

まぁ，まぁ毛嫌いしないで下さい．そんなに難しいことは扱わず，あくまでもパッと見心電図チェックのプロセスに簡単な**不整脈スクリーニング**を入れておきたかったのです．

では，ALのプロセスは不整脈のサワリだけなんですね．少し安心しました．

スクリーニング編では難解かつトリッキーな不整脈心電図の読み方などは一切話さず，皆さんが日常の臨床現場で頻繁に出くわす"有名人"的な不整脈にしぼって次回（14章）解説しようと思います．

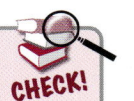

> **AL プロセスの意味**
> - 不整脈の有無について大雑把なスクリーニング：13章
> - 簡単なものなら診断してしまう（期外収縮，心房細動・粗動など）：14章

とにかくP波！

語呂合わせのALはP波とQRS波の並び順を調べていくプロセスと言えますが，前にも言ったように，心電図を見てQRS波がどれかわからないという状況は少ないです．ですから，肝心なのは**いかにP波を正しく認識できるか**ということなんです．

なるほど．とにかくP波が大事なんですね．

正常ではQRS波の少し手前の定位置におとなしく控えているP波は，さながら岸辺に立てられた棒にロープでつながれたボートのようです．図13-2のイメージ図を参照して下さい．

P波は岸につながれたボートですか．先生らしいたとえですね．

しかし，ひとたびロープが切れてしまったらどうなるでしょう？

ボートは岸から離れて気ままな場所に移動してしまうはずです．

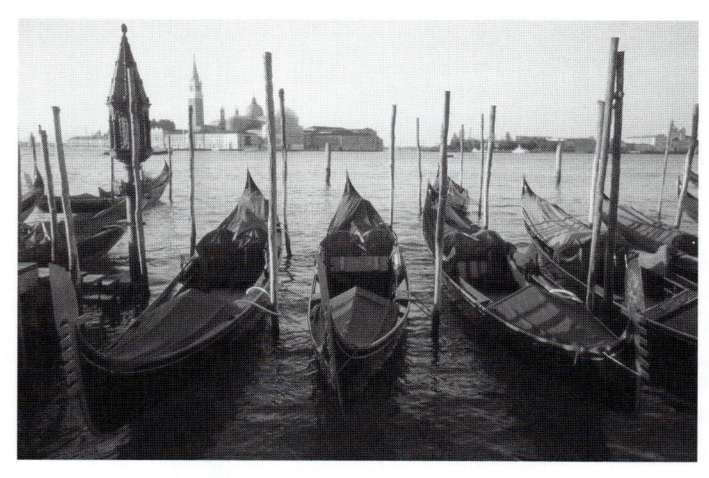

これは不整脈を生じてP波が定位置でなくなった状態に相当し，フリーになったP波は様々なところに出現するようになります．ときにP波はQRS波やT波の内部にまで潜伏してしまい，

図13-2　P波とQRS波の理想の関係

非常に見つけにくい状態になっていることもあるんです．

　まさにP波は神出鬼没なんですね．フリーランスというか．

　ですから，常にP波が定位置以外に隠れていないか，また1つのボートに1つの棒が対応しているように，個々のP波がQRS波と1：1対応しているのかという視点で心電図を眺めることが大切です．

　特にQRS波の手前にキッチリP波がないような場合には要注意ですね．

　P波はとってもイタズラ好きな性格ですからね．不整脈を専門とし，たくさん心電図を読んで私が至った結論は，次のようなものでした．

> **Point!**
> 不整脈の心電図を正しく読み解く秘訣はP波を手なずけること

　カッコよく言えば，**P波を制する者は不整脈を制す**みたいな感じですかね．

　まさにそうなんです．最初は少し不自然に感じられるかもしれませんが，ここではとっておきの「P波の見つけ方」を伝授しますので，皆さんにはぜひともマスターして欲しいです．

まずT波

　P波を正しく見つけるためのポイントは，直接P波を探しにいくのではなく，むしろT波やQRS波などの他の波形をきちっと認識して，それ以外がP波のはずと考えることなんです．

　戦略的ですね．あえて**P波"以外"**に注目していくって．**消去法**ですね．

　ところで以前，「T波はQRS波に忠実」という話をしたのを覚えていますか？

　ええ．QRS波は心室収縮を生じる電気興奮というか，「脱分極」を表していて，T波の方は心室の興奮がだんだん冷めて通常状態に戻っていく「再分極」に相当するのでした．ですから，順番的に必ずQRS波の次にT波がくるのでした（☞イントロ編『5章　各波形の意味と表示ルール』参照）．

　T波はQRS波の"忠実な家来"だと言えますね．**図13-3**に具体的に示しました．

　枠で囲ったように，QRS波とT波を**QRS-Tとまとめて認識する**と良いでしょう．

　どこの誘導でもQRS波がどれかわからない状況は少ないと思うので，だとすれば必然的にT

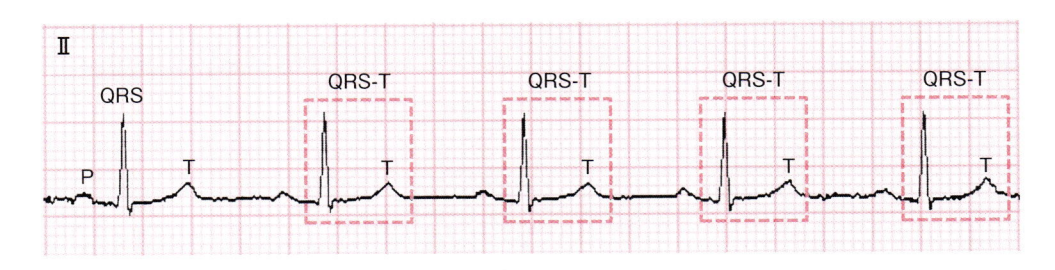

図13-3　T波はQRS波の"家来"
　鋭いスパイク状のQRS波に常に追従する波がT波で，QRS-Tの関係は崩れない．

第13章　波形の配列チェック①　—P波の存在を意識して—

13. 波形の配列チェック①　―P波の存在を意識して―

波がどれかもわかっちゃうはずですね．

　ただ，T波にP波が一緒に重なっていることもあるので，1個だけでなく，できるだけ数拍分のQRS-Tペアを確認することで純粋な **T波のみの波形** を確認しておくようにしましょう．一番滑らかで一定の形をしたものが本来のT波形なはずです．

　フムフム．こうしてQRS波とT波が正しく認識できれば，あとはその裏返しというか残りをP波とすればOKですね．

> **Point!**
> QRS-Tペアを意識して，**T波**がどれかを確実に押さえるのがP波攻略のはじめのポイント

"安全地帯"を利用せよ

　さて，P波の認識法を続けましょう．多くの状況では「QRS波の少し手前」がP波の定位置でしたね？

　それは僕にもわかります．でも全例こうじゃないから難しい……．

　でも，「QRS波の少し手前にP波がいるハズだ」という感覚では複雑な不整脈には太刀打ちできませんから，次のような意識改革をするのが大切です．

> **P波の見つけ方①**
> 通常フラットなはずの **T-QRSライン** にある小さな波が **P波** ととらえる
> **CHECK!**

　皆さんに伝えたい奥義の1つ目はこれです．**T-QRSライン** とは，1拍前の「T波のおわり」と次の「QRS波のはじまり」とを結ぶ線です．

　心電図の世界で±0mVの基準点とされた「T-Pライン」と基本的に同じものでしたよね，たしか（☞イントロ編『7章　QRS波の命名法』参照）．

　不整脈などでP波が定位置以外の場所に移動してしまうと，T-Pラインは微妙になってしまいます．でも，T波のQRS波に対する位置は常に変わりませんでしたから，T-QRSラインは常に一直線となって厳密な意味での等電位線として適しているのでしたね．

　なるほど．QRS波とT波がわかったら，次は **T-QRSラインを意識せよ** というわけですね．

　ただ「T-QRSライン」という名称はいまひとつ浸透していないので，私はこの部分を勝手に **"安全地帯"** と呼んで，P波を見つけるのに有用だと説明しています．図13-4で確認してみましょう．

　アンゼンチタイ？　またユニークな用語ですね．たしかにT-QRSラインの部分には普通は波が立たずにフラットですから，文字通り"安全地帯"と言えそうですね．このライン上にもしも波らしきものがあればP波しかないというわけですね．

　なぜこんな面倒くさい考え方をするのかは，複雑な不整脈になったときにわかるでしょう．

　これなら普通にQRS波の手前にいるP波ももちろん引っかけられますし．なるほど，今まで

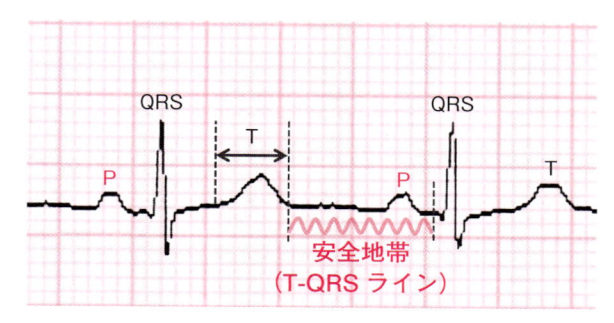

QRS　　T　　QRS
P　　　　　P　　　　　T
安全地帯
（T-QRS ライン）

図 13-4　T-QRS ラインと P 波の関係
「T 波のおわり」と 1 つ先の「QRS 波のはじまり」と結ぶ "安全地帯" はフラットなことを利用して P 波を見つけ出す．

とは考え方を変えることで視界が開けるのですかね．

👨　P 波が明らかに定位置にいるような場合には不要ですが，少しでも変だなと思ったときには QRS 波との関係を調べるために以上のような考え方でのぞむ必要があるでしょうね．"配列"に異常をきたしてる可能性がありますよ．

👦　こうして発見できた P 波にはⓅみたいにマークしておけばわかりやすいですね．

👨　そう．そして，ザーッと上下の誘導を見渡して，P 波が一番大きくてわかりやすい誘導を選んで以後の解析に使うのがポイントです．

👦　どの誘導でも QRS 波がどれかは簡単ですので，いかに P 波が見やすい誘導を選択できるかどうかが不整脈心電図の勝敗を分けそうですね．

👨　そう．**不整脈の心電図の判読は P 波ができるだけ大きく見える誘導で行う**のが鉄則なんですよ．ですから，AL のプロセスを不整脈スクリーニングととらえれば，まったく同じことが言えるわけですね．

> **Point!**
> 配列異常のスクリーニングのための AL チェックは P 波が一番見やすい誘導で行うよう心がける

ちなみに，胸部誘導などで T 波の直後に時々 **U 波**という特殊な波が存在することがあって，P 波かどうか紛らわしいときがあります（☞応用編『15 章　T 波から先はまとめて』参照）．

👦　T 波の後に 4 番目の波があるんですね．アルファベット順では，たしかに "U" ですね．"T" の次は．何となくユーハって耳にした記憶もあるような……．

👨　ただ，ここでは U 波には深入りしません．心電図には 12 個も誘導があるのですから，U 波の邪魔が入らない箇所をうまく選んで P 波を見つけて下さい．P 波が見やすい誘導として一般的には **II 誘導**が適しているとされますよ．

第 13 章　波形の配列チェック①　—P 波の存在を意識して—

13. 波形の配列チェック① ─P波の存在を意識して─

P波探しの実例

　"安全地帯"を意識するだけでも，P波を正しく認識する能力は格段にアップするでしょう．ただ，残念ながらそれだけでは**隠れたP波**には対応できません．

　T波とかQRS波のなかにも紛れるんでしたよね，P波って．隠れキャラなんでした．

　ですから，P波探しの第2のポイントを説明しましょう．図13-5の心電図もホルター心電図からの記録です．「CM$_5$」はシーエムファイブと読みますが，基本的に12誘導心電図でいうV$_5$誘導と同じと考えて下さい．

　全部で7個のQRS波があって，左から1, 3, 5そして7拍目のQRS波には直前にP波らしきものがいますが，その他にはないように見えます．

　普段からP波の見つけ方を意識してないと，こうした症例ではジ・エンドになってしまいそうです．これが不整脈でP波が定位置にない好例です．

　たしかにこれは困りましたね．どうしましょう？

　まずは型通りQRS波と一緒にT波をきちっと認識することから始めましょう．T波はQRS波の直後の波でしたね．全心拍を見ながら，一番なめらかな曲線を描くものが"混じり気のない"T波になります．それを図13-6の右上枠外に描きました．

　さっきやったのでこれは大丈夫そうです．

　そうしたら，次に「T波のおわり」を意識しましょう．図13-6に点線で示した部分がそれに

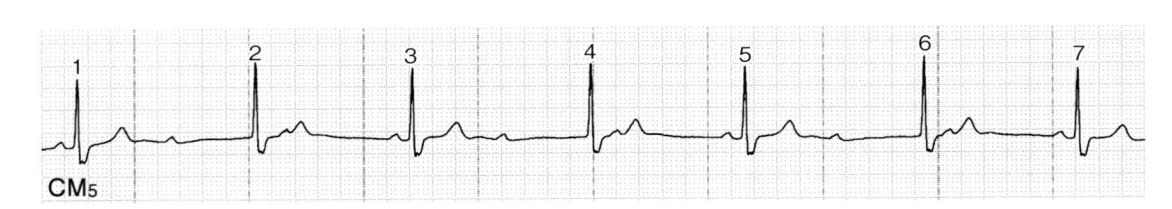

図13-5　P波を探せ！

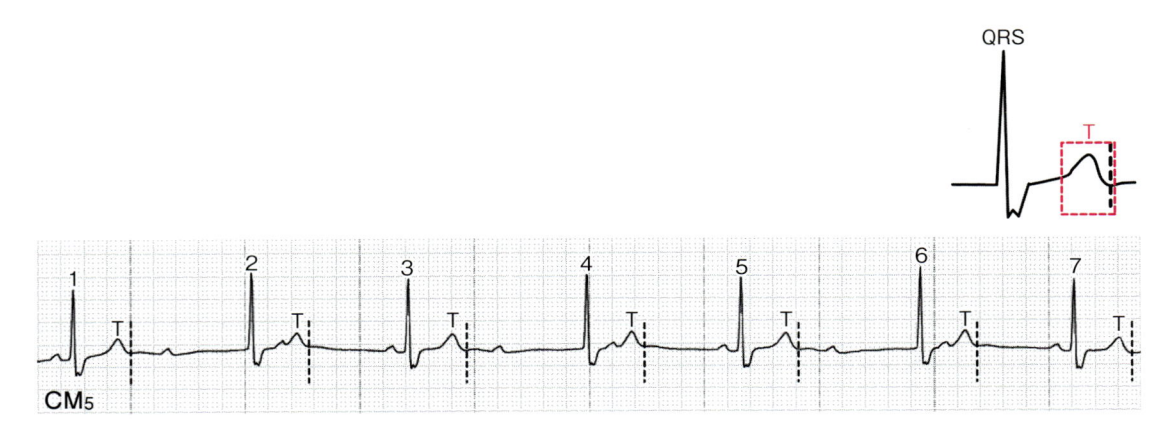

図13-6　T波を見つけてマーキング

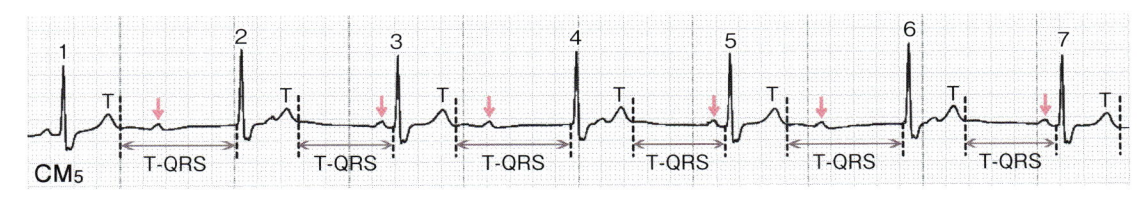

図 13-7　安全地帯にある P 波を拾い上げる

　　　該当するでしょうか.
　　　「T 波のおわり」は T-QRS ラインというか"安全地帯"を決めるうえで重要でした. ここは基本的に一直線になる約束でした.
　　　ですから，ここに"波風"が立っていたら P 波と考えるのでしたね. 図 13-7 に明らかに P 波とわかるものを拾い上げました（図 13-7 の↓）.
　　　これが「T 波でも QRS 波でもないのが P 波」という消去法の考えでした. 他にも P 波がいる可能性がありますね. 次はどうすれば良いのでしょうか？

隠れ P 波を探せ

　　　P 波探しの 2 段階目は，**隠れた P 波を探す**ことです. ポイントを先に述べます.

> **P 波の見つけ方②隠れ P 波を探せ！**
> 1) P 波が隠れているとしたら T 波が多い（ときに QRS 波にも）
> 2) T 波のなかで他と波形が異なるものはないか？
> 3) 最短の P-P 間隔にあわせたデバイダーを使って空いたスペースを埋められないか？

　　　いよいよ次は T 波や QRS 波のなかに隠れている P 波を探し出すのですね. でも，2) と 3) の意味がサッパリ…….
　　　大丈夫. そんなに難しいことじゃないんです. まず最初に **T 波に隠れた P 波**を探しましょう. 最大のポイントは次の事実です.

> **Point!**
> 他と高さやなめらかさが異なる**変な T 波**には P 波が隠れている可能性大

　　　たしかに，いくつか変わった形の T 波があるなとは思ってたんですよ，僕.
　　　先ほどから見ている心電図で見ていきましょう. たとえば次に拡大して抜き出した**図 13-8** の左から 2 番目の T 波のカタチ，枠で囲んでみましたが何だか変に思いませんか？
　　　言われるとたしかに！ ノイズなのかって思いましたが？ その目で見ますと 4 拍目と 6 拍目との T 波もオカシナ形をしていますね. ここに本当に P 波が隠れているのでしょうか？
　　　そうですね. たしかにノイズなどの影響を除外するための確認もしましょう. ただ，こうした

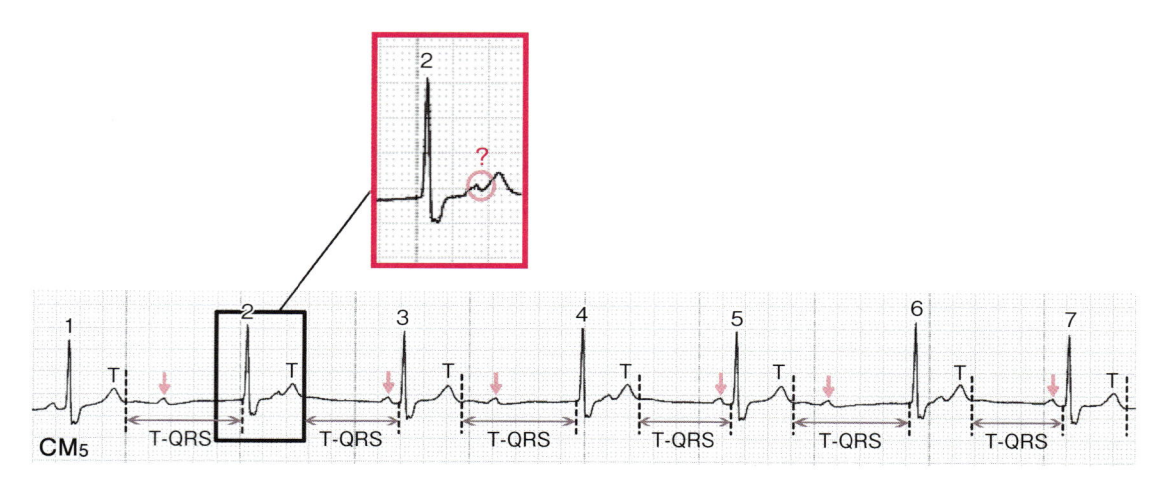

13. 波形の配列チェック① ―P波の存在を意識して―

図13-8 T波のカタチに注目せよ

👦 ところにP波が隠れている可能性が高いのですよ.

👨 だから"混じり気のない"というか，なめらかでピュアなT波を初めから見きわめておく必要があるのですね.

👨 これらが本当に隠れP波か否かを確認するためには，すでに見つけたP波のうち一番短いP-P間隔を見つけて「P波の周期」でないかと考えるのがポイントです.

👦 なるほど．正常な洞調律ならレギュラーにP波が並ぶはずですもんね.

👨 この場合，2つ目と3つ目のP波の間ないし4つ目と5つ目との間が一番短いP-P間隔ですから，これがP波の基本周期でないかと考えるのが普通でしょう.

デバイダーは便利

👨 このプロセスで便利な道具があるのですが，図13-9に示した器具を知っていますか？ 一般的にはデバイダーなどと呼ばれるものですが.

👦 片方が鉛筆じゃなくて両方とも針になっているコンパスですよね．デバイダーっていうんですね．で，これを使えと．

👨 このデバイダーは不整脈の解析には欠かせない便利グッズなんです．いま，次の図13-10のように2つ目と3つ目のP波にそれぞれデバイダーの針を合わせて，それをそのままクルクルッと回して4，5個目のP波のところに持っていくとぴったりと一致しませんか？（図13-10）

👦 たしかにぴったりですね．それでどうするんですか？

👨 ここでは次のように考えてデバイダーに身を任せるのです．

Point!
「洞調律なら普通は等間隔にP波が並んでいるはず」と考えて，間のあいたP-P間隔の部分を隠れP波で埋められないかとデバイダーで詮索する

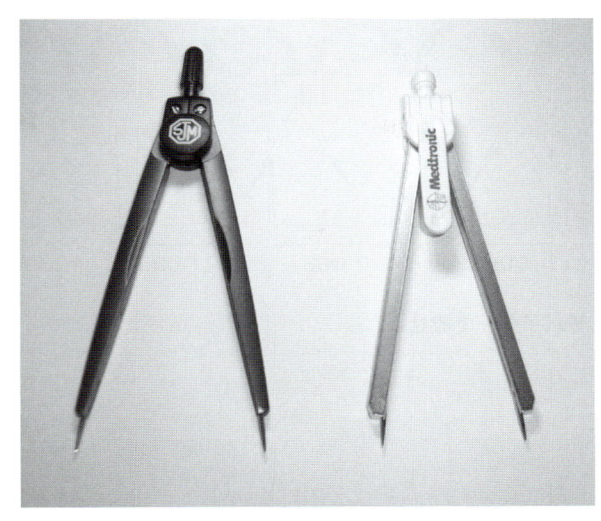

図 13-9　デバイダーを手に入れよう

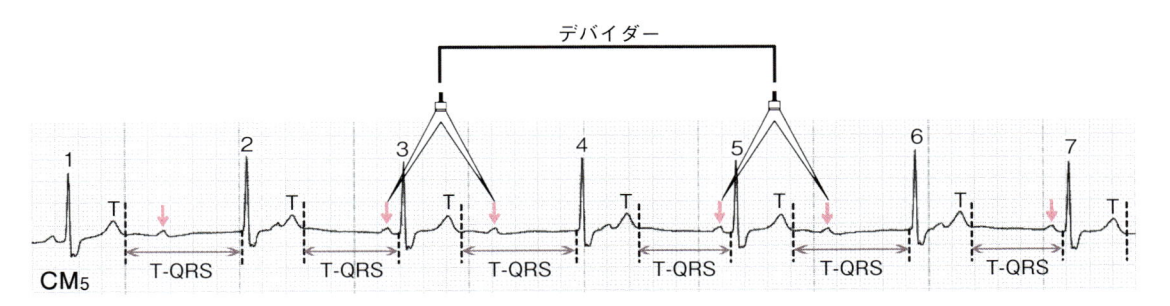

図 13-10　デバイダーを最短 P-P 間隔にあわせる（P 波の基本周期）

　2 個目と 3 個目の P 波の上にあてたデバイダーの柄の部分をつまんで左方向に 2 回クルックルッと回せば 1 個目の P 波にぶつかるはずです（**図 13-11**）．

- 🧑　しかも，途中で通過する針先は見事にさっきアヤシイと思った 2 拍目の QRS 波についてる T 波の部分にぶつかりますね．
- 👨　そう，そうです，それが隠れ P 波なんですよ！
- 🧑　先生，これはすごいですよ！　マジックみたいです．まったく同じように，4 つ目と 5 つ目の P 波の間にあてたデバイダーを左に 1 回，あるいは右に 1 回回した場所にも隠れ P 波がいることになりますか？　たしかに両方とも T 波の形が微妙な場所でした．
- 👨　これで非常に視界良好になりました．P 波だけを左から目で追ってみると，多少の変動はあるものの，実は無秩序に見えた P-P 間隔はほぼ一定なんですね（**図 13-12**）．
- 🧑　まさに「必殺！ P 波の見つけ方」ですね．これなら僕にでもできそうです．

第13章　波形の配列チェック①―P 波の存在を意識して―

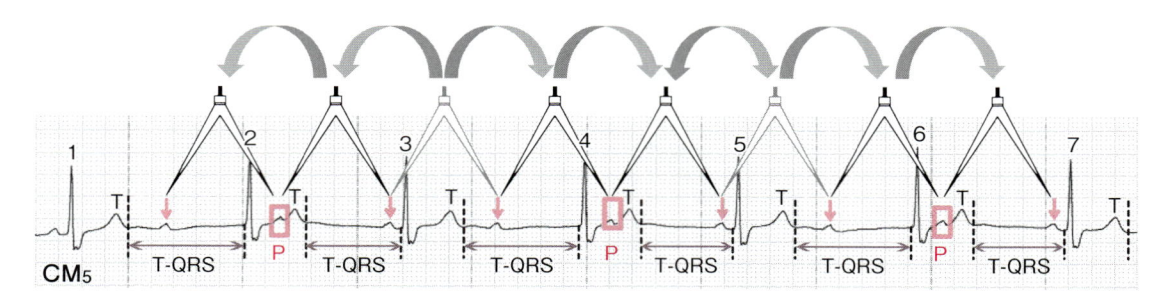

13. 波形の配列チェック① ―P波の存在を意識して―

図 13-11 隠れP波をデバイダーで探せ

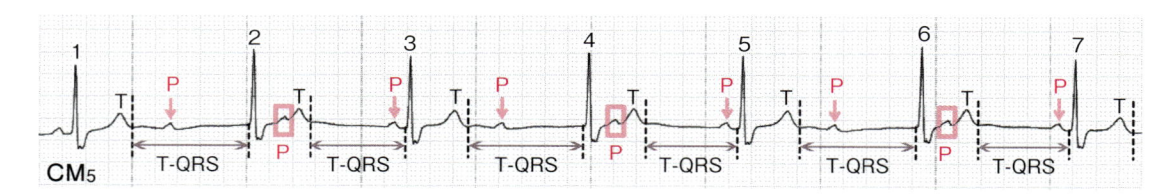

図 13-12 P波探し完了

QRS 波に埋もれている場合

　この手法に慣れてくれば，どんなに複雑な心電図であってもほぼ確実にP波を見つけることができますよ．

　はい，普段から積極的に利用していきたいと思います．

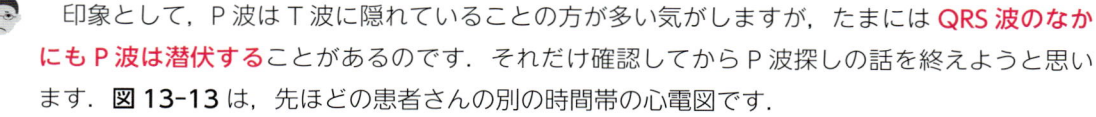

　印象として，P波はT波に隠れていることの方が多い気がしますが，たまには **QRS 波のなかにもP波は潜伏する**ことがあるのです．それだけ確認してからP波探しの話を終えようと思います．図 13-13 は，先ほどの患者さんの別の時間帯の心電図です．

　少しスピードアップして，"安全地帯"のP波の発見と最小P-P間隔の認識までを一気に行うと図 13-14 のようになりますね．

　最小のP-P間隔は1～2個目，あるいは5～6個目のP波のキョリっぽいですよね．

　そう．最小P-P間隔が見つかったら，あとはデバイダーですね．さっきと同じ原則で考えれば，1個目，4個目そして5個目のQRS波の直後のT波にP波が隠れていることがわかりますね（図 13-15）．

　4つ目のT波のパターンは前の心電図と同じような"切れ込み"がある感じなので比較的気づきやすそうですが，図 13-15 の左から1つ目と7つ目のP波は難しいですね．他のT波と違うところは高さでしょうか．慣れてくれば勘が働くのでしょうが．

　その通り．全体的な形は同じように見えても，**他と高さが違うT波にもP波が隠れていることが多い**ことも知っておきましょう．さて，図 13-15 では，3個目と4個目のP波の間と，最後の9個目の後にP波が見えないように思いませんか？ 3個目と9個目のP波に最小P-P間隔にセットしたデバイダーを合わせて右側に回転させてみると？

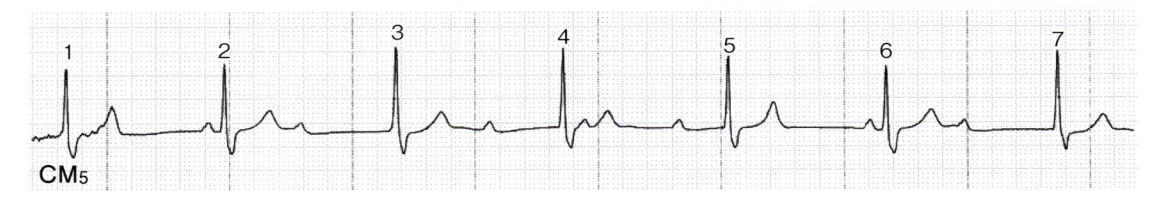

図 13-13

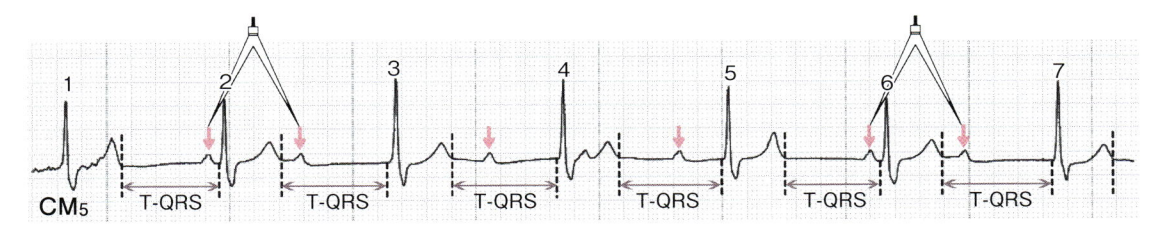

図 13-14

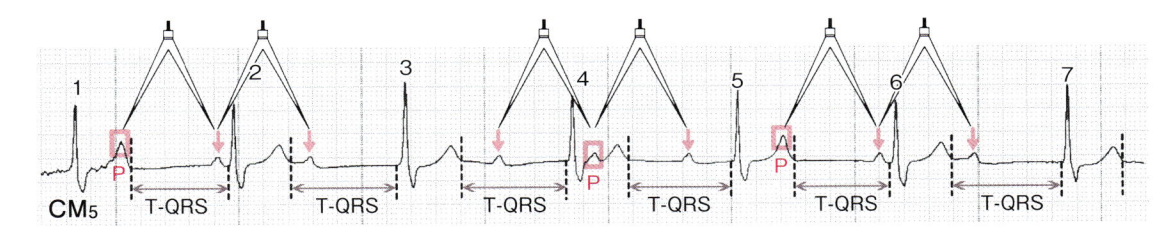

図 13-15

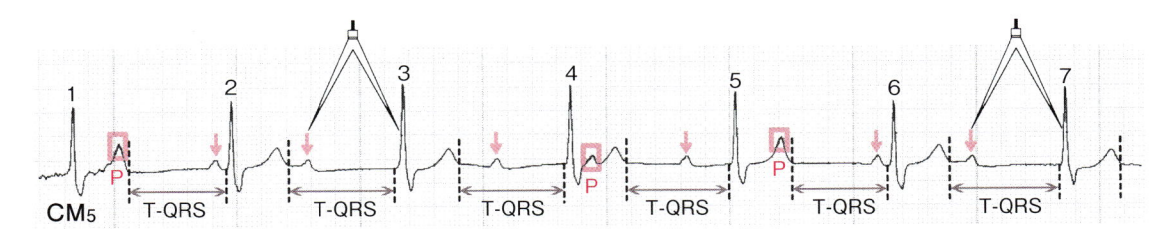

図 13-16

😊 　デバイダーのもう一方の針が QRS 波に重なります（**図 13-16**）．そうかっ，ここに P 波が隠れていると考えればいいのですね．なるほど，これが **QRS 波のなかに紛れた隠れ P 波**なんですね．

😊 　その通りです．T 波と違って QRS 波は巨大な波なので，P 波が重なってもそれほど波形が大きく影響を受けることはないのですが，3 個目の「QRS 波のはじまり」の形にはやや違和感がありますし，P 波が足された分だけ R 波高が他より高く見えます．

😊 　T 波にしても QRS 波にしても "他と違うカタチ" に敏感になるのがポイントですかね．

😊 　そうです．ここらへんが普通の教科書には書いていないのです．ここまでが 1 人でできるよ

13. 波形の配列チェック① ―P波の存在を意識して―

うになれば，かなりの達人といえるでしょう．さぁ，皆さんはP波探しマスターを目指してくださいね！

P波とQRS波との関係

　P波を見つけることができたら，ようやくALチェックをする準備が整いました．といっても，左からP波とQRS波を順に目で追って，単純に次の点をチェックするだけです．

> **Point!**
> P-QRS → P-QRS → P-QRS →……→ P-QRS と一定の間隔で並んでいれば配列は正常

　要はP-QRSパターンの繰り返しというか，**P波とQRS波が交互にきてれば良い**わけですよね．そして，**両者の波の距離も一定**じゃなければなりません．

　P→P→QRSとかP→QRS→QRS→Pなどのパターンが1回でもあったら即アウトですし，波どうしの間隔が一定じゃないのも心電図波形の配列としてはダメなんですね．

　そうです．でも，"配列の異常"というのは正式な心電図所見でないので，どこかに「配列の異常」（不整脈疑い）と忘れずにメモだけして先に進みましょう．

　なるほど，こうしてALとして配列の異常を見ることで不整脈スクリーニングができるというわけですか！

やってみよう

　たとえば**図13-17**の心電図はどうでしょう？ いつも通りT波を除外して，"安全地帯"から抽出したP波を↓で示しました．

　R-R間隔はレギュラーなようですが，ほぼ10マスあいているので心拍数は約30/分とかなりの徐脈のようです．QRS波が全部で5個なのに，P波は10個あるんですね．でもP-P間隔はレギュラーで，隠れP波もなさそうです．

　P波とQRS波との個数が異なるだけですでにオカシイのですが，基本に忠実に心電図を左から見ていきましょう．P→QRS→P→P→QRS→P→P→QRS→P→P→QRS→P→P→QRS→Pになっていますね．

　P波がきてQRS波がくる前に次のP波がきている時点で配列の異常ありですよね．これだけ

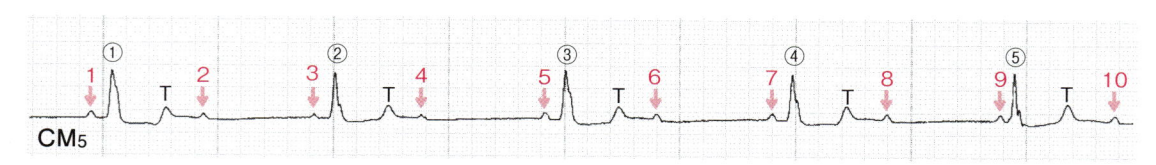

図13-17

で**何らかの不整脈が疑われると**．

😊 ALのプロセスはあくまでも不整脈のスクリーニングでしたので，この時点で最終診断まで下す必要はないと思います．「不整脈あり」と認識できるだけで十分です．

😊 ひとまず"疑い"で止めて次へ行けばいいですかね．

😊 そうですね．簡易的な配列異常のチェックとして，

> **Point!**
> P波の総数とQRS波の総数が異なる時点で配列の異常を疑え

という事実も意識しておくことは重要ですよね．これは**図13-2**として述べた「1本の棒ごとに1台のボートがロープでくくりつけられている」という状況から外れるのでイメージしやすいでしょう．

不整脈スクリーニング法

😊 さて，ここまでくればALプロセスの大半は理解できたといえるでしょう．では，最後にまとめのフローチャートを示してきたいと思います．**図13-18**を見て下さい．

😊 これがALの段階でやるべきことの全貌ですね．まだまだ慣れない僕たちには，こうやってフローチャートで示してもらえると良い道標になるんで助かります．

😊 語呂合わせのR(R)EAL Q(Q)ueSTT inまでが心電図のパッと見スクリーニングでした．ここまでで唯一不整脈の有無をチェックするのがALのプロセスで，最終的には不整脈ありとなしとに分かれていますね．

😊 まずは**R-R間隔がレギュラーかイレギュラーか**という最も簡単なQRS波の並びを見るのが第

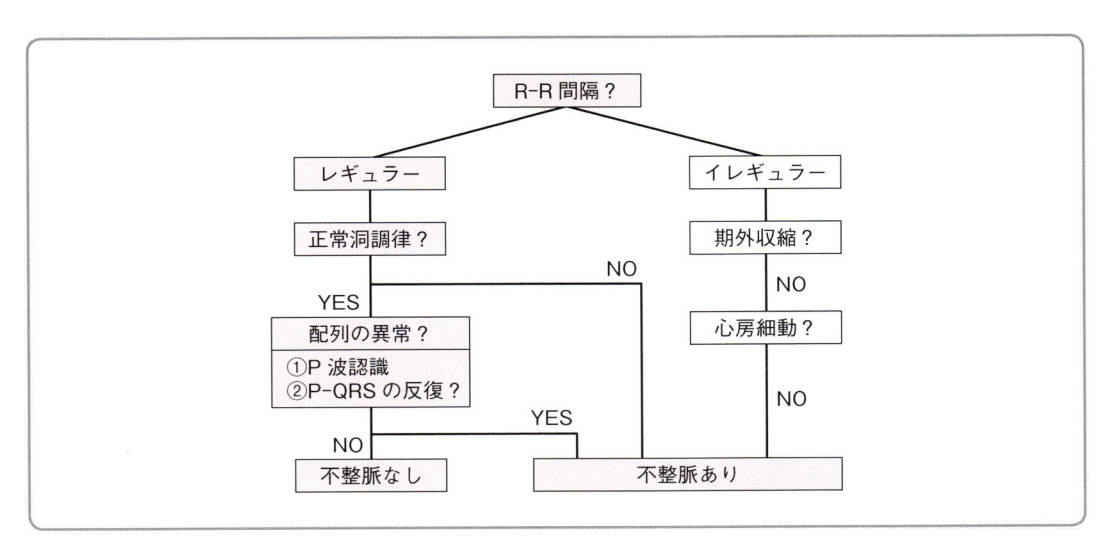

図13-18 AL(alignment)プロセスによる系統的な不整脈スクリーニング法
この段階で不整脈が疑われても，詳細な解析はひとまず不要．

13. 波形の配列チェック①　―Ｐ波の存在を意識して―

　1 ですね．

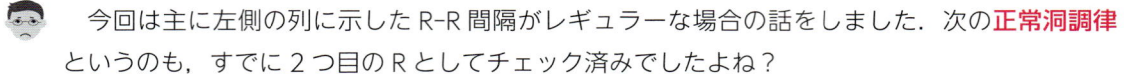

　今回は主に左側の列に示した R-R 間隔がレギュラーな場合の話をしました．次の **正常洞調律** というのも，すでに 2 つ目の R としてチェック済みでしたよね？

　これは P 波の向きだけに注目して，I，II，aV_F，V_4～V_6 誘導で陽性，aV_R 誘導で陰性なら洞調律として良くって，さらに心拍数が 50～100/分の範囲内なら頭に"正常"とつけられるのでした（☞スクリーニング編『11 章　洞調律の判定』参照）．

　そう．そのうえで 3 つ目に行うのが今回やった **配列チェック** になります．特に異常がなければ不整脈の可能性はほとんどないですし，配列異常がある場合には「不整脈疑い」と暫定診断しておきましょう．

　R-R 間隔がイレギュラーな場合にいくつか知らない用語が並んでいるような……．

　実は R-R 間隔がレギュラーでも不整脈がないとは言えません．でも，**R-R 間隔がイレギュラーな場合にはほぼ 100％何らかの不整脈あり** と言えます．こちらについては，臨床的な頻度が高く比較的簡単に診断可能な 2 つはスクリーニング段階でも診断しまうと良いでしょう．詳細は次回扱いますね．

　わかりました．でも少し驚きなのは，R-R 間隔がレギュラーで波形の配列に異常がなくても不整脈な場合があるってことです．

　具体例をあげれば，以前学んだ異所性心房調律や，聞いたことがあるかもしれませんが発作性上室性頻拍という不整脈，それから洞調律でも極端に心拍数が遅かったり速かったりする場合も不整脈として扱っていいんです．

　洞性徐脈や洞性頻脈も広い意味では不整脈として扱えってことなんですね．"正常な洞調律"の範疇から外れているのは事実ですから．

　そうですね．前にちょっと言ったように，**正常洞調律以外はすべて不整脈としてとらえる** のがシンプルな理解でしょう．もちろん，不整脈だからといってすべて治療が必要ということにはならないことも大事な点です．今回はこれで終わりましょう．

第13章のまとめ

波形の配列チェック① ― P波の存在を意識して ―

✤ 正常な波形配列はP波→QRS波→T波が一定の間隔で繰り返され，これらが崩れたものが**不整脈**と考える．

✤ **P波**の見つけ方――今までの考え方から意識改革を！
1) T波はQRS波の直後から絶対離れない"忠実な家来"
2) まずはフラットな**"安全地帯"**（T-QRSライン）でP波を探せ
3) T波やQRS波の内部に**隠れP波**がいないかに注意（特にP-P間隔がイレギュラーな場合には！）

✤ 心電図解析には**デバイダー**が便利（☞図13-9）．

✤ 不整脈スクリーニング法：R-R間隔がレギュラーな場合（☞図13-18）

第14章 波形の配列チェック②
―イレギュラーな不整脈を斬る―

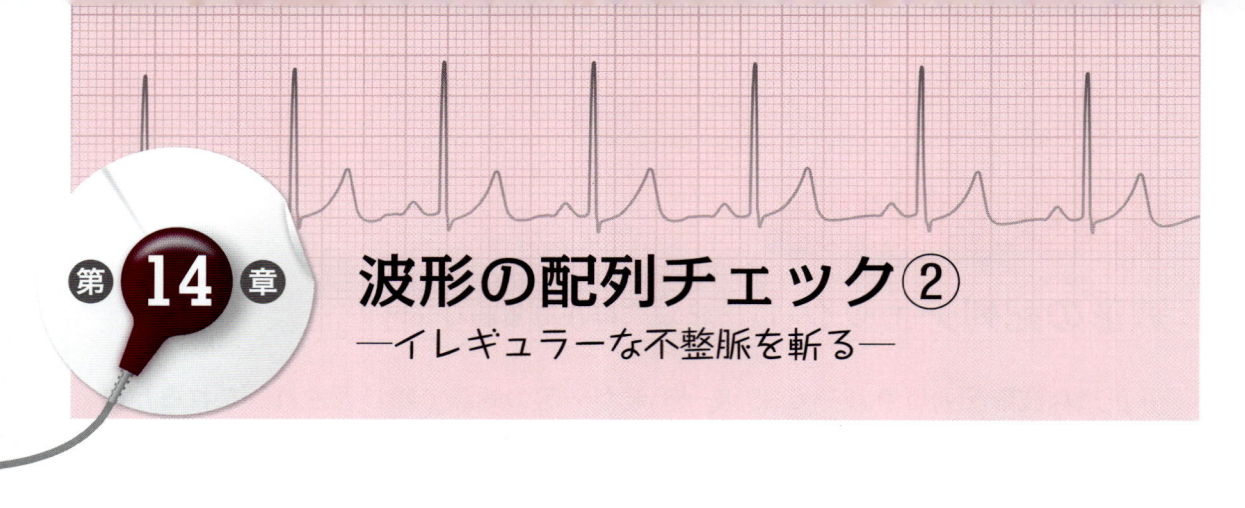

イレギュラーなR-R間隔を見たとき

👦 前回に引き続きALとして心電図波形の配列をチェックしていきましょう．図14-1のフローチャートは2回目の登場になりますが，向かって右側の列のR-R間隔がイレギュラーな場合を今回扱いたいと思います．

👦 R-R間隔がイレギュラーならほぼ100％不整脈と言えるのでした．

👨 その通り．今回はスクリーニング編で唯一「不整脈」の心電図について勉強してもらいます．

👧 やっぱ何だか恐いですよね．フセイミャクって難解なイメージで．

👨 あくまでもパッと見の心電図判読が私たちの当座の目標なので，この段階ですべての不整脈を正しく診断しようとはせず，臨床的に頻度の高い次の2つだけ拾い上げることにしようかと思います．

> **不整なR-R間隔を見たら考えること**
> 1) 期外収縮　2) 心房細動（または粗動）　3) その他

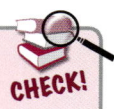

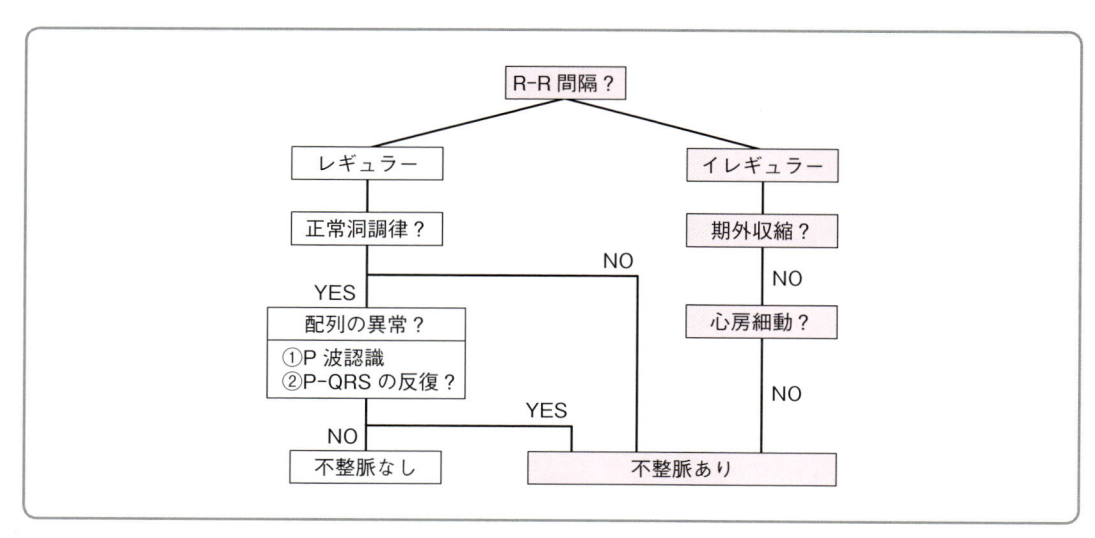

図14-1　AL（alignment）プロセスによる系統的な不整脈スクリーニング法
この段階で不整脈が疑われても，詳細な解析はひとまず不要．

😐 良かったです．2つくらいなら何とかなるかなって．

🧑‍⚕️ 1つ目の**期外収縮**というのはあまり耳慣れないコトバかもしれませんが，皆さんが実地で最も良く遭遇する不整脈ですよ．

🧑‍⚕️ もう1つはすでに何度か登場している**心房細動**ですね．粗動も一緒に扱うのですね．

🧑‍⚕️ ちょっと慣れれば，この2つの不整脈は比較的簡単に診断ができますので，パッと見スクリーニングに適しているかと思うのです．

😐 なるほど．R-R間隔がイレギュラーでもこれらいずれでもない場合には3）の「その他」として診断先送りですね．

期外収縮とは

🧑‍⚕️ まずは順番に期外収縮から説明していきましょう．目の前の心電図を見て「全体的にはR-R間隔は整ってそうだけれど**一部だけオカシイ**なぁ」というイメージを持ったとき，まず考えて欲しい不整脈が期外収縮です．

😐 キガイシュウシュク？　たしかに今までにも何度か登場している気もしますけど，一体どんな不整脈なんですか？

🧑‍⚕️ 言葉だけで説明するより次の**図14-2**で説明しましょう．図中の1本1本の縦線がそれぞれ1つのQRS波に対応すると思って下さい．

まず，上段は5拍とも規則正しくて，これが正常な洞調律を表していると考えましょう．では，下段の方はどうでしょうか？

😐 最初の2拍は上のと一緒でレギュラーです．でも，3拍目（図中＊）の縦棒QRSは本来なら点線の場所に来るべきでしょうが，実際にはその少し手前に来ていますね．

🧑‍⚕️ この3拍目のようなQRS波のことを**期外収縮**（extrasystole）と言うのです．他に**早期収縮**（premature contraction/beat）と呼ぶ人もたまにいますが，同じです．次は点線のタイミン

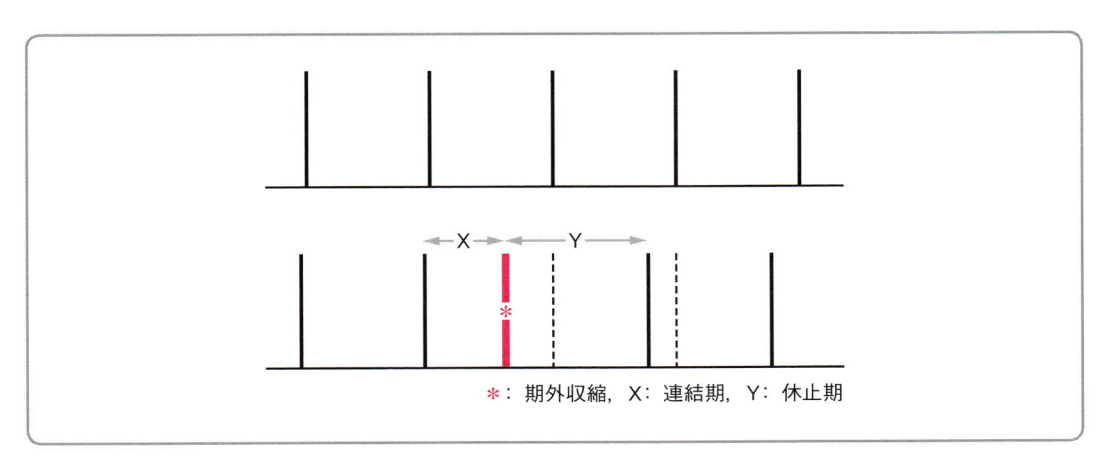

＊：期外収縮，X：連結期，Y：休止期

図14-2　期外収縮とは

14. 波形の配列チェック②　―イレギュラーな不整脈を斬る―

👦　グで QRS 波が出るだろうという大方の予想を裏切って早目に出るのが特徴です．

👦　フライング・スタート的なイメージですかね．みんなの予想というか**期**待から**外**れているから期外収縮と呼ぶんですね．

👨　期外収縮の大事なポイントは，ほんの一瞬だけ R-R 間隔が乱れても，その後はまた何事もなかったかのように洞調律が回復することです．

👨　ですから，**ほんの一部分の R-R 間隔がイレギュラーに見えるだけで他はレギュラー**な場合に期外収縮を疑えというわけなのですね．

👨　ちなみに，図 14-2 中に X や Y と表示した部分は期外収縮が出る前後の R-R 間隔に相当し，それぞれ名前がついています．でも，現時点では細かい名前まで覚えなくて大丈夫ですからね．

👦　レンケツキとかキュウシキっていうのですね．了解です．

心臓の中で起きていること

👨　基本的な概念がわかったら，期外収縮が起きる際に実際に心臓ではどんな現象が起きているのかを知ってもらおうと思います．図 14-3 をご覧下さい．
　正常な心臓では，一番左の A のように洞結節が豆電球のように一定のペースで点灯して，それが刺激伝導系を介して瞬時に心室に電気刺激が伝わるため，QRS 波が規則正しく並ぶわけですね．

👦　はい．状況によって 50〜100/分程度の幅はありましたが，安静時にはだいたい 1 秒に 1 回のペースでした．"7・5・3"のゴロがあったので，70±10/分ととらえれば良いのでしたね（☞イントロ編『3 章　刺激伝導系のはなし』参照）．

👨　わかりやすいように洞結節が 1 秒に 1 回のペース（心拍数に直せば 60/分）で点灯している

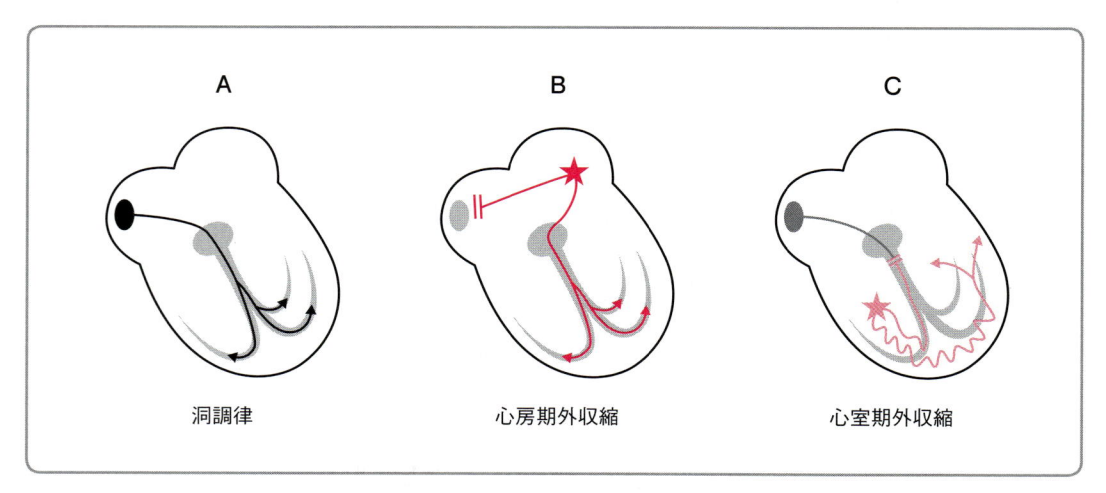

図 14-3　期外収縮のしくみ
A：洞調律，B：心房期外収縮，C：心室期外収縮．
★は期外収縮の起源を示す．心房期外収縮と心室期外収縮とで心臓内の電気シグナルの伝わり方が異なることに注意．

場合で考えます．洞結節がある瞬間に点灯した後，次に光るまでの1秒間は休憩時間になります．それから0.7秒くらいたったとき，図14-3の真ん中のB★で示した心房筋が勝手にピカーンと光ったとしましょう．

😟 ★の部分が頼まれてもないのに出すぎたマネをしたカンジですね．あと0.3秒待てば洞結節が点灯するのに．休憩中なのをいいことに……．

😐 Bで示したように，★の部分が発した電気シグナルは房室結節の方へ流れていって，そのまま心室へと伝わってしまうんです．

😐 そうなると，心電図ではいつもなら1秒ごとなはずなのに0.3秒だけ予定より早くQRS波が出現してしまいますね．

😐 これが**心房期外収縮**（atrial premature contraction）と呼ばれるタイプの期外収縮です．日本語だと名前が長いので，英語の頭文字で**APC**と呼んだり，人によっては"atrial"と"premature"とを逆にして**PAC**と言う人も多いです．

😐 エーピーシーもしくはピーエーシーですね．

😐 この際，★からの電気は洞結節にも流れていって口封じがなされるため，心房期外収縮が起きると通常は洞結節が1回活動を休むことになります．では次に，図14-3で一番右に示したCはどうでしょう？

😟 今度は心房ではなく，心室の一部がフライングして点灯したんですね．出どころは違うけど，やっぱりこれも期外収縮なんでしょうか？

😐 そう．この場合は**心室期外収縮**（ventricular premature contraction）と呼び，略称は**VPC**ないし**PVC**になりますね．長い名前が面倒なら略称で呼んでOKですよ．

😐 はい．心室期外収縮はブイピーシーもしくはピーブイシーですね．

期外収縮は気にしない

😐 洞結節を無視して一部の心房や心室が勝手なタイミングで先に興奮してしまう期外収縮は決して正常とは言えませんが，臨床的にはそれほど気にしなくていいんです．

😐 不整脈としては良性な部類なんですね．あまり構えるなと．

😐 こうした期外収縮は，たとえば"しゃっくり"みたいなもので，誰にでも生じうる"軽症"不整脈とひとまず認識しておきましょう．

> **Point!** 期外収縮は心臓の"しゃっくり"で通常は問題にしなくて良い

名称に関して

😐 ところで，期外収縮を呼称する際に"心房性"期外収縮や"心室性"期外収縮のように"性"をつけて表記してある教科書などがありますが，これは避けた方が無難です．

😟 あーそれ，僕も気になってたんです．セイって言葉がつくんじゃないかって気がしてました．

14. 波形の配列チェック② ―イレギュラーな不整脈を斬る―

👤 むしろダメなんですか？

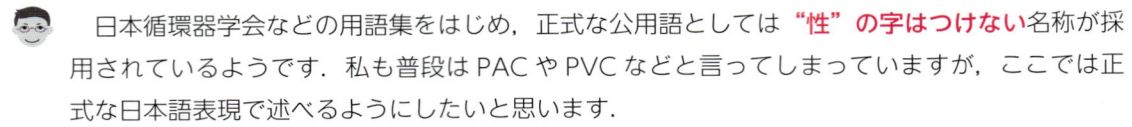

👨‍🦰 日本循環器学会などの用語集をはじめ，正式な公用語としては"性"の字はつけない名称が採用されているようです．私も普段は PAC や PVC などと言ってしまっていますが，ここでは正式な日本語表現で述べるようにしたいと思います．

👤 えー意外．「心房期外収縮」と「心室期外収縮」が正しいのですね．まだ違和感もありますけど，少しずつ慣れるようにします．

👨‍🦰 ちなみに，心房や心室以外にも期外収縮の起源となる場所がもう1つありますよ．興味があれば課外授業12『"第3の"期外収縮』を読んで勉強してみて下さい．

期外収縮の心電図

👨‍🦰 期外収縮についてだいぶ詳しくなったと思うので，いよいよ心電図の話をしましょう．ここでは，心電図で心房期外収縮と心室期外収縮を見分ける方法について考えます．

👤 原理的には両者とも洞調律の"いつもの"R-R 間隔よりもつまった感じで QRS 波が出現するはずですが，その他には何が違うでしょう？

👨‍🦰 細かく言い出すといろいろあるのですが，ここでは図14-4のようにシンプルにとらえましょう．左右いずれの心電図も3つの波形うちの真ん中が期外収縮で，両端は洞調律です．

👤 QRS 波の形が全然違いますね……．これなら一目瞭然？

👨‍🦰 まったくその通りで，最大のポイントは **QRS 波形**です．心房期外収縮では洞調律時の QRS 波形とまったく同じになるのに対し，心室期外収縮の場合には正常な QRS 波とは似ても似つかない幅の広い波形になるという特徴があります．

👤 心室の場合には"オデブさん"の QRS 波形になるのですね．これはインパクトが強いです．

👨‍🦰 もう1つ知っておいて欲しい点として，**心房期外収縮の QRS 波には必ず P 波が先行する**ということです．

心房期外収縮　　　　　　　　心室期外収縮

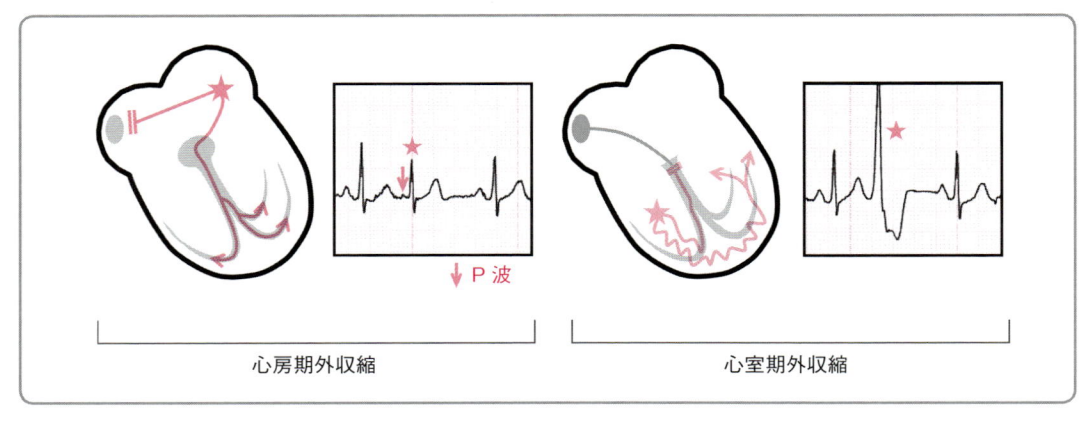

図14-4 期外収縮の心電図
洞調律時との QRS 波形の異同，QRS 幅および P 波の先行の有無などで心房期外収縮と心室期外収縮とを鑑別する．★：期外収縮．

> **Point!**　心房期外収縮のQRS波形には必ずP波が先行する（洞調律のP波とは波形が違う）

- ということは，**心室期外収縮にはP波がない**っていうことですか？
- そう．ただし，心房期外収縮のP波は洞調律のとは形が違います．
- 図14-4でも心房期外収縮のQRS波には両端の洞調律時とは異なるP波が先行していますね（図中↓）．
- これは心房期外収縮を生じたとき，心房全体に電気シグナルが広がっていく順番が洞調律のときと全然違うためと理解して下さい．
- 心房内を流れる電気の様相が違えばP波のカタチも変わるってことですね．
- そうです．では質問．心房期外収縮ではなぜQRS波は洞調律と同じなのでしょうか？　イラストをよくみればわかってきますよ．
- 房室結節に入った後は正常と同じ刺激伝導系に沿って電気が流れていくからですね．これなら心室が興奮する順番はいつもと同じになるので，QRS波も洞調律と同じになるってわけですね．
- 素晴らしい！　ブラボーです．
- 一方，心室期外収縮の方はと言えば，刺激伝導系の順番を無視したアサッテの心室筋から興奮が始まるので，心室全体に電気が伝わっていくプロセスが洞調律とは全然違ってしまいます．当然QRS波形もおかしなカタチになっちゃうわけですね．
- この2つのポイントをまとめておきしょう．

表14-1　心房期外収縮と心室期外収縮

	心房期外収縮	心室期外収縮
QRS波形	洞調律と同じ	洞調律と全然違う
QRS幅	狭い（narrow）	広い（wide）
P波の先行	あり（洞調律とは違う）	なし

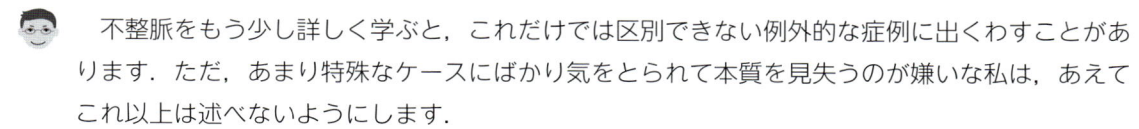

- 不整脈をもう少し詳しく学ぶと，これだけでは区別できない例外的な症例に出くわすことがあります．ただ，あまり特殊なケースにばかり気をとられて本質を見失うのが嫌いな私は，あえてこれ以上は述べないようにします．
- わかりました．基本的にはフライング気味にR-R間隔が突然つまっていて，あとはQRS波形が洞調律と同じかどうかで「心房」起源か「心室」起源かを判定すればいいのですね．
- これで期外収縮は大丈夫そうですね．R-R間隔がイレギュラーとなる原因で一番多いのは期外収縮ですので，ここまで理解できれば不整脈の第1歩はクリアしたことになりますよ．

心房細動とは

- 期外収縮の次におさえて欲しいものは，心拍数の計算を学んだときにも何度か登場した**心房細動**っていう不整脈です．英語の病名は **A**trial **F**ibrillation なので，頭文字で **AF**（エイエフ）と

14. 波形の配列チェック② —イレギュラーな不整脈を斬る—

😊 呼ばれることが多いです．

😲 シンボウサイドウ……．あっ，確かにR-R間隔がイレギュラーになるとき，5秒とか10秒ぶんのQRS波の数を数えて心拍数を計算しましたね（☞スクリーニング編『10章　必殺！心拍数計算法②』参照）．

😐 心房細動は高齢者に多く認められる不整脈の代表で，心房全体に1分間に400回近い異常な電気シグナルの嵐が吹き荒れた状態なんです．普段は心臓全体を見事に統率する洞結節も，心房細動の嵐の中では自分の仕事がまったくできません．

😲 えー，普通は心拍数が速くなってもせいぜい100回/分くらいなのに．400回なんて信じられません！　そもそも命に関わりそうですが……．

😊 いえいえ，心室ではなく，**心房の興奮頻度が約400回/分**なだけですよ．もちろん，心室が心房と同じペースになったら大変なことになりますが，心房と心室とを電気的につなぐ房室結節が重要な役割をしているのでしたね？

😊 そうでした．心房で生じる不整脈に対する"防波堤"のように作用することで，心室の心拍数が400/分にはならない構造になってるんでした（☞イントロ編『3章　刺激伝導系のはなし』参照）．

😐 ただ，房室結節に心拍数増加を緩和する機構があると言っても限界があり，**心房細動になると頻脈傾向を示す**のが一般的です．

😊 洞調律でいう「頻脈」に相当する表現として，心房細動の時に心室心拍数が100/分以上になる場合に**心室応答が速い**と言うのでしたね（☞スクリーニング編『10章　必殺！心拍数計算法②』参照）．

😐 ですから，心房細動を生じた患者さんは**動悸**や**胸部不快感**を自覚することが多いですし，心臓の予備力が低下した高齢者では，頻脈が長期間続くとエンストを起こして**うっ血性心不全**に至ることもあるんです．

😊 なるほど．心房細動は頻脈による胸部症状や心不全に注意が必要なんですね．

😐 心房細動のもう1つ怖い点として，図14-5 に示しましたが，重篤な**脳梗塞**を合併する危険性が健常者の約5倍高くなるという点です．

😨 心臓の不整脈なのに脳梗塞ですか．なんだかゾッとしますね．

😐 心房細動になると，心房内の血液の流れが著しく悪くなるために血の塊ができてしまい，それが何かの拍子に脳の血管めがけて飛んでいってしまうのです．こういうパターンの脳梗塞は，正式には**脳塞栓**と言うんですけど．

😲 ノウソクセンですね．何とか予防できないもんですかね？

😐 聞いたことがあるかもしれませんが，心房細動をお持ちの患者さんで一定以上のリスクがある場合には血液をサラサラにする抗血栓薬を服用してもらうんです．

心房細動の病的意義

1) 胸部症状（動悸，胸部不快，息切れなど）
2) うっ血性心不全の原因となることあり（高齢者や器質的心疾患を有する患者）
3) 心原性脳塞栓（心内血栓飛散による脳梗塞）

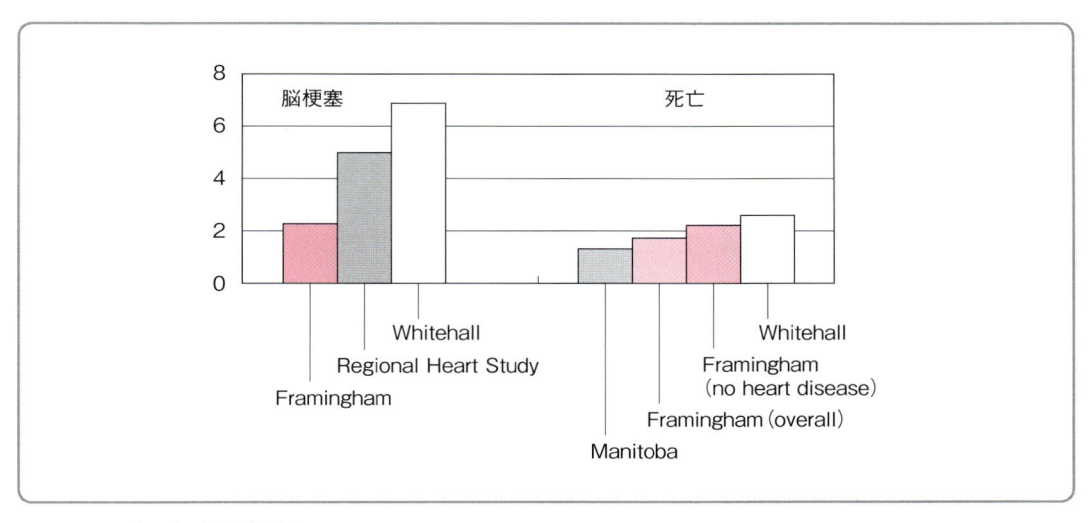

図 14-5　心房細動と合併症
諸家の報告を総合すると，脳塞栓リスクが2〜7倍，死亡リスクが2倍であることがわかる（Circulation. 2011; 123: 104 より改変）．

心房細動の診断

- どうです，心房細動について少しは馴染みが出てきましたか？
- はい．まだ完全ではありませんが，臨床的にも重要そうですし，理解できるよう頑張ります．
- では，本題の心電図について考えましょう．いろいろ難しい話もしましたが，**心房細動の心電図診断**はそれほど難しくなく，次の2点を確認するだけです．

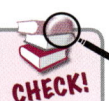

> **心房細動の診断基準**
> 1）完全に **R-R 間隔がイレギュラー**（まったく規則性なくテンデンバラバラ）
> 2）洞調律の P 波がなく，かわりに**細動波（f 波）**あり

- 実例で示しますので，**図 14-6** を見て下さい．これは 24 時間ホルター心電図の一部で，12 誘導心電図では V₅ 誘導に相当する記録と考えてください．
- 1つ目は見た目の勝負です．心房細動には**絶対性不整脈**（arrhythmia absoluta）というアダ

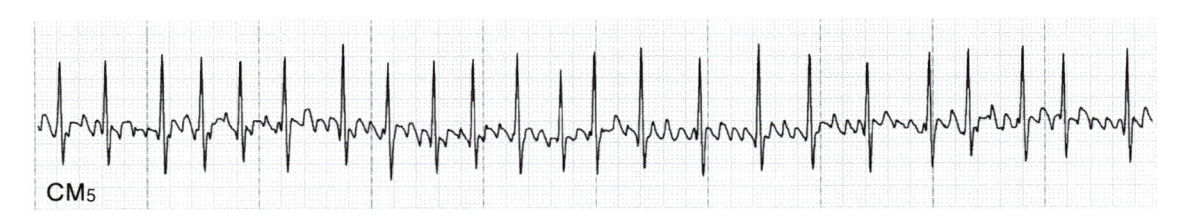

図 14-6　心房細動のホルター心電図

14. 波形の配列チェック② ―イレギュラーな不整脈を斬る―

😟 名がついていて，R-R間隔がとにかくバラバラなんです．

😟 期外収縮のように時々R-R間隔がバラつくのとはワケが違くて，どこを眺めてもにイレギュラーになるのですね．"絶対性"ですから．

🧑‍🦱 これは毎分400回以上のペースで嵐のように降り注ぐ電気シグナルを房室結節がランダムに心室側に通過させるためです．

😟 たしかにR-R間隔には規則性がなく，どれ1つとして同じではないのですね，**図14-6**の心電図では．

😟 頻脈になると少しわかりづらくはなるものの，この心電図のR-R間隔はイレギュラーと言えますね．

😟 もう1つの診断基準は **P波がない** ことですね．"安全地帯"というか，T-QRSラインからP波を拾いたいところですが，何やらノイズにも思えるグニャグニャの波々ばかりで……．何ですかコレ？

🧑‍🦱 グニャグニャの波は心房細動に特徴的で **細動波** ないし **f波** (fibrillatory wave) と呼ばれます．この心電図ではf波が顕著で，もはやT波がどれかもわかりませんね．このように，心房細動を生じた患者さんの心電図では，全体を通してP波らしきものがまったく確認できないのが2つ目の大きなポイントです．

🧑‍🦱 ところで，グニャグニャf波はどうしてできるんですか？

🧑‍🦱 良い質問です．このf波ないし細動波は，400/分以上のペースで痙攣するような心房活動が表現されているんです．

😊 心電図ってとことんスゴイですね．グニャグニャが細かな震えのイメージにも合いますしね．

🧑‍🦱 心房細動に特異的に認められるf波ですが，実は100年以上前の心電学の黎明期から知られている由緒正しい波形なんですよ．興味があれば課外授業13『f波の命名者ルイス』を読んでみて下さいな．

😟 R-R間隔がバラバラで，P波がなくなってf波らしきグニャグニャがあれば心房細動と診断していいんですね．たしかに，これなら僕にも診断できそうです．

🧑‍🦱 この2つ以外に，心房細動ではおおむね頻脈となっていることが多いので，「速い心室応答」も診断基準に入れたくなるのですが，これは参考所見の1つと考えて下さい．

😟 どうしてでしょうか？　心拍数が速くない心房細動もあるからですか？

🧑‍🦱 良い勘してますね．実際に「徐脈性心房細動」という徐脈が前面に出てくる心房細動があります．もちろん，そのときも最初の2つの条件は満たしますが．そしてもう1つ，ヒントは不整脈の薬です．

😟 あー，たしか心房細動の患者さんでは心拍数が速くなり過ぎないようにクスリを使って調整されるのでしたね（☞スクリーニング編『10章　必殺！心拍数計算法②』参照）．

🧑‍🦱 ですから **「心室応答が速い」という条件は心房細動にとっては必須ではない** わけです．もちろん，無投薬の場合の多くでは不自然な頻脈になってますから，参考にはなるでしょうが．では，実際の12誘導心電図で心房細動の例を示しましょう（**図14-7**）．

😊 たしかにR-R間隔がイレギュラーですし，Ⅰ誘導やⅡ誘導の"安全地帯"にも一定な陽性P波

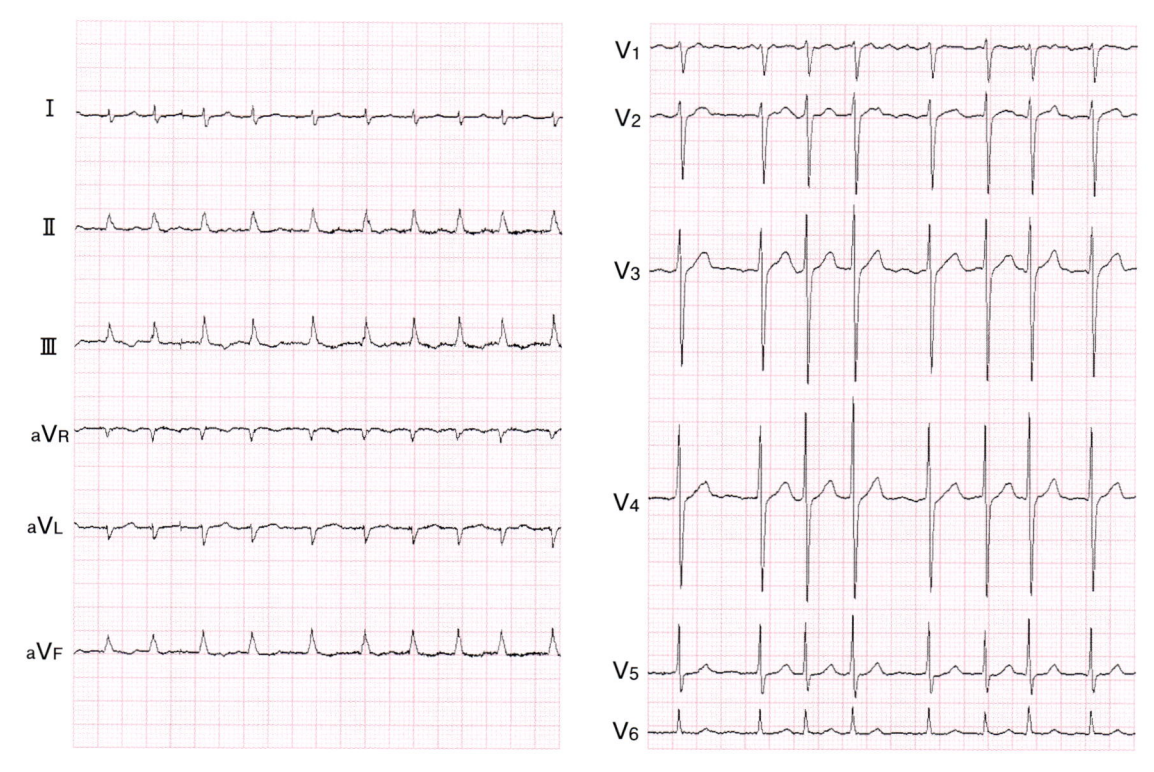

図 14-7　心房細動

がありません．その代わりに細動波らしき波がありそうなので，診断は心房細動でいいですかね．やったぁー，僕にもできました！

　正解．この心電図で細動波は図 14-6 に比べて振幅が小さいですが，V₁ 誘導がわかりやすいでしょうか．一般的に，**V₁ 誘導は f 波の同定に適している**ことも知っておくと良いでしょう．

"弟分" の心房粗動

　心房細動の診断ができるようになったら，もう 1 つ似た**心房粗動**（しんぼうそどう）という不整脈もおさえておくと良いでしょう．

　シンボウソドウですか？　たしかに，たまに耳にする用語ですね．

　実臨床での頻度としては心房細動の方がずっと多いので，そちらを "兄" とすれば，心房粗動は "弟" のようなものと言えます．英語の病名は **A**trial **FL**utter で，心房細動の AF と区別して**AFL**（エイエフエル）と略されたり，単にフラッターと呼ばれることも多いです．実際の心電図を見てみましょう（**図 14-8**）．

　心房粗動と心房細動との違いとして，最も大きいのは**鋸歯状波**（きょしじょうは）ないし**粗動波**と呼ばれるノコギリのような波です．細動波はカオス的なグチャグチャの波ですが，粗動は基本的にすべてが同じ形をしているハズです．

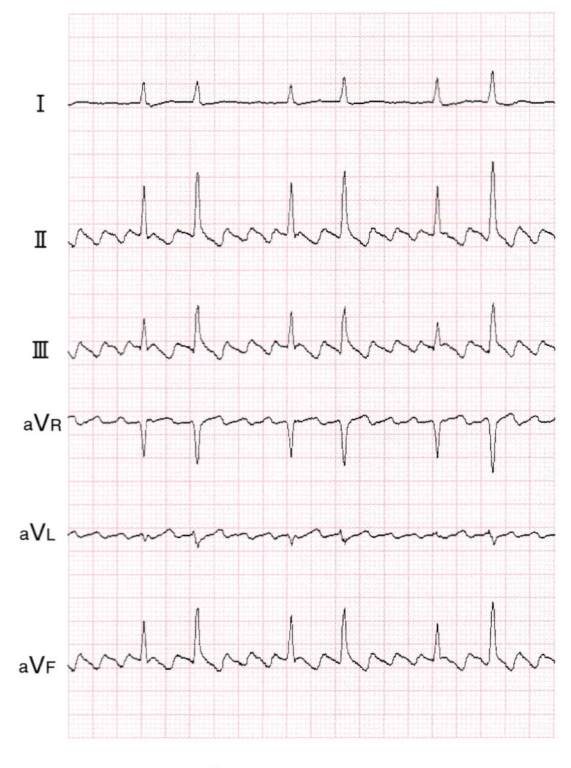

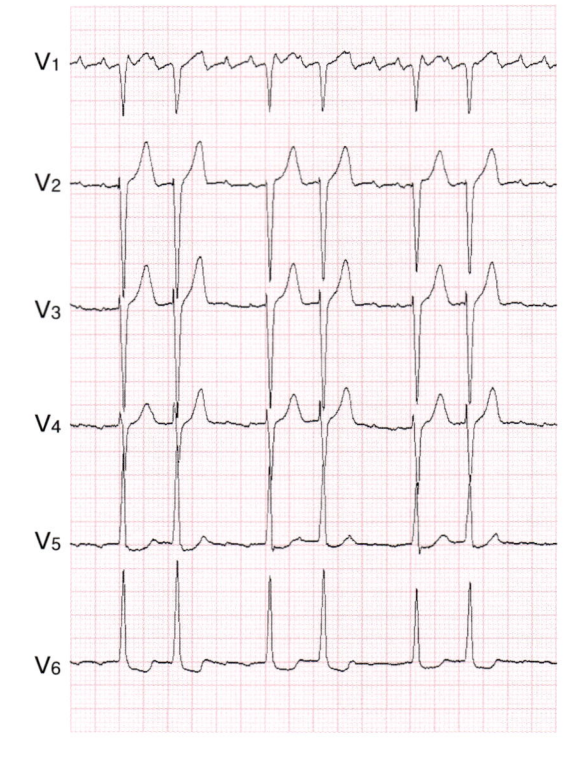

14. 波形の配列チェック② ―イレギュラーな不整脈を斬る―

図 14-8　心房粗動①

😊　たしかに全部そろってないとノコギリのようには見えないですからね．**洞性P波がない**のも共通として，R-R間隔についてはどうですか？

😟　それは若干難しい質問です．心房細動よりはバラバラでないというか，むしろ，**心房粗動ではR-R間隔がレギュラーになることも少なくない**というふうに考えて欲しいです．

😊　図 14-8 の心電図も一見してレギュラーではなくても何か規則性がありそうに思ったんです．

😎　そうなんです．図 14-9 の心電図なんかは，心房粗動で完全に**レギュラーなR-R間隔**を示している好例でしょう．

😟　たしかにノコギリみたいな波があるから「心房粗動」なんでしょうけれど，R-R間隔はレギュラーですね．心房細動でのR-R間隔がランダムに近いのと対照的です．

😎　この理由については，不整脈を詳しく学ぶまでとっておいて良いと思います．カンタンに言うと，ノコギリみたいな波の何個かの1個の割合でQRS波がついてくるしくみになっていて，特に2とか4とかの偶数区切りになることが多いのです．

😊　図 14-9 の心電図でも，QRS波の間隔は鋸歯状波どうしの間隔の4個分になっていて，サイクルが形成されていそうです．

😎　良く気付きましたね．ですから，この心電図は**4：1心房粗動**と呼ばれたりします．

😊　心房粗動ではR-R間隔がどうこうというより，ノコギリ波を見逃さないことがポイントになりそうですね．でも，これだけ派手だと大丈夫そうですが．

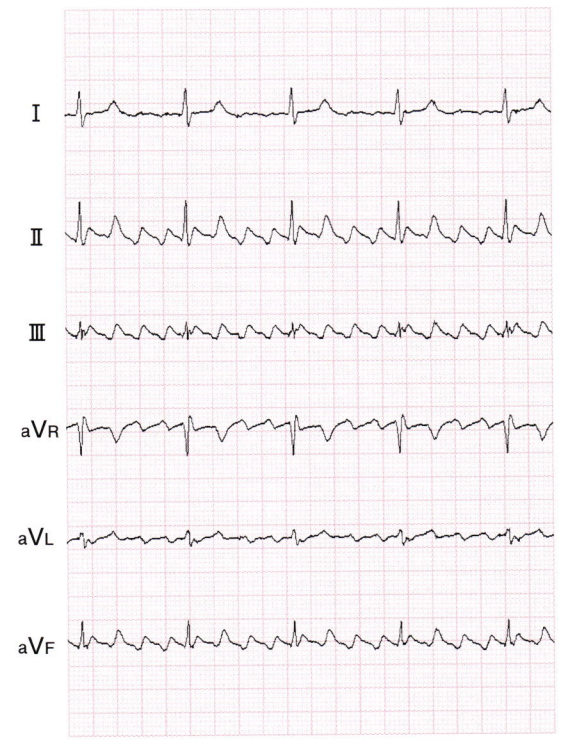

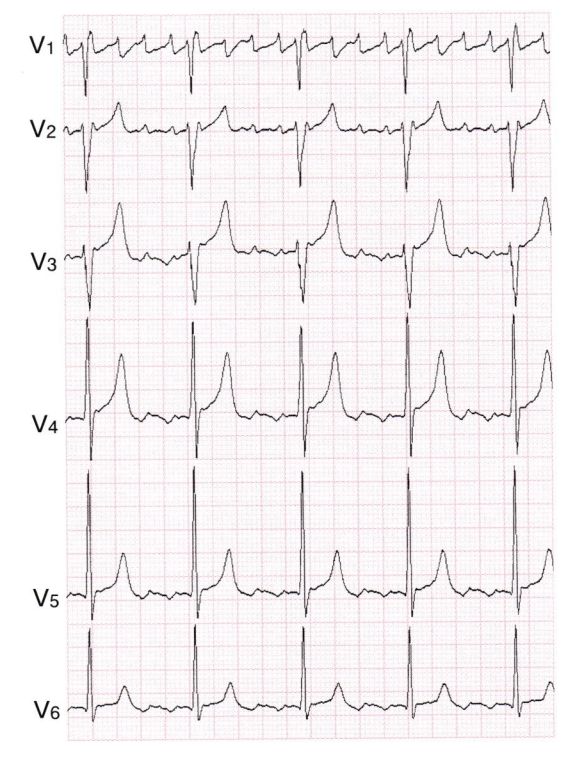

図 14-9　心房粗動②

　　ここでは典型的な症例を選んでいるためですが，気をつけていないと見逃してしまう心房粗動もあります．R-R 間隔がそろっている分，心房細動よりも気づきにくいのでしょうね，そうした心電図では．

　　なるほど．心房粗動の臨床的な注意点はどうでしょうか？

　　基本的には心房細動と同じく，動悸と心不全，そして脳梗塞に注意するイメージで良いと思いますよ．

"その他" の考え方

　　イレギュラーな R-R 間隔を生じる 2 大不整脈を扱いました．このいずれにも該当しない場合には，AL の段階では「その他の不整脈なんだな」と考えて，それ以上の診断はしばらく持ち越して OK だと思います．

　　気楽に考えるのが心電図の勉強を楽しく続けるコツでしたね．でも，他にどんな不整脈があるのか，ちょっとだけ気になりますが．

　　こういった場合，不整脈のなかでも特に**徐脈性不整脈であることが多い**です．2 つ目の R で Rate として心拍数を計算した際に徐脈を示し，R-R 間隔がイレギュラーな場合にはこれを疑ってみるべきです．

14. 波形の配列チェック②　—イレギュラーな不整脈を斬る—

👦　ひとまずスルーせずに「何かしらの遅い不整脈がありそうだ」とは気付けそうですけれど．

🧑‍🦱　それだけでもしばらくは十分です．具体的には房室ブロック，そして洞停止や洞房ブロックと呼ばれる不整脈でR-R間隔がイレギュラーとなり得ますが今は知らなくて良いでしょう．

👦　了解です．これでALプロセスにも何とか対処できそうです．

🧑‍🦱　私としては，前回と今回で述べた手法は世界一簡単な不整脈スクリーニング法だと思っています．R-R間隔によって異なる2つのパターンを述べましたが，何度も復習することで克服できるでしょう．頑張れ！

第14章のまとめ

波形の配列チェック② —イレギュラーな不整脈を斬る—

❖ R-R 間隔がイレギュラーなら間違いなく不整脈があると思え！

❖ ひとまず期外収縮か心房細動・粗動でないかチェックする．いずれにも該当しなければ「その他の不整脈」としておく（徐脈性不整脈が多い）．

❖ 期外収縮はフライング・スタート的な QRS 波の先行出現が特徴
　　心房期外収縮：QRS 幅狭い（洞調律時と同じ波形），洞調律とは異なる P 波が
　　　　　　　　　先行する
　　心室期外収縮：QRS 幅広く洞調律と全然違う波形，P 波が先行しない

❖ 心房細動の心電図診断
　　1）R-R 間隔が徹底的にイレギュラー
　　2）P 波がない（かわりに細動波［f 波］あり）
　　＊通常は頻脈を呈していることが多い（速い心室応答を伴う心房細動）．

❖ 心房細動の病的意義
　　1）動悸，胸部不快感など
　　2）うっ血性心不全
　　3）心原性脳塞栓

❖ 心房粗動：心房細動の"弟分"の不整脈
　　1）典型的な鋸歯状波をチェック
　　2）R-R 間隔は時にレギュラーとなることもあり（すべてではない）

14. 波形の配列チェック② —イレギュラーな不整脈を斬る—

課外授業　⓬ "第3の" 期外収縮

境界領域からも

- 期外収縮の起源というか出どころには2カ所あるのでしたが，どことどこでした？
- 心房と心室です．少し出しゃばりな心筋が勝手に発火するのでした．
- 正解．でも皆さんの中には，**房室接合部期外収縮**という名称を教科書などで目にしたことのある方もいるのではないでしょうか？　これは"第3の"期外収縮の起源なのですが．
- ボウシツセツゴウブって，すでに何回か登場している用語ですよね．要は心房と心室の"はざま"に相当する場所ですよね？
- 刺激伝導系の解剖を説明した際，心電図の世界では房室結節とちょっと先のヒス束とを含めた部分を房室接合部と言うといいましたね（☞イントロ編『3章　刺激伝導系のはなし』参照）．
- "房室結節とその周辺"みたいなイメージですかね．ここからも期外収縮が出るのですか？境界領域が発火するんですね．
- そう．実際に房室接合部も期外収縮の3つ目の起源となることが知られています．
- また覚えることが増えるんですね．しかし，なんで最初から3つと言ってくれなかったんですか？
- うーん，それは頻度がだいぶ少ないことと，正直な話をしてしまえば，しばらくは知らなくても良いかなって思ったためです．その理由を説明しましょう．
- もちろん知ってるにこしたことはないのでしょうけれど，マスト（must）じゃないのですね．そうだってことを教えてもらえるだけでも僕たちは助かります．

どっちつかずの性格

- ただ"覚えなくて良い"というのも乱暴なので，少しだけ房室接合部期外収縮の特徴を話しておこうと思います．
- まず名前が長いんですよね．必ず噛んじゃいそう……．
- そうですね．心房期外収縮がAPCまたはPACと，心室期外収縮はVPCまたはPVCと呼ばれましたが，房室接合部期外収縮を指すのには"A"や"V"のかわりにjunctionalの"J"に置き換えた名称が使われます．
- JPCとかPJCってわけですね．ジェーですか．たしかにジャンクションって"つなぎ目"みたいな単語ですものね．
- 名前の次は心電図における特徴です．期外収縮を見たときに注目するポイントはひとまずQRS波の形や幅，そしてP波が先行しているかでしたね．

😀　房室接合部期外収縮の QRS 波形はナロー（narrow）ですか？　それともワイド（wide）なんでしょうか？

😎　**QRS 波形は洞調律のときとほとんど同じ**だとされますよ．

😀　心房期外収縮に似ているってことですね，QRS 波形のパターンは．P 波についてはどうでしょう？

😎　房室接合部期外収縮では **P 波の先行がない**のが普通で，むしろ QRS 波形の"直後"に P 波が見えることの方が多いとされます．その意味では心室期外収縮に近いことになり，房室接合部期外収縮には他にも心室期外収縮との共通点があります．

😀　さすが心房と心室の境界領域から出る期外収縮とあって，両者のチャンポン的な性格なんですね．

😎　まったくその通りで，心房期外収縮と心室期外収縮の性格を兼ね備えた"不思議ちゃん"的な期外収縮だというのが房室接合部期外収縮の特徴と言えるでしょうか．

😀　はぁ，ではそれを心電図から見抜けと……．ハァ難しそう．

😎　いえいえ，最初にも言いましたが今は不要です．一部の教科書には心房期外収縮や心室期外収縮との鑑別法が延々と詳しく書かれていますが，真剣に考えずに読み飛ばしましょう．

😀　頻度も少ないってことでしたしね．

😎　皆さんには他にエネルギーを割いてもらいたいことがたくさんありますから．臨床現場では**心房期外収縮とともに「上室期外収縮」と包括して呼ばれることが多い**ので，QRS 波形を重視して特殊な心房期外収縮と軽い感じでとらえるだけで十分だと思います．

第14章　波形の配列チェック②　―イレギュラーな不整脈を斬る―

課外授業 ⓭ f波の命名者ルイス

若きカリスマ

　心房細動になるとP波の代わりに出現する細動波は，別名f波とも呼ばれ広く普及していますが，これって誰が名付けたかご存知ですか？

　いや．でもそれって，心房細動の特徴をはじめて言及した人になるわけですか？

　まぁそうですね．正解はトーマス・ルイス（Lewis T）という人だとされます．ルイス先生は，なんと32歳の若さで世界初の心電図テキスト『*Clinical Electrocardiography*』（1913）を出版するなど，心電学黎明期に貢献した偉人の1人です．

　心電図の世界の若きカリスマなんですね．ルイスって人は．

　彼の1912年の論文からとった心電図（図14-11）を見て下さい．ルイスはこの3年前の1909年にすでに心房細動について記載していたとされます．

　たしかに細動波っぽいトコに見事に"f"と明記されていますね．しかし，100年前の論文が今でもこうやって残っているのって何か不思議ですね．

　本文には fibrillatory wave という表現もあって，これを略してf波と言われるわけです．ちなみに，ルイスは心房細動を表現するのに，現在最も一般的と思われる atrial fibrillation ではなく，"心房の"という意味を表す別の auricular という単語を用いて auricular fibrillation と述べています．

　なるほど．心房細動ってほぼ心電計の誕生直後から認識されていて，100年以上の歴史のある由緒正しい不整脈なんですね．歴史を感じるお話でした．

　もし興味があれば以下の参考文献などにも目を通して見ると良いかもしれませんね．両者とも British Medical Journal という，現在でもBMJとして親しまれている医学雑誌が創刊された直後に掲載されています．

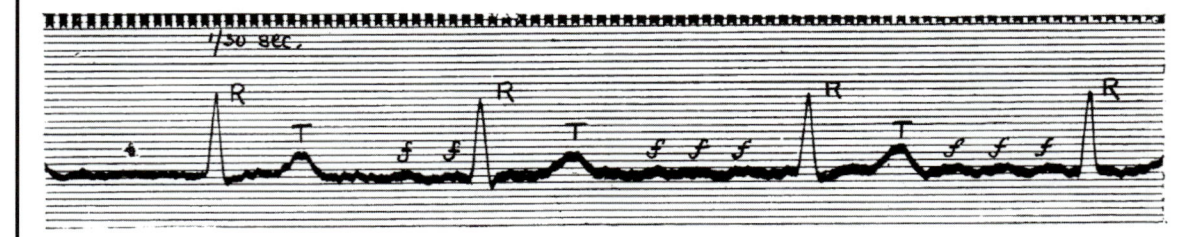

図14-11　心房細動とf波の記載
　（Lewis T. Br Med J. 1912; 3: 173 より）

【参考文献】

1) Lewis T. Auricular fibrillation: a common clinical condition. Br Med J. 1909;2:1528.
2) Lewis T. Evidences of auricular fibrillation, treated historically. Br Med J. 1912;3:173.

第15章 QRS波のチェック①
―異常Q波を見逃すな―

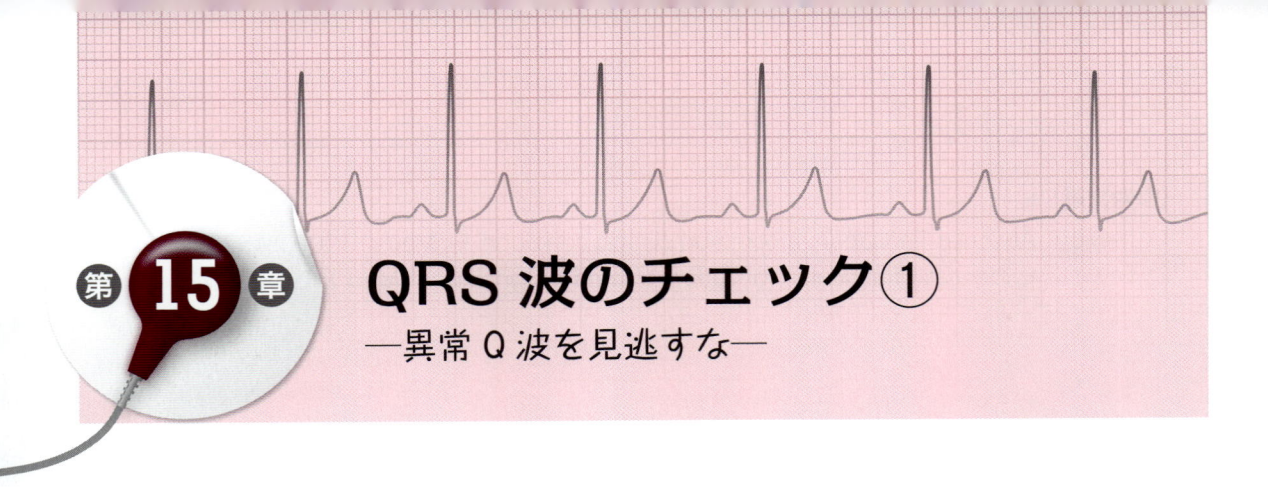

正常なQ波

- 語呂合わせによる心電図のパッと見スクリーニングも今回から後半戦に突入します．
- R（R）EALが終わったので，今回からクエストですね．
- さぁ"冒険の旅"へ出発です！ まずはQ(Q)ueSTTのうち，Q(Q)ueから扱うことにします．
- またQにカッコがついていますので，ここでも2つの意味合いですか？
- そう，ここでは **Q波の異常** と **QRS波全体の異常** の2つを検出するという意味を込めました．今回は前者の「Q波」に関するお話をしていこうと思います．そもそもQ波ってどんな波でした？

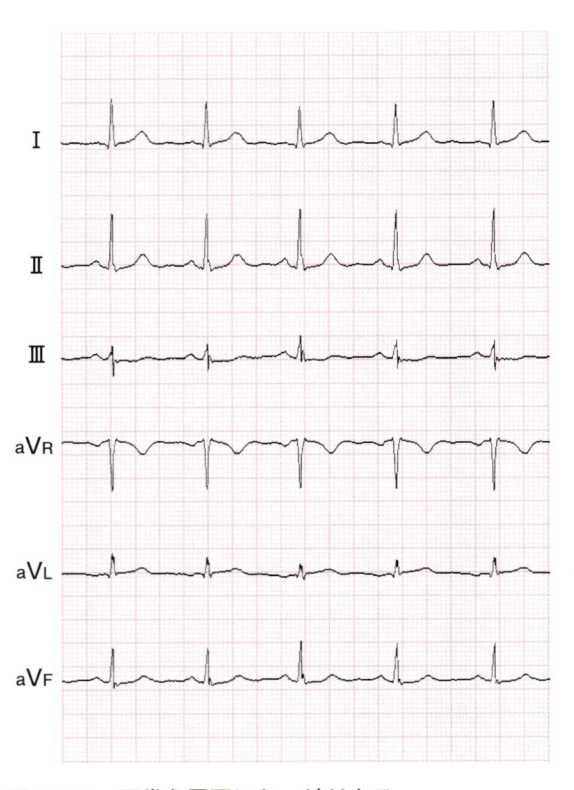

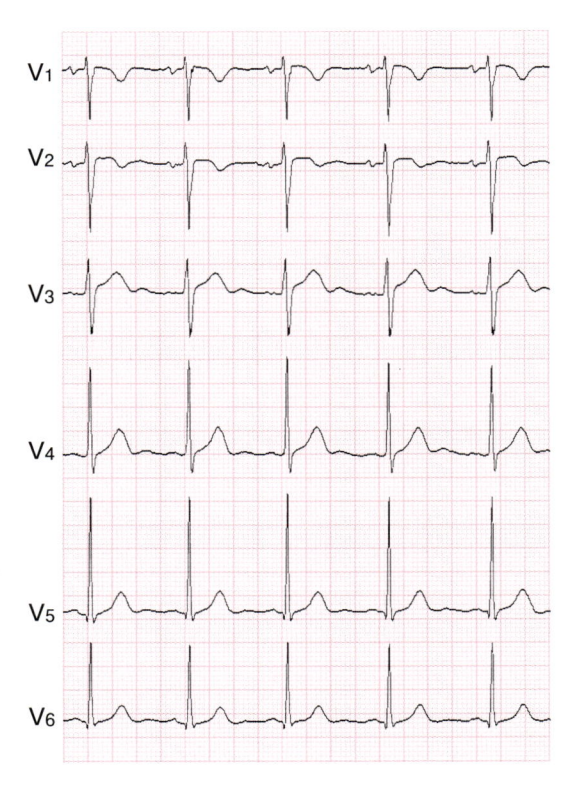

図15-1　正常心電図にもq波はある

226

😟 波形の命名法のところで勉強しましたね（☞イントロ編『7章 QRS波の命名法』参照）．最初のR波よりも手前に下向き（陰性）の波があるかどうかですよね．

😎 よく覚えていますね．QRS波が陰性波からはじまっているかどうかとも言えますが，その最初の部分を **Q波** と命名するのでした．

😟 以前読んだ教科書には，Q波があるとシンキンコウソクって書いてあったような……．読みかじりの知識で自信ないんですけど．

😎 それはたしかに正しいのですが，すべてのQ波が心筋梗塞を表すわけではないんです．健常者の心電図にもQ波は登場するんです．図15-1の心電図を見て下さい．

😟 12誘導全体を見渡して……．うーん，ほんと微妙ですけどイチ，エル，そしてブイゴロクのQRS波には小さな陰性成分がはじめにあるような気がします．

😎 その通り．良く気付きましたね．この4つの誘導を抜き出して拡大してみました（図15-2）．矢印（↓）で示した部分は「q波」と言うべきですね．

😟 たしかにそうですね．では，正常でもQ波が出るってわけですか？

😎 そうなんです．よく目にする12誘導のうち半分から1/3はQ波がある方がむしろ正常なんです．でも，この波はものすごく小さいのが普通なので，アルファベットの小文字の"q"を使って **中隔性q波**（septal q-wave）と呼ばれます．これが **正常なQ波** とイコールだと思って下さい．

😟 たしかに深さ3mmに満たないちっちゃい波ですから，「q波」って表現されるのには納得です．しかし，チュウカクセイとは？

😎 この小さな波が文字通り **心室中隔の興奮・収縮を表している** からなんです．

😟 ん？ なぜに……？ なんかいきなり難しげな話になりましたね．

😎 ここらへんを細かく述べると難しくてイヤになる人がいると思うので，慣れないうちはエイヤッと「そんなもんだ」的に認めてしまうのがポイントでしょうか．

😟 なるほど．でもちょっとだけ気になりますねー．

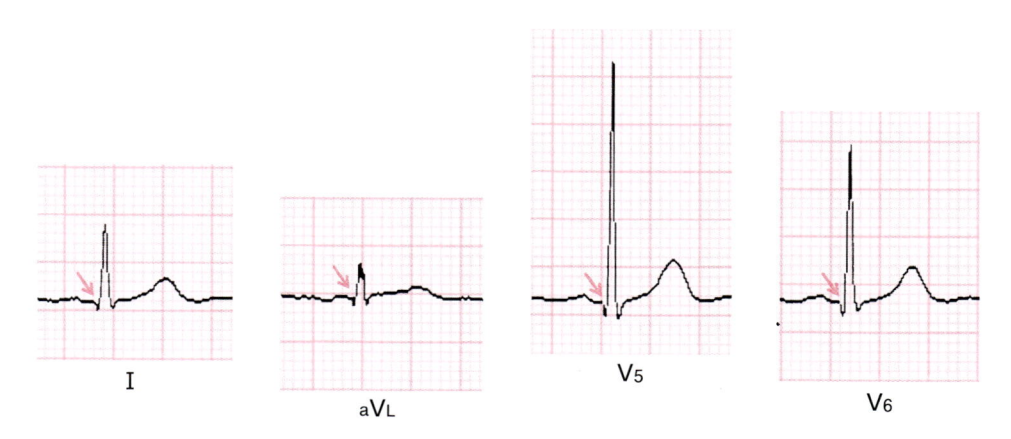

第15章 QRS波のチェック①―異常Q波を見逃すなー

図15-2 中隔性q波
典型的にはI，aVL，V5，V6誘導で見られるが，他にもII，III，aVF誘導やV4誘導でも認められることがある．↘：中隔性q波．

15. QRS波のチェック① —異常Q波を見逃すな—

　では，刺激伝導系を流れる電気シグナルを思い出してみましょう．QRS波は心室の興奮を表すのでしたが，房室結節を越えて心室に入ったらまず心室中隔を下降するのでしたね（☞イントロ編『3章　刺激伝導系のはなし』参照）．

　あーそうか，ということは心室のうち一番先に電気シグナルがやって来るのが心室中隔なので，興奮するのもここが最初だってわけですね．

　では，陽性波から始まる誘導はどうなのかとか疑問が出てくるとは思います．勉強が進んで少し余裕が出たら，課外授業14『中隔性q波のワケ』を読んでみて下さい．この話はこれから先何度も登場するので，ここは是非とも読んで欲しいと思います．でも今はひとまず"放置"で．

中隔性q波の特徴

　健常者でもQ波があるんだということはおわかりいただけたでしょうか．でも，私たち臨床医にとって意味があるのは，病気に関係する異常なQ波ですよね？

　そうですね．でもまず，どこまでなら正常なのかの条件が知りたいです．

　正常な中隔性q波は，まさに先ほど指摘してくれた心臓を左側から眺めるⅠ，aV_L やV_5 そしてV_6 誘導で見られるのが基本なんです．

> **Point!**
> 正常なq波（中隔性q波）はⅠ誘導，aV_L 誘導とV_5，V_6 誘導で主に認められる

　イチ，エル，ブイゴブイロクですね．中隔性q波は基本的に左側担当の仲良しグループ誘導なら出ててもおかしくないわけですか．

　原則はこの4つの誘導でおさえて欲しいのですが，実は，Ⅱ，Ⅲ，aV_F 誘導に中隔性q波があってもセーフとされるんです．図15-3の心電図をどうぞ．

　これはえっと，ブイゴブイロクには中隔性q波らしき小さな陰性波がありますが，イチ，エルにはありませんね．かわりにニ，サン，エフにありますね．

　そう．中隔性q波は左側グループに"いつも"あるわけじゃなくって，このように部分的のこともあるんです．代わりにこの方では下側グループのⅡ，Ⅲ，aV_F 誘導に中隔性q波があるようですね．

　なるほど．人，あっ心臓によってイチ，エル，ブイゴブイロクだったり，ニ，サン，エフだったりと，結局12個のうち半分以上の誘導で中隔性q波があり得るわけですか．

　他にV_4 誘導でも中隔性q波が認められることもあります．V_4 誘導は時々左側グループに入ることもあったので理解しやすいですね（☞イントロ編『4章　心電図って何？』参照）．

　はい．じゃあ，これらの誘導のQ波ならいつでも中隔性q波として正常扱いして良いのでしょうか．

　いやーそれは違います．詳しくはすぐ扱いますけれど，左側ないし下側のグループにも異常なQ波が登場することがあります．正常な中隔性q波と判断するためには，次のような条件を満たしていないといけません．

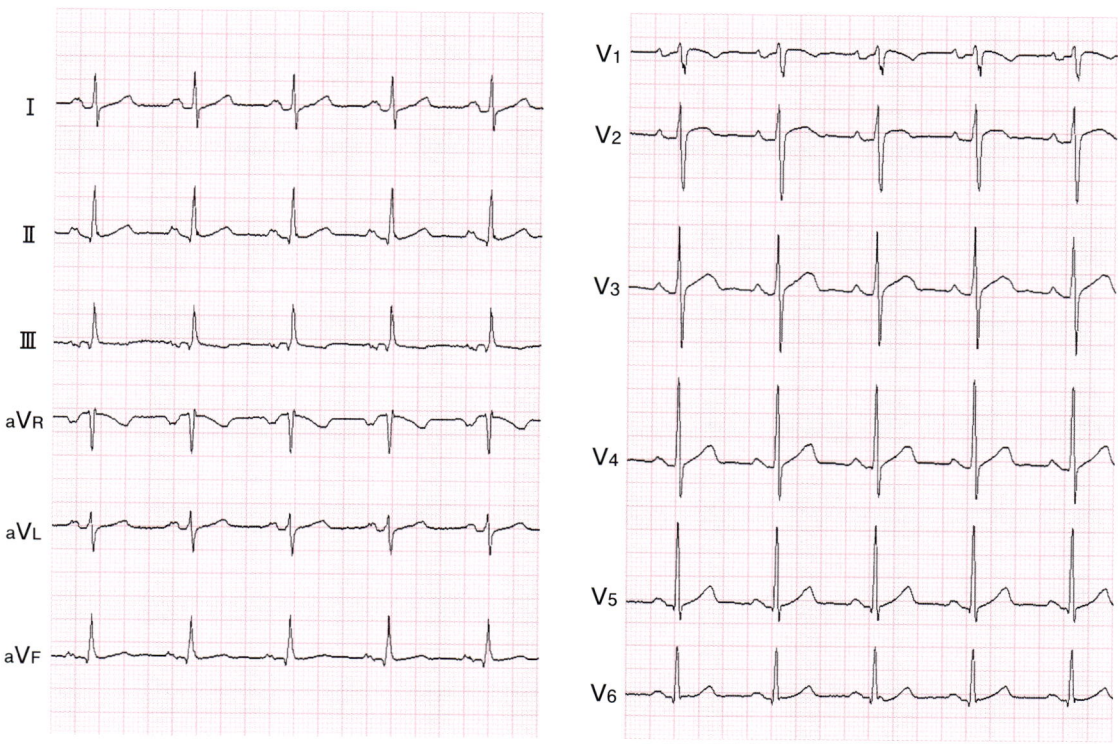

図 15-3　中隔性 q 波の例
典型的な V5, V6 誘導以外に II, III, aVF 誘導に見られる q 波も中隔性と考えられる.

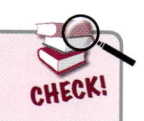

> **中隔性 q 波の基本条件**
> 幅が 0.04 秒未満かつ深さが浅いものでないと中隔性 q 波とは言えない
>
> CHECK!

😀　幅と深さも控えめでないとダメなんですね. 0.04 秒って, 要は方眼でいう横1目盛りですよね, たしか.

😀　そう. どうしても少し細かい話になってしまいますが, 正常な心室興奮は時間的に 0.1 秒以内で終了するはずなんです. このうち, 中隔性 q 波の担当ははじめの 1/3 程度とされ, **0.04 秒未満**という幅の条件には, それが表現されています. これも課外授業 14 で扱っています.

😀　うーん, 難し目の話はギブ・アップです. 深さの方はどうでしょう?

😀　深さについては, これ以上になったら異常という基準がいくつかあるので後で述べましょう. ただ, 目安は **1 mm くらいまで**と考えましょう.

異常 Q 波の意義

😀　正常を理解したら, 次はいよいよ異常な Q 波についてです. これはそのまま**異常 Q 波**と呼ばれていますよ. 最初にも少し話題になりましたが, まず異常 Q 波の臨床的な意味を端的に述べ

15. QRS波のチェック① —異常Q波を見逃すな—

ておきましょう．

> **異常Q波の意味**
> 機能しなくなった心室筋が残すダイング・メッセージ（dying message）

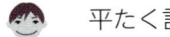

😊 平たく言えば心筋が死んでしまったことを意味するのですね．

😐 専門用語では**壊死**と言いますが，その原因として頻度が圧倒的に高いのが**心筋梗塞**です．いずれ詳しく扱いますが，心臓自身を栄養する冠動脈がつまることで生じる病気が心筋梗塞です（☞応用編『4章　Q波から考える①』参照）．

😊 そう，これは知ってたんです．異常Q波を生じる原因が他にもあるんですか？

😐 ええ．主に心室筋が壊死してしまう心疾患なら異常Q波を呈する可能性はあって，原因不明の特発性心筋症なんかもその一因となります．他にもたくさんありますよ．

😊 シンキンショウって，拡張型心筋症なんかですかね．原因は何であれ，心筋壊死が起きる病気では異常なQ波が出うるわけですね．

😐 そうです．ですから，異常Q波を見た場合，「あー壊死に陥った心筋があるなぁ」と思いつつ，まずは素直に「心筋梗塞かな？」って思って欲しいのです．

😊 結果として別の病気かもしれないけれど，頻度を重視したセオリーですね．

😐 しかも，異常Q波は1つだけでなく，**複数の誘導で見られるときに病的意義が出てくる**ことが多いのです．そして，心電図のすごいところは，12個の誘導のうち"どこ"に異常Q波があるかで壊死を生じた心筋の場所まで特定できてしまうんです．

😊 まさにサスペンス・ドラマで死人が残すダイング・メッセージですね．敏腕刑事なら，それをカギに犯人を特定し事件を解決するわけですか．

😐 まぁそうですね．異常Q波から考えていく"捜査"の実際は後々勉強してもらいますので（☞応用編『5章　Q波から考える②』参照），今回はひとまず**漏れなく異常Q波を抽出する**ことに力を注ぎましょう．

異常Q波のポイント

😐 では，いよいよ心電図の話に入ります．語呂合わせのQの1つ目は，12誘導のQRS波形をザーッと見渡して**異常Q波がないかをチェックする**ことです．

😊 このQ波イジョウですよと言うための"条件"ですね，ポイントは．

😐 異常Q波に関しては，意外と正しく認識されず曖昧にしている人も多いと思うので，1つずつ丁寧に説明していきたいと思います．

230

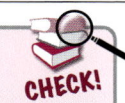

> **異常 Q 波のポイント**
> 1) どんなに小さくても存在するだけでダメな場合
> 2) QS 型（パターン）も異常 Q 波と同義
> 3) 幅をきかせた"でしゃばり Q 波"もアウト
> 4) その他（見逃して良い場合，誘導の組み合わせを意識するなど）

存在自体がアウト

🧑‍⚕️ まず 12 個のうち，どんなに小さくても Q 波が絶対にあってはいけない誘導があるのですが，知っていますか？

🧑 イヤ知りません．

🧑‍⚕️ これは非常に大事なポイントで，基本的には V₁〜V₃ 誘導の QRS 波は陰性波からはじまってはいけないんです．

🧑 じゃあ，これら 3 つの誘導に Q 波がある時点でアウトなんですね．ずいぶんと厳しい条件ですね．

🧑‍⚕️ 異常 Q 波と言うと，幅がどう，深さがどうとかが注目されがちですが，その前に **V₁〜V₃ 誘導では Q 波の存在自体が異常**なのだと考えて下さい．

> **Point!**
> **V₁〜V₃ 誘導では Q 波があれば絶対に異常 Q 波（サイズに無関係）**

実例を示します．図 15-4 を見てみましょう．これは心筋梗塞の既往のある 77 歳男性の心電図です．

🧑 たしかに V₁〜V₃ 誘導にいきなり陰性波があるので，これが異常 Q 波ですか．

🧑‍⚕️ そうです．っていうか，この V₁〜V₃ 誘導の QRS 波には陽性波成分がまったくありませんね．こういう場合の命名法はどうなるんでしたっけ？

🧑 **QS 型**でしたっけ？ 命名の基準となる R 波がないから，陰性波が Q 波か S 波かわからないので，くっつけてこう呼ぶのでした．特徴的な波形なんでこれは覚えてました（☞イントロ編『7章　QRS 波の命名法』参照）．

🧑‍⚕️ 素晴らしい！ **QS パターン**と呼んでもいいですよ．この **QS 型（パターン）は基本的に異常 Q 波と同じ意味**として扱ってくれて結構です．

🧑 「QS 型」といっても，Q 波寄りのスタンスで異常と考えなさいってことですね．

🧑‍⚕️ 少し慣れてくればこうした明らかなパターンは見逃さなくなりますね．では，少し応用問題です．図 15-5 でも V₁〜V₃ 誘導に注目してみて下さい．

🧑 やはり V₁〜V₃ 誘導の QRS 波は陰性成分からはじまっているので Q 波ですよね．今度は「QS 型」ではなくて R 波もちゃんとありますが……．これも異常 Q 波なのでしょうか？

🧑‍⚕️ ええもちろん．これは後々勉強してもらう完全右脚ブロックの診断基準を満たす 70 歳，男性

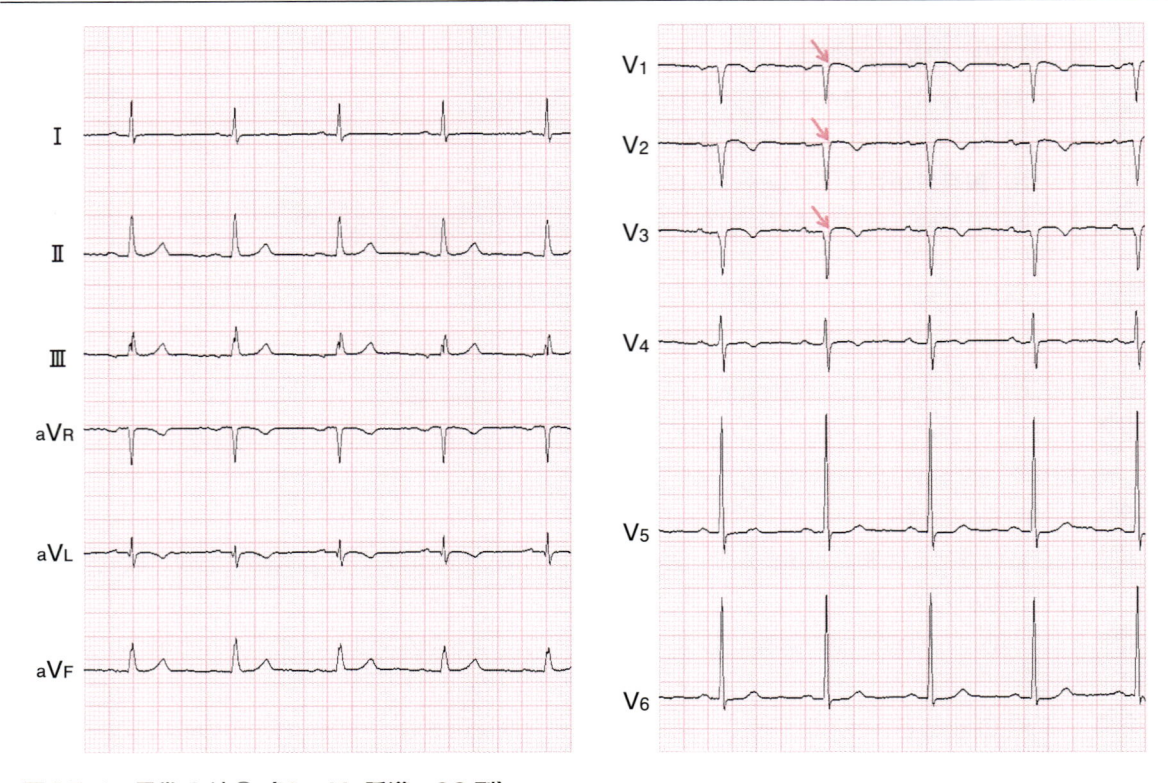

15. QRS波のチェック① ―異常Q波を見逃すな―

図15-4 異常Q波①（V₁〜V₃誘導，QS型）

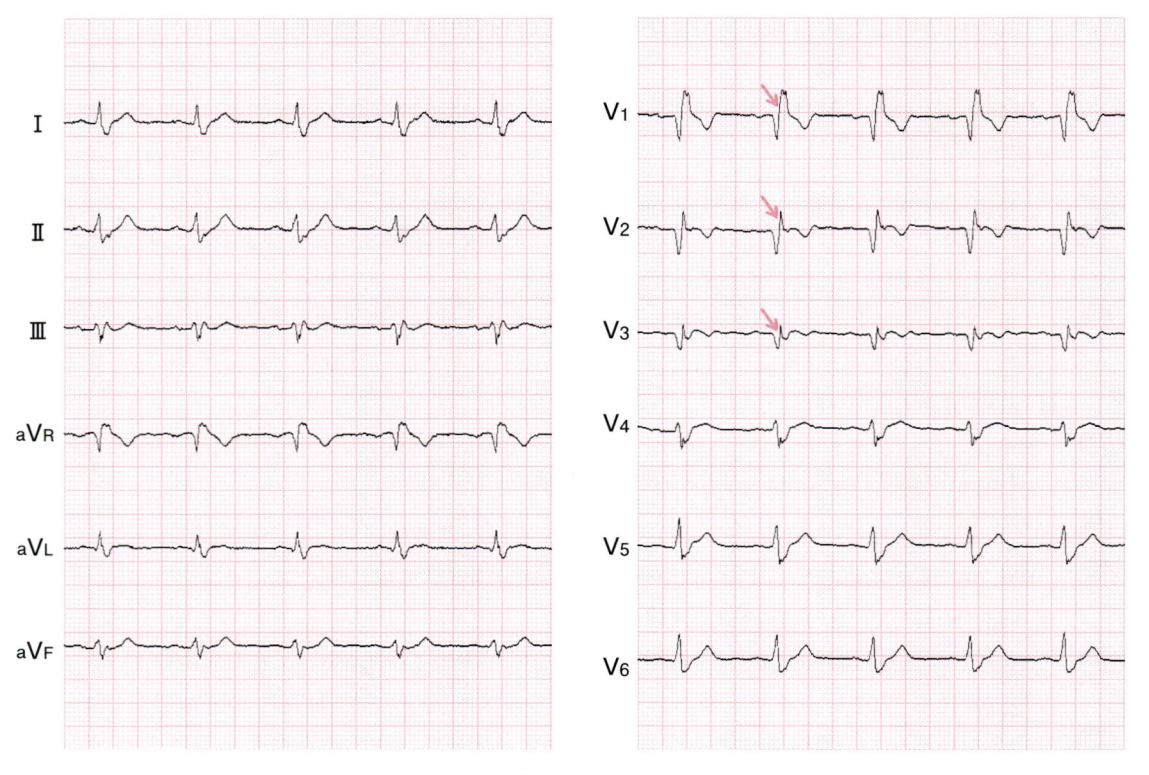

図15-5 異常Q波②（V₁〜V₃誘導，完全右脚ブロック）

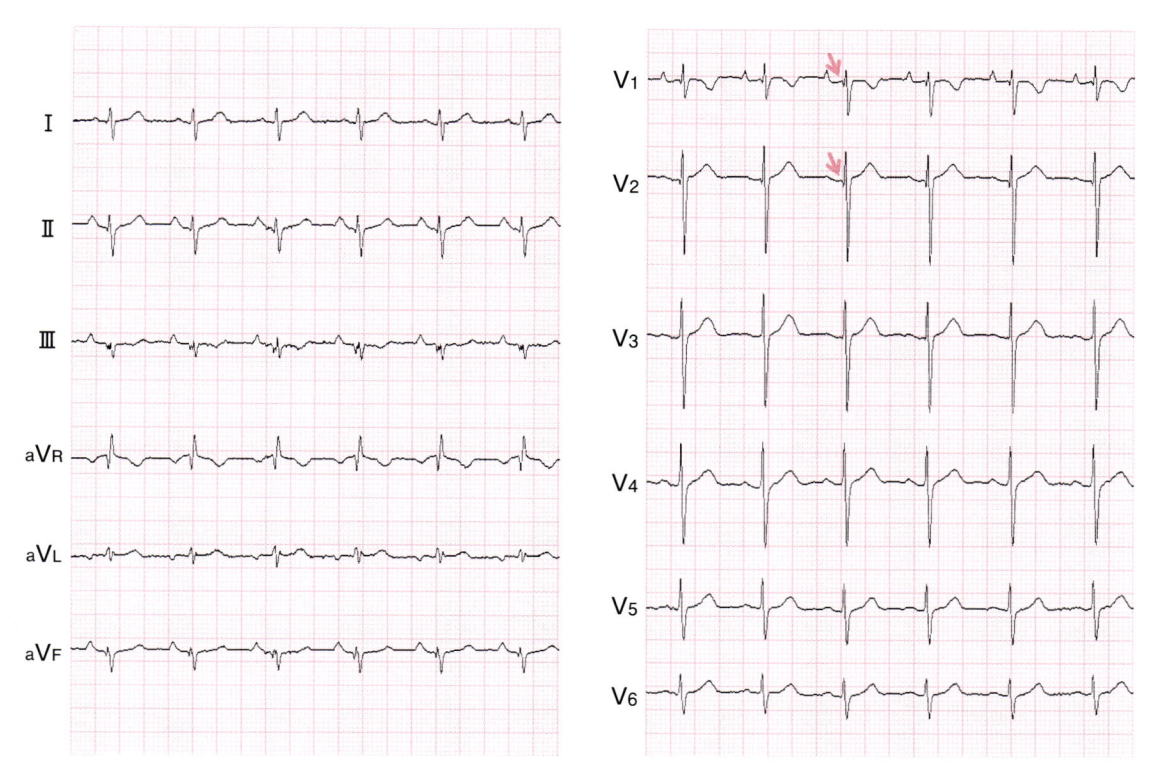

図 15-6 異常 Q 波③（V₁，V₂ 誘導の小さな q 波）

の心電図です（☞応用編『7 章　幅広い QRS 波を見たら①』参照）．QRS 幅が広くて，心電図を読むのに多少慣れた人にはお馴染みの波形なんです．どうしても脚ブロックの華々しい所見に目が奪われがちですが，V₁〜V₃ 誘導にはバッチリ異常 Q 波があるんです．

> **Point!**
> 完全右脚ブロックの場合でも V₁〜V₃ 誘導の異常 Q 波は見逃すな！

　なかなか奥が深いですね．1 つの所見に満足せずに，いつも冷静な広い視点が必要なんですね．
　私が再三言っていることですよね（☞課外授業 5『忘れられない 1 枚』参照）．ちなみに，この方にも心筋梗塞の既往がありました．では，さらに上級問題です．今までのポイントを理解していれば大丈夫ですが，**図 15-6** の胸部誘導はどうですか？
　ん？　よく見ると V₁ 誘導と V₂ 誘導の QRS 波にほんとに小さいな陰性波がありますね．V₃ 誘導にはないようです．こんなに小さな q 波でも異常なんでしょうか？
　そうです．これらも立派な異常 Q 波です．このレベルになると油断どころか，正しい読み方を知っている人でないと指摘できませんよね．実は，これが心室中隔の小さな心筋梗塞のサインになっている場合もあるんです．

15. QRS波のチェック① ―異常Q波を見逃すな―

幅と深さの基準

😟 V₁〜V₃誘導ではQ波があるだけで基本的に異常でしたが，その他の多くの誘導では正常所見としてQ波が認められる可能性がありましたね？

🙂 はい．中隔性q波でしたよね．

🧐 典型的にはI, aVL, V₅, V₆誘導の左側グループや，II, III, aVF誘導の下側グループ誘導で見られるのでしたが，これらの誘導でどんなQ波も許されるかといえば，それはNOです．

🙂 "小さくて控えめ"ならOKとのことでしたが……．

🧐 Q波について正常と異常の境界線を引くのは実は難しい問題でもあるのですが，**図15-7**に無難と思われる**異常Q波の定義**を示してみました．

🙂 *a*はQ波の幅で，*b*は基線からの深さですね．この図だと**幅と深さが1 mmを超えたものが異常Q波**ってことですか？

🧐 まずはそう考えましょう．心電図の横軸の1 mmは，心拍数を計算する時に"目盛り"と呼んでいた小さな四角1つぶんですので，時間で言うと何秒でした？

🙂 0.04秒です．ミリ秒（ms）単位では40 msですよね，たしか．

🧐 素晴らしい．ですから，本によっては「Q波の幅≧0.04秒（または40 ms）」と記載してある場合がありますが，同じことです．では，縦軸の1 mmはどうでした？

🙂 心電図の世界で縦軸の単位は電圧のmV（ミリボルト）で，普通は1 cm＝1 mVでした．ですから，深さでしたら，0.1 mVまでだってことですね．

🧐 そうそう．キャリブレーションの話も良く覚えていますね（☞イントロ編『6章 標準的な心電図記録スタイル』参照）．

> **Point!** 幅が1 mm（0.04秒），深さが1 mm（0.1 mV）以上の場合に異常Q波と呼ぶ

😟 先生，この2つの条件は「かつ」ですか，「または」ですか？

🧐 基本的にこの1 mm・1 mmルールでは「かつ」と考えて下さい．実は「深さ1 mm以上」という条件はかなり甘めの条件になっていて，時々正常な「中隔性q波」でも満たしてしまう

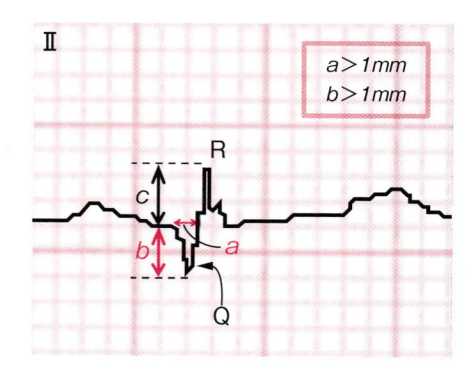

図15-7 異常Q波の定義
a＞1 mm（0.04秒）かつ*b*＞1 mm（0.1 mV）を満たせば異常Q波と判定する．その他，教科書によっては*b/c*＞1/4または1/3と定義するものもあり（本文参照）．

- ことが多いのでね．
- では，実質的には幅の条件で異常 Q 波かそうでないかが決まってしまいそうです．
- そうです．まさに**異常 Q 波の判定では幅が 1 mm 以上あるかを重視せよ**というスタイルが非常に大切です．
- わかりました．ヨコハバ重視なんですね．
- 余談ですが，正式な Q 波の幅の上限値は 30 ms です（☞課外授業 14『中隔性 q 波のワケ』参照）．でも，私たちが目視で 1 目盛り（1 mm）より小さい長さを正確に判定できるとは思えないので，基本的に 1 目盛り以上の幅のあるものを異常 Q 波と考えて下さい．たくさん症例を重ねると，異常 Q 波に特有な違和感のある幅の広さに気づくようになるでしょう．

深さ基準いろいろ

- ところで，**図 15-7** の a と b はいいとして，c という表示もあったのに気付きました？
- いえ．あっ，でもたしかに．c って R 波の高さですよね？ これも異常 Q 波に関係しているんですか？
- 他の教科書では，異常 Q 波を深さ 1 mm 以上ではなく，**R 波の高さの 1/4 以上の深さ**などと定義しているものもあります．また，1/3 とするものも別にあったりで紛らわしいのですが．
- b/c>1/4 ないし b/c>1/3 ということですね．
- そうなりますね．異常 Q 波の深さに関する定義が一定しないのは，幅の条件をより優先すべき姿勢とも関連しているのですが，R 波の高さを測って○○ mm，Q 波の深さが××mm だから比をとって 1/4 以上などとするというのは現実的ではないし，循環器専門医の誰もそんな計算はしていないと思います．
- その点，1 mm 以上の深さならわかりやすいですよね．
- ええ．心筋梗塞をはじめ，心筋壊死により異常 Q 波が出現した誘導では，QRS 波の波高が小さくなるのが一般的です．この「b/c>1/3 または 1/4」という基準は，**R 波が小さくなることで，相対的に Q 波が深く見える**ということを表現しているだけで，絶対的なものではないんです．
- なるほど．いずれにせよ僕たちは幅重視ですからね．余裕がありそうなら「1/4 基準」なども確認するようにします．
- 症例によっては，QRS 波高が十分に保たれていても幅広い Q 波が出現していることがあり，"比"を使った基準だと異常 Q 波と判定できないケースがあります．ただ，そんな場合にも「1 mm 基準」ならまず満足しますから見落としせずにすみます．これはヨーロッパのガイドラインでも採用されている基準なので安心して使って下さい（☞ Thygesen K, et al. Eur Heart J. 2007; 28: 2525）．1 例を示します（**図 15-8**）．
- これはニ，サン，エフ誘導の Q 波が目立ちますね．幅も深さもアウトですから，自信を持って異常 Q 波です．
- 診断はそれで OK です．この II, III, aVF 誘導は心臓の下側担当のグループでしたが，このように単発ではなく，仲良しな組み合わせでそろって異常 Q 波が見られるという点が大事になり

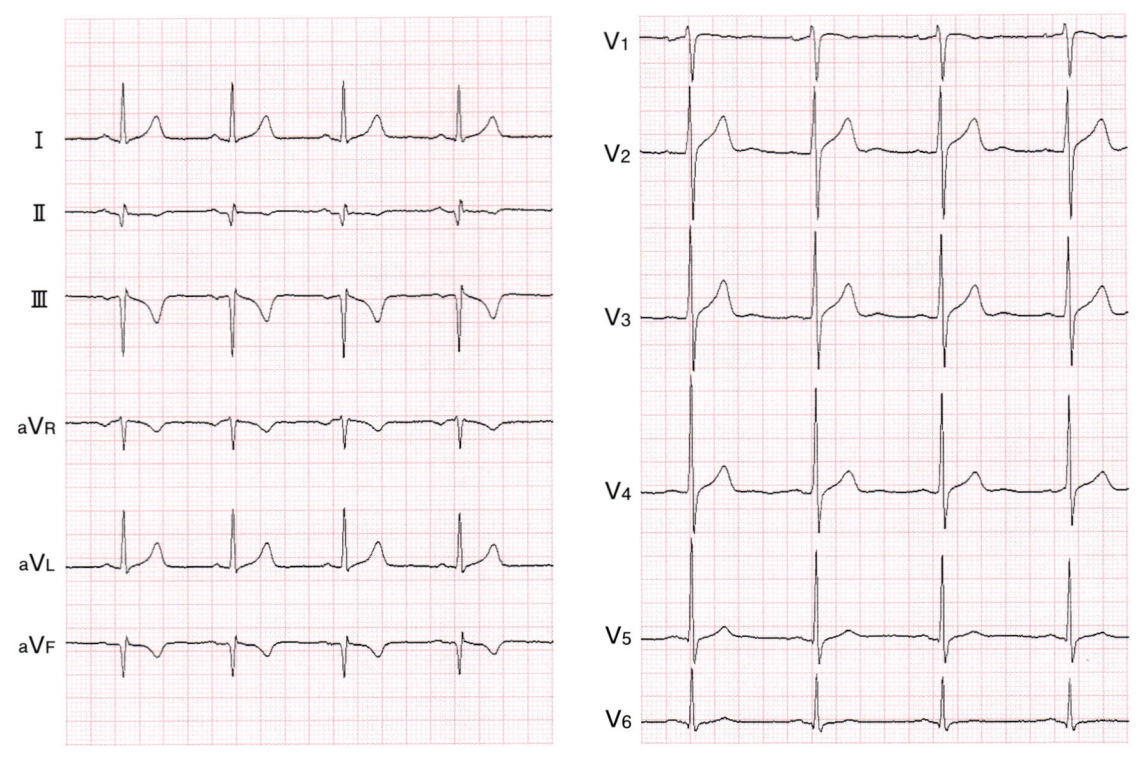

15. QRS波のチェック①　―異常Q波を見逃すな―

図15-8　異常Q波（幅と深さで診断）

ます．これについてはすぐ後で詳しく扱います．

aVR誘導は相手にしない

　異常Q波の条件を習ってから気を良くして12誘導をザーッと眺めていると，時折aVR誘導に幅や深さの基準を満たすQ波が見つかってしまうことがあります．たとえば図15-9のように．

　ホントだ．他の誘導にはなさそうですが，aVR誘導は"異常Q波"っぽいです．

　この点に関しては普通の教科書にはあまり書いてないかもしれませんが，**aVR誘導に関しては異常Q波のコメントはしない**約束になっています．なぜなら，病的意義がなく正常例でも頻回に見られる所見だからです．

　aVR誘導のQ波はどんなに華々しくても異常扱いせず無視するのですね．これは，一度意識しておけば忘れませんね．

　コンピュータによる自動診断で正常範囲と表示されているような場合でも見つかりますので，当然ですが不問に付しましょう．

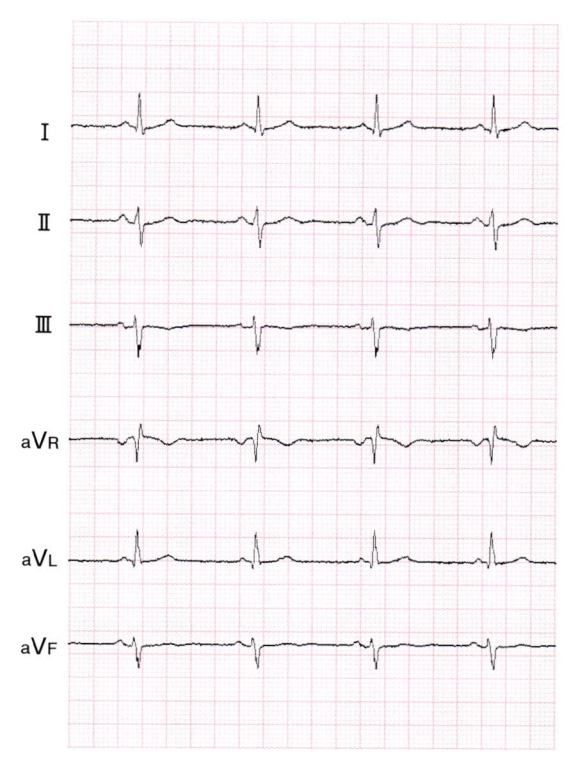

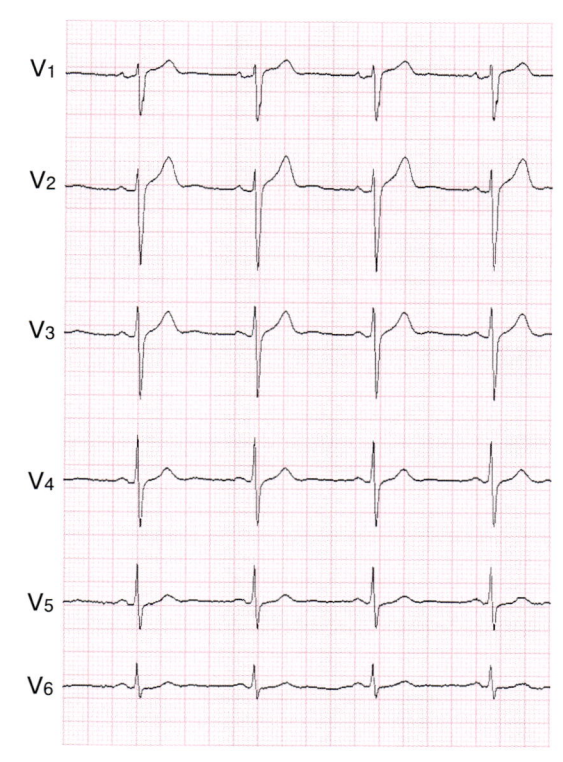

図15-9 aVR誘導のQ波は相手にするな

グループを意識して

さて，この段階で異常Q波の診断基準についてまとめておこうと思います（**表15-1**）．

まずはQ波があるだけで異常なV₁〜V₃誘導をチェックして，残りはaVR誘導を除いた8個の誘導について幅と深さの1 mmルールを上からイチ，ニ，サン，……ってチェックしていけ

表15-1 異常Q波の検出

肢誘導	異常Q波	胸部誘導	異常Q波
I	幅・深さ	V₁	あれば
II	幅・深さ	V₂	あれば
III	（幅・深さ）	V₃	あれば
aVR	無視	V₄	幅・深さ
aVL	（幅・深さ）	V₅	幅・深さ
aVF	幅・深さ	V₆	幅・深さ

V₁〜V₃誘導はQ波が「あれば」異常．aVR誘導のQ波は無視．その他の誘導では中隔性q波の可能性があるが，幅と深さの1 mm・1 mm基準を満たさないかチェックする（図15-7参照）．III誘導やaVL誘導の単独のQ波は無視だが，「II, III, aVF」あるいは「I, aVL」の組み合わせで幅・深さの条件を満たしそうなら一緒にチェックすると良い．

15. QRS波のチェック①　―異常Q波を見逃すな―

ば良いですかね？

　もちろん，それでも良いです．でも後々のことを考えると，以前から述べている仲良しな**グループごとに目を移して「異常Q波」があるか調べる方が良い**と私は思っています．

> 【グループごとの異常Q波チェック】
> 　　下側グループ：II 誘導，III 誘導，aVF 誘導
> 　　左側グループ：I 誘導，aVL 誘導，（V4 誘導），V5 誘導，V6 誘導

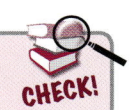

　この2つのグループは何回も登場するので，もう覚えてしまいましたよ．ニ，サン，エフを見てから残りのイチ，エル，ブイヨンからブイロクですね．しかしナゼ？

　異常Q波を見たときはじめに想定すべき病態は心筋梗塞だと言いました．実は心電図でどの誘導の組み合わせで異常Q波が見られるかで**左室のどの部分の心筋が壊死してしまったのかがわかる**んです．

　要は心臓下側とか左側とかがやられてるってわかるんです？

　ええ．左室では下壁や側壁，そして前壁などの名称になりますが，詳細は『応用編』として後に解説する予定です（☞応用編『5章　Q波を考える②』参照）．ここで一応，それに使う表を提示しておきますが，気にせずスルーしてくれてOKです（**表15-2**）．

　少し難しそうですね……．ひとまず気にしません．ところで，左側グループのV4誘導にカッコがついているのはなぜです？

　よくぞ気付いてくれました．異常Q波の誘導分布の様子から心筋梗塞の部位を考えるとき，実は **V4 誘導は V1～V3 誘導と一緒のグループに入る**んです．じゃあ，V4 誘導も「存在自体がアウト」組に入れて良いかと言うと，V4 誘導にも中隔性q波が出るので……．

　V4 誘導では V5 や V6 誘導に近い性質も持つんでしたよね．

図 15-2　異常Q波の出現誘導と対応する心筋梗塞部位

	I	II	III	aVR	aVL	aVF	V1	V2	V3	V4	V5	V6
前壁中隔							○	○	○	○		
前壁								○	○	○		
下壁		○	○			○						
側壁	○				○						○	○
高位側壁	○				○							
純後壁*							●	●				
広範囲前壁	○				○		○	○	○	○		
下側壁		○	○			○					○	○
下後壁		○	○			○	●	●				
後側壁	○				○		●	●			○	○

○：異常Q波，●：高いR波．＊：高位後壁とも．あくまでも原則のため，実際には1～2つ欠けることもあり得ることに注意．

そのため V_4 誘導に関する異常 Q 波の診断基準も幅と深さの 1 mm 基準を使うので，検出プロセスでは V_5，V_6 誘導などと一緒に扱う方がスムーズなんです．

　　あっちにもこっちにもいい顔しなくてはいけない感じで大変だなぁ，V_4 誘導は．中間管理職みたい．

III 誘導や aV_L 誘導に惑わされるな

　　グループごとに異常 Q 波の有無をチェックする利点をもう 1 つあげておきます．それは時々単独行動をする **III 誘導や aV_L 誘導のみの Q 波に惑わされない**ためです．

　　どういうことですか？

　　たとえば**図 15-10** で異常 Q 波のチェックをしましょう．まず V_1〜V_3 誘導には Q 波はなく，aV_R 誘導も無視して次は……？

　　二，サン，エフですが……．おーっと，早速 III 誘導に怪しげというか「QS 型」があります．これは異常 Q 波と同じ扱いでした．それ以外は大丈夫そうです．

　　正解です．III 誘導には，このように単独で異常 Q 波らしきものがひょっこり出現することがあるんです．

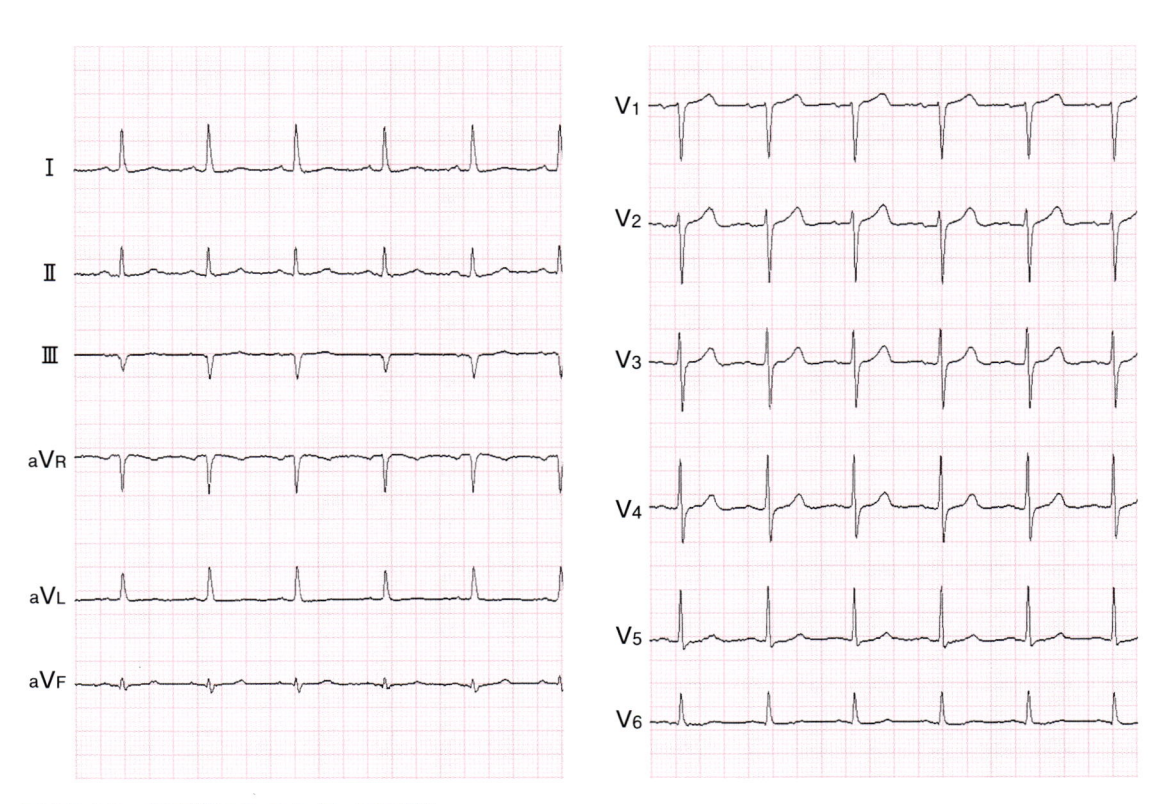

図 15-10　III 誘導のみの Q 波（QS 型）

15. QRS波のチェック① —異常Q波を見逃すな—

👨 こういう場合はどう考えればいいんですか？

👨 大事な考えとして，**グループとしての"一致性"**を導入しましょう．こうした状況の多くは**III誘導**がらみのことが多く，「III誘導にQ波あり」（Q-wave in lead III）と指摘するのは自由だと思います．ただ，同じグループであるII誘導とaVF誘導にも異常なカタチのQ波のない場合には病的意義はないと考える方が良いとされています．

👨 なるほど．二，サン，エフで3つとも一致して異常Q波を呈することが大事なんですね．さっきの**表15-1**でもIII誘導にはカッコがついていましたしね．「単独では議論するな」って意味だったんですね．

👨 実はまったく同じことが**aVL誘導**に対しても言えます．次の**図15-11**ではどうでしょう？

👨 たしかにaVL誘導のQ波は幅が広くて，深さもギリギリですが1mmあるようです．

👨 aVL誘導のR波高も小さいようなので，「R波高の1/4以上」という条件をつけても異常Q波の条件を満たしてしまいそうです．同様に**図15-12**は？

👨 これはaVL誘導が「QS型」です．aVR誘導もそうですが，これは無視でOKでしたね．いずれもaVL誘導の単独行動ということになりますか？

👨 そう．このaVL誘導のみの異常Q波も相手にしないようにしましょう．**I誘導に異常Q波がない**というのが大事な所見ともされますが，少し広げて左側グループのV5誘導そしてV6誘導

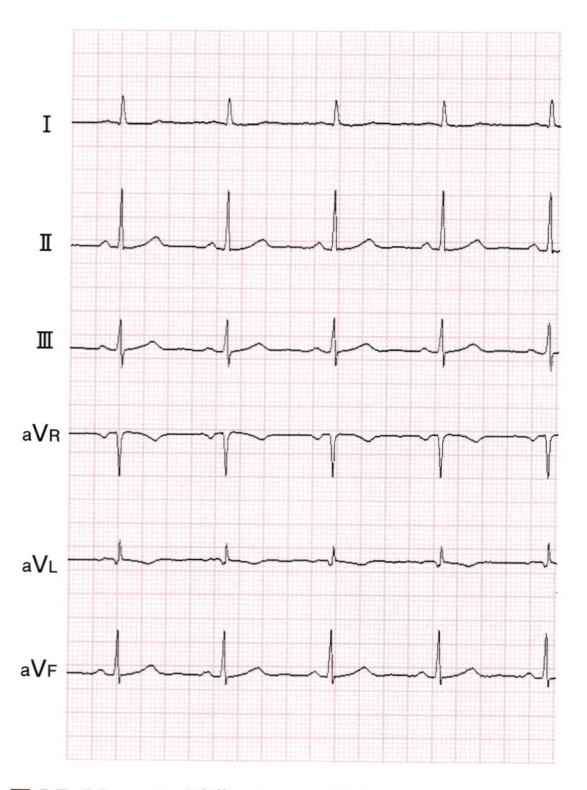

図15-11 aVL誘導のみのQ波①

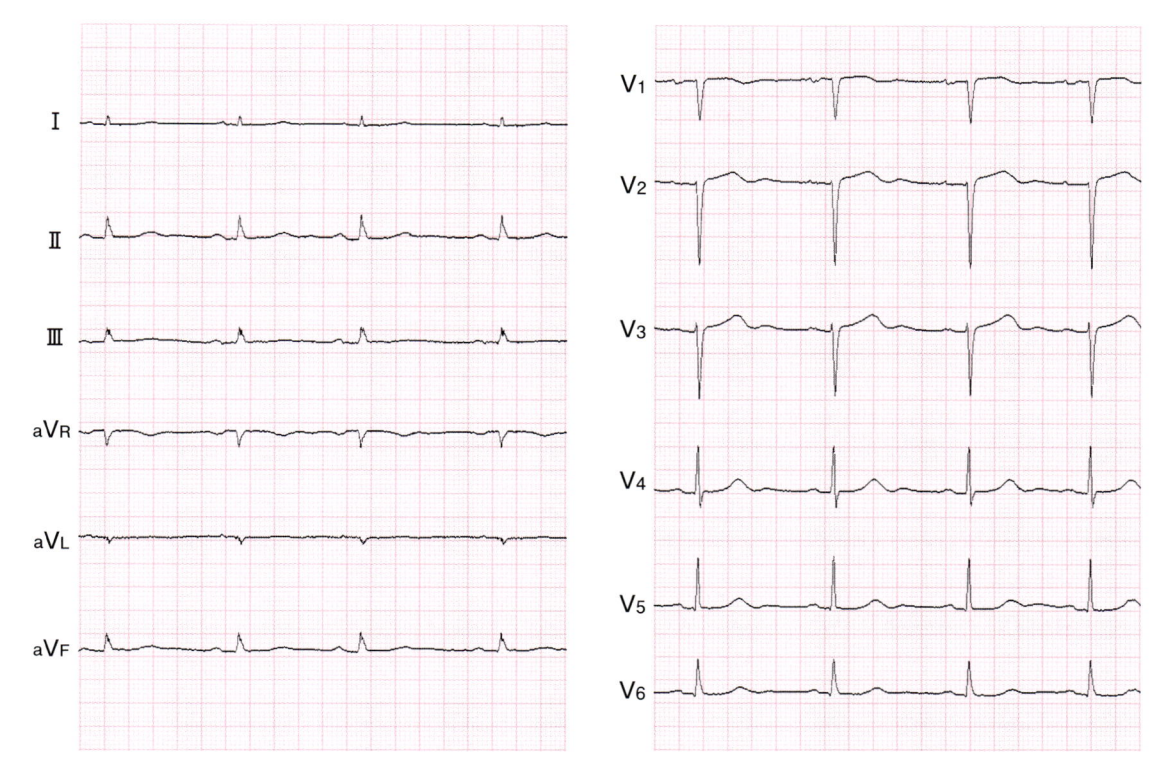

図 15-12　aVL 誘導のみの Q 波②（QS 型）

を含めた 4 つのうち複数に異常 Q 波がない場合には病的とは考えない方が良いでしょう．もちろん心電図所見として指摘するのは悪くありません．

　これもグループとしての一致性が大事なんですね．気にはなるので，一応は心電図所見として指摘するのは悪くなさそうです．

> **Point!**
> III 誘導や aVL 誘導の単独の異常 Q 波は不問に付す（所見を指摘するのみ）

まとめと練習問題

　これで Que の 1 つ目である異常 Q 波のチェックに関する説明は終了です．細かい病的意義を論じる前に，まずは正確に拾い上げできるのかを重視しました．一連の流れをまとめると**図 15-13** のようになります．

　まず aVR 誘導は無視して，V1〜V3 誘導で Q 波の存在をチェックします．あとは残りの誘導で中隔性 q 波に注意してグループごとに幅や深さを確認していけば良かったですね．この手順は僕にもできそうです．

　「II，III，aVF 誘導」グループあるいはそれ以外の「I，aVL，V4〜V6 誘導」グループでは**幅重視の姿勢**でお願いします．

15. QRS波のチェック①　―異常Q波を見逃すな―

```
aVR誘導         Q波でも相手にしない
  ↓
V₁～V₃誘導      Q波を見つけた時点で即アウト
  ↓
Ⅱ,Ⅲ,aVF誘導    下側グループの3つをチェック
  ↓            (Ⅲ誘導のみは無意味)        ⎫
Ⅰ,aVL,V₄～V₆誘導 残った左側グループをチェック ⎬ 中隔性q波にも注意する
                (特にaVL誘導のみは無意味)    ⎭
```

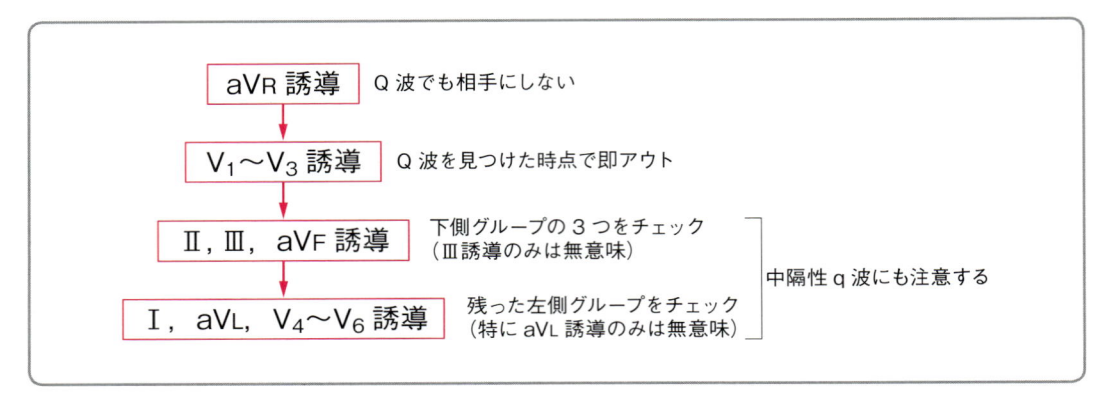

図 15-13　順序立てたQ波のチェック法

　　異常Q波の基準を満たさない場合には中隔性q波と考えるのですね．
　　最後に練習問題を出しましょう．ここで学んだ順番で次の5枚の心電図で異常Q波がどこにあるのか答えてみて下さい．

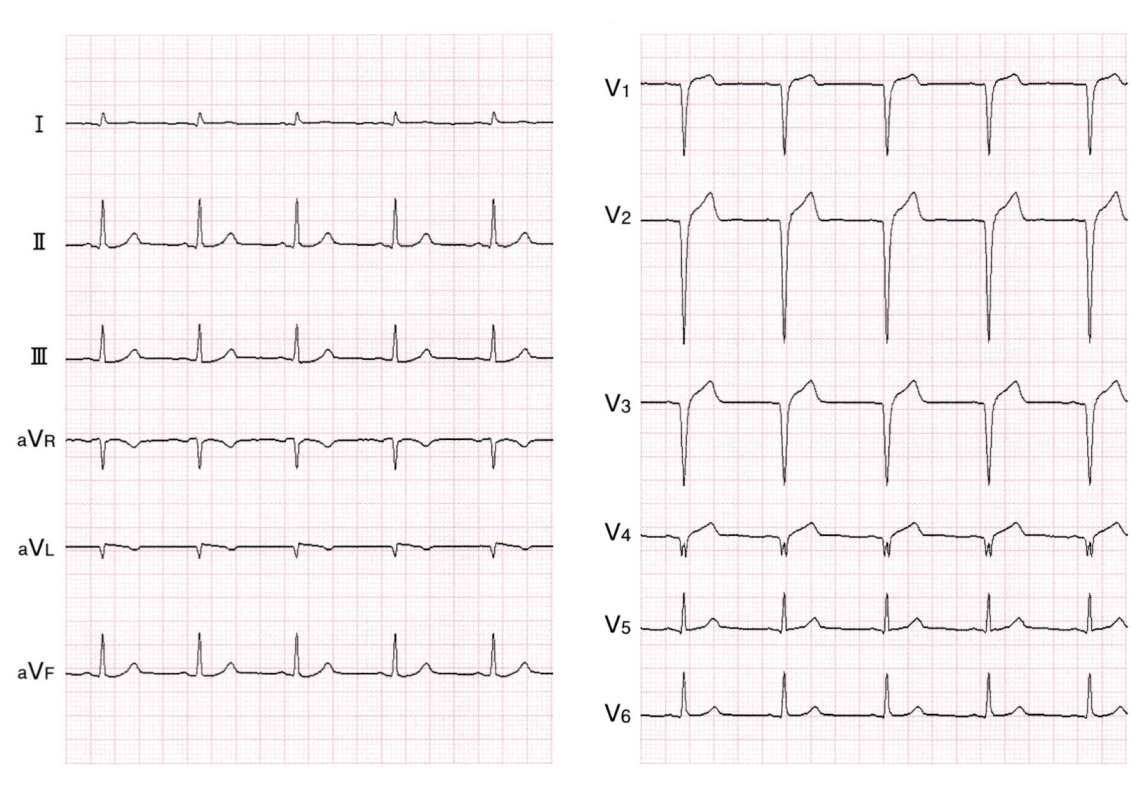

図 15-14　練習問題1　異常Q波はどこにあるでしょう？

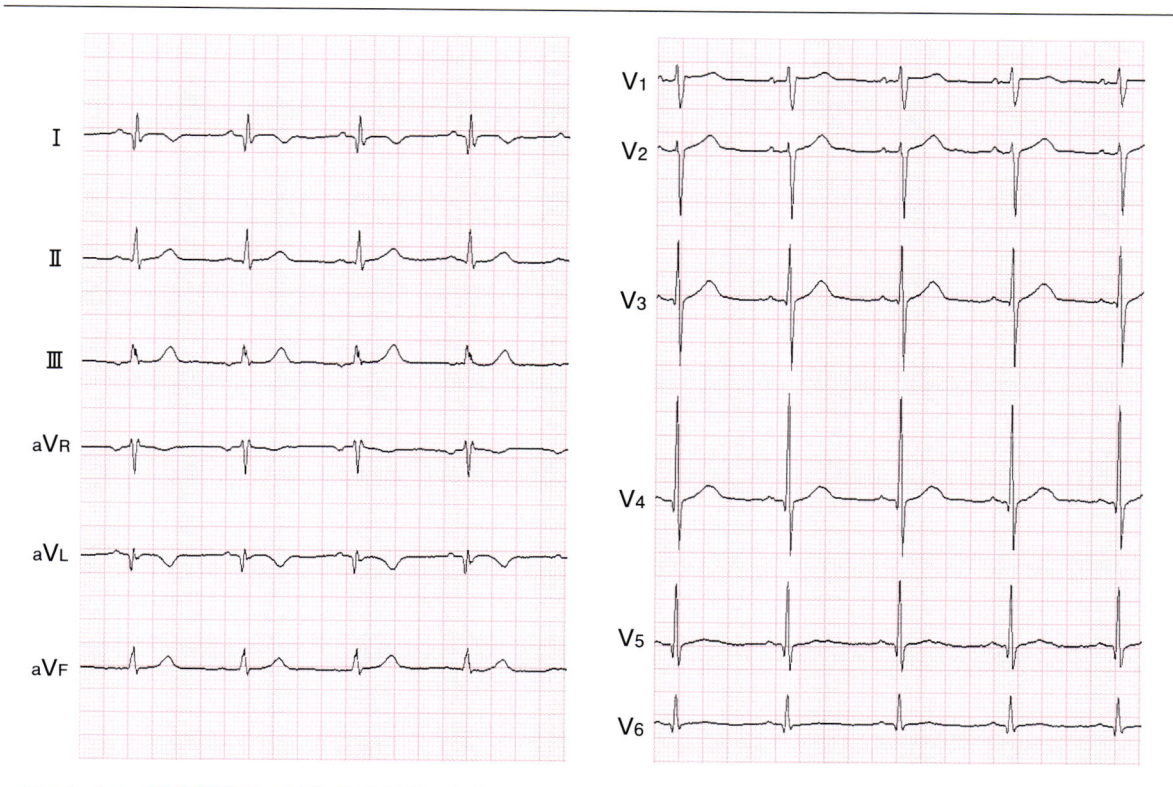

図 15-15　練習問題 2　異常 Q 波はどこにあるでしょう？

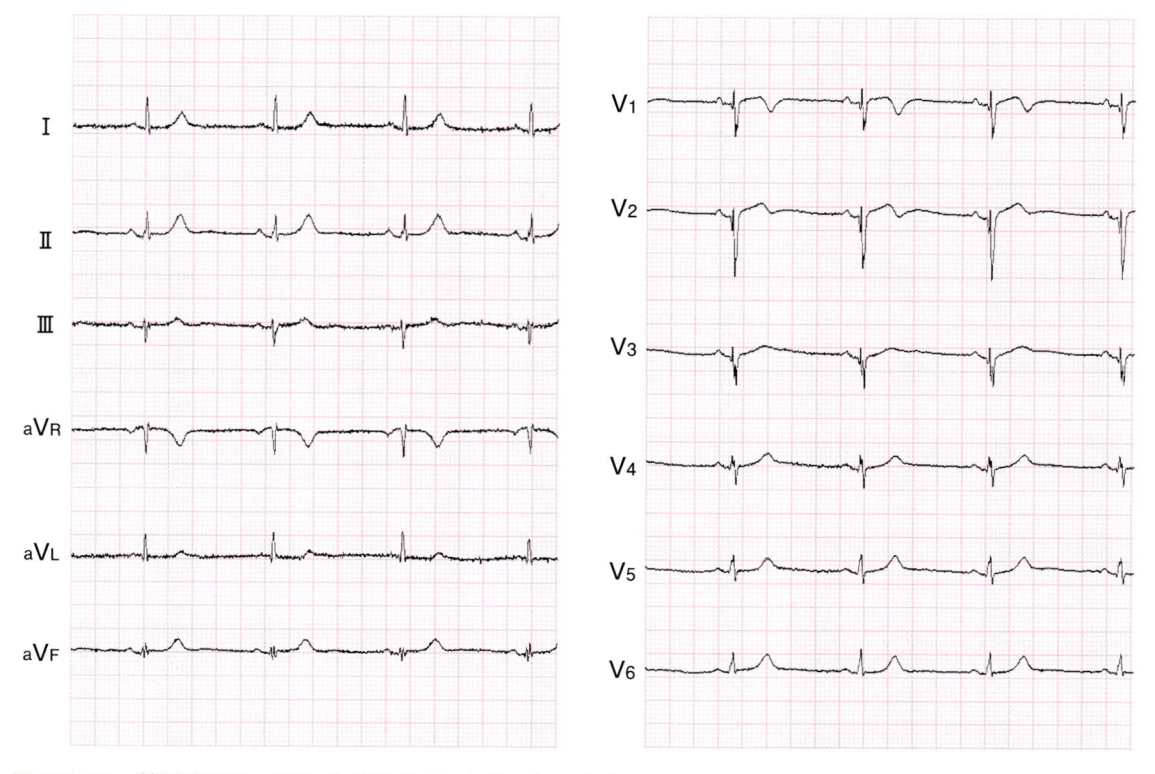

図 15-16　練習問題 3　異常 Q 波はどこにあるでしょう？

第 15 章　QRS 波のチェック①—異常 Q 波を見逃すな—

243

15. QRS波のチェック① ―異常Q波を見逃すな―

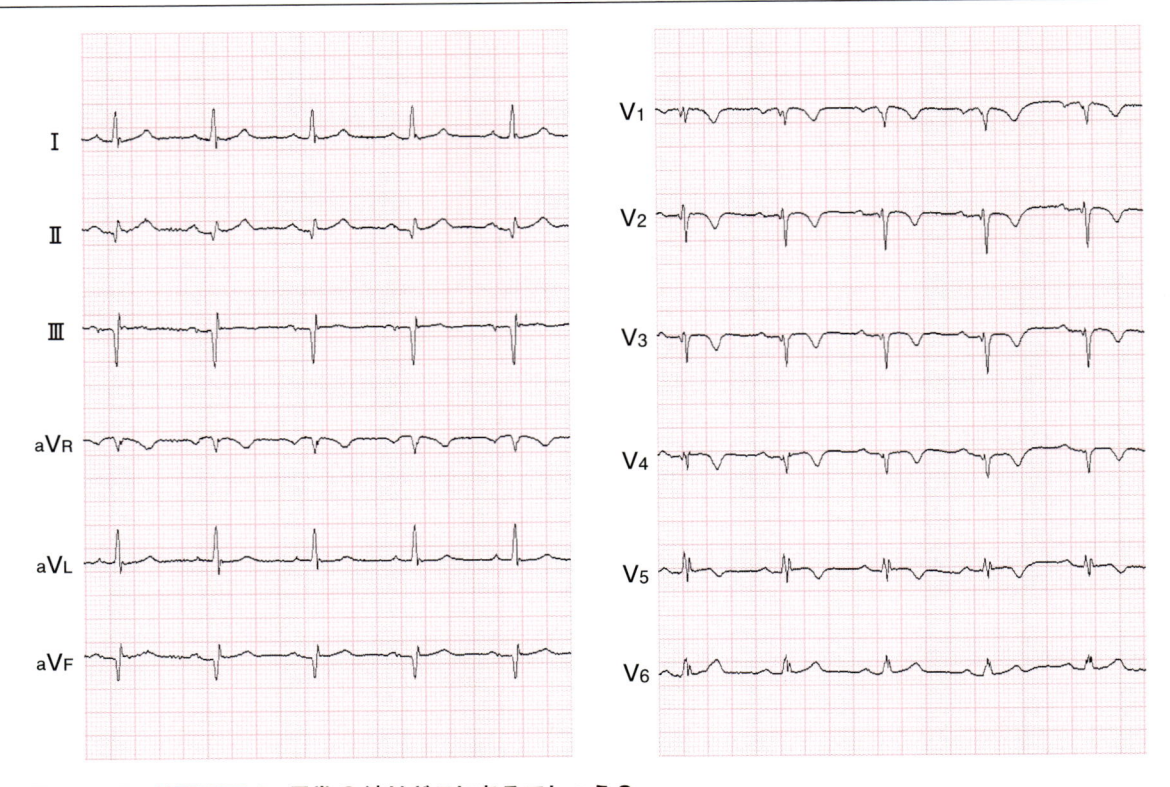

図 15-17　練習問題 4　異常 Q 波はどこにあるでしょう？

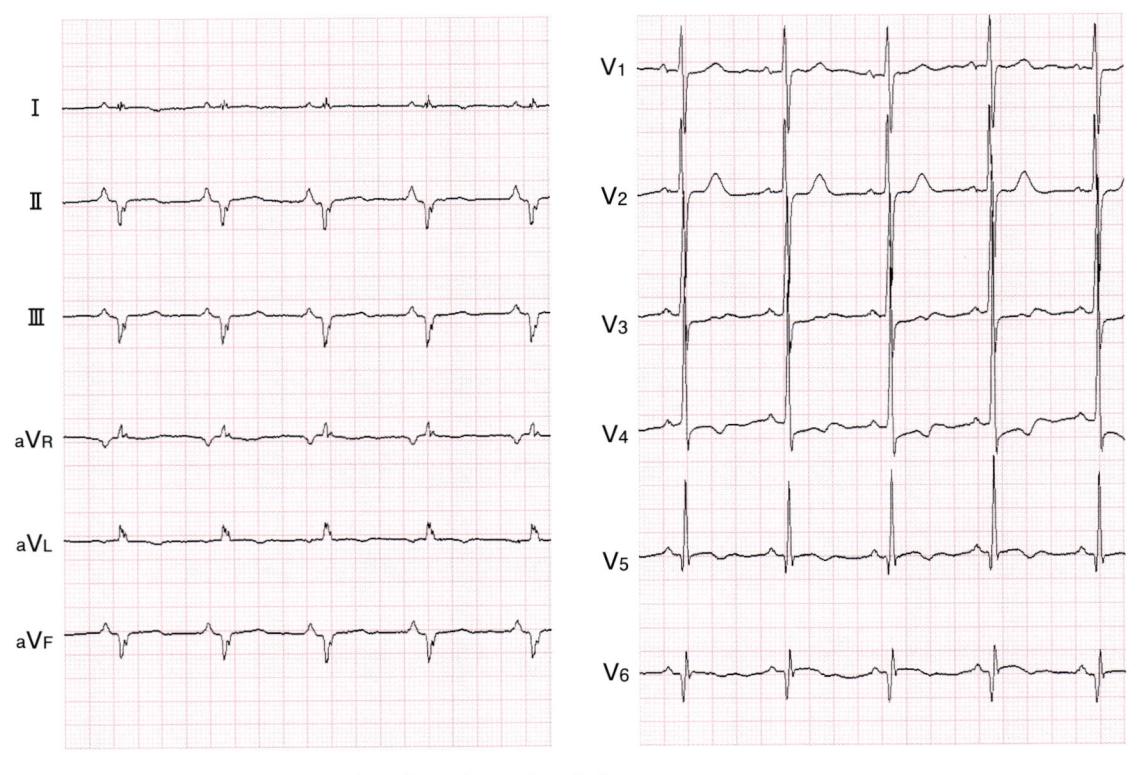

図 15-18　練習問題 5　異常 Q 波はどこにあるでしょう？

第15章のまとめ

QRS波のチェック①―異常Q波を見逃すな―

❖ 中隔性q波
1) 主にI, aV_L, V_5, V_6誘導で見られる正常なQ波（ときにII, III, aV_F誘導などでも）
2) 幅が狭く深さも浅い（ともに1 mm未満が基本）

❖ 異常Q波は心筋壊死を表すダイング・メッセージで，典型的には心筋梗塞後の症例で見られる（陳旧性心筋梗塞）．

❖ 異常Q波の心電図診断（☞表15-1）
1) V_1〜V_3誘導は「ある」だけで異常Q波
2) それ以外（aV_R誘導除く）では幅・深さの1 mm基準で判定（☞図15-7）
3) QS型（QSパターン）は異常Q波と同等に扱う．
4) グループでの一致性を意識したスクリーニング手順で（☞図15-13）

❖ III誘導やaV_L誘導のみの異常Q波の大半は病的意義に乏しいと考える．

【練習問題の答え】
（問題1）V_1〜V_4誘導，aV_L誘導，（問題2）I, aV_L誘導，V_3誘導（V_4〜V_6誘導は微妙），
（問題3）V_1〜V_3誘導（V_4誘導），（問題4）II, III, aV_F誘導，V_1〜V_4誘導，
（問題5）II, III, aV_F誘導，V_5, V_6誘導．

15. QRS 波のチェック①　―異常 Q 波を見逃すな―

課外授業

⓮中隔性 q 波のワケ―胸部誘導の QRS 波の成り立ちまで―

心室中隔の興奮順序

　正常な心電図所見として**中隔性 q 波**が出現するんだとサラッと説明しました．その機序を知っておくことは，いろいろなことに役立ちます．

　いわゆる左側グループを形成する I，aV_L，V_4～V_6 誘導を中心に小さく控えめな q 波が現れるのでした．

　以下の話は暗記すべき性質のものではありませんが，頭に入れておくことで心電図への理解が深まると思いますし，実際にこれから先々いろいろなところで登場します．

　難しくない範囲でお願いします．

　電気シグナルが心室内をどのような順番で伝わっていくかについて考えてみたいのですが，1960 年代の論文にすでに詳細に記述されています（☞ Durrer D. Cardiovasc Res. 1968; 2: 1）．

　50 年以上前の話なんですね．房室結節を通過して心室に入ってから一番最初に興奮するのは**心室中隔**でしたよね．脚（きゃく）の解剖のときに習いました（☞イントロ編『3 章　刺激伝導系のはなし』参照）．

　心室の興奮・収縮は心電図上で QRS 波として描かれ，その所要時間はその横幅に相当し，正常では 100 ms（ミリ秒）前後とされます．この約 0.1 秒間の電気シグナルが伝わる様子を少しだけ詳しく覗くことが今回の主な目的になります．

左右どちらが先？

　さて，いきなり問題です．心室のうち一番はじめに興奮するのは脚の根本が埋まっている心室中隔付近になるのですが，右側または左側，それとも真ん中のどこの興奮が先でしょうか？

　ん？　何ですか？　どういう意味です，右か左か真ん中って？

　心室中隔も 1 cm 程度の厚みを持った筋肉の壁ですよね．心室に電気が流れてきて最初に収縮するのは，心室中隔の右室側の壁なのか，左室側なのか，はたまたド真ん中かってことですけれど．いきなり言われても困ると思うので，ヒントを**図 15-19** に示しました．

　ありゃりゃ，何ですかね，この線は？　地図なんかで同じ高さの部分をつないだ等高線みたいですが．

　そうそう，いい線いってますよ．この図中の線が示すのは高さではなくて，電気シグナルが伝わる順番なんです．正式名称は「等時相マップ」と呼ばれます．

　どうやって読むのでしょうか？　数字の意味を教えて下さい．

　房室結節を超えて心室内に電気シグナルが到達して，どこかの心室筋が一番最初に興奮し始めるわけですが，この瞬間を"時間 0"としましょう．以下，電気シグナルは一種の波面として伝わっ

246

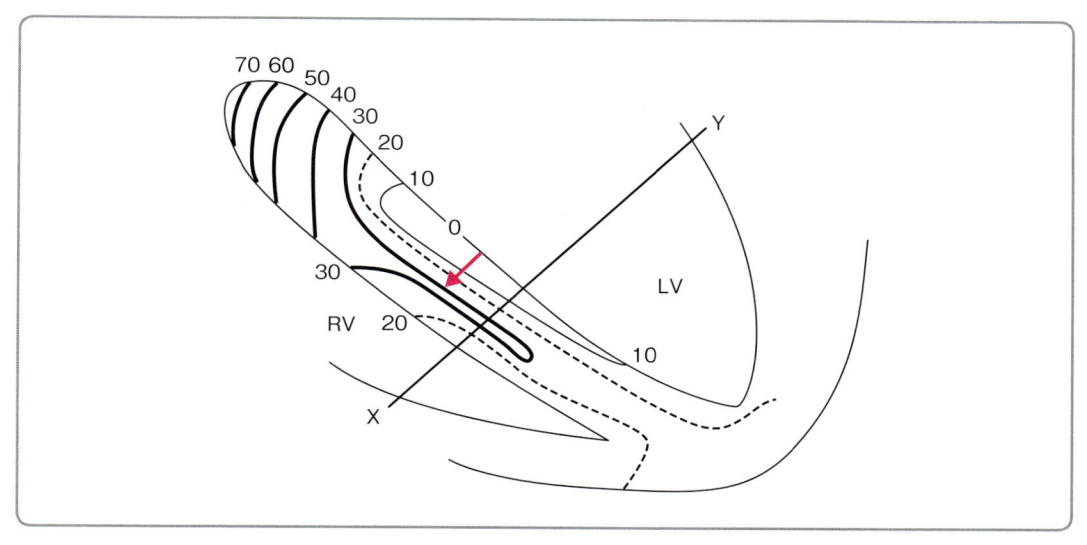

図 15-19 心室中隔の電気興奮伝播
RV：右室，LV：左室．X-Y：図 15-20 で考える水平断（Durrer D. Cardiovasc Res. 1968; 2: 1 より改変）．

ていきますが，その最前線が 10 ms ごとの線で描かれていると思って下さい．

 なーんだ．要は各点で 0 ms → 10 ms → 20 ms →……の順に電気が流れて行くと思えばいいんですね．

 描画ルールがわかったところで，最初の質問をもう一度考えてみると？

 図を見ると「左室側」ですかね，最初は．心臓って何かと左優勢な構造になってて不平等ですよね．僕的には「真ん中」かと思ったんですけど．

 そうです．図 15-19 に矢印で示したように，心室中隔の初期興奮は左室側から始まり，中隔を横断するように右室側へ向かうのです．なお，暗記が得意でない私は"左脚が先"（サキャクがさき）とダジャレ風にして頭に入れています．

 （うわっ寒……）と，とにかく左→右の順番なんですね，了解です．

 さらに，心室中隔の大部分の興奮が最初の 30～40 ms のうちにほぼ終了することも図 15-19 からわかると思います．心室興奮全体の前半約 1/3 に相当するこの心室中隔でのデキゴトが，心電図における <u>QRS 波の初期成分</u> を形成しているのです．

胸部誘導の QRS 波形

 電気軸を学んだ際，肢誘導の QRS 波の向きを考えるべく，心室内を伝わる電気シグナルを 1 つの矢印で表現しましたね（☞スクリーニング編『12 章 電気軸の攻略』参照）．

 房室結節と心尖部を結ぶ感じの右下方向への矢印でしたよね，たしか．

 似たことを今度は胸部誘導でも考えてみましょう．図 15-20 を見て下さい．これは図 15-19

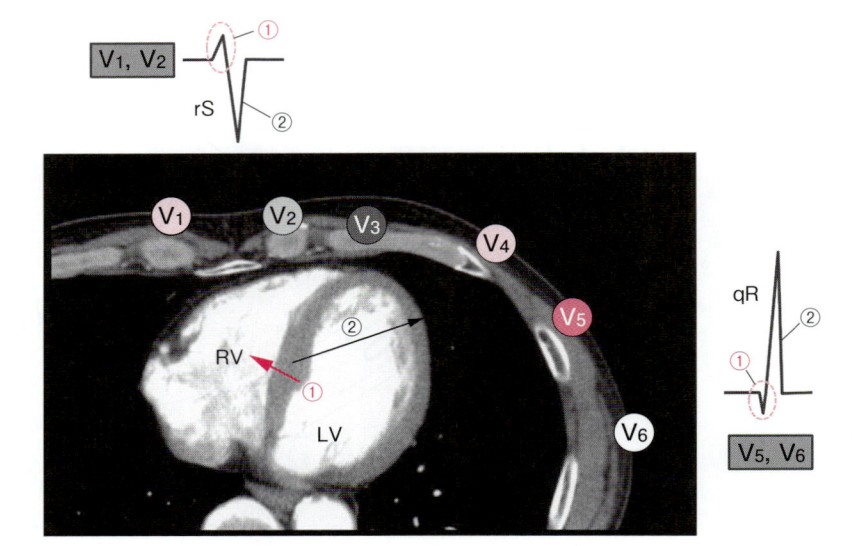

15. QRS波のチェック①　―異常Q波を見逃すな―

図15-20　心室興奮と胸部誘導との関係
RV：右室，LV：左室

😊　で示したX-Yレベルで心臓を切断した胸部CT画像と考えて下さい．

😃　おーこれは懐かしい．この図は2度目ですね．胸部誘導をはじめて習ったときに登場しましたよね（☞イントロ編『4章　心電図って何？』）．

😊　肢誘導のときには大胆にも1つの矢印で心室内の電気の流れを代表させましたが，ここではそれを2つに分割して考えていると思って下さい．

😃　たしかに2つの矢印で示されていますね．①と②ですか？

😊　そう．まず1つ目は，たった今学んだ心室中隔を左室側から右前方の右室側へと向かう矢印①です．

😃　フムフム，これが前半1/3でQRS波の初期成分に相当するのでした．では，残りの2/3を表したのが矢印②でしょうか？

😊　その通りです．実際にはもう少し複雑なんですが，私得意のエイヤッの精神で，QRS波のメイン部分を規定する電気シグナルの流れを矢印②で代表させてしまいました．この矢印が心室中隔を除いた左室の興奮を示すと考えましょう．

😃　これも左室寄りになっていて，大まかには心尖部に向かうような方向ですかね．ちょうどV4とかV5誘導の方向でしょうか？

😊　そうですね．異論もあるとは思いますが，心室収縮のメインはやはり左室ということで，電気シグナルの矢印も左室側に偏ったものとなっていると思って下さい．

😃　はい．前半1/3が矢印①で残りの2/3が矢印②として，心室の電気シグナル伝播を①→②みたいにシンプルに考えろってわけですね．わかりました．

😊　ここまで準備したら，これら2つの矢印からどんな心電図波形が描かれるのかイメージしてみることにしましょう．

V₅, V₆ 誘導から見ると

　まずは，中隔性 q 波を生じるのが普通といった V₅, V₆ 誘導から．QRS 波の初期成分を決める右前方への矢印①は，V₅, V₆ 誘導などの心臓の左サイドを担当する宇宙人から見れば離れて行くように見えますね．ということは，心電図波形としてはどう描かれますか？

　下向きの波です．あー，だからブイゴロク誘導の QRS 波の最初が中隔性 q 波だってことです？

　そう．心室中隔自体の心筋ボリュームは心室全体から見れば小さいので，深さもそれに比例して控えめな波になると考えて下さい．これが中隔性 q 波の正体なのです．

　幅に関しても，最初の 1/3 なので広くはなれないわけですね．

　そうそう．だいたい 30～40 ms 程度なはずですね．実は，異常 Q 波の基準であった「幅が 1 mm 以上」というのは，この値を意識したものなんです．

　たしかに横の 1 mm っていうか，1 目盛りって 0.04 秒だから 40 ms に相当するのでしたものね．

　そうです．正常な心室中隔の興奮を示す中隔性 q 波は，30 ms 前後で終了するプロセスですので，その横幅もスッキリと細くなるはずです．

メインの QRS 波

　次に QRS 波のメイン部分というか，残りの 2/3 を担う矢印②について考えましょう．

　V₅ 誘導などはドンピシャですが，V₆ 誘導についても宇宙人たちにとってバッチリ向かってくるように見えるはずですね，矢印②は．

　その通り．ですから，V₅ 誘導や V₆ 誘導に特徴的な R 波が形成されることになります．心室興奮を代表する矢印は左室寄りですので，心臓を左側から眺める V₅ や V₆ 誘導で"立派な"R 波が描かれる理由にも納得です．

　だから V₅, V₆ 誘導の QRS 波は全体としては「qR 型」になると．

　ええ．この理論では詳細を端折っているため，人によっては「qRs 型」となりますが，最初の小さい q 波に続く大きな R 波という基本的な構造は崩れないわけです．

　へー，こんなカンタンなモデルで V₅, V₆ 誘導の QRS 波形が説明できちゃうんですね．少し感動してます，僕．

　さらに，心電図の世界では I 誘導や aVL 誘導は V₅, V₆ 誘導の仲間というか，同じ左側グループを担う誘導だったので，当然ながら似たような QRS 波形を呈するはずだと類推できると思います．

V₁, V₂ 誘導から見れば

　今度は V₁, V₂ 誘導の QRS 波形についても考えてみましょう．V₅, V₆ 誘導は「左側胸部誘導」と称されるのに対し，V₁, V₂ 誘導は心臓をはさんでちょうど反対側に位置するため**右前胸部誘導**と呼ばれます．

15. QRS波のチェック①　―異常Q波を見逃すな―

👦 じゃあ，V₅，V₆誘導の話と逆に考えればいいですね．

👦 もう1回，図15-20を見て下さい．まずは矢印①はどのような波形として描くべきでしょう？

👦 矢印①は左→右という方向ですので，右側から眺めているV₁誘導やV₂誘導には電気シグナルが向かってくるはずです．だから小さな陽性波からスタートすることになりますか？

👨 その通り．QRS波のはじめの成分が矢印①で形成される以上，**V₁誘導やV₂誘導のQRS波は小さな上向きの成分で始まらないといけない**わけです．V₃誘導についても基本的に同様に考えて良いと思います．

👦 なーるほど．小さな陽性波って，つまりr波ですよね．……ん？　これってV₁～V₃誘導にQ波があれば絶対異常ってハナシを説明していませんか？

👨 そうなんです．正常なら小さな陽性波で始まるはずなのに，陰性波が最初にきていたら，その時点で異常だってわけですね．1つ賢くなっちゃいましたね．では次，矢印②についてはどうでしょう？

👦 V₅，V₆誘導が「qR型」でしたので，そのまま上下サカサマにして「rS型」になるんじゃないかと思うんです．

👨 素晴らしい勘ですね．正解です．心室のメインの興奮を表す矢印②は，V₁，V₂誘導からはずーっと離れていきますから，大きな陰性波を形成することになります．まとめると，V₁，V₂誘導のQRS波形は正常であれば「rS型」を示すことになります．

胸部誘導のQRS波形

👨 ここまでの話題が理解できたら，今度は胸部誘導をV₁～V₆誘導まで連続的に眺めてみます．今，正常と思われる心電図から胸部誘導を取り出して，普段は縦並びのところを図15-21のように横並びにしてみました．

👦 左端のV₁，V₂誘導は「rS型」で，右側のV₅，V₆誘導は「qRs型」となっています．その中間にあたるV₃，V₄誘導のQRS波形の成り立ちはどう理解すべきでしょうか？

👨 非常に良い質問です．胸部誘導では前方から側方にかけて一筋となるように連続的に電極を貼っていきますよね？　ですから，**QRS波形も連続的に変化していく**と考えて欲しいのです．

👦 QRS波形をレンゾクテキにですか？　ムムムッ，どういうことです？

👦 陽性のR波と陰性のS波それぞれに注目して欲しいんです．V₁誘導は中隔の興奮を表す小さなr波からはじまり，目を右に移していくと徐々に"成長"していき最終的にV₅誘導あたりにくると立派なR波になっていますね．

👦 たしかに，R波がだんだん大きくなっていますね．そうか！　じゃあ，V₃，V₄誘導ではこの間を埋める感じでV₃誘導ならV₂誘導より背が高く，V₄誘導はV₅誘導より背が低くなるようにすればいいですね．R波高がV₂<V₃<V₄<V₅になればOKですね．

👨 一方の陰性波は最初のV₁，V₂誘導あたりの立派なS波が右方向に行くにつれてだんだんしぼんでいく感じでどうでしょう？

👦 そうなってますね．すごい連続性を意識するってこういうことですか．これならV₅，V₆誘導

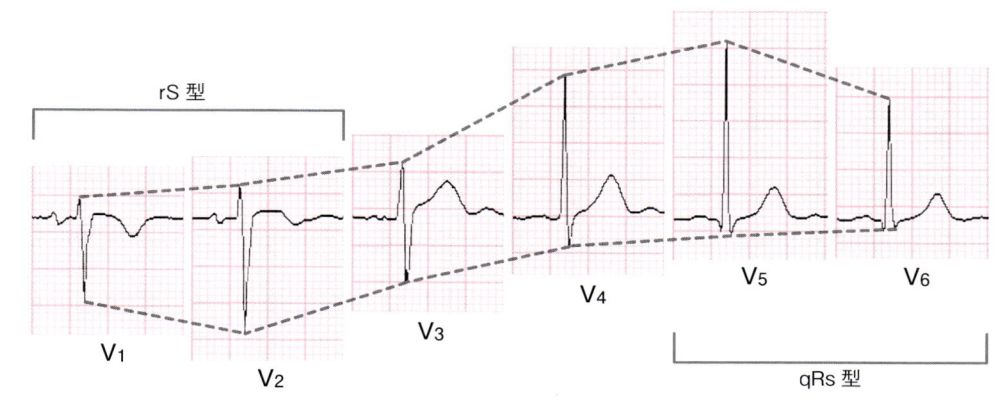

図 15-21　胸部誘導の QRS 波
rS 型から qR（s）型への連続的な移行を意識する．R 波は徐々に大きくなり，逆に S 波は小さくなっていく．

で最後に小さい s 波が出るのにもナットクできます．さっきの**図 15-20** の弱点も補えましたね．

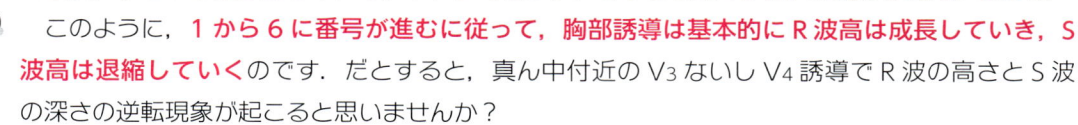

このように，**1 から 6 に番号が進むに従って，胸部誘導は基本的に R 波高は成長していき，S 波高は退縮していく**のです．だとすると，真ん中付近の V₃ ないし V₄ 誘導で R 波の高さと S 波の深さの逆転現象が起こると思いませんか？

そうですね．R 波は大きくなって，S 波は小さくなっていきますからね．

詳しくは後に勉強してもらいますが，この入れ替わり地点のことを**移行帯**（transitional zone）といいます（☞スクリーニング編『16 章　QRS 波のチェック②』参照）．

すごい！　これで大まかにでも胸部誘導のすべての QRS 波の形まで理解できちゃいました．

心電図を勉強したてのうちは気にしなくて良い内容ではありますが，実は様々なことに応用できるタメになるお話でした．

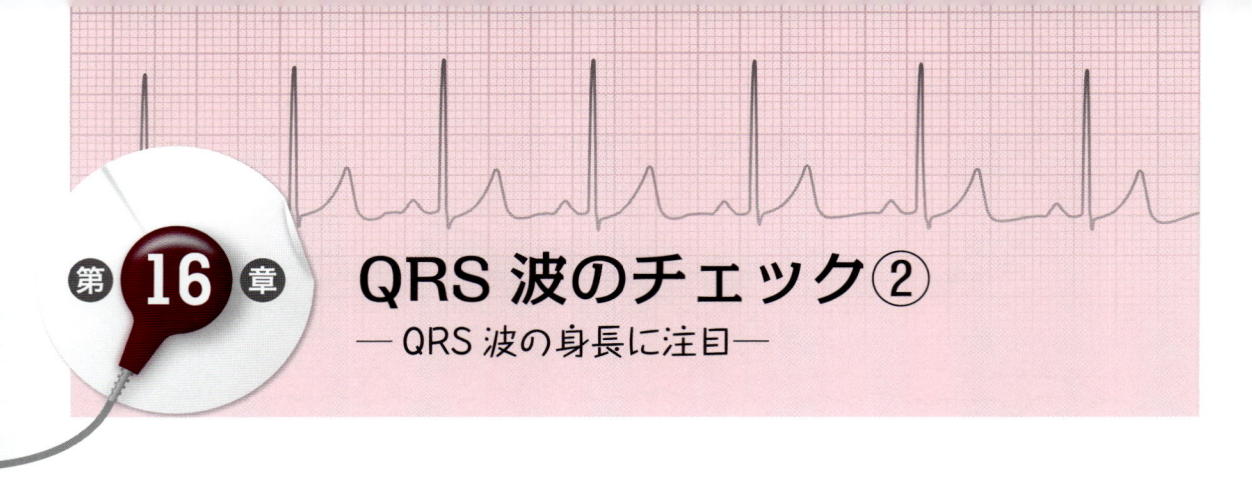

第16章 QRS波のチェック②
― QRS波の身長に注目 ―

QRS波の寸法チェック

🧑 前回は「Q波」のみにしぼった話でしたが，今回と次回で Que の2つ目のチェックとして，QRS波全体に目を向けて"寸法"の確認をしていきたいと思います．

🧑 QRS波に関するいろいろなサイズの確認ということになるでしょうか．

🧑 そうですね．正常心電図の V₅ 誘導を示した**図 16-1** を見て下さい．以前学んだ命名法によれば「qRs 型」となりますね．この標準的な波形に QRS 波の寸法のとり方を示しました．

🧑 高さや深さ，そして幅はわかります．一番深い部分と一番高いところの差を振幅というのですね．

🧑 パッと見は煩雑そうでも，無心で眺めれば当たり前の内容ですね．ちなみに高さや深さをどこから測るかと言えば？

🧑 T-P ラインがゼロ点というか基線に相当するのでした（☞イントロ編『7章 QRS波の命名法』参照）．これは覚えてます．

🧑 素晴らしい．心電図の世界でこれらの QRS 波のサイズの異常が問題となるのは，大きくは次の2つのケースです．

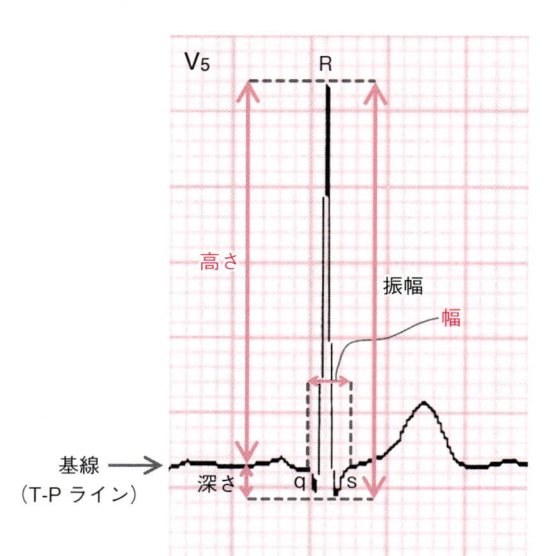

図 16-1 QRS 波のサイズ計測のしかた

252

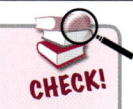

> **QRS波のサイズ異常**
> 高さの異常（増高または減高）か幅の異常（開大）のどちらか

- なるほど．波高が高い，あるいは低い，または幅が広いってことですね．
- ちなみに，幅に関しては"狭すぎる"という異常はありません．これら高さや幅の異常がどういう病態を意味するかは『応用編』で扱いますので，ここでは異常所見をひとまず拾い上げることを目標にします．
- スクリーニング編は「その心電図は正常か？」っていうパッと見視点でしたからね．
- はじめに高さの異常を扱い，そして次回に幅の異常を確認していこうと思います．

高さのチェック順（3段階）

- 早速，QRS波の高さのお話から始めます．これにはいくつかチェック項目があって，個人的には以下の順に異常がないか調べていくのがオススメです．

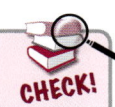

> **QRS波の高さチェック**
> 1) 胸部誘導のR波の増高過程はおかしくないか？
> 2) QRS波高が高すぎではないか？
> 3) QRS波高が低すぎではないか？

- 2）と3）はわかりますが，1）はどういうことですか？　ゾウコウカテイ？
- これは最初のまとめなので，今は何を言っているかわからなくても大丈夫です．すぐに理解できますよ．焦らずに1つずつやっていきましょう．

胸部誘導のR波の増高

- 2つ目のQとしてQRS波形の高さをチェックする際，まずは**胸部誘導**に注目して下さい．図16-2は，課外授業14のなかで一度扱ったものですが，初めての方でも全然問題ないですよ（☞課外授業14『中隔性q波のワケ』参照）．
- 普段はV₁誘導から順にV₆誘導まで縦に整列している胸部誘導が横一列に並んでいますね．
- まずV₁誘導の波形を見て下さい．前回学んだこととして，V₁～V₃誘導にはQ波が絶対にあってはいけませんでしたね（☞スクリーニング編『15章　QRS波のチェック①』参照）．では，QRS波はどんな波からはじまるでしょうか？
- 陰性波からスタートするとQ波になっちゃうんで，必ず最初は陽性波からでないとダメですね．ということは，R波からスタートしないといけませんね．図16-2でもそうなっていますね．
- 正解です．V₁誘導は小さな陽性波（r波）ではじまって，次に大きな陰性波がくるのが正常です．

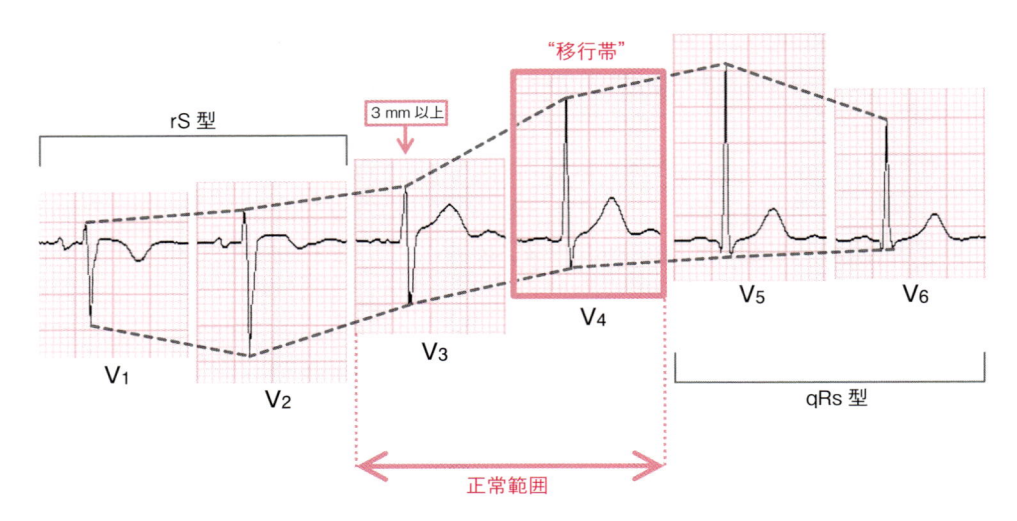

16. QRS波のチェック②　—QRS波の身長に注目—

図16-2　胸部誘導のR波の増高過程と移行帯の概念
正式には「V₃誘導とV₄誘導の間」が移行帯となるため，本図の表記は簡易法であり注意．

> 「rS型」のQRS波形ということですね．たしかに図でもそうなっていますが．
> V₂誘導はV₁誘導のお隣さんですから，基本的には同じような波形になるのですが，注目して欲しいのは，**V₂誘導のr波がV₁誘導よりも少しだけ高くなっている**ことです．

> たしかにそうですね．というか，V₆誘導へ向けてR波が徐々に育っていくように見えますね．

> 非常に良い指摘です．まず細かいことは抜きにして，**胸部誘導では基本的にV₁誘導からV₆誘導に向かって徐々にR波が高くなっていく**ことを覚えて下さい．英語ではR-wave progressionと表現されます．

> progressって"前進"とか"発展"という意味ですもんね．最終的にV₅, V₆誘導までくると背の高いR波となるわけですね．

> 日本語では**胸部誘導のR波増高**という表現が多いでしょうか．さて，この原則が正しいのであれば，V₆誘導のR波が一番高くなるはずですが，図16-2ではV₅誘導のR波高が一番大きいと思いませんか？

> あー，そう言われると．V₅誘導がピークな感じですね．

> そうなんです．実際，胸部誘導のR波高はV₄誘導ないしV₅誘導で最大となります．もしも心臓と記録電極との間に何も存在しなければ，V₆誘導までR波が高くなりっぱなしでOKなのですが，側胸部にいくほど肺の影響を受けるとされているんです．

> V₆誘導くらいの電極になると，肺をはさんで心臓を眺めるために，霞がかかったように電気シグナルが減衰して見えるのですね．でも，基本的なR波の増高過程はわかりました．

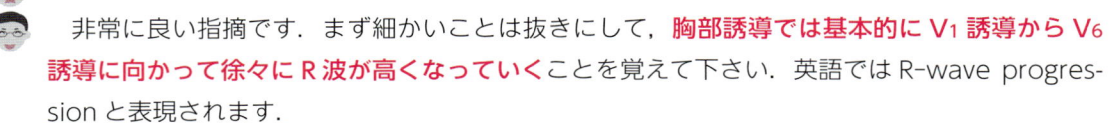

R波の増高不良

> では，今学んだ**R波の増高過程に異常がないか**チェックしてみます．まずV₁誘導ですが，こ

こは必ず陽性のr波から始まっていなくてはなりませんでした．私たちの目で確認可能なのは1mm単位であることを意識した場合，r波高は最低でも1mm以上は欲しいですね．これは以下の話にも共通です．

- それがQ波から始まっていないことを示す最低限の条件になりますもんね．
- V_2，V_3 誘導に関してはどうでしょう？ ここでもr波は最低1mmずつは成長していかなくてはならないと考えると，V_3 誘導に必要な高さは何mmでしょう？
- V_1 誘導で最低でも1mmで，1つ誘導が進むごとに1mmアップは最低条件ですから，1+1+1で V_3 誘導では3mm以上のR波高は必要ってことになりますか？
- その通り．ですから，**V_3 誘導の時点でR波高が3mm未満**なのは明らかな成長不良と考えるべきで，**R波の増高不良**（poor R-wave progression）と呼ばれます．

R波の増高不良の診断基準
V_3 誘導のR波高が 3mm に満たなければR波の増高不良

- いま，V_3 誘導のR波の高さを RV_3 のように表記すると，R波の増高不良と診断するための条件は $RV_3 < 3$ mm と表現できますね？
- はい．これでまた診断の引き出しが増えました．これなら単純なんで，僕にもチェックできます．ところで先生，"胸部誘導の"というコトバは先頭につけなくて良いのでしょうか？
- たしかにそうですね．ただ，R波の連続的な増高過程は肢誘導では見られません．なので，単に「R波の増高不良」といえば胸部誘導，それも V_1〜V_3 誘導で診断すると相場が決まっていますので，つけなくてOKだと思いますよ．

別の応用もあるぞ

- V_1〜V_3 誘導のR波の正常な増高過程は $RV_1 < RV_2 < RV_3$ かつ $RV_3 > 3$ mm と表現されると考えれば，$RV_1 > RV_2$ や $RV_2 > RV_3$ などもR波の増高過程としてオカシイと思いませんか？
- たしかにそうですね．仮に V_3 誘導で3mm以上のR波があっても，$V_1 \to V_2$ あるいは $V_2 \to V_3$ の隣接する誘導間でR波高が減高してしまったら変ですよね．
- その通りで，$RV_3 < 3$ mm 以外にも $RV_1 > RV_2$ または $RV_2 > RV_3$ のような **R波の逆転現象** が起きていたらR波の増高異常を疑って良いでしょう．これは時々，**電極の付け間違い** を見つけるヒントにもなったりしますが．
- 焦って電極つけたら V_2 誘導と V_3 誘導の電極が逆だったとかですね．でも，きちんとR波の増高過程を目で追えば見逃しませんよね．そんなところにもR波チェックが役立つんですね．
- ただ，あまり煩雑になってもイヤなので，当面は単純に $RV_3 < 3$ mm ならR波の増高不良と診断するというスタンスで良いと思います．

16. QRS波のチェック② ―QRS波の身長に注目―

R波の増高不良で考えること

👨 では，実際に **図16-3** の心電図を見て下さい．胸部誘導のR波はどうですか？

👩 V₁〜V₃誘導のr波はどれも小さくて，V₃誘導でも2mmくらいしかありませんから，プアー・アールと診断できますね．

👨 そう．R波の増高不良ですよね，これが．こんなときに，まず考えるべき病態として**陳旧性前壁中隔梗塞の疑い**と答えるのがお決まりとなっています．

👩 何だかいきなり難しげなネーミング……．コウソクって，もしや？

👨 そう．これは心筋梗塞といって，心臓の血管がつまって生じる危険な病気で，陳旧性というのは"過去の"というような意味です．

👩 えっ，胸部誘導でR波の増高が悪いとシンキンコウソクなんですかー？

👨 いやいや．むしろその可能性は低いとされています．ひどい場合には正常亜型（normal variant）というか，**何の心臓病のない人でもR波の増高不良が見られることは珍しくない**のです．

👩 では，どうしたらいいんですか？

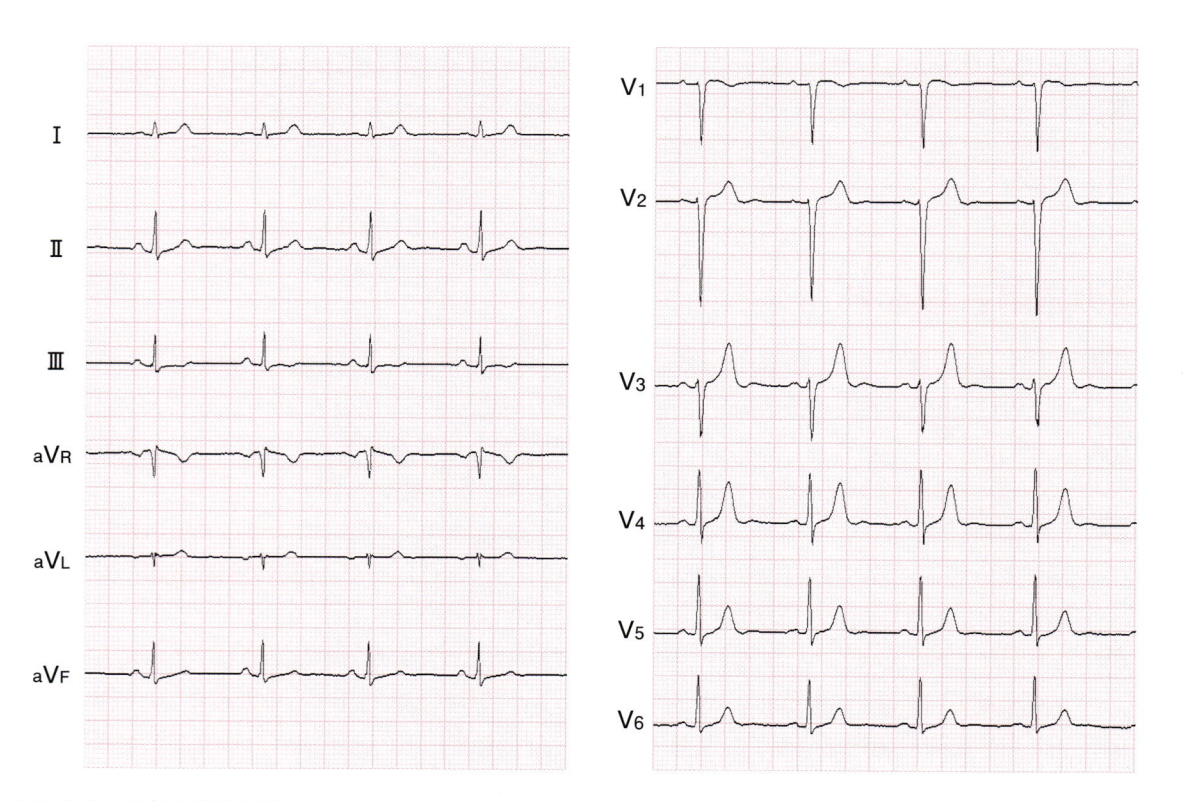

図16-3　R波の増高不良
V₃誘導のR波高は3mmに満たない．V₁，V₂誘導のQRS波はかろうじて陽性波からスタートしているが，波高は十分ではない．

心電図診断としてR波の増高不良を指摘することは大事ですが，私は病態云々についてはあまり騒がないよう心がけています．これについては，課外授業15『R波の増高不良は無意味？』でいくつかの論文を参考に考察していますので，興味があれば読んで下さい．

移行帯って何？

もうちょっとだけ胸部誘導の話を続けます．R波の次はS波に注目して下さい．もう一度，図16-2に戻ってもらって，V_1誘導から先に進むにつれてS波はどうなっていますか？

V_2誘導くらいまではだいぶ深いS波ですが，その後はどんどん浅くなってます．V_5〜V_6誘導なんかでは，あるかないか微妙なくらいの小さなs波ですね．

そうです．これってR波の変化とまったく逆に見えませんか？

たしかに鏡の世界のようですね．R波のピークがV_5誘導ならS波のピークはV_2誘導で……．V_1から番号が進むにつれR波は増高していく反面，S波は逆に減高する様子が見てとれます．

そうです．V_1〜V_2誘導の「rS型」からV_5〜V_6誘導の「qRs型」へ向かって連続的にQRS波形が変化していくと考えると，どこかで**R波の高さとS波の深さが逆転する**と思いませんか？

はじめはr＜Sで，最終的にはR＞sとなるわけですから，どこかで大小関係が入れ代わりそうです．図16-2では，V_3誘導まではR波よりもS波の方が大きいですが，V_4誘導では一転R波が優勢になっています．

つまり，「V_3誘導とV_4誘導の間」でR波とS波の逆転現象が起こっていて，心電図の世界では，この場所を**移行帯**（transitional zone）と呼んでいます．

イコウタイ？　初めて聞く言葉ですね，コリャ．

内容としては今説明した通りで，厳密に言えば，胸部誘導でR波の高さ＝S波の深さとなる部分が本来の移行帯の定義になります．

でも先生，図16-2では，R波の高さ＝S波の深さを満たす誘導は見当たらないようですが．どうしたら良いでしょう？

こういう場合に「V_3誘導とV_4誘導の間が移行帯です」と表現するのもイマイチな感じですよね．そこで，用語としては適切ではないかもしれませんが，私は**R波の高さ≧S波の深さとなった最初の胸部誘導を仮の"移行帯"**と見なすことにしています．

図16-2ならV_4誘導ですね．このルールなら，どんな心電図でも必ず「〜誘導が移行帯です」と言えますので，僕も先生の意見に賛成です．

" "をつけて表現したのは，若干うしろめたい気がするからです．もちろん，6個の胸部誘導のどこかでR波の高さ＝S波の深さとなっていれば正式な定義と一致しますし，それがなくてもV_3〜V_4誘導の間かV_4誘導かぐらいの違いが出るだけで，大きな問題にはならないと思います．

Point!
R波の高さ≧S波の深さを満たす最初の胸部誘導を（仮の）移行帯と認識してOK

第16章　QRS波のチェック② ─QRS波の身長に注目─

16. QRS波のチェック② —QRS波の身長に注目—

　了解しました．先生流の考えでイコウタイ，理解しました．これならシンプルです．
　Eのプロセスとして電気軸を学んだ際，Ⅰ誘導とⅡ誘導をサラッと見て大まかな軸偏位を見つけて病態発見のヒント程度に思えという話をしましたが（☞スクリーニング編『12章　電気軸の攻略』参照），移行帯についても同様に軽く考えればいいのです．
　それ自体が病名ではないので，自分の頭的に都合良く整理します．あくまでも**他の心電図異常に気付くためのヒント**だと軽くとらえればOKなんですものね．
　ですから，この先では特別に断らずに私なりの移行帯のとらえ方で話を進めますよ．

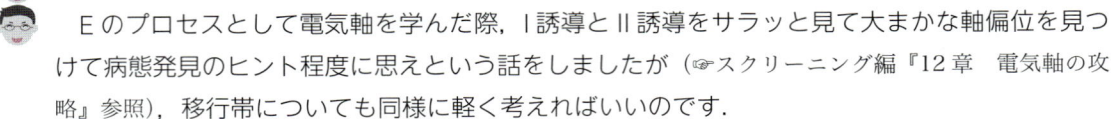

移行帯の異常

　うすうすお気づきかもしれませんが，**正常な移行帯はV₃誘導ないしV₄誘導**です（**図16-2**）．
　V₁，V₂誘導が「rS型」で，V₅，V₆誘導は「qRs型」でしたし，6個のちょうど中間あたりでR波の高さとS波の深さがつりあう感じで考えればいいですね．では，移行帯がこの範囲から外れたら異常というわけですね．
　そう．V₂誘導の時点ですでにR波がS波よりも大きかったり（RV_2>SV_2），逆にV₆誘導になってもR波よりS波が深い場合（RV_6<SV_6）は**移行帯の異常**ありと考えるわけです．何やらヘンチクリンな言葉が登場しますが，ひとまず次にまとめてみました．

移行帯の異常
移行帯がV₁誘導またはV₂誘導→**反時計回転**（counter-clockwise rotation）
移行帯がV₅誘導またはV₆誘導→**時計回転**（clockwise rotation）

　ヒャー，なんですか！　カイテンって．何の脈絡もなく登場して……．
　心電図を習いたてのとき，私も移行帯の異常をなんで**回転**（rotation）と呼ぶのか全然わかりませんでした．教科書によっては足から，あるいは心臓の下端（心尖）から見て時計方向にズレてるとか，やれ反時計方向だとか説明されていましたが，まったく意味不明ですよね？
　しかも，なんでいきなりトケイなのかって話もですよ．要は移行帯がV₂誘導より手前にあるか，V₅誘導より先かだけなのにー．
　そうなんです．一生懸命にどっちにズレたら時計か反時計かって覚えようと思っても，なぜだかいつも逆になっちゃった記憶が蘇ります．でもある日，意味はわからないけど，ひとまず**図16-4**のような壁掛け時計の絵を思い浮かべれば間違えないことに気づいたんです．
　時計の文字盤とブイ何誘導の番号を対応させたのですね！
　そう．時計の3時の3をV₃誘導と考えれば，3時と4時の間が正常な移行帯になりますよね．それで，移行帯がV₂誘導の場合には，正常から見ると文字通り反時計方向に相当するので，何食わぬ顔で**反時計回転**ですとか言えばいいわけです．
　反対に，V₆誘導が移行帯なら，正常より時計方向のズレなので**時計回転**になりますね．細か

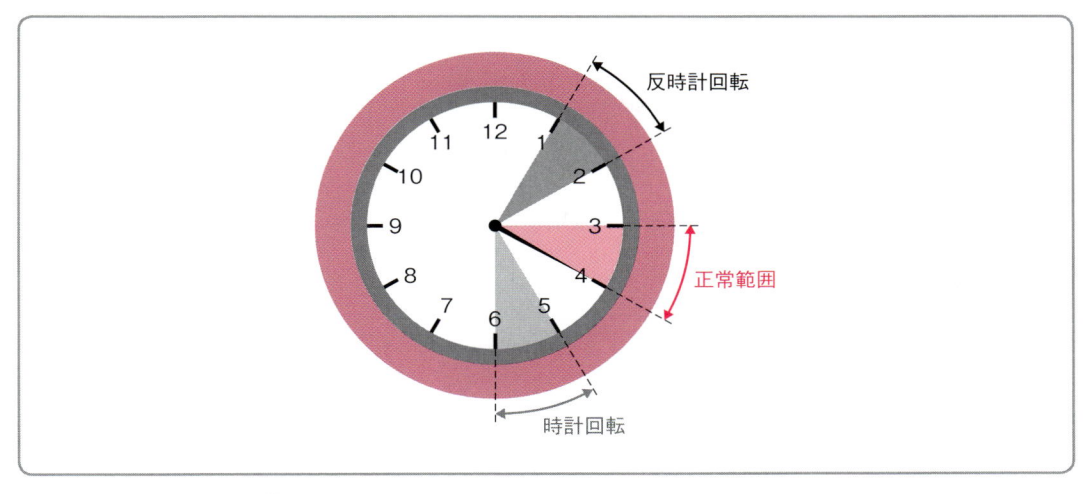

図 16-4　移行帯の正常範囲

い意味はわからなくても，正しく診断はできそうで嬉しいです．

　その気持ちが大切ですね．"できる"を実感していくことが心電図を嫌いにならないコツなんですよ．ちなみに，移行帯が V2 誘導や V5 誘導でも正常として OK とする本もありますが，2 つずつに分けて時計のイラストで理解しておく方が記憶の面でもオススメです．

実例で確認しよう

　ここまで理解したら実例で確認してみましょう．まずは**図 16-5** で移行帯に関してコメントしてみて下さい．

　はいっ．移行帯ですから胸部誘導に注目してーと……．最初の V1 誘導の時点で R 波の高さ＞ S 波の深さとなっていますので，いきなりここが移行帯ですね．先生直伝の"時計"を思い浮かべれば，**反時計回転**と診断できますね．

　正解．ね，簡単ですよね？　こういう場合も，私たちの移行帯の定義の方が優れているのではないでしょうか？

　たしかに．最初から R 波と S 波の大きさが逆転しているので，イコールになる場所がどこって言えないですもんね．強いて言えば「V1 誘導より手前」とかになるんでしょうけど．

　ちなみにこの心電図は，反時計回転の検出を皮切りに他の所見（V1 誘導の R 波の高さや陽性 T 波など）をあわせて後壁梗塞と診断することができます．なかなか見つけるのが難しいと言われている心筋梗塞の 1 つです．今は診断できなくて結構ですが．

　移行帯の異常というか回転が心筋梗塞の心電図所見を見つけるヒントになったのですね．

　詳細は後に勉強しますので，今の段階では反時計回転だけわかれば良いので心配しないで下さいね（☞応用編『5 章　Q 波から考える②』参照）．では，次，**図 16-6** では移行帯はどうでしょう？

　これも V1 誘導から下へ向かって順に眺めていって……．V5 誘導は R 波と S 波がほぼ等しく

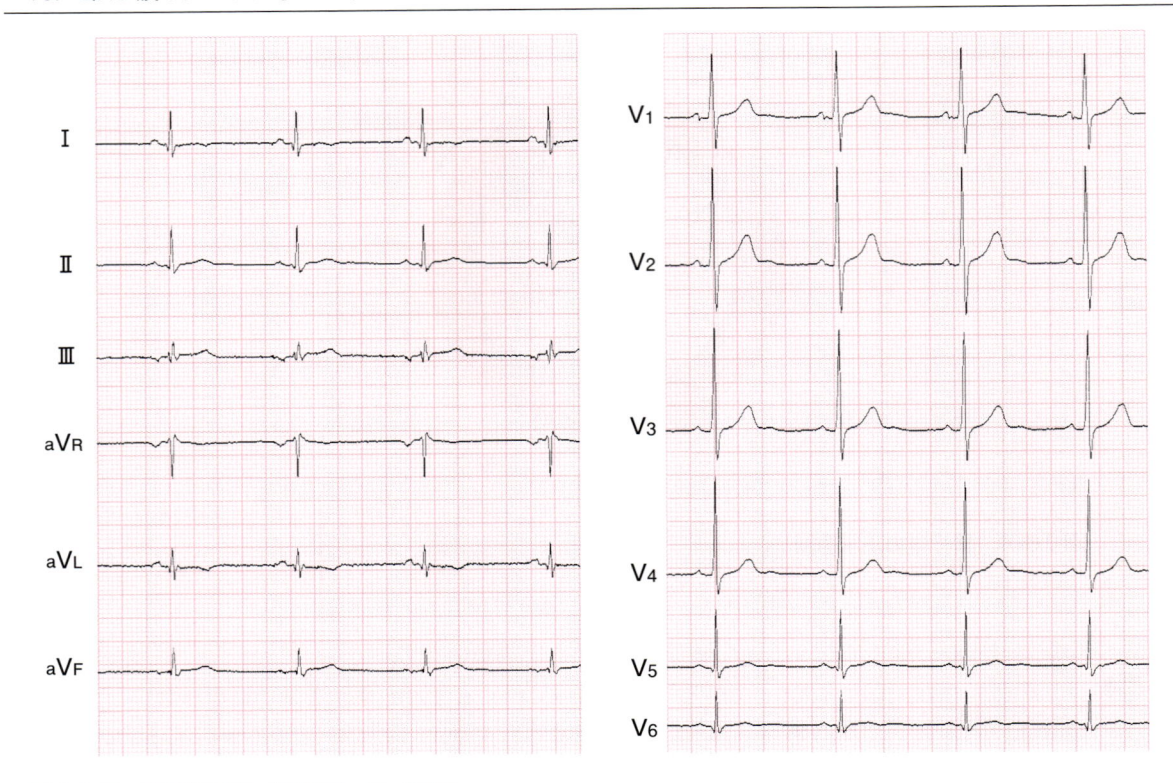

16. QRS波のチェック② —QRS波の身長に注目—

図 16-5 反時計回転（移行帯：V₁誘導）

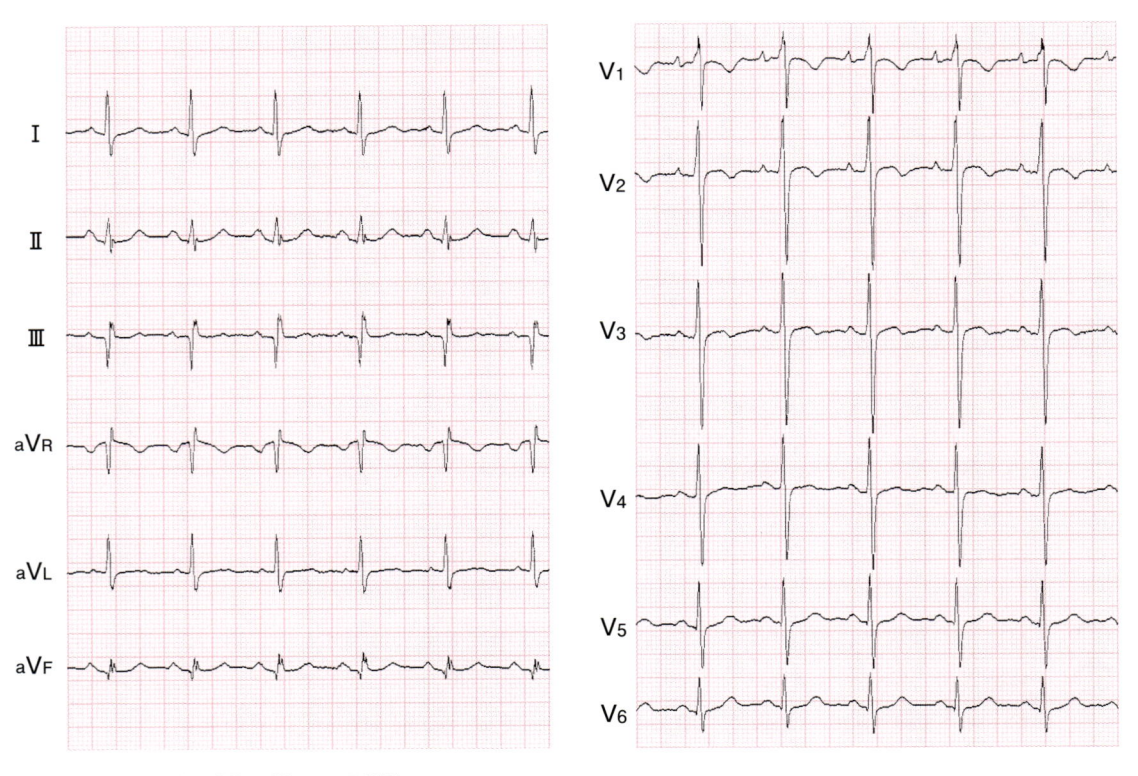

図 16-6 時計回転（移行帯：V₆誘導）

なって，ようやく V6 誘導で R 波の方が S 波よりも大きくなっています．ですから，V5 ないし V6 誘導が移行帯なので，**時計回転**になりますね．

もう慣れたものですね．微妙なところがありますが，この場合は V6 誘導として良さそうです．ちなみに，時計回転は R 波の増高が悪いために生じるわけで，**R 波の増高不良の所見を伴うことが多い**ことも知っておくと良いでしょう．この心電図は大丈夫そうですけどね．

回転を見て考えること

もう皆さんは正しく移行帯が把握でき，その異常も指摘できるでしょう．ただそれだけで満足せず，**回転を見たときにどんな病態を想定すべきか知っておく**ことが大切です．ひとまず，**表 16-1** のように列挙してみました．

表 16-1　移行帯異常を見たら

反時計回転	時計回転
・右室肥大	・右室負荷を生じる先天性心疾患
・後壁梗塞	・前壁梗塞（非 Q 波梗塞）
・WPW 症候群（A 型）	・急性肺塞栓
・完全右脚ブロック（一部）	・呼吸器疾患（COPD，喘息など）
・正常亜型（若年者，女性）	・立位心（長身細身）
・その他	・その他

移行帯の異常だけで確定診断に至るケースは少ない．ただ，反時計回転は有用なヒントになることも多いため，想起できるようになると良い．ともに「その他」に関しては成書参照（暗記不要）．

いつものことですが，こうした表形式はニガテです．頭が受け付けない．

なかなか覚えるのは難しいですよね．ただ，どちらかと言うと臨床的には**反時計回転の方が診断力が強い**ので，頭に入れるとしたらこちらからにしましょう．ここに示した病態がサッと言えるようになったら，かなりのスゴ腕になった証拠です．

> **Point!**
> **反時計回転**を呈する病態の方を覚える方が臨床的に有用！

心電図に慣れてくると，こうしたリストも自然と頭に浮かんくるようになるものです．大事なものから覚えていく方が効率も良いですね．

こんなのがスラスラ出てくるようになったら，もはや達人の域ですね．地道に頑張ります！

移行帯の異常を見つけたら，鑑別すべき病態に特徴的な他の心電図所見がないかを探っていくことになります．でも実際には，他に全く異常所見がないケースも少なくなくありません．

反時計回転や時計回転"しか"異常がない場合ですね．そういう場合はどうするんでしょうか？

臨床では大事な観点ですよね．実は"時計"にしても"反時計"にしても**回転のみの心電図異**

16. QRS 波のチェック② ─QRS 波の身長に注目─

常では病的意義は少ないことが大半なんです．ですから，そんな場合は心電図所見として指摘するだけで終わりましょう．

> **Point!** 時計回転または反時計回転以外の異常所見がないなら病的意義は少ない

😟 了解しました．移行帯の異常は他の病態を見つけるヒントの1つなので，他に何も所見がない場合には診断的意義もないってわけですね．

🧑‍⚕️ ええ．ですから，たとえば健診なんかで反時計回転だけしかない心電図を見つけたとしても，通常は精査の必要などはありません．これで胸部誘導でのR波の増高と移行帯に関する話はおしまいにしましょう．

QRS 波が高すぎる場合

🧑‍⚕️ 胸部誘導でR波が増高していく過程を眺めて移行帯を把握したら，次は肢誘導と胸部誘導それぞれで実際のQRS波高をチェックします．

🙂 QRS波は高すぎず・低すぎずでなくてはなりませんでした．

🧑‍⚕️ まずは臨床で多く認められる，QRS波高が高すぎる場合から説明していきます．では，ここで復習です．心電図用紙の方眼で高さというか縦軸って何を表していました？

😟 えーと，単位がmV（ミリボルト）でしたので，デンアツでしたっけ？

🧑‍⚕️ うーん．「電位差」という方が正式ですかね．ですから，QRS波が高すぎる異常のことを心電図の世界では高電位差（high voltage）と呼ぶんです．

🙂 コウデンイサですか．英語ではハイ・ボルテージですから，そのまま"高い電位差"ということになりますね．

高電位差の診断基準

🧑‍⚕️ では次にQRS波高を測定していくつ以上なら高すぎるのかという診断基準の話題に移ります．ちなみに，心電図用紙では高さ何mmが1mVに相当するのが普通でしたっけ？

🙂 先生がお好きでないハーフサイズもありましたが，基本的には 1 cm＝1 mV でしたので，ミリ単位でいうと10 mmが1 mVですね（☞イントロ編『6章　標準的な心電図記録スタイル』参照）．

🧑‍⚕️ その通りです．教科書によってはこのmV単位で高電位差の診断基準が表記されているものがありますが，これは非常にわかりにくいのでやめた方がいいと思います．

🧑‍⚕️ 僕たちが高さを測る時には1 mm単位の用紙の目盛りを利用するわけですから，素直にミリ単位で考えるのが無難ですよね．

😟 そうです．では，高電位差と診断するための基準を最初にまとめて示します．

高電位差の診断基準

1） V5 誘導または V6 誘導の R 波の高さ＞25 mm
2） I 誘導または aVL 誘導の R 波の高さ＞12 mm
3） V1 誘導の S 波の深さ＋V5 誘導の R 波の高さ＞35 mm

👦 えー，いきなり 3 つも覚えるんですかっ？　しかも，数字も中途半端ですし……．

👨 やっぱりそう思いますか？　これでも厳選に厳選を加えて簡潔にした結果なんですよね．

👦 なんか先生らしくないです．いつもは暗記しろなんて言わないのにー．

👨 まぁまぁそう言わずに．この高電位差は，『応用編』で勉強してもらう**左室肥大という病態を診断する際にポイントとなる所見の 1 つ**なんですが（☞応用編『6 章　QRS 波の高さに注目』），他の教科書では提唱者の名前と一緒に 10 や 20 もの診断基準が列挙されているんですよ．

👦 たしかに見たことあるっ！　1 つの診断をするのに 10 個以上も所見を確認するなんて非現実的ですし，そもそも覚えられるはずがないですよぉー．

👨 そうなんです．私もまったく同じ思いをしたんです．個々の所見が何を意味するのかも，どれを覚えていいのかもわかりませんでしたし，それぞれの本で数値も微妙に違っていたので，グレかけました．

👦 僕もまさにその一歩手前にいます……．何とかして下さいよー，先生だけが頼りなんですから．

👨 実際，左室肥大の診断基準の壁の前に打ち負かされて挫折した人は数知れません．私は幸運にも土俵際で踏ん張ることができたので，そんな経験を少しでも生かして皆さんに還元したいというのが，こうして心電図の読み方を伝える大きなモチベーションの 1 つになっているんです．

👦 なるほど．だから，さっきの 3 つは厳選に厳選を重ねた結果なわけですね．

👨 そう．まずはこの 3 つです．余裕がなければ 1) と 3) だけでも良いので何とか覚えましょう．これだけは理屈はないんです．次にこれらの所見が意味するところを説明したいと思います．

よく見りゃ左側グループ誘導ですね

👨 心電図では心筋ボリュームが大きいものの収縮ほど高い波で表示するという波形表示ルールがありました（☞イントロ編『5 章　各波形の意味と表示ルール』参照）．これを QRS 波に当てはめると，右室と左室のどちらの収縮が主に反映されていると思いますか？

👦 肉厚でガッチリした左室でしょうか．右室って心エコーなんかで見てもペラペラですもんね．

👨 そう．その認識が非常に大切です．心室収縮を表す **QRS 波には圧倒的に心筋ボリュームの多い左室の収縮が中心的に反映されている**のです．なかでも，左室収縮を特徴的に表しているのは V5，V6 誘導とされます．この 2 つでは QRS 波はどんな形でしたか？

👦 えーと，中隔性 q 波があって，目立つ R 波と最後に小さな s 波がありやなしやで「qRs 型」になるのが普通でした．

👨 そう．R 波の増高過程の最終到達地点と考えるのが楽でしょう．V5，V6 誘導では非常に立派な R 波が見られるのが特徴で，これが左室のシンボルとも言うべき所見です．ところで，以前

16. QRS波のチェック②　―QRS波の身長に注目―

👦　から再三登場している仲良しグループでこれら2つと一緒になった肢誘導はどれとどれでしたっけ？

👧　I誘導とaV_L誘導です．イチ，エル，ブイゴブイロクは，心臓を眺める方向から言ってご近所さんでしたから．

👨　そう．で，これを踏まえて高電位差の基準 1)と 2)をもう一度見て下さい．今お話した4つが登場していると思いませんか？

👧　あーたしかに．そうですね．つまりは，**左側グループ4誘導におけるR波高が通常よりアップしてしまうのが高電位差の主な特徴**ということですね．

👨　まさにその通り．そう考えると，**高電位差の心電図所見は何らかの理由で左室の心筋ボリュームが増加したサイン**であるということもわかってもらえるでしょうか？

👧　はい．なるほど，さっき出てきた左室肥大って話につながる気がしてきました．そのための目安の値が胸部誘導で25 mm，肢誘導は12 mmなのですね．意味するところはわかりました．

👨　では図16-7を見て下さい．
2つ目の**Que**プロセスとして，まず胸部誘導でR波が増高する様子を確認しましたが，そのゴールになるのがV_5，V_6誘導です．ここでとにかくR波の高さが**25 mm**を超えていたら，その時点で**高電位差**と診断して下さい．

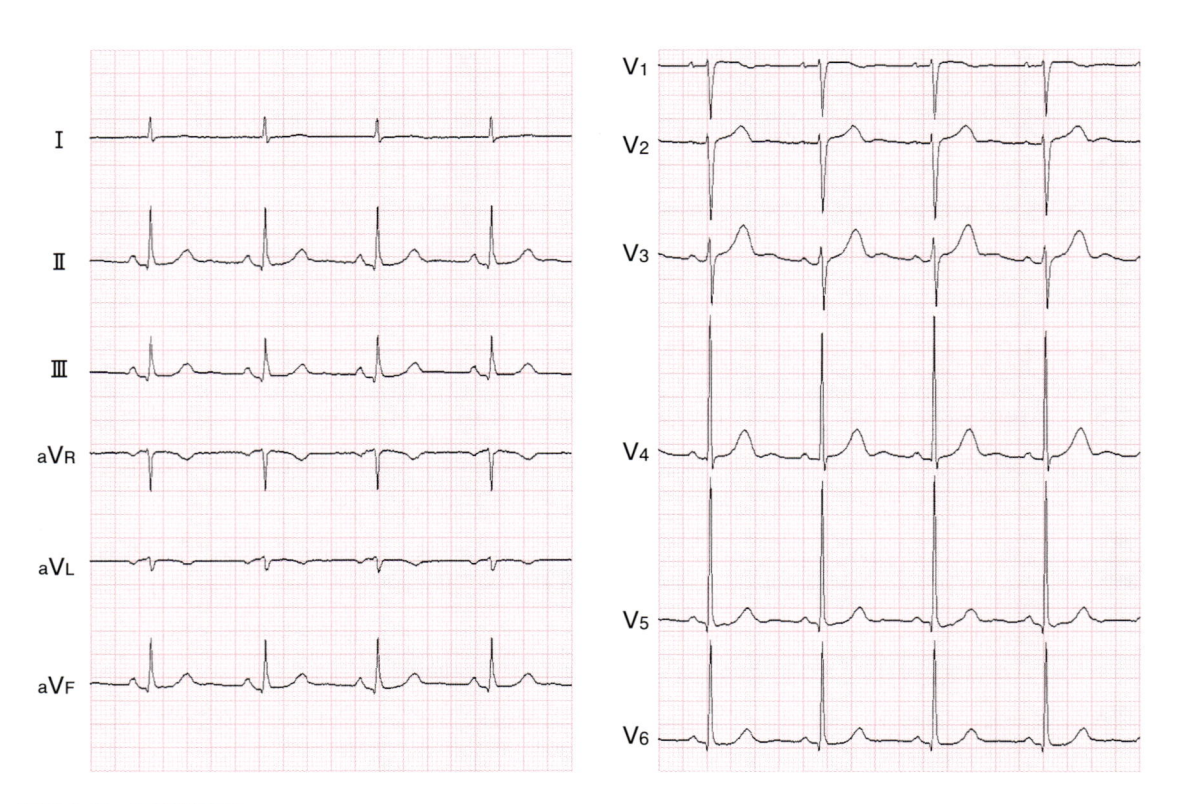

図16-7　高電位差①
　RV_5＝31 mm，SV_1＋RV_5＝42 mmを満たす．肢誘導の基準は満足しない．

😨 はい．この例ではV5誘導のR波高が30 mmくらいあるので，この時点でアウトですね．最初に胸部誘導をザーッと上から下へ目でなぞる際に一緒にこれもチェックしちゃえばいいですね．

😔 実はV6誘導に関しては20 mmという基準が採用されることが多いですが，まずはそんなことは気にせず，V5もV6も1つの基準でとらえてみましょう．V6誘導のみの高電位差の所見は少ないですしね．

😨 わかりました．25 mmって比較的キリがいい数字なので覚えます．ただ，I誘導，aVL誘導の高電位差の基準が **12 mm** なのには苦戦しそうです……．こちらはハンパな値ですから．

😊 I，aVL誘導については肢誘導による高電位差の診断基準だと考えて下さい．覚え方としては，**胸部誘導の約半分**でどうでしょう？

😨 そういえば25÷2するとほぼ12ですね．

😊 ちなみに，本章の最後に扱う低電位差でも肢誘導のカットオフ値が胸部誘導の半分になっているんです．この胸部誘導と肢誘導の2：1の関係は知っておいて損はありません．

😨 頑張って胸部誘導の25 mm基準を覚えてしまえば，その1/2として肢誘導は12 mmも覚えられる気もします．13 mmと迷ってしまいそうですが．

😊 いいですよ，別に13 mmでも．再三言っているように，高電位差については教科書によって

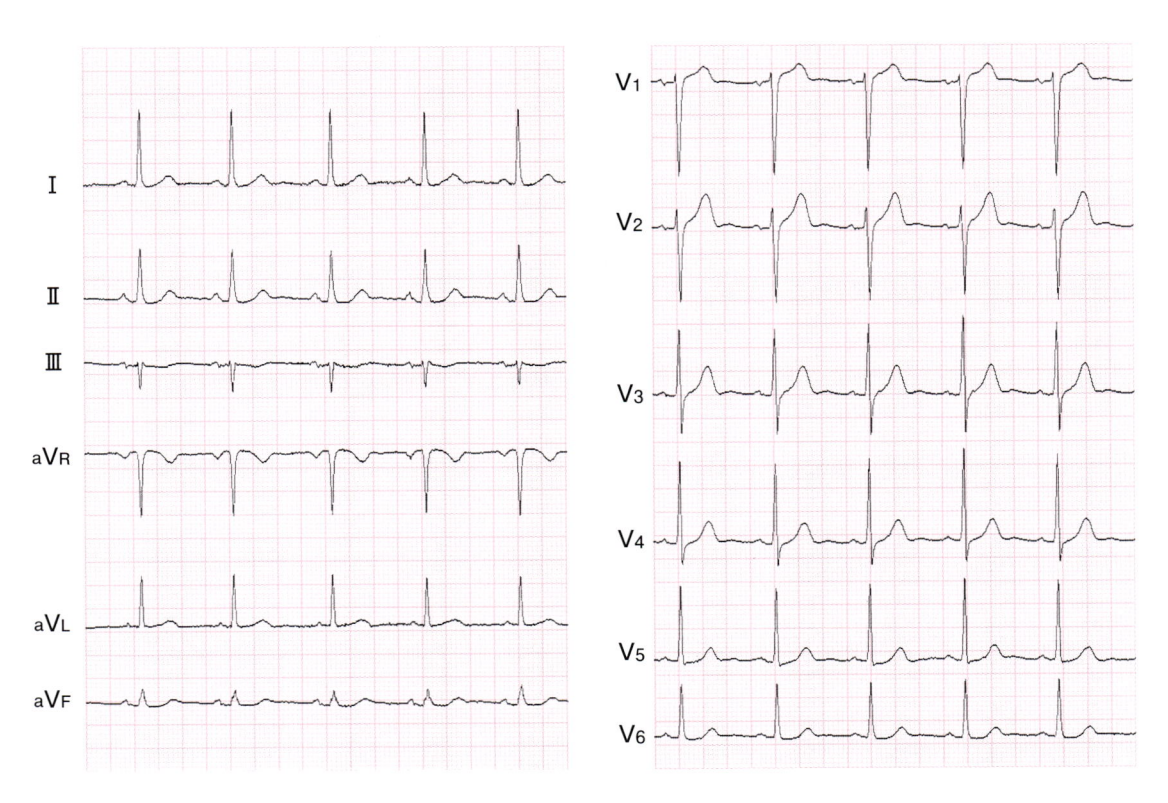

図16-8 高電位差②
RV5，RV6＜25 mmだがRI＝15 mmはアウト．RaVL＝11 mm，SV1＋RV5＝36 mm（これもアウト）．

16. QRS波のチェック② ─QRS波の身長に注目─

違う値が採用されていることも多いので，些細なことは気にしなくてOKなんです．12～13 mm がI, aV_L 誘導のR波の上限値だと思って下さい．**図16-8** でR波高をチェックすると？

🙁　胸部誘導でR波の増高プロセスは正常そうで，移行帯も V_3 誘導と問題ありません．V_5, V_6 誘導のR波高もセーフです．

🙂　肢誘導の方はどうでしょうか？

🙁　R波に関して注目すべきはI, aV_L 誘導ですが，I誘導は15 mm くらいありますね．aV_L 誘導は10 mm ちょっとでOKですが．

👨‍🏫　そう．ですから，この場合にも高電位差を指摘できるわけですね．このように肢誘導のみで高電位差というケースはかなり少なく，普通は V_5, V_6 誘導でも診断基準を満たしますが，慣れれば難しくないでしょう．

🙁　気をつけていないと，こういうトコで差が出そうですね……．

👨‍🏫　この心電図では，次に学ぶ3つ目の診断基準も満たすので，絶対に心電図所見として高電位差を指摘すべきです．

🙂　はい．胸部誘導を上から下に眺めたら，そのまま左に目を移して肢誘導をザーッとスクリーニングするわけですね．

👨‍🏫　ちなみに，肢誘導には他にも「II, III, aV_F 誘導のいずれかのR波高が20 mm 以上なら高電位差」とされる基準もあります．ただ，この基準が満たされる頻度は少ないですし，それ以前に他の基準で勝負がついてしまうケースが多いこともあり，ここではあえて却下しました．

🙂　シンプルな方がこちらも助かります．肢誘導の高電位差については，II, III, aV_F 誘導はひとまず忘れてI誘導と aV_L 誘導のみに注目します．

残るは有名な基準 ❤️

👨‍🏫　さて，最後に1つ残った高電位差の診断基準 3) を扱いましょう．これは，心電図を少しかじった人なら絶対に目にする有名な基準ではないでしょうか．

🙁　そうですね．でも，なぜ足すのかとか，V_1 誘導と V_5 誘導のどっちがR波で，どっちがS波なのかわからなくって……．

👨‍🏫　かっこ良く表現すると，**$SV_1 + RV_5 > 35$ mm** となります．SV_1 は V_1 誘導のS波，RV_5 は V_5 誘導のR波を表しています．最近の心電図の自動解析結果では，何も言わなくてもこれらの和を表示してくれるものが多いので，血眼になって覚える必要はないって考えるのも1つの策ですかね．

🙁　そう言ってもらえると少し気が楽です．ところで，V_5 誘導のR波高はさっきも登場したので良いとして，なぜ V_1 誘導のS波なんでしょうか？

👨‍🏫　それは良い質問です．実は **V_1 誘導のS波も V_5 誘導のR波高も同じモノを見ていて，ただ"左右逆"なだけ**なんです．以前の課外授業14でも少し説明していますけど（☞課外授業14『中隔性q波のワケ』参照参照）．

🙁　えーと，それって V_1 誘導のS波も左室収縮の証だってことです？　V_1, V_2 誘導と V_5, V_6

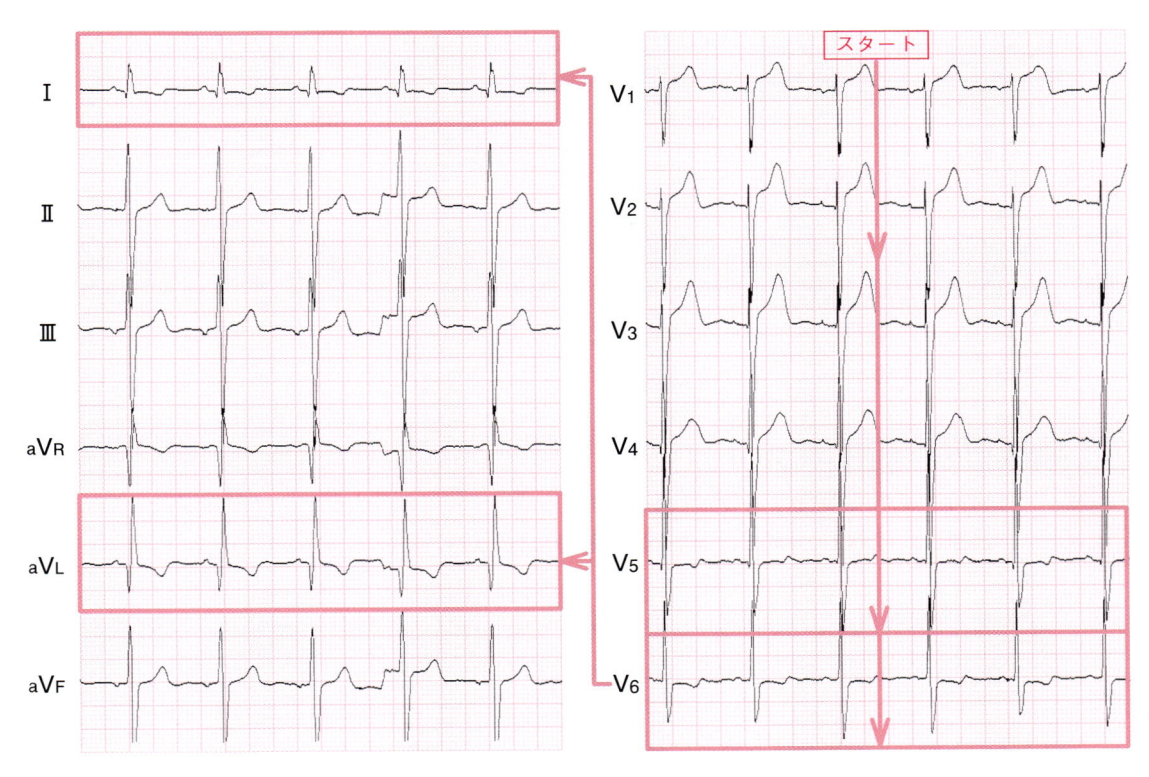

図16-9 QRS波高チェックの目の動かし方

　誘導のQRS波が正反対の関係になっていたことと関係あるんでしょうか？　たしかに心臓をはさんで対極に位置していましたよね．

　鋭いですね．V1やV2誘導でのQRS波形は主に「rS型」となるのでしたが，QRS波の最も優勢な波が主に左室収縮を表すのでしたから，**V5，V6誘導のR波に相当するのはV1，V2誘導ではS波なはず**と考えるのが自然でしょう．

　なるほど！　だからV1誘導のS波が深くなるのは，V5，V6誘導のR波がデカくなることに対応していて，高電位差の特徴となりうるわけですね．SV1が左室成分の別の表現なんですね，わかりました．

　そうです．このSV1＋RV5＞35 mmという3番目の基準は，高電位差ならV1誘導のS波かV5誘導のR波が大きくなるので，両者を足したら当然ながら正常上限をオーバーするはずだって考えが背景にあるワケなんですよ．

　その上限値の目安が **35 mm** だと．たしかにこれは覚え安い数字です．

　このSV1＋RV5＞35 mm以外の基準は覚えなくて良いという人もいますが，やや極論です．高電位差をストレートに表現した基準はむしろ1）や2）なので，個人的にはこの2つは捨てがたいように感じています．

　これで大分スッキリしました．何とか必死でオボエマス．

　ここら辺に関しては，後々**左室肥大の心電図診断基準**を学習するときにまた詳しく扱いますの

16. QRS波のチェック② ―QRS波の身長に注目―

で，ひとまずはこれくらいにしておきましょう（☞応用編『6章　QRSの高さに注目』）．最後に高電位差スクリーニングでの"目の動かし方"を図16-9に示しておきますね．

QRS波が低すぎる場合

高すぎる異常があれば当然その逆もあるわけで，次に扱うのは**QRS波高が低すぎる**場合です．

高すぎるのが高電位差でしたので，今度は「低電位差」ということになりますか？

ご名答です．**低電位差**（low voltage）は，見かける頻度としては比較的少ないのですが，診断基準が次のようなシンプルなので，おさえて下さい．

低電位差の診断基準
肢誘導：すべての誘導でQRS波の振幅＜5 mm
胸部誘導：すべての誘導でQRS波の振幅＜10 mm

肢誘導が最低5 mm，胸部誘導は10 mmで別個にチェックが必要ですね．しかも，高さとか深さとかではなくて，**振幅の条件**になってるんですね．

そうです．もう一度図16-1を見直して下さいね．なお，条件としては"すべての"となっていますが，ザッと波形全体を見て肢誘導か胸部誘導で「QRS波高がずいぶん低いなぁ」と思ったら，各々で振幅が一番大きいところをみつけて5 mmないし10 mmに達しているかをチェックすると良いと思います．

それは賢い！　6個の誘導の中で一番大きなものですら基準値以下なら，他も自動的に低電位差の基準を満たしますからね．

そうなんです．しかも，ここでも**胸部誘導と肢誘導の2：1の関係**が成り立っていますね．では，具体例な心電図（図16-10）で確認してみましょう．身長チェックしてみて下さい．

胸部誘導はそれなりの波高がありそうですが，肢誘導のQRS波がかなりおチビさんな印象です．一番大きなⅠ誘導ないしⅡ誘導でも振幅は3〜4 mm程度ですから，診断基準的にも良さそうです．

OKです．ここで注意しておきたいのは，高電位差の場合には胸部誘導あるいは肢誘導での基準を満たしてもどちらの誘導かは述べないのですが，**低電位差の場合には肢誘導か胸部誘導かを述べる**約束になっています．

不思議ですね．では，この場合には肢誘導の方だと宣言するのですね．

心電図所見としては，**肢誘導の低電位差**（low voltage in limb/extremity leads）と記載して下さい．**低電位差（肢誘導）**などという表現でも良いでしょう．では，図16-11の心電図は？

こちらは胸部誘導の振幅がちっちゃいです．どのQRS波も10 mmないようです．

これは**胸部誘導の低電位差**（low voltage in chest leads）あるいは**低電位差（胸部誘導）**となりますね．肢誘導も小さめですが，Ⅱ誘導などでは5 mmを超えているところもあるので指摘しなくて大丈夫そうです．ではもう一丁，図16-12の心電図はどうでしょうか？

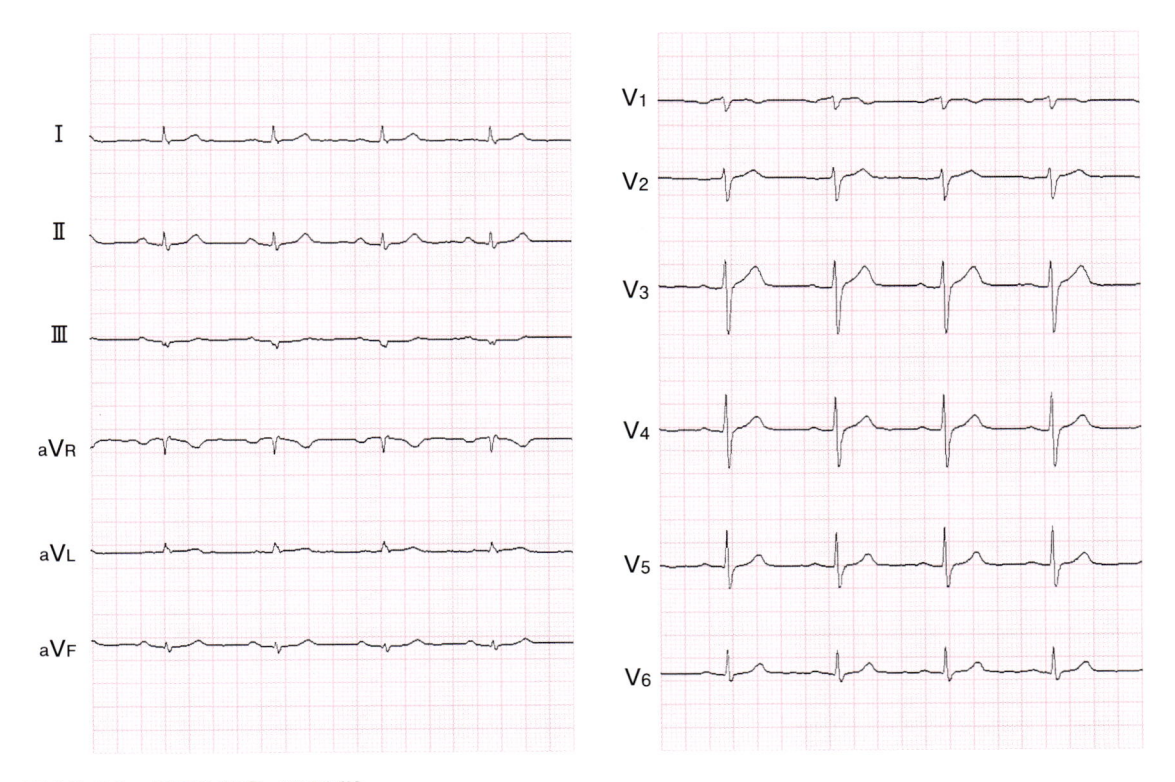

図 16-10　低電位差①（肢誘導）

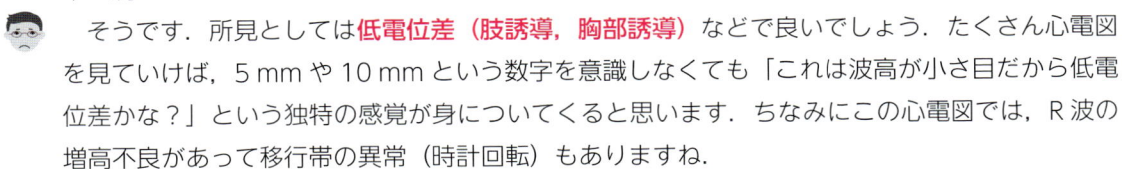

　オヤッ，これは全体的に波形が小ぶりですね．肢誘導と胸部誘導の両方とも低電位差の診断基準を満たしちゃってる感じですかね．

　そうです．所見としては**低電位差（肢誘導，胸部誘導）**などで良いでしょう．たくさん心電図を見ていけば，5 mm や 10 mm という数字を意識しなくても「これは波高が小さ目だから低電位差かな？」という独特の感覚が身についてくると思います．ちなみにこの心電図では，R 波の増高不良があって移行帯の異常（時計回転）もありますね．

低電位差を見て考えること

　これは低電位差に限りませんが，心電図所見を指摘するだけならただのゲームになってしまいます．

　臨床的に大事なのは，そこからどんな病態を思い浮かべられるかですよね．

　その通り．では，最後に低電位差を呈しうる病態について考えましょう．私は自分の頭の中では**図 16-13** のように整理しています．

　むむむ……．こんな分類はじめて見ましたね．しかもユニークな図ですし……．

　まぁそうですかね．味気ない表形式の羅列だと頭に入ってこないと思って，工夫して作ってみました．まず心電図で低電位差となる 1 つ目の原因は**心筋収縮力が落ちる**状況です．

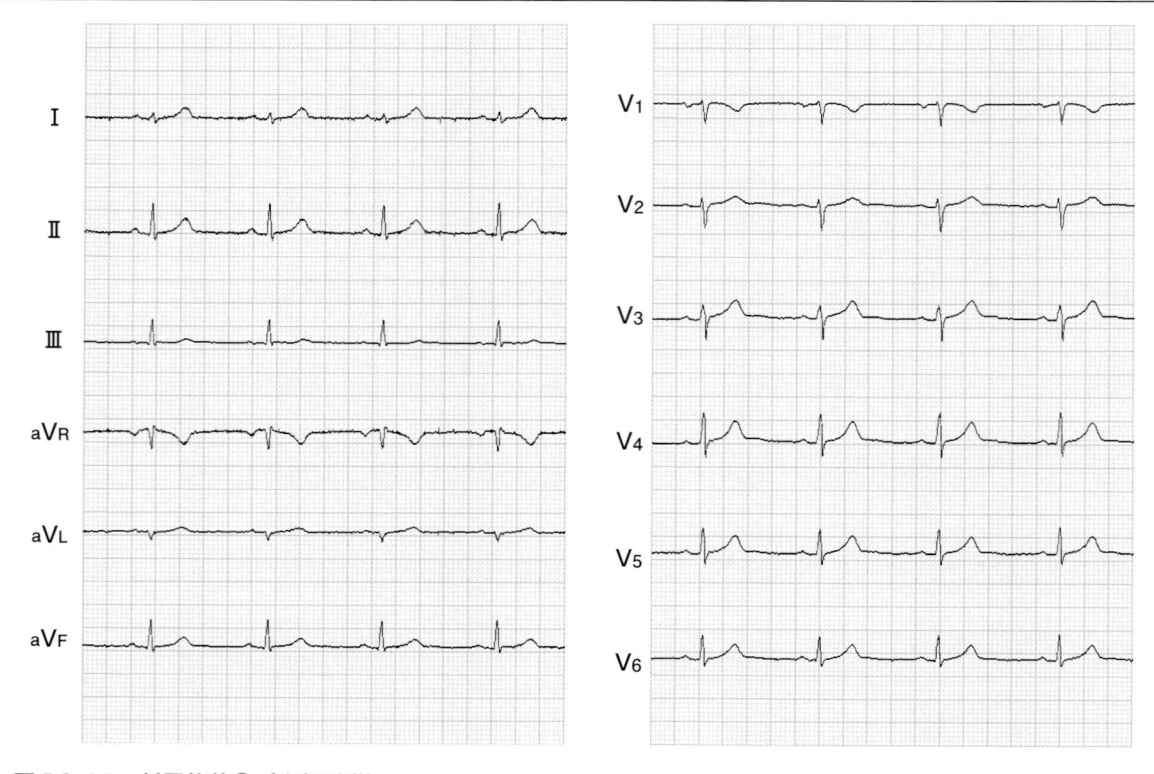

16. QRS波のチェック②　―QRS波の身長に注目―

図16-11　低電位差②（胸部誘導）

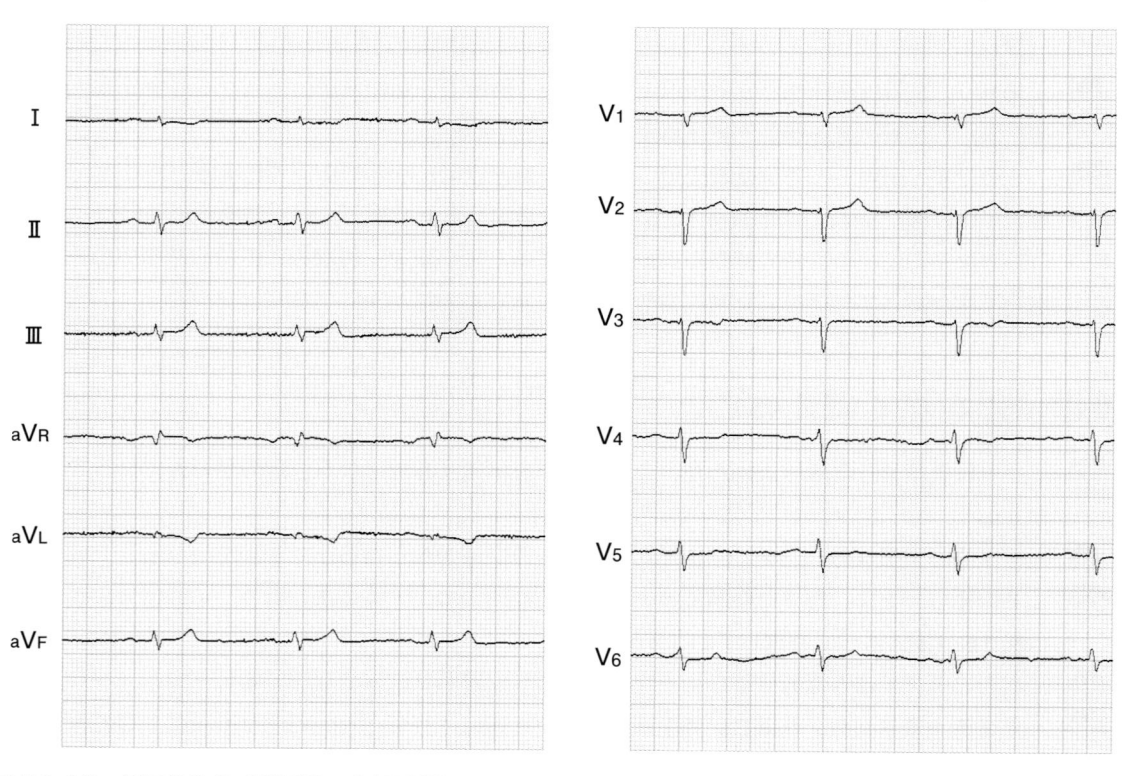

図16-12　低電位差③（肢誘導，胸部誘導）

```
1) 心臓(収縮力)が弱る    2) 心臓周囲に何かが貯まる    3) その他

・心筋梗塞(広範囲)        ・心嚢液貯留(タンポナーデ)    ・甲状腺機能低下症
・重症心筋症(拡張型など)   ・胸水貯留                  ・副腎不全
・急性心筋炎              ・全身性浮腫(ネフローゼ)      ・正常亜型
・アミロイドーシスなど     ・左気胸，慢性閉塞性肺疾患
                        ・肥満                                       など
```

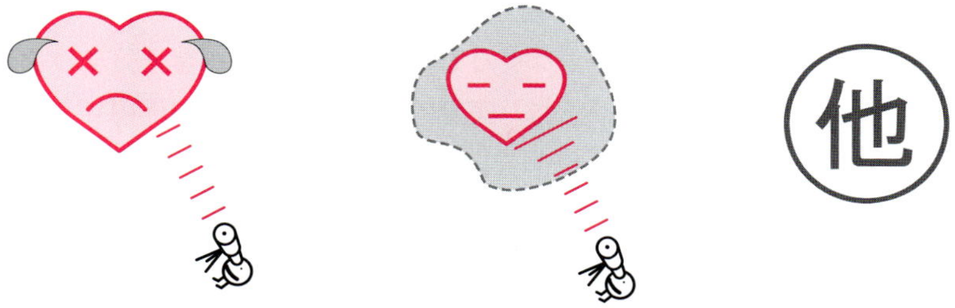

図 16-13 低電位差を見たら

😊 心電図の描画ルールを考えれば当然ですかね．心室収縮が弱くなれば，QRS 波高も小さくなるはずですよね．

🧑‍🏫 具体的には心筋梗塞や心筋症などで左室心筋が広範なダメージを受けて収縮力が低下します．収縮できる心筋ボリュームが減ると考えても良いでしょう．もちろん，低電位差だけから疾患特定はできませんが．

😊 他に心筋炎なんかもですか．これって健康な人がひどい風邪を引いたあとに心臓が悪くなるってパターンが多いんでした．2 つ目の原因で，**心臓周囲に何かが溜まる**っていうのは？

🧑‍🏫 とかく忘れがちですが，体表面に貼った電極と心臓との間には，いろいろな組織が存在しています．

😊 肺なんかの影響もあるって話，V₆ 誘導の R 波高のトコで最初の方に聞きましたよね．

🧑‍🏫 肺の場合は "空気" になりますが，心臓内を流れる電気信号を電極がキャッチするうえでは邪魔になってしまう組織なわけです．**気胸**とか慢性閉塞性肺疾患(COPD)が好例です．

😊 うーん，イメージ的に空気は大丈夫そうですが，記録電極手前にモヤというかカスミがかかって信号が減衰してしまうんですね．他に何が溜まるのでしょうか？

🧑‍🏫 多いのは "水" ですね．心臓周囲に**心嚢液**が溜まったり，胸腔なら**胸水**になります．

😊 肥満っていうのは？

🧑‍🏫 これは "脂肪" ですね．皮下ないし心臓周囲に蓄積すると，心電図波形を記録するうえでは邪魔となり得ます．心臓と電極の距離も離れますし．

😊 そして最後の 3 つ目は「その他」ですか．

🧑‍🏫 ええ．低電位差を呈する有名な病態として**甲状腺機能低下症**などが知られていますし，実は一番多いかもしれませんが，**正常亜型**といって何も異常がない場合もあります．

😊 なるほど．ホントに多岐にわたる原因も比較的うまく整理できました．

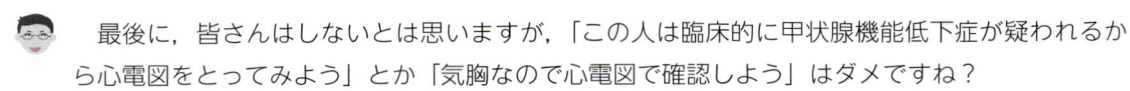

16. QRS波のチェック②　―QRS波の身長に注目―

　最後に，皆さんはしないとは思いますが，「この人は臨床的に甲状腺機能低下症が疑われるから心電図をとってみよう」とか「気胸なので心電図で確認しよう」はダメですね？

　それは"笑い話"になってしまいます．血液検査や胸部X線など，それぞれに最も適した検査で確定診断すべきですからね．少なくとも心電図で診断すべき病気ではないですね．

　そもそも心疾患ではないですからね．実際のところ，**低電位差所見が病態診断の決め手になる状況はまずありません**．ただ，心電図を読んで所見を述べるだけでなく，「この人の低電位差の原因としてうまく説明できる病態は何かな？」と他の検査所見も含めて考えるクセは是非とも身につけて欲しいです．

　心電図を見て診断し，そして原因・病態を考えて治療に生かすのが大事だって先生はいつもおっしゃいますものね．

　それが私たちの目指す真の心電図マスターですからね．長くなりましたが，これでQRS波の高さの異常に関するチェック法を終わります．次回はQRS波の横幅について扱いたいと思います．では！

第16章のまとめ

QRS波のチェック② —QRS波の身長に注目—

❖ QRS波の寸法チェックは3段階
　1) 胸部誘導のR波増高過程
　2) 高電位差の有無（左側グループのⅠ, aV_L, V_5, V_6 誘導を中心に）
　3) 低電位差の有無（肢誘導, 胸部誘導ごとに）

❖ R波の増高不良の診断基準はシンプルに $RV_3<3$ mm のみで.

❖ 移行帯：胸部誘導で最初に R＞S となる誘導
　1) 正常なら V_3 誘導または V_4 誘導
　2) 移行帯異常：時計回転または反時計回転（☞図16-4）

❖ 移行帯の異常で考える病態（反時計回転の方が有益）（☞表16-1）

❖ 高電位差は主に左室肥大を診断するためのもので, 診断基準は3つだけ（☞『R波の高電位差の診断基準』）.
　1) RV_5 または $RV_6>25$ mm
　2) RⅠ または $RaV_L>12$ mm
　3) $SV_1+RV_5>35$ mm

❖ 低電位差の診断基準は, 全肢誘導の振幅＜5 mm, 全胸部誘導のQRS振幅＜10 mmで（それぞれ最も大きい誘導のサイズをチェック）.

❖ 低電位差を見たときの病態の考え方（☞図16-13）

16. QRS波のチェック②　―QRS波の身長に注目―

課外授業

⓯ R波の増高不良は無意味？

実は好発所見なんです

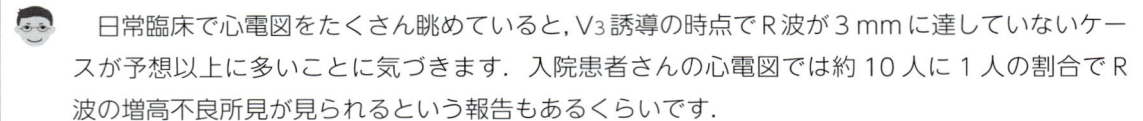

　日常臨床で心電図をたくさん眺めていると，V₃誘導の時点でR波が3mmに達していないケースが予想以上に多いことに気づきます．入院患者さんの心電図では約10人に1人の割合でR波の増高不良所見が見られるという報告もあるくらいです．

　R波の増高不良って実は好発所見なわけですね．

　そう．それで，R波の増高不良を見た時に念頭におかねばならない病態は何でした？

　えーと，シンキンコウソクでしたっけ？

　正式には前壁中隔（ぜんぺきちゅうかく）と呼ばれる部分の心筋梗塞になります．ただ，実はR波の増高不良を呈する症例のなかで本当に心筋梗塞の既往があるアタリはものすごく少ないとされます．

　では，R波の増高不良を契機にいろいろ精査をしても，ほとんどハズレくじだってことですか？

　そうなんです．ある報告ではホンモノの心筋梗塞が存在する確率は2～9%のみとされています．

　では，**R波の増高不良だけから病態を論じることには限界がある**と言えそうですね．

　その通りです．今回の課外授業ではR波の増高不良の扱い方に関して少し考察を加えてみたいと思います．

心筋梗塞との関係

　心室中隔および左室前壁と呼ばれる部分に心筋梗塞が起きると，典型的には**V₁～V₄誘導が「QS型」のQRS波形を呈する**ようになります（☞応用編『5章　Q波から考える②』参照）．

　本来あるはずのはじめのR波が削げてなくなっちゃう感じですかね．「QS型」も異常Q波と同様に心筋梗塞などで壊死した状態を示しているわけでしたし（☞スクリーニング編『15章　QRS波のチェック①』参照）．

　ただこの**前壁中隔梗塞**を起こした症例の中には，土俵際で踏みとどまって異常Q波が形成されないケースが20%ほど存在するとされるんです．

　その2割の人たちの心電図はどんな所見になるのですか？

　もちろん心筋はダメージを受けているので，もともと小さいV₁～V₃誘導のr波は削げてさらに小さくなりますけれども完全にはなくならずに……？

　あー，だからR波の増高不良の心電図になるんですね．一部ってことですけど，どんな場合にこうしたことが起こるんでしょうか？

　心筋梗塞は冠動脈という心臓の血管が閉塞して起きます．幸運にも自然につまった部分が開通

するか，または発症早期に**心臓カテーテル治療**などがなされた場合です．

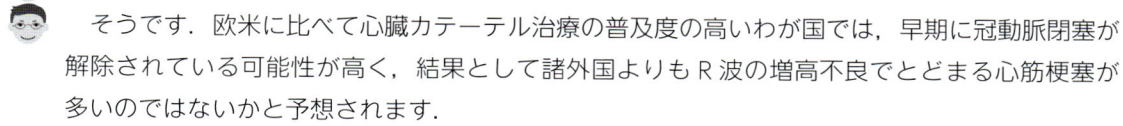

要は短時間で血流が回復した場合ですね．

そうです．欧米に比べて心臓カテーテル治療の普及度の高いわが国では，早期に冠動脈閉塞が解除されている可能性が高く，結果として諸外国よりもR波の増高不良でとどまる心筋梗塞が多いのではないかと予想されます．

となると，やはり僕たちが実地でR波の増高不良を見つけた場合，心筋梗塞は鑑別から外せないですね．

そうなんです．まぁ，これでR波の増高不良と心筋梗塞との関係性についておわかりいただけたと思います．

その他の原因は？

質問です．前壁中隔梗塞以外にどんな病態でR波の増高不良を生じるのでしょうか？

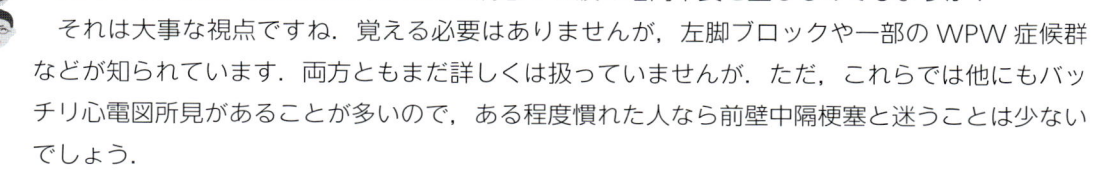

それは大事な視点ですね．覚える必要はありませんが，左脚ブロックや一部のWPW症候群などが知られています．両方ともまだ詳しくは扱っていませんが．ただ，これらでは他にもバッチリ心電図所見があることが多いので，ある程度慣れた人なら前壁中隔梗塞と迷うことは少ないでしょう．

前壁中隔梗塞が10％未満なら，残りの90％の何と迷うというのでしょう？

そう，それなんです．一番の問題は，**正常亜型やちょっとした心電図電極の貼り方の違いでR波の増高不良を呈しているケースが圧倒的に多い**ということなんです．

正常……．そういう人をいくら調べても何の異常も出てこないハズですね．しかし，両極端でヤッカイですよね．心筋梗塞から正常な人まで同じ心電図所見を示すとは……．

どの心電図が"アタリ"か？

このように"玉石混交"なR波の増高不良に対して，心電図所見として指摘するだけで病態については何も語らないというのも1つの手だとは思います．

なんかそれも残念ですよね……．他にコレがあれば心筋梗塞だっていうキメテがあればいいんですけど．

物事を前向きに考えていこうとする人なら普通そう考えますよね．「他の心電図所見と組み合わせれば診断率が上がるのではないか？」という可能性を模索するのが次の作戦ですよね．

はい．前壁中隔梗塞の既往があって，R波の増高不良を呈する人を集めてきて心電図の特徴を徹底的に調べて……．

素晴らしい考えです．実際そのような報告がいくつかあります．代表的なものとしては，「V_3誘導のR波高が1.5 mm以下」や「I誘導のR波高が4 mm以下」は心筋梗塞例で高率に認められる所見のようです．

最初の方は講義で先生から習ったR波の増高不良の診断基準を厳し目にした感じですかね．

16. QRS波のチェック② ―QRS波の身長に注目―

👨 そうですね．視覚的な面を考慮してRV₃＜2 mmに基準を変更すればアタリの確率が増えるというものです．

🧑 もう1つのI誘導のR波高が云々という基準は？

👨 I誘導は立派なR波が特徴的なV₅，V₆誘導の親戚でした．だから，心筋梗塞で左室がダメージを受ければ，左側グループ誘導の1つであるI誘導のR波高が小さくなるはずだという意味で解釈できそうです．

🧑 なるほど．R波の増高不良に加えて，これら2つを満たせば精査するという作戦ですね．少し診断力がアップした感じがします．

👨 心電図がだいぶ読めるようになってきた時期，想像以上に多いR波の増高不良例をすべて心精査すべきか不安に思っていたこともあり，この論文を見た時に私も同じように思いました．ただ，うーん，なんていうか錯覚だったと後になって気付いたんです．

🧑 えー，論文にまでなっているのに……．使えないんですか，この基準は．

👨 そうなんです．その後さらに場数をこなす過程で，これらの追加条件を考慮してもハズレくじを引いてしまったり，逆に確実に既往がわかっている前壁中隔梗塞症例でも追加条件を満たさない場合が少なくないことに気付きまして……．

🧑 世の中，なかなかうまくいきませんね．

ST-T変化があればラッキー

👨 だんだん暗くなってしまいそうですが，心筋梗塞などの冠動脈疾患に関連して認められることの多い **ST-T異常** がV₁～V₄誘導に認められる場合にはアタリくじである可能性が高いとされています．たとえば**図16-14**を見て下さい．

🧑 これはV₄誘導までほとんどr波がなく，V₃誘導でも1 mm以下なのでバッチリR波の増高不良ですね．ただ，I誘導のR波は4 mm以上ありますから，追加条件は"1勝1敗"になってしまいます．ST-T変化というと？

👨 V₁～V₃誘導にはちょこっと「ST上昇」があって，V₄誘導も含めてT波の後半成分が陰性になってますよね．詳細はまだ扱っていませんが．

🧑 QRS波を離れてST部分とT波に注目せよってことですか？

👨 V₁～V₃誘導に関しては2～3 mmまでの「ST上昇」や「陰性T波」を100％"異常"と決めつけることはできないのですが（☞スクリーニング編『18章　目でなぞるST偏位』参照），R波の増高不良と一緒に認められれば心筋梗塞の疑いありと考える作戦です．

🧑 おっ，これはひょっとして有望？

👨 ただ，残念ながらこれにも例外がたくさんあります．たとえば，**図16-15**も前壁中隔の心筋梗塞例のものですが，こうしたST-T変化がないですよね？

🧑 たしかにそうですね．では，ST-T変化はあればラッキー的なカンジですかね？

👨 そう．でも，この心電図では，V₃誘導のr波も2 mm未満と小さいうえにV₄誘導に異常Q波もあって，かつI誘導のR波高も4 mmギリギリなので達人が見れば前壁中隔梗塞を疑うでしょ

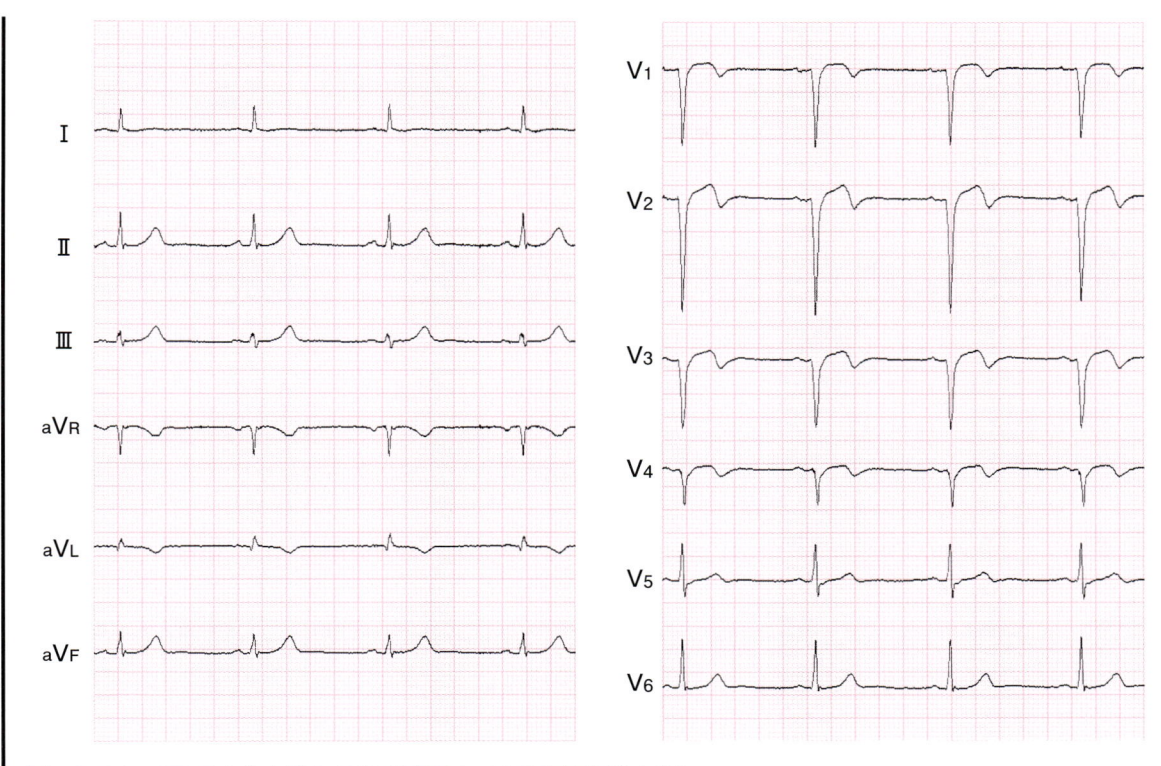

図 16-14　ST–T 変化を伴う R 波増高不良（心筋梗塞既往あり）

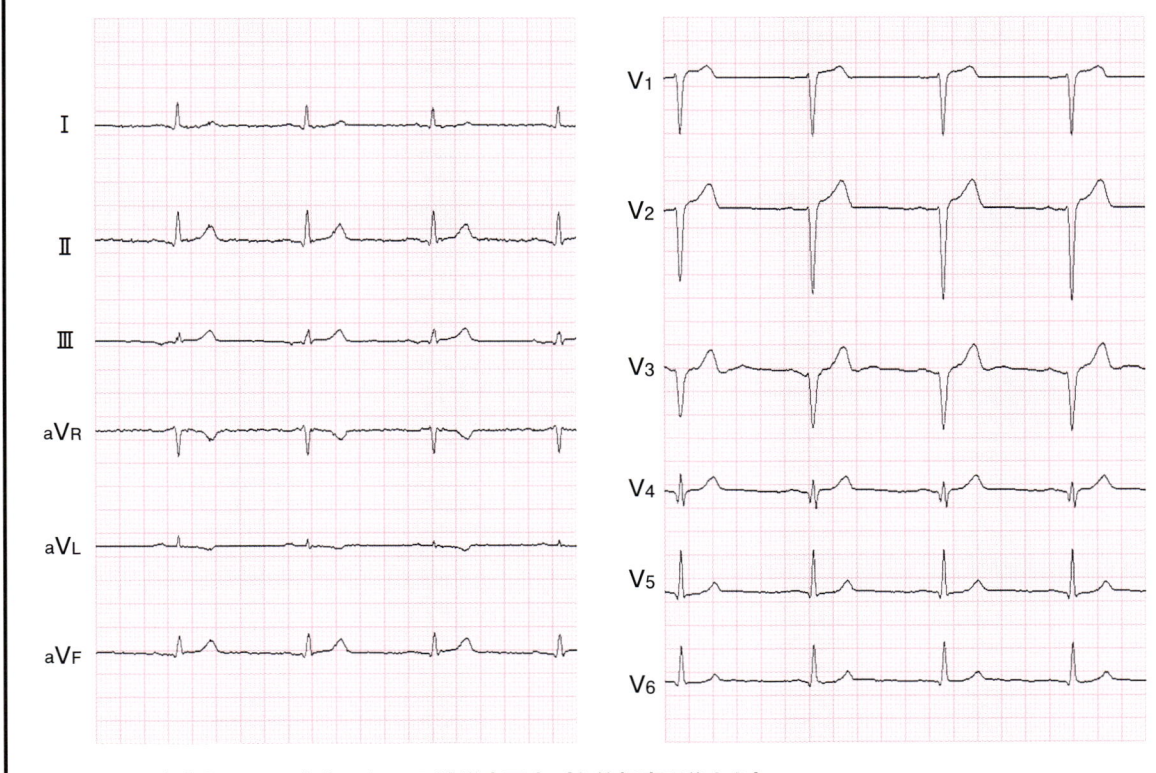

図 16-15　有意な ST–T 変化のない R 波増高不良（心筋梗塞既往あり）

16. QRS波のチェック② ─QRS波の身長に注目─

　　うけどね．
　　何か煮え切らない感じが……．100％の満点条件はなかなかないものですね．

現実的な対応

　結局のところ私が至った最終結論は，**R波の増高不良のうち本当に心精査が必要な数％しかないアタリくじだけを引くのは難しい**ということです．残念ですが．
　では，やはりR波の増高不良を見つけても，想定される病態については大きく出ないのが得策でしょうかね．
　基本的にはそうでしょう．ただし，余裕があればV₃誘導とI誘導の追加条件を満たすかを確認することは悪くないですし，もしV₁～V₃誘導にST-T変化を伴っている場合に一度心エコー検査を勧めるのも賢明な判断でしょうね．
　心筋梗塞の可能性が完全には否定できないからですね．**R波の増高不良"単独"じゃない**のがポイントですね．
　その他，患者さん本人から**既往歴**や自覚症状に関する問診が可能なら，過去の病歴や思わせぶりな胸痛エピソードの有無，さらには冠危険因子までチェックできる人は優秀な臨床医だと思います．
　心電図"以外"にも有用な情報を使って総合的に判断していくって大事ですよね．
　以上，多少長くなりましたが，心電図をある程度読めば必ずぶつかるR波の増高不良に関して，いくつかの考察と私見を述べてみました．

【参考文献】
1) Gami AS, et al. Electrocardiographic poor R-wave progression: analysis of multiple criteria reveals little usefulness. Am Heart J. 2004; 148: 80.
2) Zema MJ, et al. ECG poor R-wave progression. Arch Intern Med. 1982; 142: 1145.
3) MacKenzie R. Poor R-wave progression. J Insur Med. 2005; 37: 58.

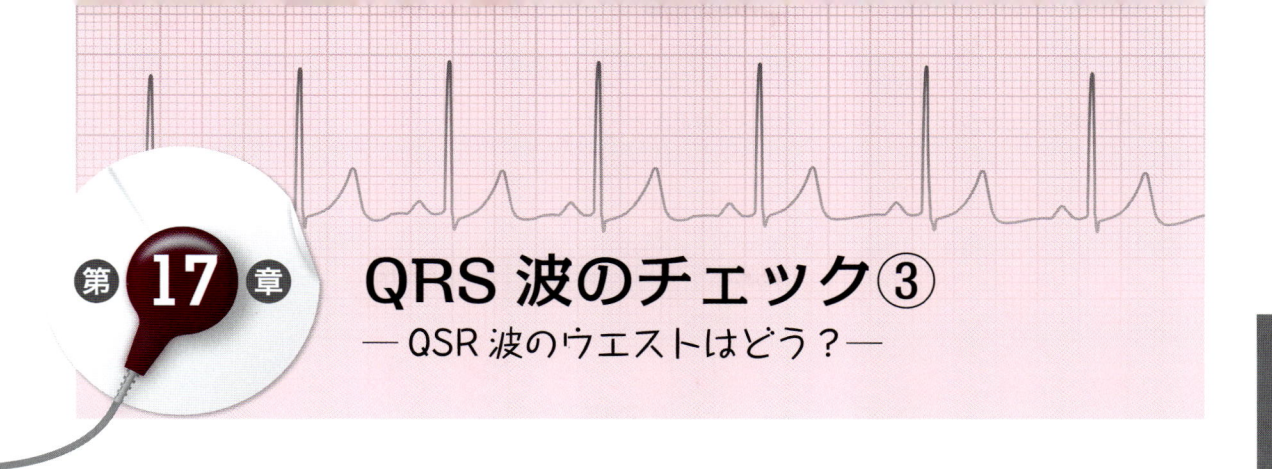

第17章 QRS波のチェック③
― QSR波のウエストはどう？―

QRS幅の異常

　今回も引き続きQRS波を全体的に見たときの寸法チェックの話を続けましょう．

　前回は身長というか高さのハナシだったので，今回は**幅の異常**ですね．

　そう．サイズ的な表現ではQRS波のウエスト測定とでも言えるでしょうか．ただ，幅のチェック法に関してはシンプルなので，サクッと終えてしまいましょう．ちなみに，QRS幅が狭すぎるという異常は基本的に存在しません．

　ということは，主に**QRS幅が広すぎる異常**を扱うと．

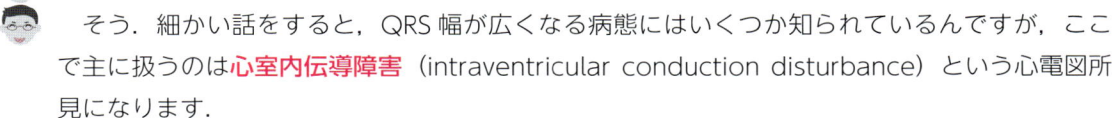

　そう．細かい話をすると，QRS幅が広くなる病態にはいくつか知られているんですが，ここで主に扱うのは**心室内伝導障害**（intraventricular conduction disturbance）という心電図所見になります．

　シンシツナイデンドウショウガイ？　トホホ……．また聞いたこともない．

　大丈夫．名前は難しそうに見えても，ポイントさえおさえれば確実にクリアできますので，心配しないで下さい．

心室内伝導障害と脚ブロック

　ではまず基本的なところから．QRS幅が広くなる状態を考えるにあたって，そもそも心電図用紙で横軸は何を意味していました？　何度も聞いていますけど．

　あーと，それは時間です．1 mmというか**1目盛りが0.04秒**に相当するのでした．ミリ秒（ms）単位だと40 msになりますね．

> **Point!**
> 1目盛り＝0.04秒（40ミリ秒＝40 ms）　　1マス＝0.2秒

　ちゃんと覚えてますね（☞スクリーニング編『9章　必殺！心拍数計算法①』参照）．じゃあ，心室内部を電気シグナルが伝わることでQRS波が形成されることも踏まえて，QRS幅が広くなった状態は何を意味するでしょう？

　素直に考えると，**電気シグナルが心室内を伝わっていくのに余分な時間がかかる**ってことですよね．あっ，だから心室内伝導障害というネーミングなんですね．

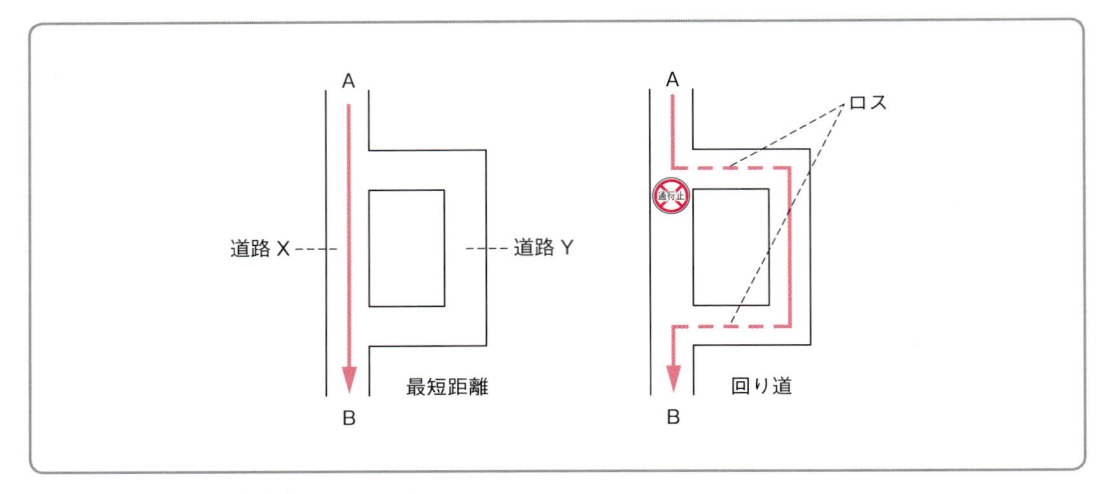

17. QRS波のチェック③ ― QSR波のウエストはどう？―

図 17-1　心室内伝導障害のイメージ

🧑‍⚕️　そう．全然難しくないでしょ？　皆さんに頭の中で思い描いてもらいたい心室内伝導障害のイメージとしては**図 17-1**のようになります．

🧑‍⚕️　A地点が心室の入り口，B地点が出口としましょう．何のトラブルもなければ，電気シグナルは左に示したように道路Xを通って最短距離でAからBへ向かいます．ただ，何かの理由で道路Xが通行止めになったらどうなるでしょう？

🧑　それが右の状況ですね．そうなると道路Xは通れませんから，仕方ないので道路Y側を回り道するしかありませんね．

🧑‍⚕️　その通り．普段は使わない道路Yを使うことで図中の点線部分だけ余分に走る必要が出てくるので，結果的に心室の出口まで電気シグナルが伝わるのに時間のロスが生まれてしまいます．

🧑　なるほど．心室内伝導障害でQRS幅が広くなるのは，このロスによるものなのですね．

🧑‍⚕️　ちなみに，心室内伝導障害というのはやや包括的な概念で，臨床現場で私たちが使ったり耳にするのは**脚(きゃく)ブロック**（bundle branch block）という表現の方だと思います．

🧑　あー，キャクブロックってたしかに右室側へつながる右脚(うきゃく)と左室側への左脚(さきゃく)の一方の電気伝導が遮断された状態でした（☞イントロ編『3章　刺激伝導系のはなし』参照）．これで話がつながりました．脚での通行止めが心室内伝導障害の代表例だってことですね．

🧑‍⚕️　ですから，心電図で幅の広いQRS波を見た場合，皆さんにはまず脚ブロックで説明できないか考えて欲しいのです．

🧑　了解です．右脚ブロックと左脚ブロックの2つの脚ブロックがありましたよね．

🧑‍⚕️　両者をどう区別していくのかなどは後々勉強します．ここでは **QRS 幅開大＝心室内伝導障害≒脚ブロック** の流れを理解してもらえれば十分です．

Point!

> 心室内伝導障害を疑ったら，何と言っても右脚ブロックか左脚ブロックをまず思い浮かべる！

QRS幅の正常と異常

🧑 ところで先生，QRS幅がいくつ以上になったら広いなんでしょう？ ワイド（wide）でしたっけ．

👨 その答えは **0.1秒（100 ms）** です．つまり，正常な心室内の興奮伝播には0.1秒程度しか要しないのです（☞課外授業14『中隔性q波のワケ』参照）．これを「目盛り」の表現で言うとどうなりますか？

🧑 2.5目盛りになりますかね？ でも，目盛りの半分ってのは，目で見て正確にジャッジできる自信はないですけど．

👨 もっともです．QRS幅も100 msを超えたらすぐアウトではなく，**120 ms以上の場合にQRS幅が広いないしワイド（wide）と表現する**約束になっています．

🧑 なるほど．**3目盛り**がカットオフですか．これならわかりやすいので僕にも判断できそうです．

👨 ですから，心室内伝導障害の診断の第一歩は，QRS幅が3目盛り以上になっていることを確認することです．

> **Point!**
> QRS幅が **120 ms（3目盛り）** 以上の場合に心室内伝導障害を疑う

QRS幅の計測の実際

👨 では実際の心電図波形でQRS幅を測ってみましょう．当然ですが，幅としてはQRS波のはじめとおわりを正しく見きわめてキッチリ計測して下さいね．

🧑 **どこからどこまでがQRS波か**を意識しないといけませんよね．誘導によって形も違いますから，QRS幅を正しく測るのは意外に難しそうですね．

👨 図17-2 の実例を用いてご説明しましょう．まずは①から．

🧑 これならできそうです．①は「qRs型」なので，「q波のはじまり」から「s波のおわり」でなだらかにST部分に接続するまでを測ればいいですね．それだと2目盛り半くらいですから100 msでしょうか．このQRS幅は正常そうです．

👨 ブラボーです．これは簡単ですので，次の②はどうでしょう？

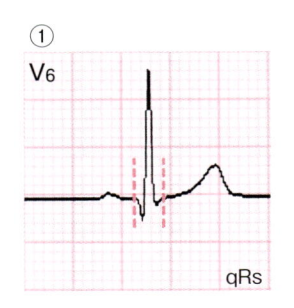

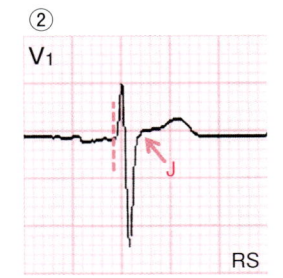

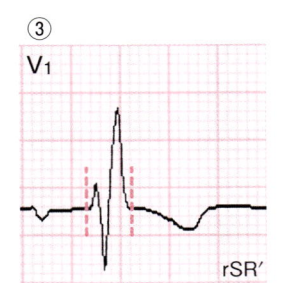

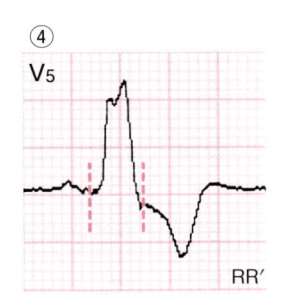

① V6 qRs ② V1 RS ③ V1 rSR′ ④ V5 RR′

図17-2

17. QRS波のチェック③ ― QSR波のウエストはどう？―

😟　この②はV₁誘導で「rS型」です．「QRS波のはじめ」は基線からr波が立ち上がる場所でわかりやすいですが，「おわり」の方がよくわかりません……．どこまでをQRS波とみなせばいいんでしょう？

🧐　そうです，この心電図では「QRS波のおわり」が難しいのです．

😕　うーん，QRS波とST部分との境目がどこかってことですよね．

🧐　詳しくは次回に勉強しますが，心電図の世界では J点 （J-point）と呼ばれるポイントになりますよ．QRS波の後半を良く眺めると，鋭いS波の振れからやや緩やかな曲線へ移行していく点があると思います．そこがJ点です．

🙂　数学では変曲点とか言われるものに相当しますかね．なるほど，このJ点を「QRS波のおわり」とすると，この場合のQRS幅は100 msちょっとですかね．

🙂　そうですね．この J点までを QRS波と考える ルールを知っておきましょう．実は①も②も同じ人の心電図から取りました．

😕　若干ですけど，計測値的には②の方がQRS幅は広いように思えますが？

🧐　ナイスな視点ですね．私たちの目は主観的になりがちで，J点の認識に差が出たり，実は「QRS波のはじまり」もどこからかというのは以外と難しいんです．一応，QRS幅は一番広く見える誘導で計測する という約束になってはいますが．

🙂　やっぱ難しいですね．でもそれなりに意識すれば，大きくズレることはなさそうです．結局，①も②も両方ともQRS幅は3目盛りないので正常範囲と言えますでしょうか．

🙂　ええ．QRS幅は 狭い （narrow）と表現しましょう．

🙂　ワイド（wide）が異常で，その反対がナロー（narrow）ですね．

🙂　では，③のQRS幅はどうでしょう？　これは 右脚ブロック という心室内伝導障害を呈したとき，V₁誘導やV₂誘導などで見られるM字型の独特なQRS波形です（☞応用編『7章　幅広いQSR波を見たら①』参照）．

🙂　命名法的には「rSR′型」になりますね．「QRS波のはじめ」が最初の小さなr波で，「QRS波のおわり」は後半の大きなR波の最後のところが相当します．この間を測ればぴったり4目盛りなので，QRS幅は160 msになりますかね．

🙂　正解．3目盛りは優に超えてますから，幅広くて異常なQRS幅になりますね．現時点では心室内伝導障害であることまでわかれば十分です．最後に④のQRS幅を教えて下さい．

🙂　これは「RR′型」というのでしたね．これもQRS幅がずいぶんワイドです．QRS波のはじめもおわりもわかりやすくて，5目盛りくらいあるんでQRS幅は200 msでしょうか．

🙂　正解です．もう正しく測れますね．これは 左脚ブロック を生じた時にV₅，V₆誘導で見られる火山型の特徴的な波形です（☞応用編『8章　幅広いQSR波を見たら②』参照）．これも今は詳細は知らなくてOKです．

🙂　脚ブロックの左とか右とかはわかりませんけど，QRS幅を測って心室内伝導障害かどうかは言えるような気がします．

ひとまずはQRS波のウエスト測定の話はここで終えましょう．心室内伝導障害から一歩踏み込んだ，脚ブロックの具体的な診断法については『応用編』で扱いたいと思いますので，楽しみにしておいて下さい．大丈夫，そんなに難しくないですよ．今回もお疲れさまでした．

第17章のまとめ

QRS波のチェック③ ― QSR波のウエストはどう？―

- QRS波の幅は0.10秒以内なら正常で，0.12秒（3目盛り）を超えると広い（ワイド）と言う．

- QRS幅を測るにはQRS波のはじめとおわり（J点）を正しく認識する必要あり．

- QRS幅が広くなる代表的な病態はひとまず心室内伝導障害（特に脚ブロック）と考える（右脚ブロック，左脚ブロックが代表例）．

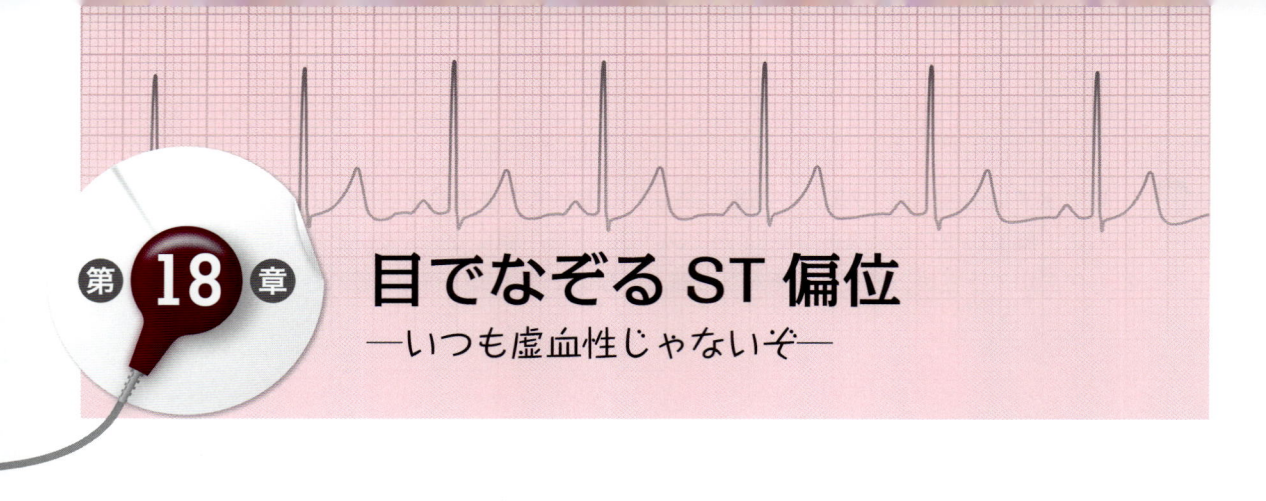

第18章 目でなぞる ST 偏位
―いつも虚血性じゃないぞ―

どこが ST 部分？

語呂合わせで学ぶスクリーニング編も残すところあとわずかです．今回が Q(Q)ueSTT の最後として STT のうち，まずは ST について扱いたいと思います．

STT は ST 部分と T 波の合成でしたので，今回は前半戦のエスティーからですね．心電図では特に大事だって聞いていますけど．

ええ，まずは定義から．**ST 部分**（ST segment）というのは**「QRS 波のおわり」から「T 波のはじまり」まで**を指します．図 18-1 に代表的な 2 種類の QRS 波につながる ST 部分を示してみました．

左のパターンは大丈夫そうです．ST 部分普通はこうやってフラットな直線になるわけで，T-P ラインと同じ ±0 mV の基線上にあるのでした．

そう．少し迷うのは右のような V₁〜V₃ 誘導あたりで見られる「rS 型」QRS 波での場合ですかね．

前回 QRS 幅をチェックする際にも，どこまでが QRS 波かが大事ってハナシが少し出てきましたよね．

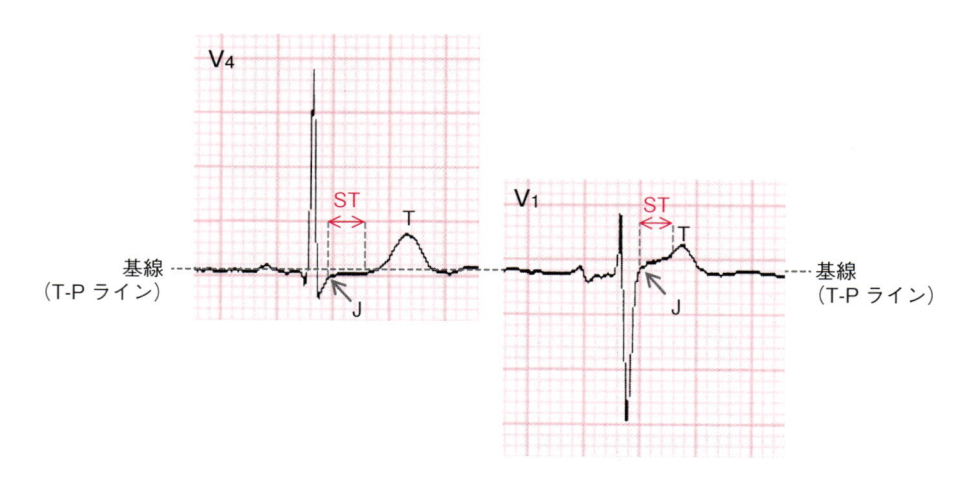

図 18-1　ST 部分ってどこ？
J 点を「QRS 波のおわり」として，「T 波のはじまり」とをつなぐ部分が ST 部分となる．

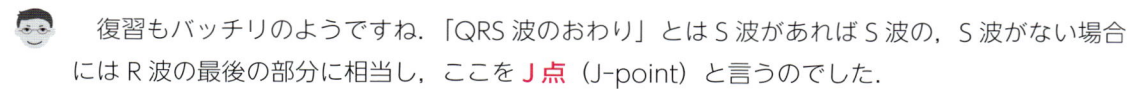

復習もバッチリのようですね．「QRS波のおわり」とはS波があればS波の，S波がない場合にはR波の最後の部分に相当し，ここを**J点**（J-point）と言うのでした．

ところで先生，前回聞き忘れましたが，なぜジェーなんですか？

Junctionの"**J**"です．日本語的には"つなぎめ"みたいな意味です．QRS波はトゲトゲしい波が特徴ですが，次につながるT波はなだらかですので，心電波形を目で追って，カーブがガクンと緩やかに変わる部分をJ点と考えて下さい．

数学で習った変曲点みたいな感じで，QRS波とT波の"つなぎめ"になってますかね．だいたいの場所は決められそうです．しかし先生，実は「T波のはじまり」の方もわかりづらくないですか？

そう．だから，ST部分が正確にどこなのかは意外に難しい問題なんです．

でも，それを論じなきゃいけないわけですか，僕たちは．

そうとも言えますね．今回はST部分がベースラインに対して低下あるいは上昇しているか判定できるようになってもらいますが，その際に**目印になるのはJ点**ですので，まずはココだけおさえましょう．大丈夫，すぐに慣れますよ．

> **ST計測のランドマーク**
> QRS波の鋭い波からなだらかなカーブへの移行部が**J点**（QRS波の終末点）
> **CHECK!**

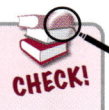

ST計測の基準点

心電図の世界では，冠動脈疾患をはじめとするいろいろな病態でST部分の"上下"が論じられるのですが，その際の基準点をおさらいしておきましょう．**図18-2**をどうぞ．

基準は**T-Pライン**ですよね．これは覚えてます（☞イントロ編『7章 QRS波の命名法』参照）．

その通り．「T波のおわり」と次の心拍の「P波のはじまり」を結んだ線でしたね．このT-Pラインは**等電位線**とも呼ばれ，電位の基準となるんです．

ここは基本的に平坦なので，ゼロ点としてちょうどいいんですね．

なお，不整脈などではP波がQRS波直前の"定位置"から移動してしまうと，T-Pラインが本来の等電位線を意味しなくなってしまうこともあるので，その場合には少し前に目を向けて

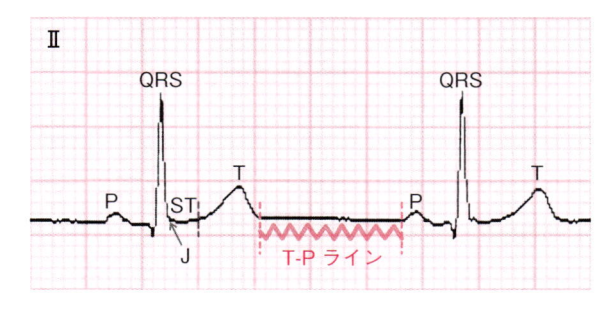

図18-2　ST計測の基準点（T-Pライン）

18. 目でなぞる ST 偏位 —いつも虚血性じゃないぞ—

T-QRS ラインを使うのでしたね．

QRS 波と T 波との位置関係は絶対にゆらがないのでしたね．そもそも不整脈なんかで隠れた P 波を探すのにも T-QRS ラインは使いましたしね．

"安全地帯" としてね（☞スクリーニング編『13 章 波形の配列チェック①』参照）．

> **Point!**
> 心電図における ST 計測は T-P ライン（または T-QRS ライン）に対して行う

ちなみに，12 誘導心電図ではこのルールでは良いのですが，ホルター心電図などでは別の部分を基準線として ST 計測を行うことがあるので，一応課外授業 16『もう 1 つの ST 計測基準』にも目を通してもらえると助かります．

ST 偏位とチェック法

さて準備も整ったので，いよいよ ST 部分の実際のチェックの仕方についてです．ST 部分は，正常例ではフラットで T-P ラインと同一線上にあるはずです．

±0 mV のライン上ですね．

ただし，人や状況などによっては，ST 部分が斜めに傾いていたりすることがあるんです．そうなると上下の位置が言いづらくなるので，どこか 1 ポイントで ST 部分を代表させてやる必要が出てきます．その際に使われるのが J 点なんです．

なるほど．いわゆるエスティー云々は，T-P ラインに対する J 点の位置関係で論じるわけですか．

そうです．ST 部分を J 点で代表させて，基準となる T-P ラインよりも上方にあれば **ST 上昇**（ST elevation），逆に下方なら **ST 低下**（ST depression）と呼ぶのです．両者をひっくるめた表現として，**ST 偏位**（ST deviation）もあります．

はい．電位の基準に対する J 点の位置で「ST 上昇」か「ST 低下」が決まると．もちろん正常な ST 部分のポジションは「0 mV」ですよね？

原則それで OK でしょう．ただピッタリでなくても良く，**1 mm までの変化なら ST 低下も ST 上昇も許容される**ことを知っておきましょう．軽くまとめを提示します．

> **【ST 偏位のスクリーニング】1mm までならセーフ**　**CHECK!**
> 肢誘導→胸部誘導の順で T-P ラインに対する J 点の位置を目で追う
> 1）1 mm 以上下方なら有意な ST 低下
> 2）1 mm 以上上方なら有意な ST 上昇 ＊V₁〜V₃ 誘導に注意

＋1 mV までは ST 部分が動いてもセーフなんですね．

J 点で 1 mm 以上というのがポイントです．具体的なチェック法というか，いつもお伝えしている "目の動かし方" を図 18-3 の心電図を使ってお示ししたいと思います．

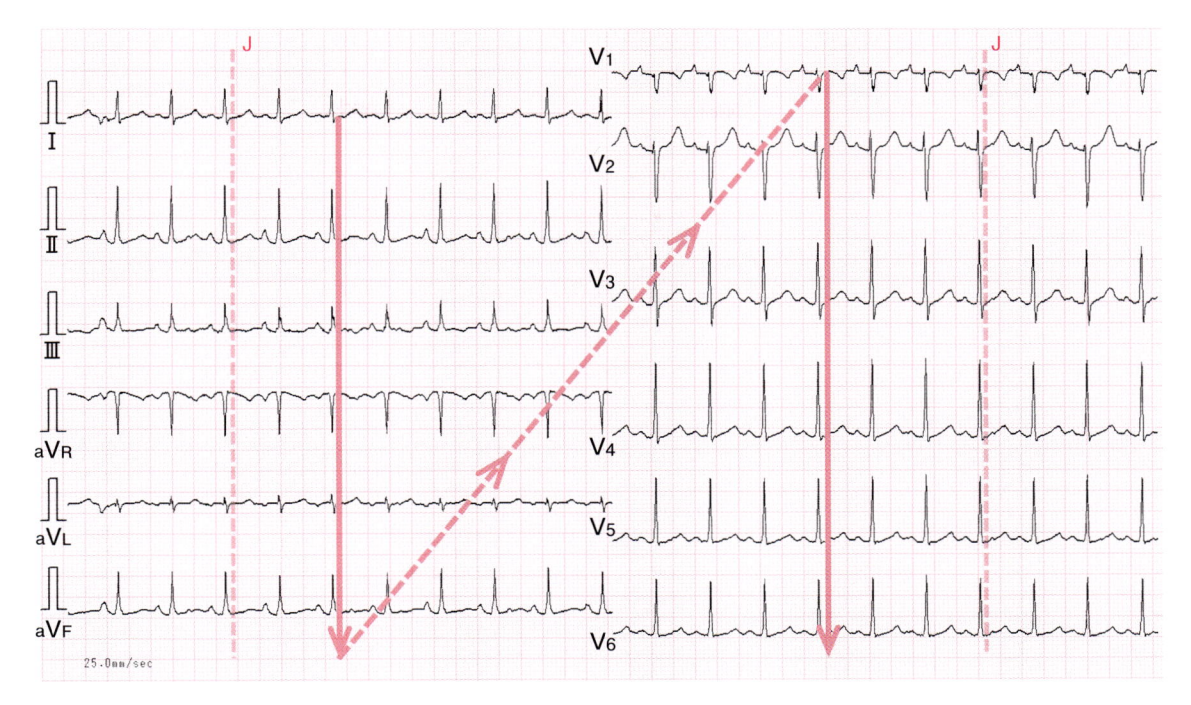

図 18-3 ST 偏位チェック法
ST 偏位をチェックする際の目の動かし方．肢誘導，胸部誘導それぞれ 1 つずつ，J 点がわかりやすい誘導を見つけ，それと同時相で ST 部分の状態をすべての誘導で流れるように調べていく．

　　　ST 部分のチェックをする際にまずすべきことは，**J 点がどこかを認識すること**です．これを肢誘導と胸部誘導のそれぞれに対して点線で示しました．

　　誘導によって J 点がわかりづらいこともありそうですが？

　　そうですね．ST チェックは縦一列に並んだ**肢誘導，胸部誘導ごとにチェック**していきます．それぞれ 6 個ずつありますから，どこか 1 つでもはっきりと J 点が認識できれば，他の誘導でもそれと同時相でチェックしてしまって結構です．

　　たとえば，この**図 18-3** の心電図では I 誘導か III 誘導あたりの J 点がはっきりしてそうですね．

　　肢誘導はそれで良いでしょう．胸部誘導でも同じくどこか 1 つでも J 点を見つけられたらこっちのもんです．私なら V$_1$ 誘導を選びますかね，ここでは．あとは図中の赤実線のように目を動かして，基準となる T-P ラインからのズレがないかをチェックして下さい．

　　ST チェック法をどう目で追うかがハッキリ示されてますね．心拍数がだいぶ速くて T-P ラインの把握がやや難しいですが何とかできそうです．

　　この例だと V$_3$〜V$_6$ 誘導で J 点が基線よりも下方にあるので，「V$_3$〜V$_6$ 誘導に ST 低下あり」という心電図所見になりますね．

　　なるほど．ST 部分を J 点で代表させて調べるのですね．ST 低下も ST 上昇も有意な変化としては 1 mm 以上なので，まずはザーッと眺めて怪しいようなら個別に詳しく見ればいいですね．フムフム，これなら僕にもできそうです．

18. 目でなぞる ST 偏位 ―いつも虚血性じゃないぞ―

1 mm 未満の ST 低下や上昇は許容範囲内として，原則的には指摘しなくて良いことも知っておきましょう．

V₁〜V₃ 誘導の特殊性

おおまかな ST スクリーニング法がわかったら，次は個別の ST 偏位を扱いましょう．まずは **ST 上昇**から話します．図 18-4 の心電図を見て，ST 偏位はどうですか？

まず，目立った ST 低下はなさそうです．ST 上昇に関しては自信はないですけど，V₁〜V₃ 誘導の J 点がそれぞれの T-P ラインと比べて上昇しているように見えます．これって異常な ST 上昇なんでしょうか？

V₁〜V₃ 誘導はいずれも 1〜2 mm ST 上昇がありますね．少し心電図をかじった人なら「ST 上昇＝ヤバイ」って教え込まれた人もいるかもしれませんが，この心電図は健康診断にやって来た 42 歳の男性で，心疾患の既往もなく普段ピンピンしています．

それならセーフなんですか？　だってぇー，先生が「J 点で 1 mm 以上ならアウト」だって言ったから，素直に信じたんですよぉー．

たしかに最初に述べた「ST 偏位」基準からは外れてしまうのですが，実はこれは**正常亜型**

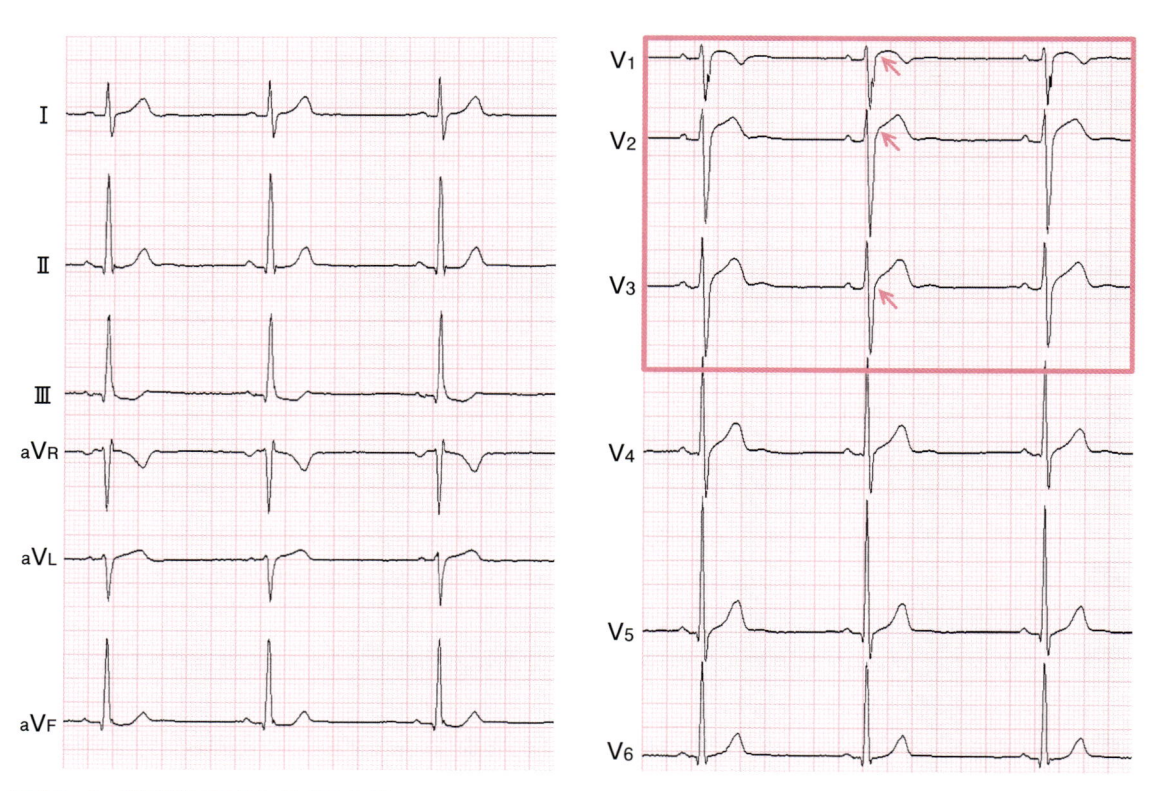

図 18-4　健常者に見られる ST 上昇
V₁〜V₃ 誘導の J 点（図中↑）は明らかに T-P ラインよりも上方にあり，ST 上昇と判定できる．

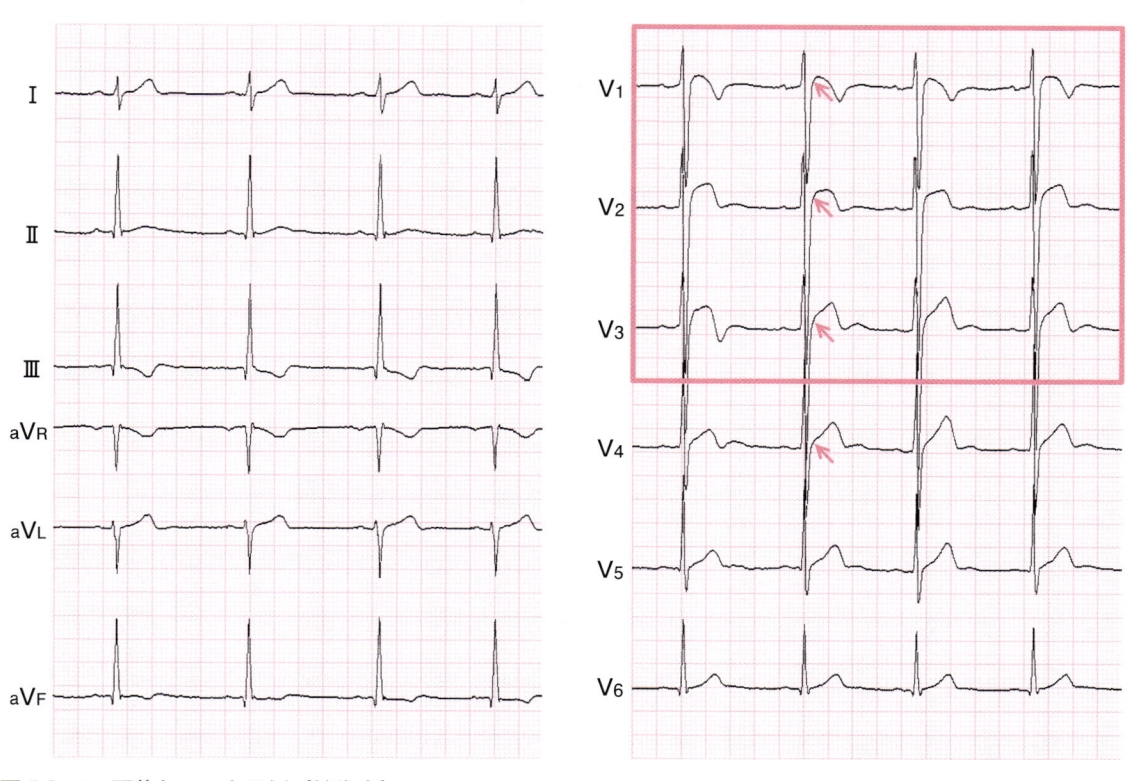

図 18-5　顕著な ST 上昇例（健常者）

（normal variant）として問題にしなくて良い所見なんです．ST 偏位のスクリーニングのまとめのところにも V1〜V3 誘導に注意！と少しだけ示したのですが（p.286）．

V1〜V3 誘導だけ特殊なんですね．一体，何 mm までならセーフなんです？

文献によって差がありますが，右前胸部誘導と呼ばれる V1〜V3 誘導では 2〜3 mm 程度の ST 上昇までは正常として許容されるようです．もっとひどい例として，図 18-5 を見て下さい．

これも V1〜V3 誘導が 2 mm 以上 ST 上昇しちゃってるように見えますね．V4 誘導でも怪しい……．

しかも，まだお教えしていないですが，この心電図には T 波の変化もあるんで一瞬ギョッとしてしまいますが，17 歳の若い男の子の心電図で，結果的にこれも正常亜型と判断したものです．

えーそうなんですか．じゃあ，胸部誘導の上 3 つの ST 上昇に関しては少し違ったモノサシで見ないといけませんね．

このような正常亜型としての ST 上昇は，中年以下の比較的若い男性に多いという特徴があり，カットオフ値は 2 mm までに設定し，それを超える場合には異常な ST 上昇ではないかと疑う方が良いでしょう．

Point!

V1〜V3 誘導における 2 mm までの ST 上昇所見は正常亜型のことあり

18. 目でなぞる ST 偏位 ─いつも虚血性じゃないぞ─

ホンモノなら怖い

- V₁〜V₃ 誘導の ST 上昇は正常亜型のことがある一方，実はホンモノの病的 ST 上昇である可能性も秘めています．なかでも絶対に見逃してはならないのは**急性心筋梗塞**です．

- 本当にシンキンコウソクなら命の危険性もありますから，正常で片付けてしまうとマズイですね．

- 詳細は『応用編』で「ST 変化と心筋梗塞」にスポットを当ててたっぷりと解説するときまで待って欲しいのですが，**前壁中隔梗塞の急性期には V₁〜V₄ 誘導に ST 上昇を認める**のが特徴的なんです．

- 完全に V₁〜V₃ 誘導が含まれちゃってますね．何か区別できる方法はあるのでしょうか？

- 心筋梗塞の場合には，ST 部分以外にも QRS 波や T 波にも連動した心電図変化が見られるという点と，それと何といってもひどい**胸痛**が出ることが多いですよね．

- 心電図"だけ"を見て判断するんじゃなくって，状況証拠ですね．他に年齢や性別なんかも有用な情報になりそうです．

- そうですね．さっきの 17 歳の人でも，疫学的には心筋梗塞を第 1 に考えるのは変ですよね．もちろん先入観にとらわれすぎるのもダメなんですけどね．

- 健診なんかで自覚症状もなければいいですけど，何らかの原因で救急外来に来た方で V₁〜V₃ 誘導にこうした ST 上昇がある人なんかでは迷う時もありそうですね．比較のための過去の心電図もなかったりする場合は特に．

- もちろん病歴や冠動脈疾患のリスク因子などを聴取したりもするでしょうし，それでも心筋梗塞なのかどうか迷うなら血液検査や心エコー所見などが参考になることもあるでしょうね．心筋梗塞による ST 上昇か否かは生命にも直結する大事な問題ですので，**心電図だけで不用意な決めつけはしないで下さいね**．

早期再分極症候群

- 正常亜型としての ST 上昇の代表例として V₁〜V₃ 誘導を取り上げましたが，実は他の誘導でも良性の ST 上昇が出現することがあります．たとえば**図 18-6** を見て下さい．

- これは 40 歳の男性で，やはり会社健診で記録された心電図です．気になる自覚症状もないそうです．まず先入観なしに ST 部分を読んでみると？

- J 点をチェックすればいいんですよね……．ちょっと前に出た V₂，V₃ 誘導はやや ST 上昇しているように見えますし，その他には肢誘導では II，aV_F 誘導，胸部誘導では V₄〜V₆ 誘導でも J 点が基線より上昇していますね．

- だいたい良さそうですよね．ずいぶんと**広範な誘導で ST 上昇**が認められていて，いくら無症状で健康だと言われても，問題にしなくて良いものか悩みそうですね．

- 良性とのことなんで，先ほどの V₁〜V₃ 誘導での話も同じように理解して良いでしょうか？ST 上昇があっても見なかったフリするって……．

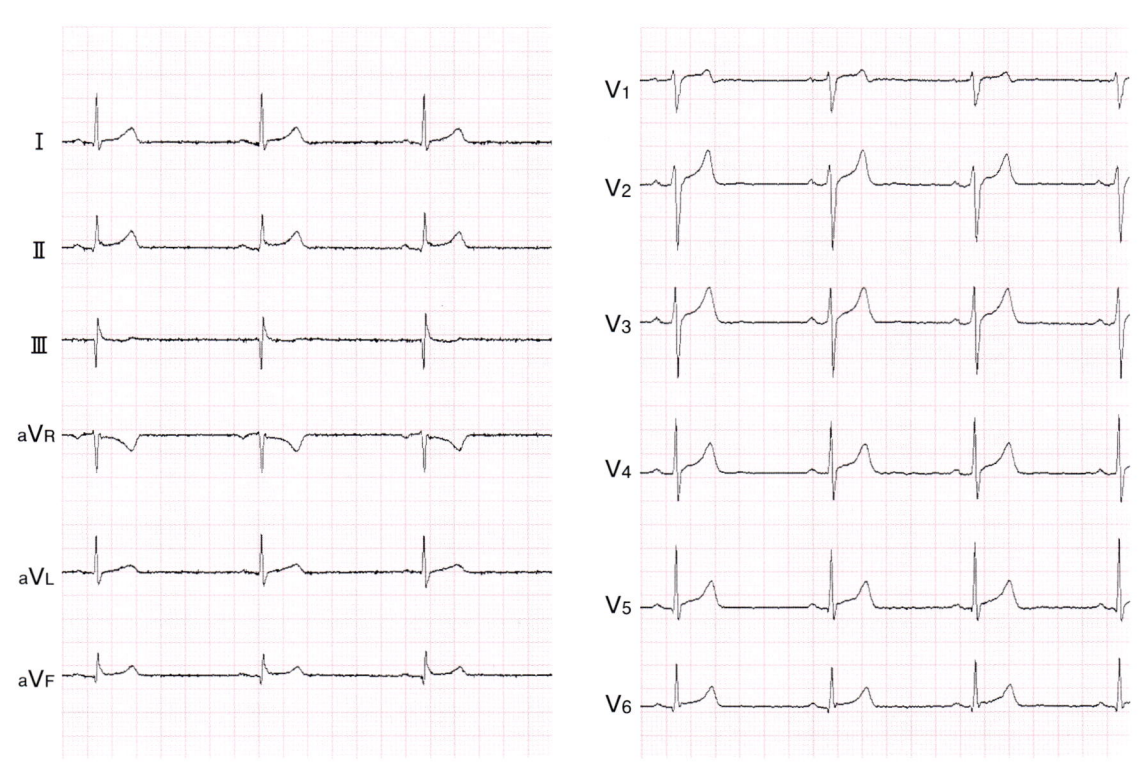

図 18-6　広範な ST 上昇（早期再分極）
II, aVF, V2～V6 誘導に ST 上昇を認める．

- そうですね．それで良いと思いますよ．こうした所見は心疾患のない健常者にも認められ，**早期再分極**（early repolarization）と呼ばれる症候群です．

- ソウキサイブンキョク？　またずいぶんと難しそうな名前ですね．要はそこら中で ST 上昇してる心電図って理解すればいいですかね．どこの誘導でっていうようなキマリとかってありますか？

- うーん，それは明確な約束はないですけど，先ほど扱った V1～V3 誘導の ST 上昇と区別するため，V1～V3 誘導**以外**の少なくとも**2つ以上**の誘導で無症状なのに有意な ST 上昇を見つけたら，まずは早期再分極を疑いましょう．典型的には，**II，III，aVF 誘導**と **V4～V6 誘導**が好発誘導とされます．

- この症例でもまさにそうでしたね．また 1 つ賢くなりました．

一部では病的？

- 私が心電図を勉強しはじめた頃，この早期再分極，あるいは「症候群」を末尾につけて**早期再分極症候群**には病的意義がなく，健常者と同等に扱って OK だと習いました．

- では，やはりこれも正常亜型の 1 種というわけですね．

18. 目でなぞる ST 偏位 —いつも虚血性じゃないぞ—

😟 ええ，基本的にはその考え方で良いでしょう．でも最近，こうした早期再分極を示す人々のごく一部に何の前触れもなく**不整脈による突然死**をきたす集団がいる可能性が報告されているんです（☞ Haïssaguerre M, et al. N Engl J Med. 2008; 358: 2016）．

😮 トツゼンシ？　そんな人の心電図が健診なんかに紛れているとしたら怖いですね．

😟 この点については，『応用編』の課外授業として少し扱う予定です．今後，徐々に解明されていく可能性がありますが，現時点では詳細不明なままです（☞応用編：課外授業 12『危険な「早期再分極症候群」』参照）．

😟 では，早期再分極かなって思う心電図を見たらどうすればいいんでしょう？

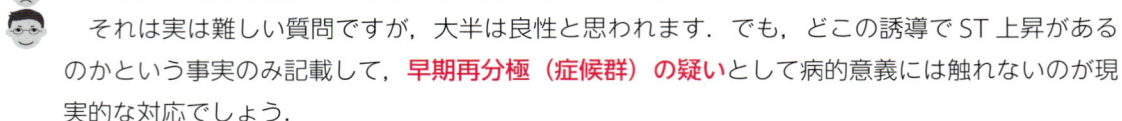

😊 それは実は難しい質問ですが，大半は良性と思われます．でも，どこの誘導で ST 上昇があるのかという事実のみ記載して，**早期再分極（症候群）の疑い**として病的意義には触れないのが現実的な対応でしょう．

ST 上昇の臨床的意義

😊 ここで ST 上昇を見たときに考えることをまとめておきましょう．頻度と重要性を加味して順序にもこだわりました．

> **ST 上昇を見たときに考えること**
> 1) 貫壁性心筋虚血（急性心筋梗塞，冠攣縮性狭心症）
> 2) 早期再分極
> 3) 心膜炎
> 4) その他

CHECK!

😮 なるほど．大事なのは実質 3 つですか．1 つはさっきやった早期再分極ですからいいとして，やっぱ一番大切なのは心筋梗塞とか狭心症ですか？

😟 そうですね．いわゆる冠動脈疾患と呼ばれているグループで，最も大事なのは**急性心筋梗塞**です．頻度的にも，命に関わる病気という意味でもです．

😊 ST 上昇を見たら一度は「心筋梗塞じゃないか？」という視点で眺めることが重要だってことでしたものね．

😊 そう．細かいことは『応用編』で勉強しますので，今はフンフンそうなんだと思ってこのリストをパッと見してくれたら，それで結構です．

ST 低下の拾い上げ

😊 胸痛などを訴えて救急外来にやって来る患者さんを除いて，問題にすべき ST 上昇が認められる頻度はきわめて少なく，実際の臨床現場では **ST 低下**の方が圧倒的に多いです．

😮 なるほど．重症度は別として上昇よりも低下に遭遇(そうぐう)する方が多いってことですね．

👨 　ですから皆さんには，パッと見スクリーニングの ST プロセスでは，ST 低下を確実に拾えるようになって欲しいと思います．たとえば**図 18-7** はどうでしょうか？

👦 　ST 低下も基本的には J 点でチェックして良いのでしたよね．えーと，ずいぶんハデに下がっているようですが，先生に習った目の動かし方でスクリーニングしていきますと……I, aV_L そして V₃～V₆ 誘導まで ST 低下がありますかね？

👨 　そうですね．これは印象的な心電図で，左室肥大と診断されるものです．ST 低下以外にも華々しい所見があるので，わかりやすいケースです（☞応用編『6 章　QRS 波の高さに注目』参照）．では，もう 1 つ．**図 18-8** の ST 偏位はどうですか？

👧 　これはかなり頻脈ですね．ST 部分に関しては，II，III，aV_F 誘導と V₄～V₆ 誘導に明らかな ST 低下がありますね．V₃ 誘導も悩ましいですが，一応「あり」として OK でしょうか．

👨 　それで良いでしょう．だいぶ網羅的にチェックできるようになっていますね．うれしいです．これは発作性上室性頻拍という不整脈を呈した 38 歳女性の心電図でした．もちろん，ST 低下はこれらでのみ認められるものではなく，あくまでも一例として示してみました．

ST 低下の病的意義と冠動脈硬化症

👨 　ST 上昇のときと同様，ST 低下の意味するところとして最も気になるのは**冠動脈疾患**です．図

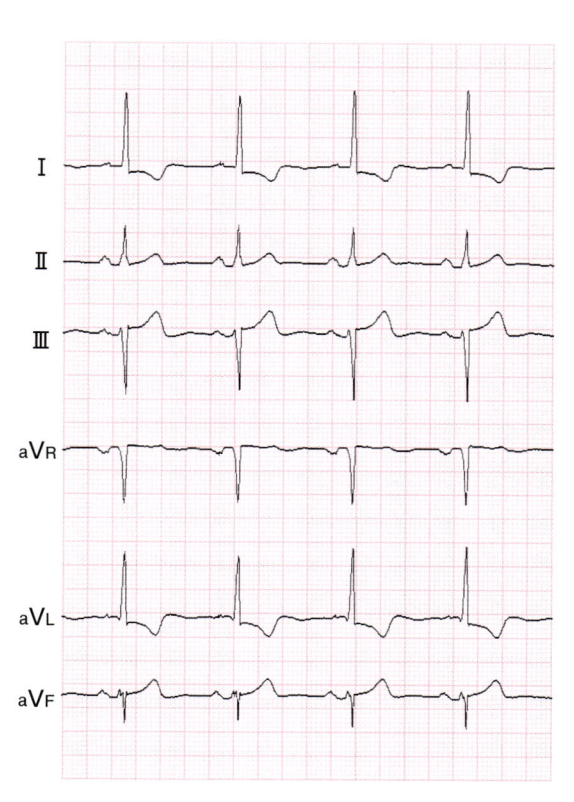

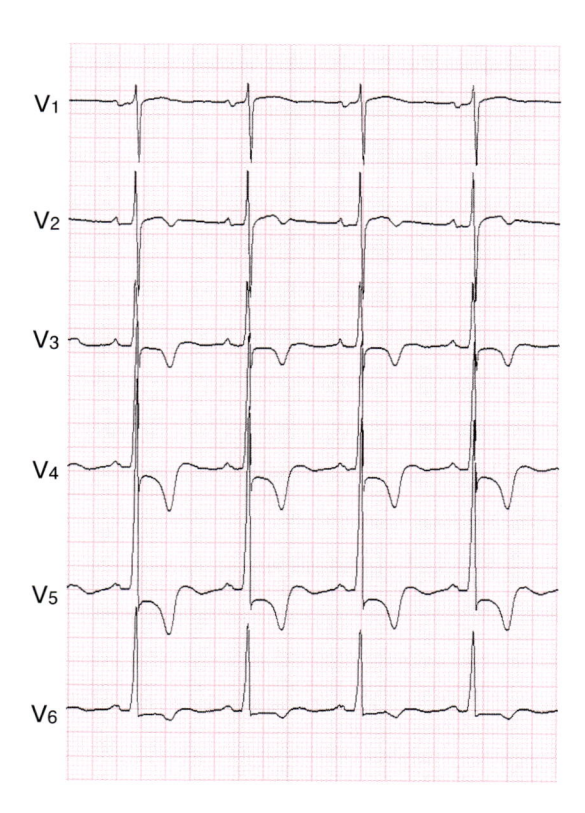

図 18-7　ST 低下①（左室肥大）

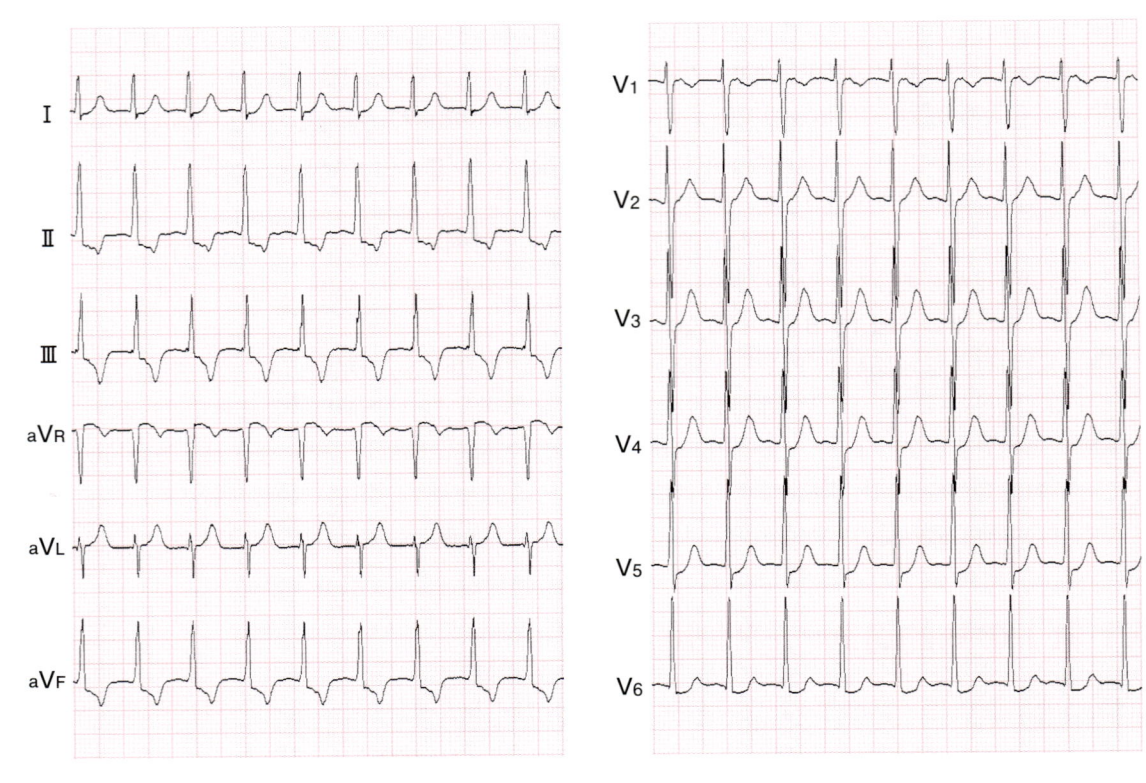

18. 目でなぞる ST 偏位　―いつも虚血性じゃないぞ―

図 18-8　ST 低下②（発作性上室頻拍）

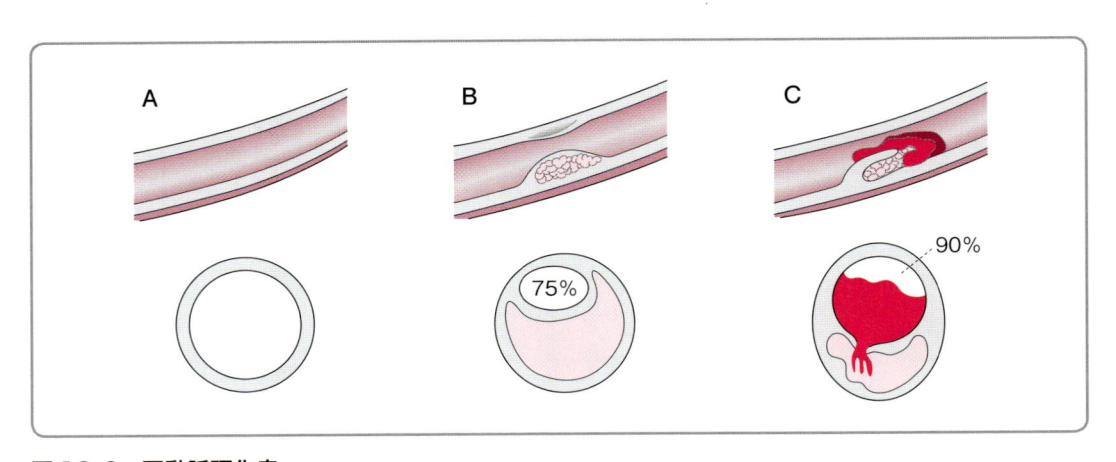

図 18-9　冠動脈硬化症
　　A：正常冠動脈，B：冠動脈硬化症（狭心症），C：不安定狭心症（急性冠症候群）．

18-9 を見て下さい．図に示した血管は心臓表面を流れる冠動脈と思って下さい．その断面図も一緒に示しました．

　A はきれいな血管ですね．

　そう．私たちもこの世に生まれたてにはすべての血管が A のような新品でピチピチしていた

はずです．でも，有名な「A man is as old as his arteries」というオスラー（Osler W）の言葉知ってますか？

あー，それは「人は血管とともに老いる」ってヤツですか．なんか名言みたいになっていますよね，たしかに．

月日を経るにつれ，すべての人で大なり小なり動脈硬化を生じますが，冠動脈も例外ではないんです．生活習慣や合併疾患，遺伝的な要素など個人差はありますが．

それがBですね．冠動脈硬化症というんですね．冠動脈に動脈硬化が起こって狭くなった病態と理解すればいいですね．

そうですね．医学用語では狭窄（きょうさく）という表現を使うんです．このBの状態が，臨床的に狭心症と呼ばれる病態の基本ですので，ここで少しその話をしたいと思います．

冠動脈狭窄と心筋虚血

心臓はヒトにとって最も大切な臓器の1つですから，ちょっとやそっとの冠動脈狭窄を生じたくらいでは影響がないように余力をもった構成になっています．今，心臓を自動車に例えてみようと思います．

では，冠動脈を介して心臓に供給される血液はガソリンですかね．余力といいますと，多少ガソリン供給量が減っても通常の自動車走行には問題ないってことですね．

では次に私たちが坂道や階段を昇ったり走ったりして，筋肉などへの血流を増加させる必要が生じたとしましょう．

これはアクセル踏んで自動車が頑張らないといけない状況ですね．当然，いつも以上のガソリン供給が必要になりそうですね．

心臓のスゴイところは，こうした状況を察して冠動脈を瞬時に十分に拡張することで普段以上の働きをすることができます．つまり，ガソリン供給量が変幻自在なんです．

ホント心臓ってすごいですよね．でも，冠動脈狭窄っていうか，ガソリン供給路がゴミや汚れで流れが悪くなったらどうなるんでしょう？

心臓の予備能はものすごくて，一般的には冠動脈内腔が3/4（75％）くらい狭くなるまでは労作に対しても何とかやりくりできるとされています．

要は75％以上冠動脈が詰まった場合にどうなるのかって話ですね．

これが図18-9のBのようになった状況です．こんな状態でも，自動車が通常走行するには支障はないのですが，アクセルが必要な状況ではガソリン供給が追いつかずにエンストを起こしてしまうと言われています．わかりますか？

平常時は大丈夫でも，いざと言うとき踏ん張りが効かなくなるわけですね．

これが典型的な労作性狭心症の病像とされ，全身臓器の血液需要アップに対応するための心臓ポンプ機能に支障が出てきます．心臓がエンストを起こしたとき，患者さんはモヤモヤした胸部不快や苦悶感を自覚し，これが有名な狭心痛（angina）の正体です．また，ガソリン不足を表す医学用語は心筋虚血（myocardial ischemia）と言います．

18. 目でなぞる ST 偏位 —いつも虚血性じゃないぞ—

- キョケツって"血が足りない"ということでよすね．これでスッキリです．自動車で理解しました．

- 狭心症の病態生理はこんな感じですが，まさに心筋虚血が起きているときに心電図では **ST 低下**が出現するんです．

- 心電図は心臓のエンストを教えてくれるサインの1つなんですね．たしかに**虚血性 ST 低下**って言葉を聞いたことありますし．

すべての ST 変化が虚血性ではない

- さて，ようやくここで心電図につながりました．心筋虚血と心電図上での ST 低下との関係は非常に有名ですが，実は **1：1 対応ではない**んです．

- 心電図で ST 低下があっても，100％心筋虚血の存在をイミするわけではないってことですか？ 他の原因も考えろってことでしょうか．

- そう．コトバで言うとそんなに難しくないですけれど，私の経験では非常に多くの人が誤解しているように思います．ここで大切なポイントを端的に述べます．

> **Point!**
> 運動や薬剤負荷によって<u>一過性</u>に出現する<u>特定の形状</u>をした ST 低下が心筋虚血のサイン

- 「一過性」と「特定の形状」の2点がポイントだってわけですね．

- 一過性に関してはわかるとは思いますが，具体的にどんな形の ST 低下が心筋虚血に特異的なのかに関しては後々詳しく勉強しましょう（☞応用編『9章　ST 変化に注目①』参照）．スクリーニング編はパッと見段階ですので，あまり深いことは考えずにサラリと扱うのみにします．図 18-10 をご覧下さい．

- 「ST 低下」には3つのパターンがあるのですね．違いは ST 部分が上向きか横向きか下向きかですか．

- そうです．先ほどの自動車のたとえで学んだように，心筋虚血状態は運動などをしたときに一過性に出現するものであるとわかると思います．心電図では「ST 部分」として **J 点だけでなくその直後にも注目**して欲しいのです．

- 直後も見ろということは，ST 部分の直線としての"傾き"が大事だということですね．フムフム，わかります．

- この傾きの様式には「上行型」と「水平型」，そして「下行型」があって，そのうち下の右2つである，**水平型と下行型の ST 低下が心筋虚血を反映している**と考える約束になっているんです．

- 逆に言えば，**上行型 ST 低下は虚血性ではない**とも言えますね．なるほど，「ST 低下」のすべてが心筋虚血のサインでないっていう意味が少しわかりました．

- そして，こうした変化が**一過性に出現**して，その後は**元の状態に回復**するという点も非常に重

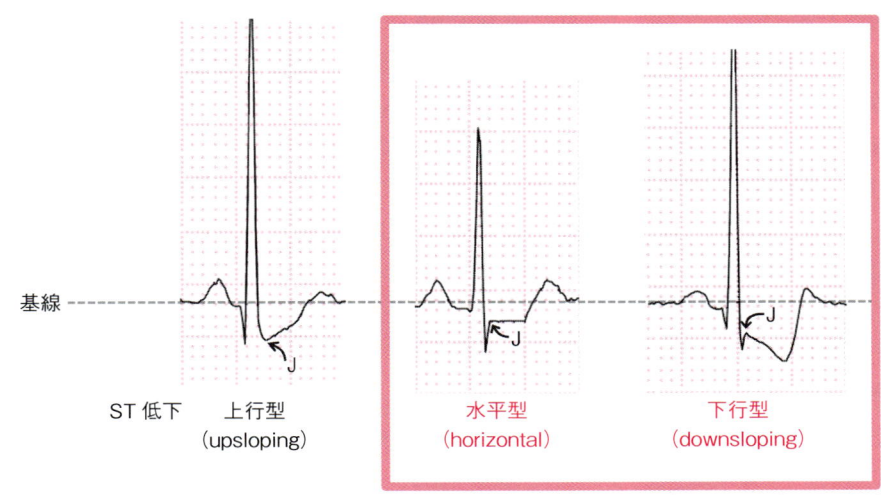

図18-10 ST低下パターンと心筋虚血

基線 --- ST低下 上行型（upsloping） 水平型（horizontal） 下行型（downsloping）

可逆性であれば虚血性ST低下と診断

要です．サラッと述べただけですが，心虚血性に特有なST低下の様式について頭の片隅に残しておいてくれると嬉しいです．

安静時ST低下の多くは心筋虚血じゃない

ここまで学んできた皆さんなら，ST低下のすべてが心筋虚血によるものではないということは理解できると思います．ただ，実際の臨床現場に出てみると，ST低下なら例外なく虚血性だと思い込んでいる方が想像以上に多いことに気付かされます．これは大きな間違いです．

「労作」などの状況との関係や，「一過性」という時間経過，そして「水平型または下行型」のフォルムがすべて満たされないと虚血性ST低下と言っちゃダメなんですよね．

その通りで，特に安静時心電図でこの3条件が満たされるケースはきわめて少ないという認識をもつことがまず重要です．

> **Point!**
> 安静時心電図での無症候性ST低下は「水平型」でも「下行型」でも心筋虚血によるものでないことの方が圧倒的に多い！

えー，水平型でも下行型でもですか！ せっかく覚えたのに……．

よく考えましょう．まず第1に状況が大切だったでしょ？ 何らかの労作によって心臓に負荷がかかることで心筋虚血が誘発されたタイミングに合わせて一時的にST低下が出現するのであって，もとからST低下があるような場合は，カタチ云々以前の問題なんです．

たしかに"安静時"心電図ですから，そもそもアクセルが不要な通常走行でのハナシですよね．余力のある心臓では，この状況ではまずエンストしないのでした．

18. 目でなぞる ST 偏位 —いつも虚血性じゃないぞ—

🧑 もちろん，**不安定狭心症**（unstable angina pectoris）あるいは最近は**急性冠症候群**（acute coronary syndrome）と呼ばれるような，心筋梗塞あるいはその一歩手前の切迫した状況では安静時にも ST 低下を生じるとされるので，すべてを否定するわけではないですが．

🧑 あー，それって，ちょっと前に出た**図 18-9** の C のパターンですね．何か血管の内側の膜が破れて，冠動脈の内腔がほとんどないくらいに血栓で詰まった状態ですよね．

🧑 そう．ただ，こうした重症の狭心症の場合には，**胸痛**などの自覚症状を訴えて病院を受診する緊急の状況のことが多いのです．もちろん，臨床的には重要なので，『応用編』でマネージメントも含めてしっかりと学んでもらいますけれど（☞応用編『10 章　ST 変化に注目②』参照）．

🧑 たまにホンモノもありますが，**安静時心電図の ST 低下は基本的に心筋虚血"じゃない"**んだと考える方がクレバーなわけですね．

🧑 では，どんな原因で**安静時 ST 低下**を生じるのか，代表的な病態を次にまとめたのでご覧下さい．

> **安静時 ST 低下の主な原因**　CHECK!
> 1) 非特異的 ST-T 変化
> 2) 左室肥大
> 3) 脚ブロック（心室内伝導障害）
> 4) 重症狭心症（急性冠症候群または不安定狭心症）
> 5) その他（ジギタリス製剤，頻脈性不整脈など）

🧑 先ほども**図 18-7** でも登場した 2) の左室肥大や，他には 3) の脚ブロックなどで心筋虚血とは無関係な安静時 ST 低下が出現します．当然ながら**無症状**なのが普通です．『応用編』で QRS 波の高さや幅の異常として扱うので，それまでお待ち下さい．

🧑 4) の重症狭心症は，たまに紛れたホンモノの ST 低下で，何らかの胸部症状を伴うということでした．一番最初のヒトクイテキ何とかというのは？

🧑 実は**安静時 ST 低下の原因としては非特異的 ST-T 変化が最も多い**と思うのですが，要は特別な心病態がないのに軽めの ST 低下だけあるというパターンです．

🧑 一種の正常亜型というか，"なんとなく" ST 低下があるというヤッカイなパターンですね．でも一番多いわけですから，これを見て「虚血性だ！」と騒ぎ立てるのはよろしくないですね．

🧑 そう思うでしょ．でも，実際にそう処理されているケースが多いのは前に述べた通りなんです．もちろん，安静時心電図で非特異的 ST-T 変化を有する人にも一定の割合で冠動脈狭窄は存在するわけですが，少なくとも安静時で私たちの目に見えている ST 低下は心筋虚血で生じているものではないのです．

🧑 なるほど，なるほど．残りは「その他」ですね．

🧑 一番有名なのは，心房細動患者さんなどの心拍数コントロールや強心薬として用いられる**ジギタリス製剤**（ジゴシン，ハーフジゴキシン，ラニラピッドなど）を服用すると**盆状(ぼんじょう) ST 低下**といって独特の ST 偏位が見られます．その他，**図 18-8** でも提示しましたが，冠動脈狭窄がなくても，ただ**頻脈**なだけで ST 低下は生じうるんです．

👦　ST低下を見て何も考えずに虚血性と決めつけるのではなく，自覚症状や服薬，その他の心電図所見にも着目して総合的な判断が必要なんですね．今回もすごく勉強になりました．

👨　ST偏位を見た場合，上昇でも低下でも頭の片隅にはいつも冠動脈疾患を想定しておくべきです．しかし，なんでもかんでも「虚血性」と考えるのではなく，特に無症状の人で記録された安静時心電図では，正常亜型や心筋虚血以外の要因を意識する必要性があることが伝わったのなら良かったです．

第18章のまとめ

目でなぞるST偏位 ―いつも虚血性じゃないぞ―

✤ **ST部分**：「QRS波のおわり」から「T波のはじまり」まで

✤ ST計測の基準点（基線）は一般的にT-Pラインであり，基線に対するJ点の位置でST偏位を議論する．

✤ 冠動脈硬化症：冠動脈の動脈硬化による狭窄ないし閉塞でST偏位と関連

✤ **ST上昇**：J点がT-Pラインより1mm以上上方にある．
  1) V_1〜V_3誘導では正常亜型として2mmまでの上昇が許容されることあり（無症状かつ他に所見がない場合）．
  2) 早期再分極：基本的に良性なST上昇と考えて良い．
  3) 最も重大な病的意義は急性心筋梗塞．

✤ **ST低下**：J点が基線（T-Pライン）より1mm以上下方にある．
  1) 安静時のST低下の大半は，心筋虚血を示唆するものではない（非特異的ST-T変化，左室肥大，脚ブロックなどが多い）．
  2) 労作などにより一過性に生じる水平型または下行型のST低下を虚血性ST変化と考える．

✤ 正常者でも頻脈になるとST低下を示すことがある（ただし上行型）．

18. 目でなぞる ST 偏位 —いつも虚血性じゃないぞ—

課外授業 ⓖもう1つの ST 計測基準

安静時なら良いけれど

- 12誘導心電図における ST 計測は T-P ラインを基準として行うのでしたね？
- はい．ほぼフラットな線なので電位のゼロ点として好都合なのでした．
- 安静時なら T-P ラインで良いのです．ただ，トレッドミル検査をはじめとする**運動負荷心電図**（☞応用編『9章 ST 変化に注目①』参照）や**ホルター心電図**でも ST 変化が大事な評価項目の1つなのですが，体動の影響などで T-P ラインが動揺してしまうこともしばしばです．
- ゼロ点が安定しないんじゃ困っちゃいますね．仕方ないですかね，あえて運動してもらったり，

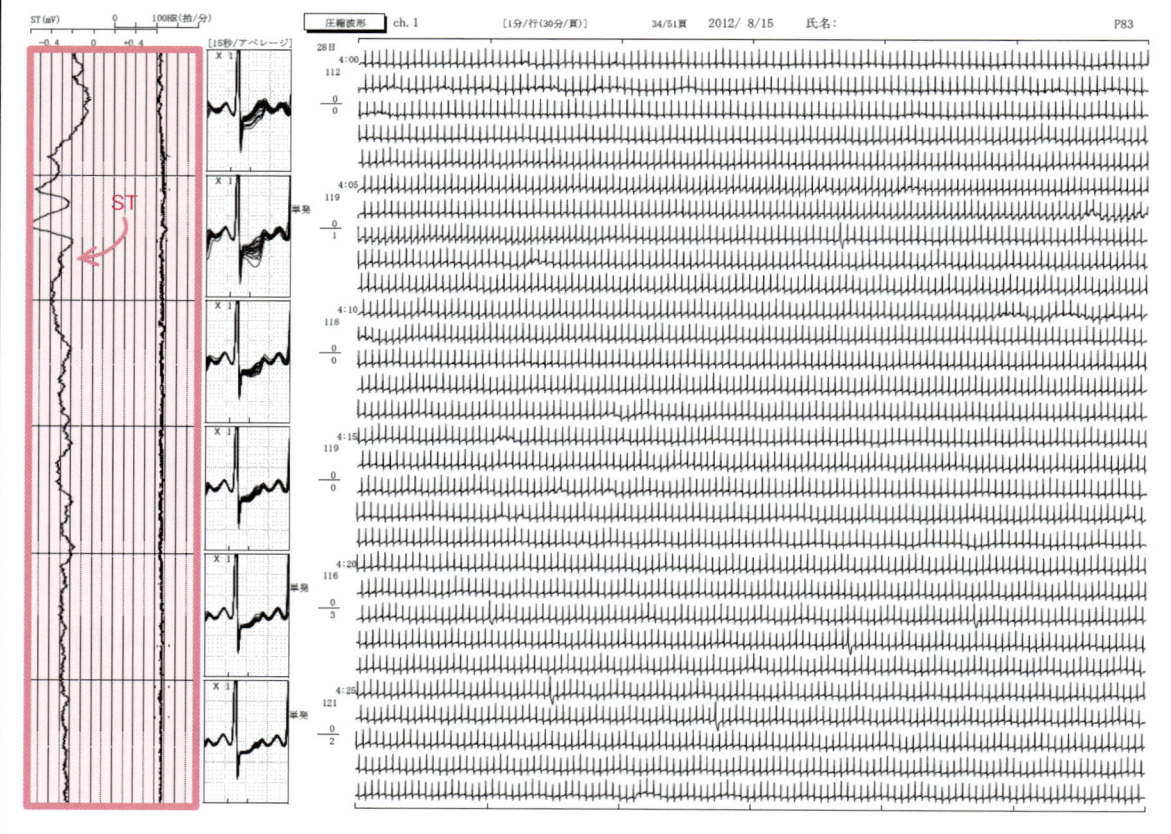

図 18-11
ホルター心電図における圧縮波形と ST トレンドグラムの例．全 QRS 波に対する心拍数と ST 計測値（J 点より少し後方）の時間推移がグラフ化されている（図中赤枠線内）．

日常通りの生活をしてもらいながら記録する心電図なので患者さんの体が動くのは当然ですからね．

😀　ですから，これらの患者さんに"動いてもらう系"の心電図検査では，ST計測の基準点としてはT-Pラインのかわりに**PR部分**（ないしPQ部分）が用いられるんです．

😐　「PR部分」って，要は「P波のおわり」と「QRS波のはじまり」とを結んだ部分ですよね．

😀　その通り．**図18-2**を見直すと，ここもフラットですよね？　単純にT-PラインよりもPR部分（ライン）は体動の影響が少ないと考えましょう．

😐　では，ST計測のもう1つの基準点としてPR部分があると．

😀　そう，たとえば最近のホルター心電図では診断精度の高い自動解析ソフトが付属していて，充実した解析レポートが出力されます．1日10万拍のすべてのQRS波のSTレベルの計測値を表示してくれるんです．**図18-11**がその1例になります．

枠で囲った部分にリアルタイムのSTレベルを表示されていますが，このときの基準点はPR部分付近となるように調整されています．T-Pライン以外にもST計測の基準点があるんだということは頭の片隅に置いておくと良いでしょう．

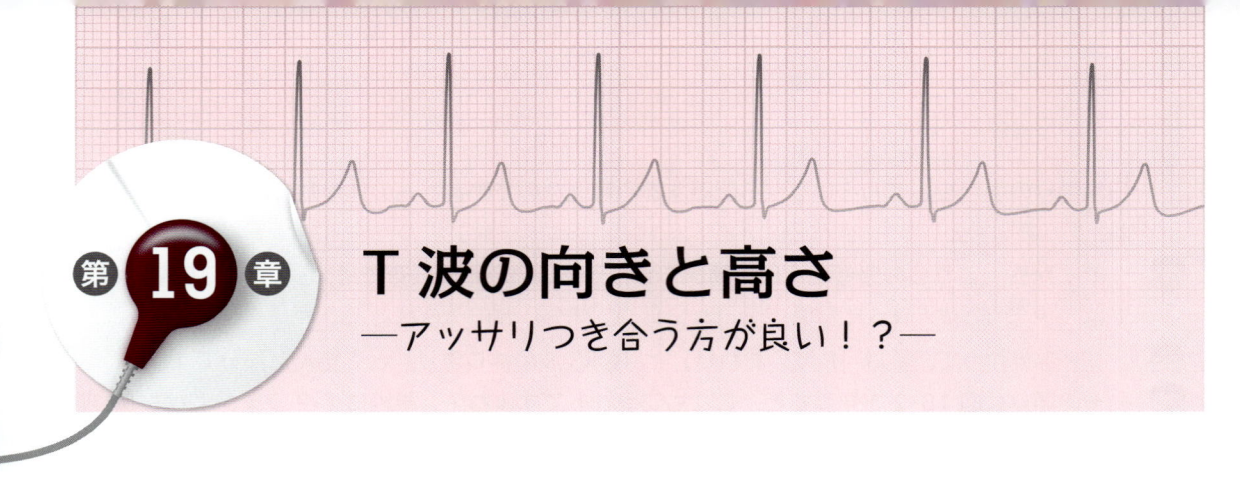

第19章 T波の向きと高さ
―アッサリつき合う方が良い！？―

T波の種類

　辛抱強く頑張ってきたスクリーニング編も残すところあと2回です．今回はSTTの後半部分のTについて扱います．

　前回でST部分のチェックが済みましたので，次は**T波**ですね．楽しみです．

　すごいじゃないですかっ！　楽しみだなんて．最初に言っておくと，「T波チェックでは深追いするなかれ」というのが今回のポイントです．

　やった！　先生がそうやって肩の力を抜いてくれるので，ここまでやってこれたんです．はじめはあんなに恐怖だった心電図の勉強が最近妙にオモローなんです．

　そうですか．では，まずT波のカタチから説明しますので，図19-1 を見て下さい．T波では，向きがまず重要になるんです．

　向きといえば陽性と陰性でしたが，ニソウセイというのは？

　二相性（biphasic）というのは，陽性と陰性の組み合せというか，チャンポンのことです．原理的には2つの可能性が考えられるわけですが，どうですか？

　はい．前半成分が陽性で後半が陰性なパターンと，その逆で最初が陰性で後に陽性が続くパター

陽性　　　　陰性　　　　二相性　　　基準線（T-Pライン）

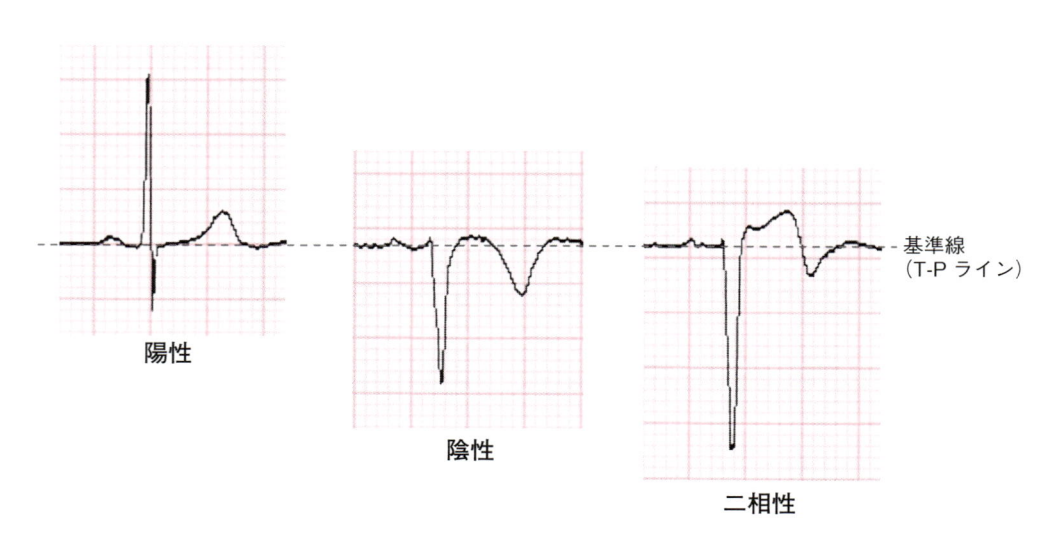

図19-1　T波の向きは3種類

ンの2つでしょうか．

その通り．でも，実際に目にする二相性T波というと，ほとんどが**プラス・マイナス型**というか，前半が陽性成分で後半が陰性成分となるパターンだと思ってもらって大丈夫です．

へぇー．では，マイナス・プラス型はあんまないわけですね．

T波の向きあれこれ

P波やQRS波とは違い，T波に関しては幅の異常はありません．ですから，Tとして向きと高さだけチェックしてくれればOKです．まずはT波の**向きの異常**から．

そもそも，T波の向きって，どうなれば正常なんでしょうか？

良い質問ですね．まず一番カンタンに理解できる私オススメの考えとして，「aV_R誘導以外のT波はすべて陽性」というものがあります．ですから，T波の向きについては**陰性T波なら異常の可能性あり**と考えるのが鉄則になります．

それはシンプル！　ここでもaV_R誘導だけ仲間外れですか．Q波と一緒だ．

ここまで勉強してきて，心電図の一般レベルの解釈にaV_R誘導は使われないってことに薄々気付いているかもしれません．人によっては，心電図は"11誘導"だと言い切る人もいるぐらいですから．

若干お荷物気味なaV_R誘導が今も残っていることに感動です．では，それ以外の誘導ではT波が陰性な時点で即アウトなんでしょうか？

いや，実はそうではありません．**V_1～V_3誘導あたりでは正常でもT波が陰性ないし二相性になることがある**んです．

V_1～V_3誘導は例外ってことですか？　この3つってよく出てきますよね．ST部分でも普段から上昇しちゃったりしてましたし．

そう．右側胸部誘導というのでしたね．実は他にIII誘導やaV_L誘導なんかでも"悪気のない"陰性T波が見られることがあるんですよ．

わーん，先生！　レイガイが多すぎて，僕には到底覚えられないですよ．

そうですね．私もそうでした．もともとT波は形的にはP波とほぼ相似の関係に近いことが知られています．そこでひとつ工夫をして，**洞性P波の極性と同じ**というのをT波の正常な向きと考えればわかりやすいんじゃないかなーと思ってマス．

「洞性P波」って，洞調律のときのP波っていう意味ですよね？　それなら，イチ，ニ，エフ，ブイヨンからブイロクで陽性で……っていう定義ならもう覚えましたけど（☞スクリーニング編『11章　洞調律の判定』参照）．

そう．aV_R誘導では陰性でしたね．そして，これら以外の誘導に関してT波の向きの異常を指摘するのを止めるのです．

フムム……．そう考えると，**III誘導やaV_L誘導そしてV_1～V_3誘導のT波の向きには寛容になれ**と？　でも，**T波とP波のカタチが似ている**って知っトク知識ですね．

これらの例外の5つの誘導についても，基本的にはT波陽性であって欲しいですが，人によっ

19. T波の向きと高さ —アッサリつき合う方が良い！？—

ては陰性でもお咎めなしとしていいんです．

> 【T波の正常な向き】洞調律のP波と同じ極性と考えよ
> I誘導，II誘導，aVF誘導，V4〜V6誘導：陽性
> aVR誘導：陰性
> ※その他の誘導でT波の向きが陰性でも基本的には「不問」（異常所見として指摘しない）

🙂 これはわかりやすい！　つまり，正常なT波は洞調律のP波の向きと足並みをそろえるんですね．そう言われればP波とT波は形が似ていますね．

😟 Q波でも同じような状況がありましたが，III誘導やaVL誘導だけの陰性T波は正常でもよく見られる所見です．もちろん心電図所見として指摘しても悪くはないと思いますが，そこに病的な意義があるかと言えば答えはおそらくノーでしょう．

🙂 胸部誘導もちょうど半分のV3誘導まではT波が陰性でも許されるけれど，V4誘導以降でT波が陰性なら異常所見として指摘すればいいですね．

😊 そうです．では，図19-2のT波についてコメントして下さい．

😟 洞調律のP波のイチ，ニ，エフ……の約束ですと，II，aVF誘導とV5，V6誘導のT波が陰性ですので，これはいけないですね．

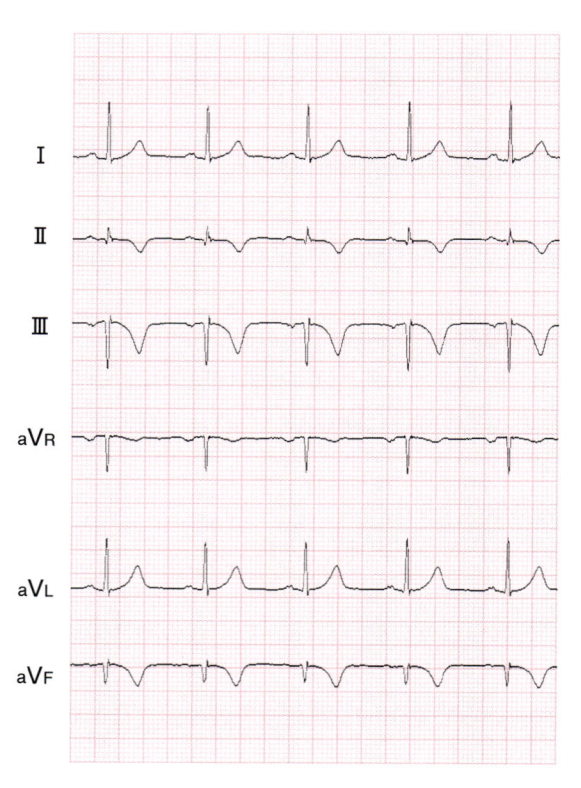

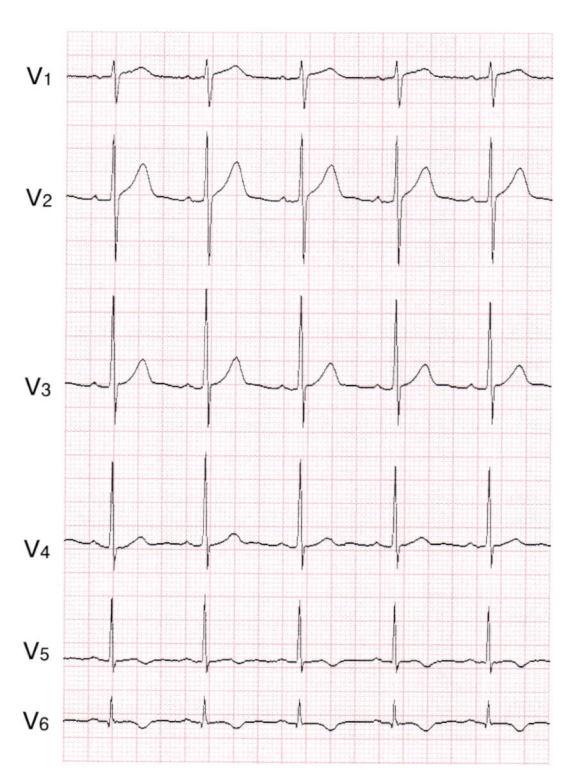

図19-2　T波の向きは？①

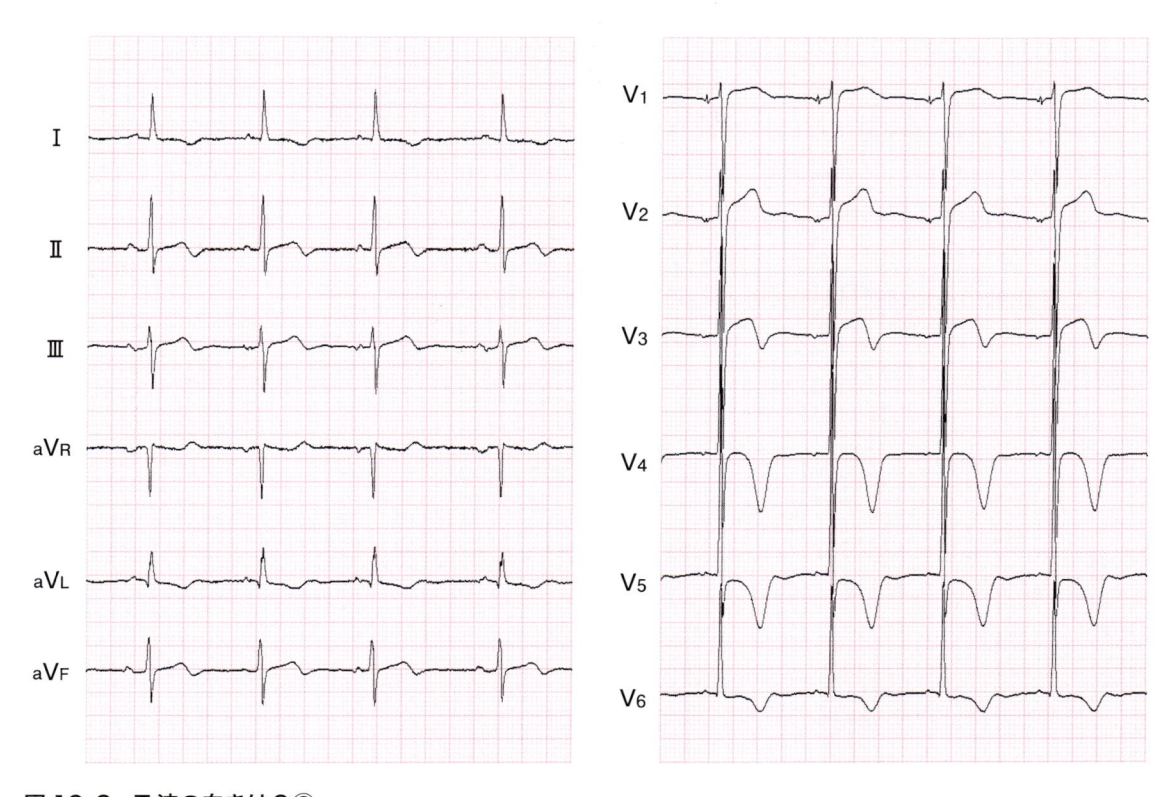

図 19-3　T 波の向きは？②

　　　ナイスです．もちろん，この時点でやめても結構ですが他に陰性 T 波はないかなと眺めると，Ⅲ誘導もそうですね．二，サン，エフという組み合わせを意識すれば，これも異常所見として指摘すべきだと思います．Q 波同様，T 波についても仲良しグループを意識することは大切です．ではもう 1 つ，**図 19-3** はどうでしょう？

　　　えーと，これは……まずイチ，二，エフ，ブイヨンからブイロクで T 波に陰性成分があります．肢誘導の方は陰性かどうか微妙ですが，これが二相性 T 波ですかね．

　　　そうです．このように**明らかに異常な陰性 T 波がある場合には，不問で良いといった誘導にも目を向ける**と？

　　　一応，aV_R 誘導以外は陽性なはずですが，aV_L 誘導の T 波は陰性で，Ⅲ誘導と V₃ 誘導もプラス・マイナス型の二相性で陰性成分がありますね．

　　　素晴らしい．所見をまとめれば「Ⅰ，Ⅱ，Ⅲ，aV_L，aV_F，V₃〜V₆ 誘導で二相性ないし陰性 T 波あり」というふうになりますかね．ほら，丁寧に読んでいきさえすれば，皆さんはすでに T として正しく陰性 T 波を指摘できるじゃないですか！．

陰性 T 波に思う

　　　陰性 T 波が指摘できるようになったら，次にその意味を考えます．よく「陰性 T 波の見られ

19. T波の向きと高さ —アッサリつき合う方が良い！？—

る病態」のように，何十個の病態をリスト形式で列挙している教科書がありますね？

ええ．あれって全部覚えることが必要なんですか？　僕，とにかく暗記が苦手で……．

いつものお約束ですが，あんなの覚えなくて OK ですよ．スクリーニング編では異常所見の抽出に主眼を置いて病態診断の話はあまりしていませんが，陰性 T 波に限らず，**1 つの心電図所見から病態を診断するなんてナンセンス**だからです．

> **Point!**
> 単独の心電図所見だけで病態を考えようとする姿勢をやめる

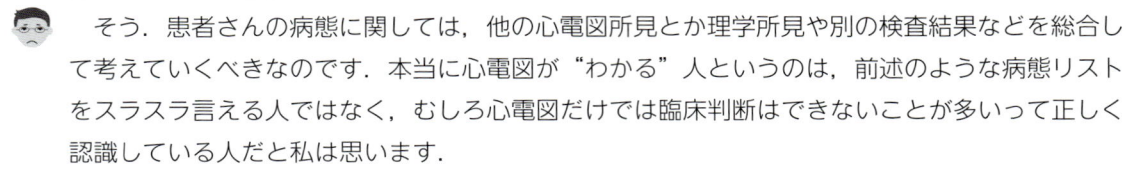

先生にそう言われると安心ですが．では，陰性 T 波だけを見て病態云々と論じることは無意味だってことですね．

そう．患者さんの病態に関しては，他の心電図所見とか理学所見や別の検査結果などを総合して考えていくべきなのです．本当に心電図が"わかる"人というのは，前述のような病態リストをスラスラ言える人ではなく，むしろ心電図だけでは臨床判断はできないことが多いって正しく認識している人だと私は思います．

「心電図だけで考えるな」っていう達人の言葉，身にしみます．

とは言っても，何も知らなくて良いというわけではありませんよ．ここでは，陰性 T 波を目の前にしたときの頭の働かせ方だけ述べておきましょう．

> **陰性 T 波を見たときに考えること** CHECK!
> 1）冠動脈疾患（心筋梗塞，狭心症など）
> 2）左室肥大を生じる病態
> 3）その他

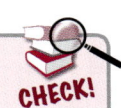

冠動脈疾患か左室肥大か，それ以外と考えろと．

そうですね．病的意義を考えるべき陰性 T 波は，明らかに向きがヤバイ T 波が**複数の誘導で見られる**ときで，そのほとんどは上の 2 つです．これらを区別するには，自覚症状や他の心電図所見（Q 波，QRS 波高，ST 偏位）を参考にします．これらについては後々詳しく扱います．

なるほど．だいぶイメージできてきました．要はキョケツかヒダイかが……．

そう．**冠動脈疾患を除けば緊急性を要する病態は少ない**ので，他の情報も含めてまずは心筋虚血の存在を除外することが大切です．3 つ目の「その他」らしいと思ったら，その時点で教科書の疾患・病態リストを眺めてみる作戦で良いのではないでしょうか．あの表はそうやって使うものなのです．

陽性 T 波の異常の考え方

T 波の読みに関するお話として，残るは**高さの異常**についてです．ここでは陽性 T 波がターゲットになります．

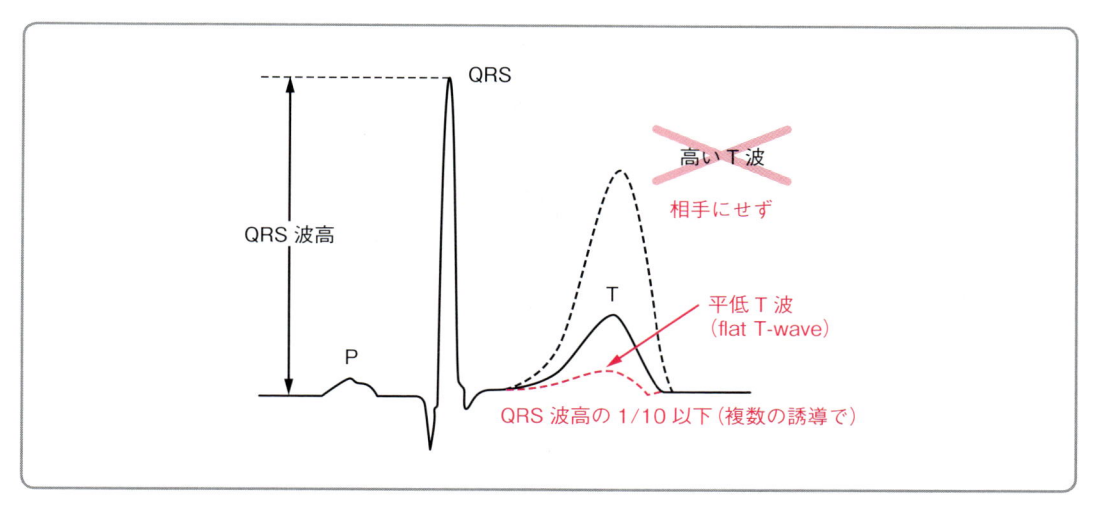

図 19-4　陽性 T 波の考え方
陽性 T 波については高さの上限値は意識しなくて OK．平低 T 波は QRS 波高が 10 mm 以上ある誘導でのみ診断すれば良い．

👦 QRS 波と同じ考え方だと，"高すぎる"または"低すぎる"の 2 パターンがありそうですが．

👨 原理的にはそうですね．まずは私なりの陽性 T 波の評価の仕方に関する見解をまとめたものをどうぞ（図 19-4）．

👦 あれっ？　高すぎる方は気にするなということですか？

👨 そうなんです．実は T 波の高さには絶対的な基準がないんです．よく年齢や性別ごとに T 波の高さの上限値などが表になっていて，それを超えたら「高い T 波」とか「テント状 T 波」（tented T-wave）という診断をしなさいっていう教科書を見かけますが，誰がそんな数字を覚えられるでしょう？　しかも何の目的のためになんでしょうかね．

👦 少なくとも僕には無理です．でも，たしかテント状 T 波って大事だって習った気が……．

👨 たしかに急性心筋梗塞や高カリウム血症では T 波が増高することが知られていますが，実は健常者の心電図でもビックリするくらい高い T 波に遭遇することもあって，なかなか区別が難しいんですよ．っていうか，ほとんど無理では．

> **Point!**　「高い T 波」だけで心筋梗塞や高カリウム血症を疑おうとするのは重荷

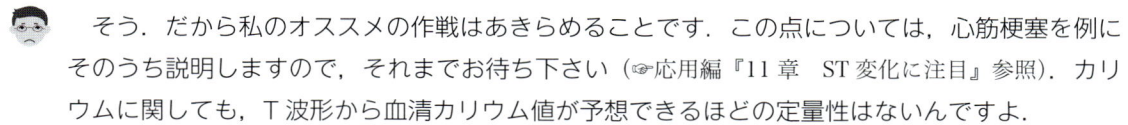

👦 健常な人でも出現しちゃうってヤッカイですね．これもまたホンモノ探しに苦労するパターンですか？

👨 そう．だから私のオススメの作戦はあきらめることです．この点については，心筋梗塞を例にそのうち説明しますので，それまでお待ち下さい（☞応用編『11 章　ST 変化に注目』参照）．カリウムに関しても，T 波形から血清カリウム値が予想できるほどの定量性はないんですよ．

👦 では，ひとまず T プロセスでは **T 波高の上限値は気にしない**ことにします．

19. T波の向きと高さ —アッサリつき合う方が良い！？—

低すぎるT波（平低T波）

陽性T波に関して高すぎる方は気にしないにしても，低すぎる場合は**平低T波**（へいてい）（flat T-wave）として指摘できるようになりましょう．

ヘイテイティーハですか．要はフラットに近いT波ということですね．

そう．人によってはフラット・ティーなどと呼ぶこともあると思います．この平低T波の診断はそれほど難しくないので，まずはクライテリアから．

平低T波の診断基準

T波の高さが **QRS波高の 1/10 以下**

※以下の2つを満たさない場合には診断しない．
- I, II, aVF 誘導，V₄～V₆ 誘導のうち少なくとも「2つ以上」で基準を満たす．
- QRS波高が 10 mm 以上ある誘導でのみ適用する．

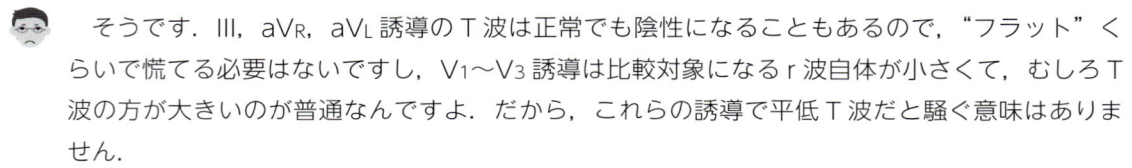

QRS波の高さと比べて1/10以下のT波は低すぎるわけですね．ただ，前提条件が2つあるんですかね．1つ目の条件は，T波が陰性だとNGな誘導でだけ考えよと．

そうです．III, aVR, aVL 誘導のT波は正常でも陰性になることもあるので，"フラット"くらいで慌てる必要はないですし，V₁～V₃ 誘導は比較対象になるr波自体が小さくて，むしろT波の方が大きいのが普通なんですよ．だから，これらの誘導で平低T波だと騒ぐ意味はありません．

なるほど．でも，なんで2つ目の **QRS波高が 10 mm 以上**という条件がいるのですか？

これに関しては，1/10した時に最低でも1 mmにならないと，陽性かどうかも含めて私たちの目で判定できないからと考えましょう．では，**図19-5**の心電図で確認してみましょうか．

陰性T波がないかチェックするのがイチ，ニ，エフ……ですから，この時点で一緒に平低T波がないかも目を光らせておけば良いと思います．では，T波についてコメントをどうぞ．

全体的にT波が控えめな印象がありますが，たった今教えてもらった基準だとII, aVF 誘導そしてV₄～V₆ 誘導が平低T波でしょうか．

お見事です．この例では5つの誘導では，T波は1 mmにも満たないというか，ほとんど陰性に近いですから，大手をふるって平低T波と宣言して下さい．あまり強調しませんでしたが，**少なくとも2つ以上の誘導で**という条件も大事なポイントですよ．

V₅誘導だけの平低T波とかは相手にするなってことですね．ここでも単独行動は重要視しない方向で．

私は平低T波の条件を満たす誘導が2つ以上ない場合には指摘しないことにしていますが，そこら辺は好き好きだと思います．もちろん所見として述べてくれても全然かまいませんよ．

なるほど．でも僕は先生と同じように覚えておきます．

巷にはIII誘導やaVL誘導についても平低T波を調べよと書いてある教科書があったり，1/10ではなく1/20という基準もあったりしますが，ここでは最もシンプルで理解しやすい診

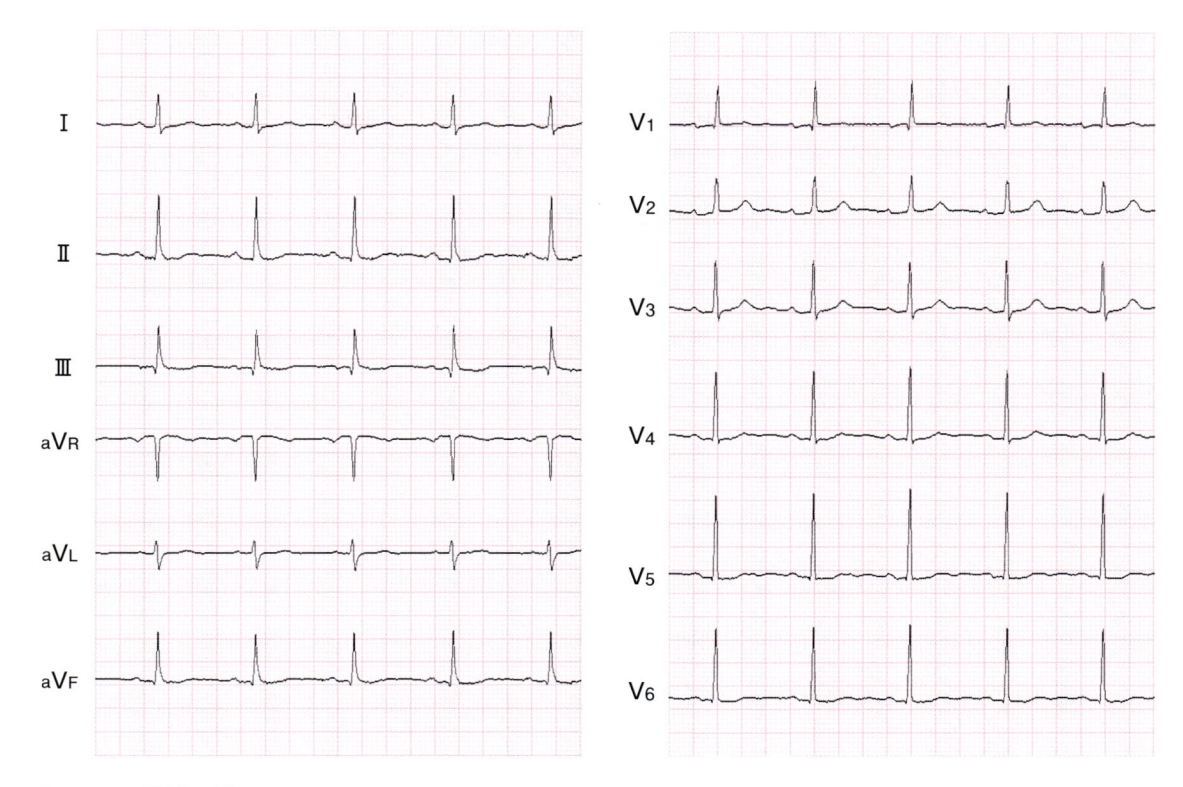

図 19-5 平低 T 波

断基準を意識しました．もちろん，これで十分戦えると思いますけどね．

平低 T 波をどう考えるか

- ところで先生，T 波が平低というかフラットだと何かまずいのですか？
- **平低 T 波の病的意義**ということですね．それは非常に良い指摘です．よくよく調べてみると，「平低 T 波があると死亡率が高い」とか「冠動脈疾患のサイン」だと述べている論文がいくつか知られています．
- だとすると前者はともかく，冠動脈疾患の除外をするような検査をした方が良いってことでしょうか？
- うーん，それはどうでしょうね．私はこの 4〜5 年，毎週 1 回，一次健診でひっかかった人にトレッドミル検査という冠動脈疾患のスクリーニング検査を担当しているのですが，なかには平低 T 波で精査に回ってくる方もいます．ただ，実際には何の異常もないことが多い印象です．無症状な方は特にです．日本人に対して欧米の論文の結果をそのまま当てはめることにも問題がありそうです．
- これも陰性 T 波のときと同じですね．普段の生活での自覚症状とか冠危険因子を踏まえずに

19. T波の向きと高さ ―アッサリつき合う方が良い！？―

心電図だけでどうこう議論しても始まらないわけですね．

まさにそれが私の言いたいことです．当然ながら「平低T波の原因」などというリストを躍起になって覚える必要なんて皆無ですし，次のようなスタンスで良いかと思いますよ．ここでも気軽に考えましょう．

> **Point!** 付随所見や自覚症状もない人の平低T波は基本的に精査不要

これでスクリーニング編でのT波チェックを終わりましょう．アッサリしたつき合い方の感覚を感じてくれれば嬉しいです．さぁ，残すところあと1回ですね．がんばりましょう．

第19章のまとめ

T波の向きと高さ —アッサリつき合う方が良い！？—

❖ T波の向き：陽性，陰性，二相性（プラス・マイナス型が多い）の3種類．

❖ 正常なT波の極性：「aV_R誘導以外すべて陽性」が基本だが，洞調律の陽性P波の条件も参考になる．
　（I，II，aV_F，V_4〜V_6誘導のT波だけは絶対に陽性な必要があり，それ以外は臨機応変で）

❖ 単独で認められる陰性T波には病的意義なしと考える（複数あることが重要）．

❖ 陰性T波を生じる病態：他の心電図所見と総合して考えるべき．
　1）冠動脈疾患（心筋梗塞，狭心症など）
　2）左室肥大
　3）その他

❖ 高すぎるT波を診断しようとすることはあきらめる（高カリウム血症，急性心筋梗塞など）．

❖ 平低T波の診断には前提条件が重要
　1）I，II，aV_F，V_4〜V_6誘導で複数（2つ以上）あるときに診断する価値あり．
　2）QRS波高が10 mm以上ない誘導では診断しない．
　3）病的意義は基本的には少ない（付随所見，自覚症状ともに欠く症例では精査不要と考える）．

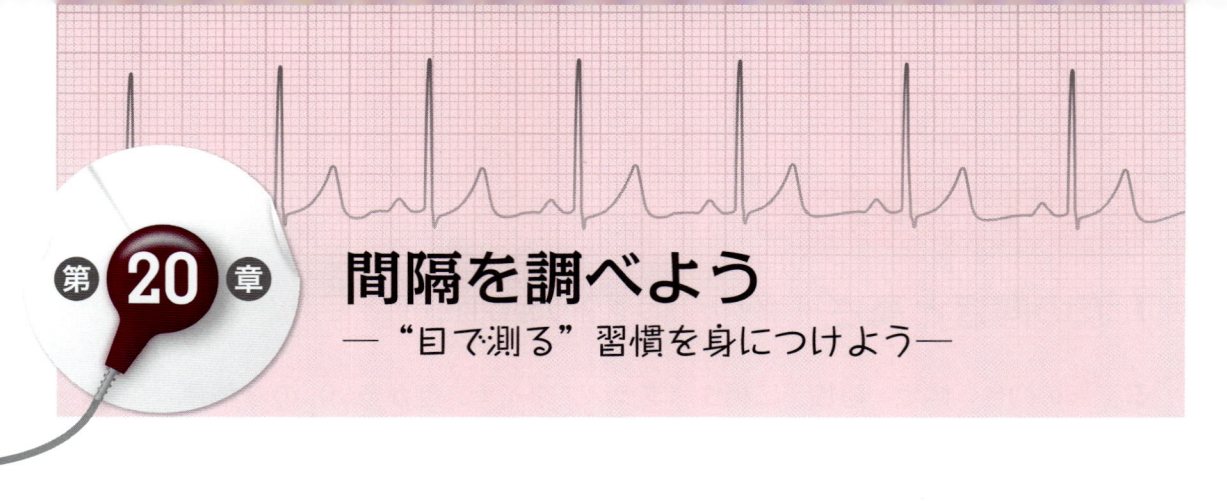

第20章 間隔を調べよう
―"目で測る"習慣を身につけよう―

【筆者注】欧米の代表的な成書やガイドラインにおける表記に習い，本章では「PR間隔」という表現を主に採用しました．一部で「PQ間隔」と表記されているものも同一と考えて下さい．

何を測るのか

👨 スクリーニング編として，R(R)EAL Q(Q)ueSTT in ECG をキャッチフレーズに心電図を順番にチェックしていく方法を学んできましたが，いよいよ最終段階の in のプロセスについて扱いましょう．今回が『基礎編』としてはラストの項目になりますよ．

👦 in って interval のことでした．何とか時間と呼ばれるものですよね．心電図は横軸が時間を表すのでしたから，横の目盛りを数えていくのですね．

👨 ここで扱うのは，図 20-1 に示した PR 間隔と QT 間隔と一般的には呼ばれている 2 つの時間についてです．教科書などによっては「PR 時間」や「QT 時間」と表記してあるものもあるかと思いますが，同じものと考えて下さい．

👦 「間隔」でも「時間」でもいいんですね．

👨 ここではなるべく「間隔」という表現で統一していこうと思います．具体的な話に入る前に，心電図用紙の横軸のスケールをもう一度復習しておいて下さいね．1 目盛りは 0.04 秒，1 マスは 5 目盛りで 0.2 秒になるのでした．

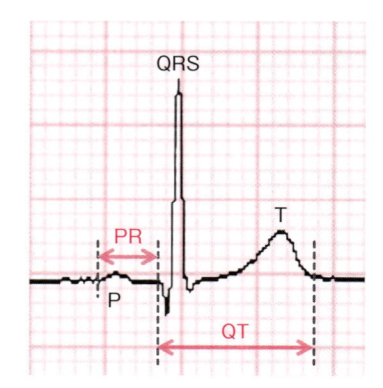

図 20-1 PR 間隔と QT 間隔
PR（Q）間隔：「P 波のはじまり」から「QRS 波のはじまり」（Q 波または R 波）までを測定する．QT 間隔：「QRS 波のはじまり」から「T 波のおわり」までを測定する．

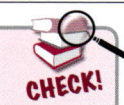

> **心電図のヨコの目盛り**
> 1目盛り＝0.04秒＝40 ms（ミリ秒）
> 1マス＝5目盛り＝0.2秒

どこを測るべき？

👨‍🎓 in のチェックで計測すべき間隔の1つ目は **PR間隔**（PR interval）と呼ばれる時間です．これは「房室伝導時間」とも呼ばれ，主に電気シグナルが**房室結節**を通過する時間を意味するのでした（☞イントロ編『3章　刺激伝導系のはなし』参照）．時間の測り方もいたってシンプルです．

> **Point!**
> **PR間隔**は「P波のはじまり」から「QRS波のはじまり」までを測定せよ

👨‍🎓 QRS波はどこの誘導でもだいたいわかりそうなので，PR間隔はP波がはっきりと認識できる誘導で測定すれば良さそうですね．

👨‍🎓 そうですね．どれか1つの誘導で測れば良いと思います．

👨‍🎓 ところで，P波がどこにも見当たらない場合にはどうしましょう？　たしかそういう不整脈がいくつかありましたよね．

👨‍🎓 良い点を指摘してくれましたね．P波が消えてしまう状況として多いのは**心房細動**などの不整脈で，その場合にはPR間隔が測りたくでもできません．

👨‍🎓 心房細動はALで心電図波形の配列の異常を調べた時に登場しましたね．R-R間隔がイレギュラーでP波がないのが特徴でしたよね（☞スクリーニング編『14章　配列のチェック②』参照）．

👨‍🎓 もう1つ，PR間隔は普通どの心拍でも一定なはずですが，これが変動するような場合には測定しなくてOKです．

👨‍🎓 PR間隔がいろいろ変化する場合はムシなんですね．結局，**P波がしっかりあってPR間隔が一定のときだけ測るべき**と考えればいいってことですね．

👨‍🎓 ええ．PR間隔が変動するということはP波とQRS波との距離が一定でないことを意味しますので，すでに配列チェック（AL）の段階で異常があることになりますよね．具体例を示しましょう．たとえば**図20-2**のような場合です．P波にはあらかじめ印をつけておきました．

👨‍🎓 コンスタントにP波はあるようですが，QRS波はまばらな印象です．P波とQRS波との間隔を左から順に見ていくと，X，Y，Zと記した3つのPR間隔は一致しないので，一定ではない

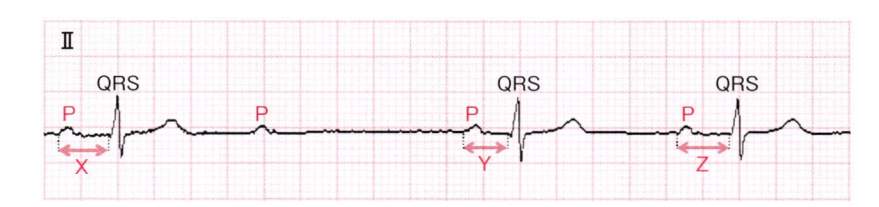

図20-2　PR間隔が変動する場合

20. 間隔を調べよう ―"目で測る"習慣を身につけよう―

👨 です．

👦 ですから，この段階でPR間隔の測定はしなくてOKです．

👦 それ以前にR-R間隔もイレギュラーですし，左から2個目のP波の次にはQRS波が続かずP→P→QRSとなっていて，配列の観点でも何かの不整脈がありそうです．

👨 ご明察．これは房室ブロックと呼ばれる不整脈の患者さんの心電図で，こういう場合には単純にPR間隔を計測することに意味がなくなってしまいます．

👦 了解しました．「できない」あるいは「しちゃダメ」の2つ条件に該当しないときにPR間隔を測るようにしろと．ちなみに正常値はどんな感じでしょうか？

👨 これは覚えてもらうしかありませんが，PR間隔の正常値は **0.12～0.20秒** です．もっと親しみやすく言いますと，**3～5目盛り** となりますかね．

> **Point!**
> P波が"安全地帯"（T-QRSライン上でQRS波の手前）の定位置にあって，全心拍で一定の場合のみPR間隔を測定すべし．
> PR間隔の正常値　0.12～0.20秒〔120～200 ms（ミリ秒）〕

　後はカンタンで，皆さんが測ってくれたPR間隔が3目盛り（0.12秒）より短ければ **PR短縮**，逆に5目盛り（0.20秒）より長ければ **PR延長** と診断するだけです．

PRかPQか？

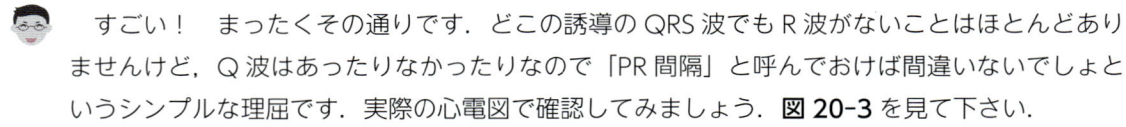

👨 教科書によっては，今注目している部分を「PQ間隔」と表記している場合があるかと思います．これも基本的に同じものと考えて下さい．私は「PR間隔」という言葉で統一しようと思ってます．

👦 PRとPQとで何が違うんです？　……ひょっとして，「QRS波のはじまり」がR波かQ波かということですか？

👨 すごい！　まったくその通りです．どこの誘導のQRS波でもR波がないことはほとんどありませんけど，Q波はあったりなかったりなので「PR間隔」と呼んでおけば間違いないでしょというシンプルな理屈です．実際の心電図で確認してみましょう．図20-3を見て下さい．

👦 要はQRS波形がどんな構成かで決まるわけですね．

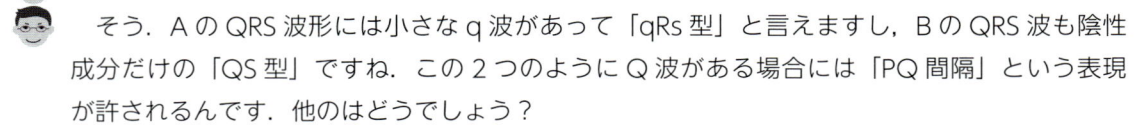

👨 そう．AのQRS波形には小さなq波があって「qRs型」と言えますし，BのQRS波も陰性成分だけの「QS型」ですね．この2つのようにQ波がある場合には「PQ間隔」という表現が許されるんです．他のはどうでしょう？

👦 CはV₁，V₂誘導なんかに多い「rS型」QRS波ですね．だいぶ見慣れてきました．DのQRS波も「RS型」ですから，この2つの場合の房室伝導時間は「PR間隔」と言うべきですね．

👨 これでルールはわかりましたね．ちなみに，ここで示した4つの波形はいずれも1人から記録されたものです．誘導ごとに同じ時間に違うネーミングするのも変な感じですので，ひとまとめにして「PR間隔」と言ってしまえば誰も文句はないというお話でした．

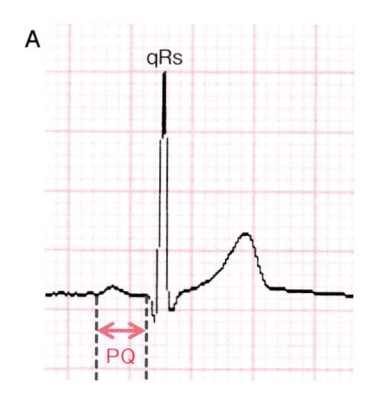

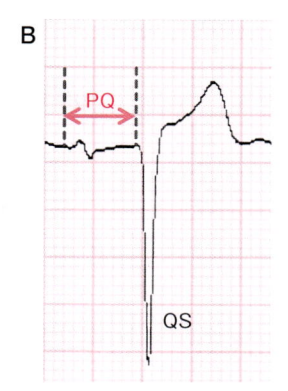

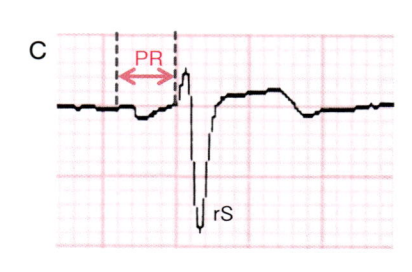

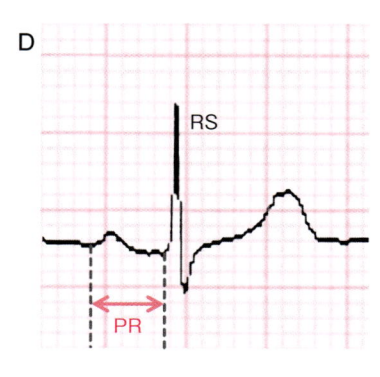

図 20-3　PR？　それとも PQ？

PR 短縮はなぜ起きる？

　PR 間隔が測れるようになったら，次はその異常の話をしましょう．まずは 3 目盛り未満となる **PR 短縮** からです．いきなり質問ですが，PR 間隔が正常よりも短いということは何を意味するでしょうか？　PR 間隔が意味することを踏まえて考えてみて下さい．

　えー，PR 間隔はボウシツデンドウ時間で，ほとんどが房室結節で消費されるのでしたから，PR 短縮ということは房室結節を通過する電気のスピードが正常よりも速くなるということですか？

　スジは悪くなさそうですね．ごくまれにそういうケースもあるんですけど，何のための正常値かと言えば，普通は「電気シグナルがどんなに頑張っても房室結節を通るのには最低でも 0.12 秒はかかる」からなんです．

　そうですよね．うーん，それ以外はちょっとわかんないです．

　正解は **心房と心室をつなぐ別の電気の通り道があって，その導線の性能が房室結節よりも良いから** と考えて欲しいんです．これは少しトンチ的ですが．

　ズルイー．反則ですよ，それ．でも以前聞いたような……．普通の人は心房と心室の間って房室結節以外は絶縁というか，電気を通さない壁で仕切られてるんでしたけど，生まれつき余計な

20. 間隔を調べよう —"目で測る"習慣を身につけよう—

　　導線を持っている人がいるって…….
　　良く覚えてましたね．**副伝導路**（accessory pathway）というのでしたね．この特殊な導線を持っている人たちは **WPW 症候群**と言って，不定期の頻脈による動悸発作に悩まされる人がいるんでした（☞課外授業 1『副伝導路と WPW 症候群』参照）．
　　あっそうそう．ダブルピーダブリューって，それぞれ 1 文字ずつが 3 人の大先生の頭文字だったような．ここで登場しましたか．

WPW 症候群と発作性上室性頻拍

　　WPW 症候群と呼ばれる人たちでは，洞結節から出た電気シグナルが房室結節をジンワリ伝わっている間に，副伝導路からヒョイっと電気が漏れ出してしまいます．
　　心房と心室の収縮タイミングをずらすため，房室結節ではあえて電気の流れをゆっくりにするのでした（☞イントロ編『3 章　刺激伝導系のはなし』参照）．だから，フクデンドウロがあると普通の人より一足先に心室へ電気が到達してしまって PR 間隔が短くなるってわけですね．
　　さらに WPW 症候群では，PR 間隔の短縮だけでなく，図 20-4 のような**デルタ波**（delta-wave）と呼ばれる独特な波形が出現するんです．
　　アレレ……P 波の"お尻"と QRS 波の"頭"とがつながっちゃって，普段はフラットな部分がなくなっていますね．
　　QRS 波の立ち上がりは正常なら非常にシャープになるのですが，この心電図では，最初がなだらかに始まって途中から急峻に上昇していく"2 段構造"に見えますよね（図中↓）．このガクガクッの前半部分をデルタ波と言うわけです．
　　ところで，何で"デルタ"って言うんですか？　"三角形"みたいな意味ですよね，たしか．
　　図 20-4 でデルタ波の部分だけ抜き出して眺めてもらうと，なんとなく三角形っぽく見えてきませんか？
　　あー，たしかに，たしかに．形が"三角形"なので文字通りデルタ波ですか．わかりました．
　　心電図でデルタ波があるということは副伝導路の存在を暗示しているわけで，健診などで発見

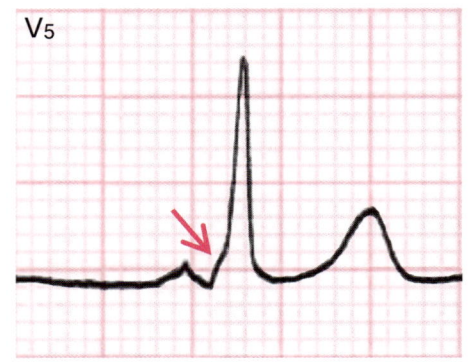

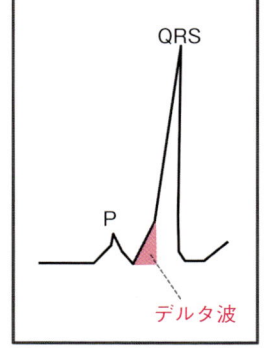

図 20-4　WPW 症候群で見られるデルタ波

されるWPW症候群の大半はこれがキッカケです．WPW症候群の心電図では，この**デルタ波のためにQRS幅が正常より広く見える**ことも大事な特徴ですからね．

🙂 では，PR間隔が短くてデルタ波がありそうで，かつワイドなQRS波ならWPW症候群を疑えということですね．

🙂 そうです．もう診断は大丈夫そうですね．ところで副伝導路というか，心電図でデルタ波が存在するだけでは患者さんには痛くも痒くもありません．WPW症候群で臨床的に問題になる点は，時々ものすごい**頻脈発作**を起こすという事実なんです．

🙂 先ほど言ってた動悸発作ってヤツですね．なんかこう，発作が起きる前ぶれとかないもんですか？

🙂 それが「ない」のが特徴です．不定期に突然やってくる竜巻みたいなイメージですかね．正式な名称は**発作性上室性頻拍**（paroxysmal supraventricular tachycardia）と言う不整脈なんですけど．

🙂 それ聞いたことあります．ピーエスブイティー（PSVT）って言うんですよね．

🙂 そうです．患者さんによっては，頻脈発作がいつ来るのか不安でノイローゼのようになってしまう人もいるんです．WPW症候群が"不整脈病"の1つと言われる理由が理解できたと思います．

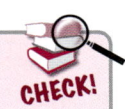

> **WPW症候群**
> 1) **PR短縮**（＜0.12秒）
> 2) **デルタ波**あり（QRS幅が広く見える）
> 3) **発作性上室性頻拍**による動悸発作を合併することあり

では，実際のWPW症候群の患者さんの心電図を見てみましょう（図20-5）．

細かいことは知らなくていいですが，WPW症候群では副伝導路がどこにあるかなどでデルタ波の見え方や分布は様々なんですが，**V_5またはV_6誘導でデルタ波の有無を確認するのがわかりやすい**ことは知っておくと良いですよ．

🙂 へぇー，そうなんですか．この例でもV_5誘導デルタ波がわかりやすいです．しかもそのせいでQRS幅もめっちゃワイドに見えますね．

🙂 V_5誘導以外にもII，III，aV_F誘導なんかでデルタ波がバッチリ確認できて，もちろんPR間隔もII誘導で測ってみると2目盛り半くらいですから短縮していますね．これは"ザ・WPW"とも言うべき非常に典型的な心電図でした．

🙂 すべてのWPW症候群が，これくらいわかりやすいパターンなら良いのにって思いますけど……．

🙂 残念ながら一部では非常にわかりにくいときもあります．また，PR短縮を呈する例のすべてがWPW症候群であってくれればいいのですが，これもそうじゃないんです．少し難しい話なのですが，ちょっとだけ課外授業として述べてみたので参考にして下さい（☞課外授業17『PR短縮のみならどうする？』参照）．

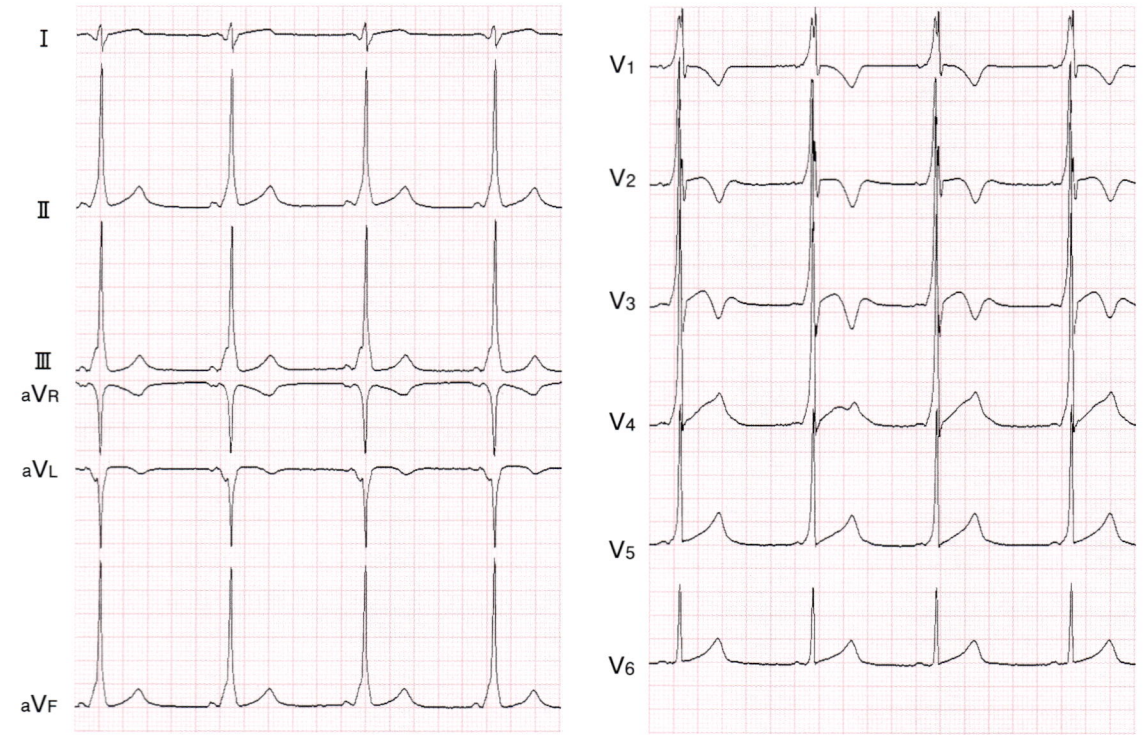

20. 間隔を調べよう ― "目で測る"習慣を身につけよう ―

図 20-5　WPW 症候群
II, III, aV_F, V_1～V_6 誘導では，デルタ波が典型的な形状で確認できる．

PR 延長は単純

　　PR 短縮の代表例として WPW 症候群を扱いましたが，今度は逆に PR 間隔が 5 目盛り以上と長い場合を考えます．

　　今度は **PR 延長**の方ですね．これは房室結節のところで電気の流れがますますゆっくりになった状態と考えれば良いでしょうか？

　　その考えで基本は OK です．PR 延長には **1 度房室ブロック**という別名がついていますが，これは心"房"と心"室"との間で電気の流れが軽く邪魔されることを意味しています．

　　うーん．でも先生，ブロックというと，僕的には電気の流れがそこで途絶える感じがして，ゆっくりでも通過はできちゃうというイメージに合わないのですが．

　　鋭い指摘ですね．実は「房室ブロック」という徐脈性不整脈には頭に「1 度」，「2 度」，「3 度」という枕詞がつくんです．数字が大きくなるほど重症だと思ってもらっていいんですけど．

　　では，1 度房室ブロックは最軽症だってわけですね．

　　そう．そして，房室ブロックの分類のうち，唯一「1 度」だけ心房からの電気の流れが邪魔はされても遮断されずに心室へ伝達されるんです．

　　でも邪魔はされるので，正常よりも時間のロスが生じるというわけですか．

🧑‍⚕️ その通りです．「1度」以外のすべての房室ブロックでは，心室への電気伝導が一定以上遮断されて，QRS 波が欠けてしまうという現象が起こるんですよ．

🧑 それはイメージ通りです．まだ心電図がどんなになるか想像できないですけど．

🧑‍⚕️ まぁ，詳しくは不整脈を勉強するときに学べば良いですよ．1度房室ブロックだけは，QRS 波の脱落を伴わずに PR 間隔だけで診断できるため，ここで取り上げました．

🧑 1度房室ブロックの病態としては，房室結節がごく軽度いたんで電気の通りがやや悪くなった状態と考えれば良いですか？

🧑‍⚕️ そうですね．臨床的には心電図で 1 度房室ブロックと診断されても，何か特別な治療を要するということはなく，普通は**経過観察のみで OK** ということが大事です．

🧑 では，**1度房室ブロックには大きな病的意義はない**と考えて良さそうですね．

🧑‍⚕️ ええ．しかも，PR 間隔の上限値である 0.2 秒をちょっとでも超えたら 1 度房室ブロックと騒ぎ立てるのではなく，"もう一声"ない場合には単に PR 延長とだけ記載すれば良いと思います．

🧑 "もう一声"ってどれくらいですか？ 曖昧(あいまい)は僕イヤなんですよね．

🧑‍⚕️ もちろん決まりなんてなくて，いろいろな目安が示されてますけれど，私は個人的には PR 間隔が **6 目盛り**，すなわち **0.24 秒**以上あるとわかった場合に「1度房室ブロック」という診断名を使うようにしています．

🧑 PR 間隔の正常上限が 5 目盛りでしたので，そこから +1 目盛りですね．僕も同じ目安にしておきたいと思います．

🧑‍⚕️ 例えば**図 20-6** くらいだと，PR 延長と 1 度房室ブロックの境界くらいなんでしょうね．

🧑 II 誘導だと PR 間隔がちょうど 6 目盛りくらいですからね．PR 延長は確実でしょうが，1 度房室ブロックとまで言うかは微妙なところですね．

🧑‍⚕️ 正直言うと"どっちでもよし"な感じです．あまり本質的なことではないので．では，**例 20-7** の PR 間隔はどうでしょうか？

🧑 おー，これは長いですね．"安全地帯"にある P 波が QRS 波よりも T 波に近い方にありますから．P 波のわかりやすい V_2 誘導で PR 間隔を測ると 9 目盛り半くらいありますから，0.38 秒（380 ms）となります．ここまで長ければ，1度房室ブロックと言ってもバチは当たらなそうですね．

🧑‍⚕️ これなら誰もが 1 度房室ブロックと診断すべきと考えるでしょうね．ここまで PR 間隔が長いと多少不安にはなりますが，一応これでも"気にしない作戦"をとりましょう．最後に PR 延長についてまとめておきます．

PR 延長の扱い方 CHECK!

5 目盛りを超えた場合は **PR 延長**として指摘すべき

PR 間隔が明らかに長い（例：**6 目盛り以上**）場合にのみ **1 度房室ブロック**と診断

1 度房室ブロックは病的意義には乏しい

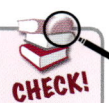

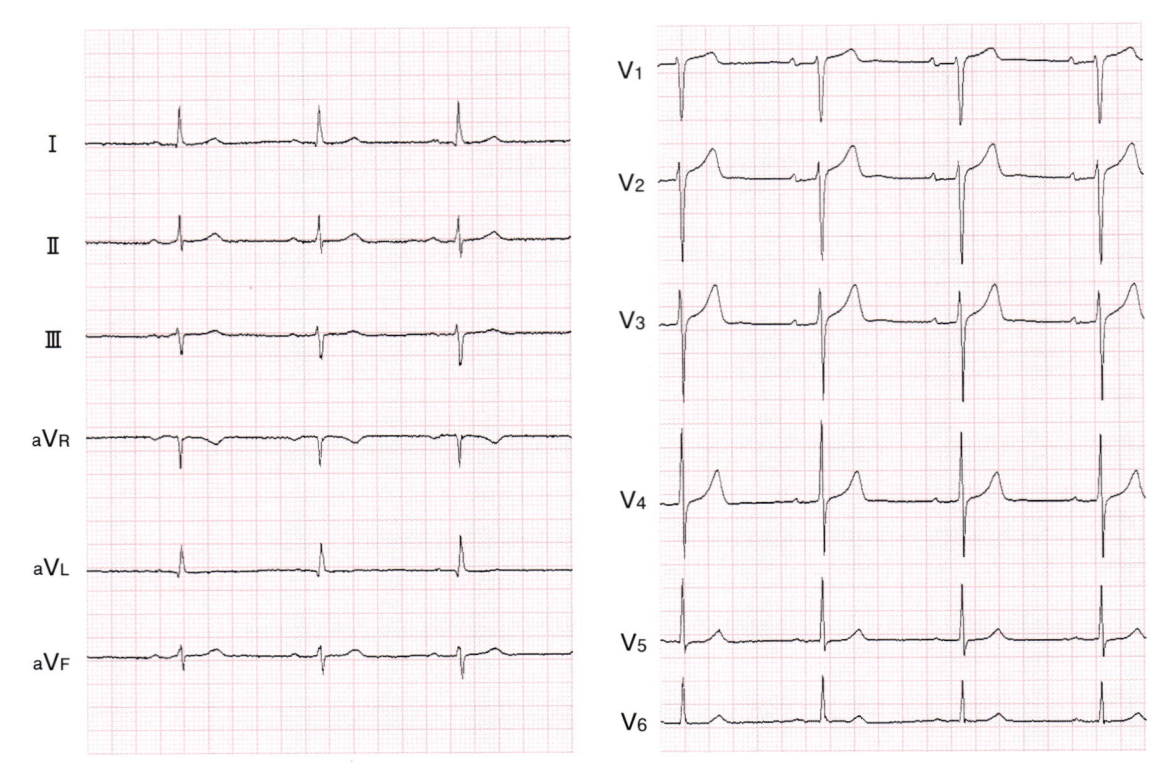

20. 間隔を調べよう ―"目で測る"習慣を身につけよう―

図 20-6 PR 延長（0.24 秒）

QT 間隔とはどこぞや

　PR 間隔については終わりにして，in としてチェックして欲しいもう 1 つが **QT 間隔**（QT interval）です．

　キューティーですよね．名前はかわいいのになんだかニガテ意識が……．

　ハハハ．まず QT 間隔としてどこの時間を測るのかという約束から．

> **Point!**
> **QT 間隔は「QRS 波のはじまり」から「T 波のおわり」までを測定せよ**

　「PR 間隔」測定の類推から，たまに間違って T 波の"はじまり"までが QT 間隔だと思ってる人がいますが，これはマチガイです．

　QRS 波の"頭"から T 波の"お尻"というかシッポまでですね．ちなみに QT 間隔の方は，PR 間隔と同じ考えで"RT 間隔"って呼ばなくていいんですか？

　うーん，なかなか鋭い．房室伝導時間の場合，注目している誘導の QRS 波に Q 波成分があるかないかで「PQ 間隔」ないし「PR 間隔」と呼んでもいいわけでしたが，「QT 間隔」は QRS 波のカタチによらず，いつも"QT"なんです．

　じゃあ"RT 間隔"って表現はしなくて，常に「QT 間隔」と言えと．測定しようとする誘導

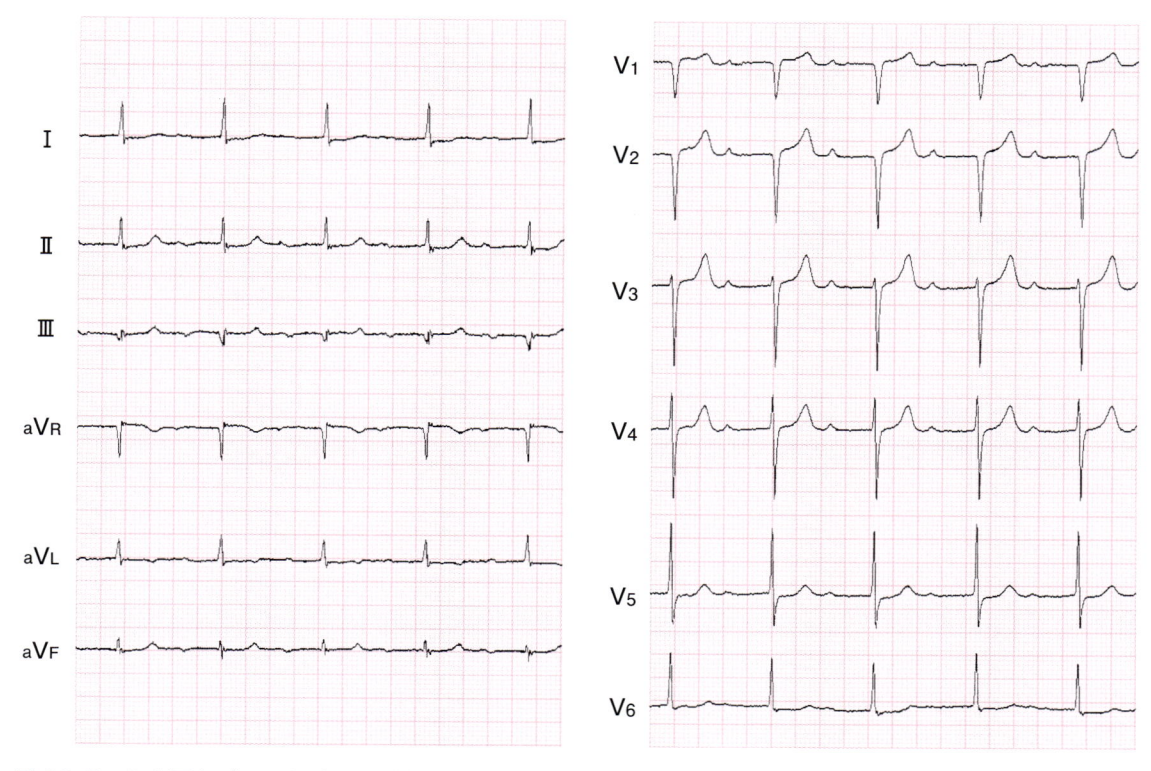

図 20-7　1 度房室ブロック（0.38 秒）

😐　で Q 波があろうとなかろうとですね．

😀　ええ．ですから，QRS 波が R 波から始まっている場合には，「R 波のはじまり」から「T 波のおわり」までを計測して下さい．

😐　あっそうか！　気付いちゃったんですけど，「QT 間隔」の Q は Q 波というよりは **Q**RS 波に由来するって考えればいいのですね．

😀　それグレイト！　いいですね．私もそのように覚えなおします．

本音を言うと

😀　物の本には，QT 延長は致死的な心室性不整脈を生じる可能性があるので非常に重要とかって書いてあります．これはトルサード・ド・ポアンツ（torsade de pointes）という舌をかまずには言えないような危険な不整脈（心室細動）を指していると思われます．

😮　文字通り"外国語"です，僕には．QT 間隔が延びると生死に関わるのですね．

😀　病名としては **QT 延長症候群**というのですが，その原因は遺伝性のものとそうでないものがあります．

😐　QT 間隔が延びる原因が生まれつきか後天的かってことですね．

😀　生まれつきの場合はいわゆる遺伝子病ですし，後天的な QT 延長を生じる原因としては**薬剤**

20. 間隔を調べよう —"目で測る"習慣を身につけよう—

とか電解質異常が代表的とされます．

また原因疾患リストですか？　そ，それを逐一覚えろと……．なんか，難しくて頭が爆発しそうだぁー．

ザ・凡人の典型な私も実はまったく同感です．実際，多くの教科書では何ページも割いてQT間隔の計測法や計算のしかたなどを説明し，QT延長症候群の病型ごとの特徴や治療法，原因となる薬剤リストなどが掲載されています．実際に手元に心電図の本があれば確認してみて下さい．

QT間隔がウンヌンって普段の現場ではそんなに話題に上らないのに，本当に万人が知っておかなければいけないのでしょうか？

まさにその通り．最近では遺伝子解析技術が進歩して，先天性の原因を中心にQT間隔異常が正確に診断できるため，一部の専門家の間でQT延長症候群はホットな話題なんですよ．ただ，個人的な意見ですけれども，普通の人が見て興味が湧く内容とは到底思えません．

ましてや僕のように，心電図の勉強を始めたばかりのピープルが，そんなのを理解しようとすれば不安の種の1つになるのはほぼ確実ですね．あー，ここに来て心電図がキライになりそうー．イヤだイヤだなぁ，もう．

正直なことを言わせてもらえば……私もウンザリな感じです．今までに受けたいくつかの資格試験の前には常に"一夜漬け"して，翌日にはすっかり忘れるというパターンの繰り返しです．

「病気の機序がわかった＝臨床的に重要＝全員知っておくべき」ではないですし．

もちろん学術的意義を否定するわけではないですが，臨床現場で問題にすべきQT間隔異常の心電図に遭遇する頻度はきわめて少ないのです．

あまり深入りし過ぎても，重箱のスミ的知識になっちゃいますしね．

だから，皆さんに心電図の読み方を伝えるにあたっていろいろ考え上げた結果，主なターゲットとしている若手医師や非循環器専門医がOJT（on-the-job training）をする上では **QT間隔の詳細な知識は不要** じゃないかという結論になったんです．ちょっと大胆かな？

QT間隔がやっかいな理由

私がQT間隔をあまり真剣に考えなくて良いと考える理由にはいくつかあります．何かしらの対処を要する異常の頻度が少ないこと以外に，そもそもテクニカルな面があげられます．

> **QT間隔が難しい技術的側面**
> 1) そもそも正しく認識・計測できない
> 2) 注目する誘導ごとにばらつきがある
> 3) 心拍数に応じた修正計算がえらく煩雑で難しい

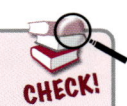

まず1つ目についてですが，「QRS波のはじまり」はまだしも，「T波のおわり」がどこかは実は非常に難しい問題で，とかく主観的になりがちです．教科書には **図20-8** に図で示してみましたが「T波の後半の"下り坂"（正式には下行脚）で最も傾きが急な地点で引いた接線が基線

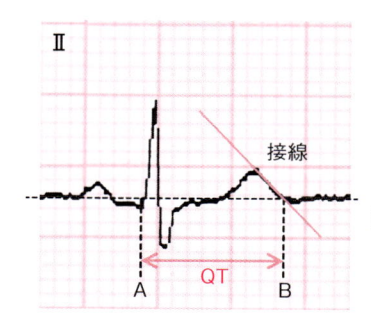

図 20-8　本当に正確にできますか？
QT 間隔の計測法．A：「QRS 波のはじまり」，B：T 波の下行脚で最も傾きが急な地点で接線を引き，基線との交点を「T 波のおわり」とする．そもそも人の手で正確にできる作業ではない？

と交わる点」だとされますが……できます？

いや．僕，キカイじゃないんで，こんな正確性のいりそうな作業はムリです．それに接線なんて言葉，久しぶりに聞きましたけど，「数学かよっ！」ってツッコミたくなってしまいます．

そうですね．実際，コンピュータを使った QT 間隔の自動計測プログラムが熱心に研究・開発されていますからね．

もはや人間ワザじゃないんですね，QT 間隔の計測は．

2 つ目として，**どの誘導で測るかによって QT 間隔の値にバラツキが出てしまう**という問題もあるんです．たとえば，胸部誘導を横に少し引き伸ばした**図 20-9** を見て下さい．

たしかに「T 波のおわり」がどこって難しそうですね．

異論もあるかと思いますが，左側の心拍で「T 波のおわり」かなと思われる部分に線を引いてみました．個人的には V₁ 誘導の T 波が一番早く終わっているような気がするので，右側の心拍で V₁ 誘導の「T 波のおわり」が他の誘導のどこに相当するかを赤点線で示しました．どうですか？

V₁ 誘導の T 波は終わっていても，その他の誘導ではまだ"下り坂"の途中に見えますね．「QRS 波のはじめ」はだいたい同じくらいの地点に見えますので，誘導ごとに QT 間隔が異なるという点もナットクです．

最近は廃れつつありますが，かつてはこうして生じる QT 間隔の最大値と最小値との差が注目された時期もありました．「QT dispersion」（QT 間隔のばらつき）というんですけれど．

ディスパージョン？　ムムムッもうついていけない……．

今の私たちには無関係ですので忘れて結構です．同一人物でも，測定する誘導によって異なった QT 計測値になりうることを説明したかっただけですので．

良かった……．それだけはわかったので．

さて，QT 間隔の計測が難しい 3 つ目の理由は，**心拍数（R-R 間隔）によって変化する**という点と関連しています．

じゃあ，ちょっと動いただけで変わっちゃいますね，QT 間隔も．

そう．R-R 間隔と連動して動くんです．R-R 間隔が短くなって心拍数が速くなれば QT 間隔も短くなるし，遅くなれば QT 間隔も長くなるのが正常です．だから，**心拍数の影響を除くための補正**をしない QT 間隔のと長短は議論できないのです．

どこからどこまでを測るのかも一苦労なのに，さらにホセイしろって，もうムチャクチャで

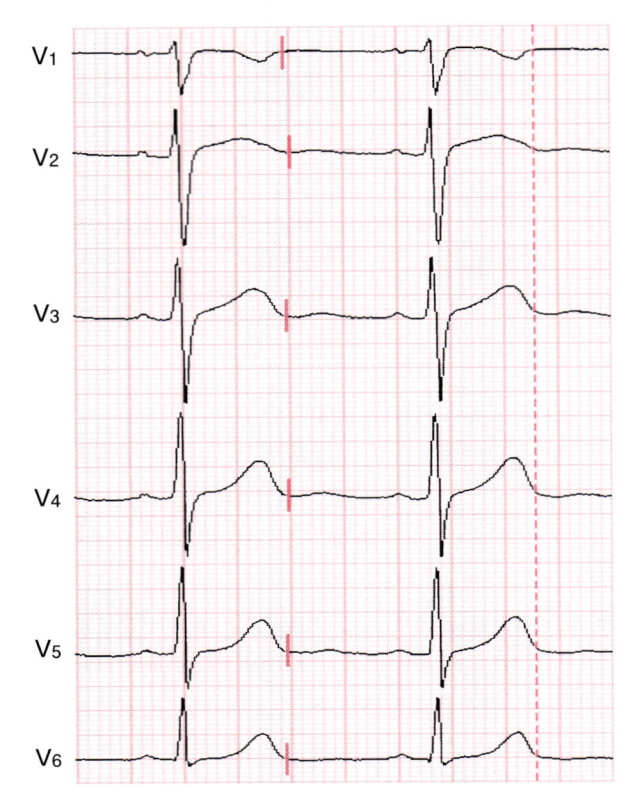

20. 間隔を調べよう　―"目で測る"習慣を身につけよう―

図 20-9　誘導ごとの QT 間隔のばらつき
「T 波のおわり」が胸部誘導それぞれで異なることがわかる．V₁ 誘導での「T 波のおわり」を点線で示す．

すね．

🧑　これは**修正 QT 間隔**（corrected QT interval）といって，心拍数を考慮に入れた補正式がいくつか提唱されています．でも，多くは複雑で当然ながら暗算できる範囲をはるかに超えているためここでは扱いません．

🧑　スクリーニング編のコンセプトはパッと見チェックでしたものね．あまり複雑な計算をしろと言われても……．

🧑　そうですよね．でも，教科書には必ずといってよいほど，1 つや 2 つの計算式が示されています．もちろん覚える必要もないし，律儀に計算しようとするなんて全く現実的ではありません．

🧑　ここまで聞くと，正確な QT 間隔を求めるなんて僕には無理です．っていうか，測る気なくすのが普通じゃないですか？

🧑　そうですね．実際，循環器医も含めて正確に QT 間隔を計測できるのは半分以下だったとする報告があり（☞ Viskin S, et al. Heart Rhythm. 2005; 2: 569），不整脈専門医にでもならないのなら，中途半端に手を出すとヤケドするだけ，それが QT 間隔の真実なのではないでしょうか．

肩の力を抜いて接する

🧑 では，結局のところ QT 間隔のチェックは何もしなくて良いんですか？　先生にしては珍しく否定的な話ばかりでしたが．

👨‍⚕️ そうですよね……．いや，でもやっぱり QT 間隔をまったく無視するまでの勇気は私にはありません．そこで次のように考えてみるのはどうでしょうか？

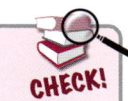

> **QT 間隔への接し方** 🔍CHECK!
> 1) QT 延長だけを相手にする（QT 短縮は無視）
> 2) QT 間隔は実測せずに II 誘導で R-R 間隔との関係を"見る"（正常の心拍数の範囲）
> 3) コンピュータによる自動計測結果があれば利用する

まずは **QT 短縮に関しては無視**しましょう．いくつかの遺伝子異常や血中カルシウム値，ジギタリスなどの薬剤で「QT 短縮」を生じるとされますが，気にしなくて結構です．特に電解質濃度を QT 値をヒントに見つけ出そうとする試みはやめた方が良いでしょう．これに関しては後々述べますが（☞応用編『15 章　T 波から先はまとめて』参照）．

🧑 なるほど，まずは「QT 延長」のみに集中しろと．

👨‍⚕️ そして，次．QT 間隔を全部の誘導で計測していたら時間がいくらあっても足りないので，どこでもいいですが，私は **II 誘導に決めて** QT 間隔は **"目で測る"** ことにしています．**図 20-10** でそれを説明しています．

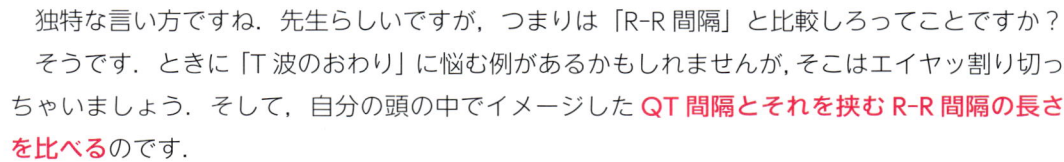

🧑 独特な言い方ですね．先生らしいですが，つまりは「R-R 間隔」と比較しろってことですか？

👨‍⚕️ そうです．ときに「T 波のおわり」に悩む例があるかもしれませんが，そこはエイヤッ割り切っちゃいましょう．そして，自分の頭の中でイメージした **QT 間隔とそれを挟む R-R 間隔の長さを比べる**のです．

🧑 なるほど，これなら "目" だけあればできますね．どうなれば QT 延長なのでしょうか？

👨‍⚕️ 実は次のような素晴らしい経験則が知られています．まさにクリニカル・パール（clinical pearl）だと思います．

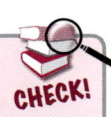

> **"目で測る" QT チェック法** 🔍CHECK!
> **QT 間隔が R-R 間隔の半分以下**ならひとまず「QT 延長」はないと考える

先ほども言ったように，QT 間隔は心拍数の影響を受けるので，極端な徐脈や頻脈ではこの方法ではうまくいかないこともあるのも事実です．でも，心拍数 50〜100/分程度の**通常の心拍数の範囲**であれば，このやり方を信用して良いと思います．

🧑 R-R 間隔の半分以下の QT 間隔なら正常としちゃって，怪しい感じなら次に進むのですね．

👨‍⚕️ そして最後は私なりのズルイやり方は "機械に聞く" という作戦です．QT 間隔はトコトン実測しないのがポイントです．最近の心電計の自動計測プログラムはなかなかの精度のものが多い

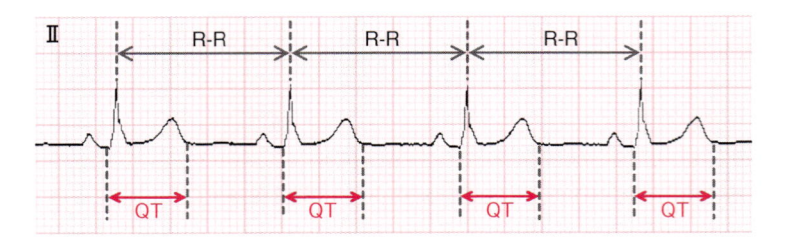

20. 間隔を調べよう —"目で測る"習慣を身につけよう—

図 20-10　QT 延長の簡易チェック法
目で見た QT 間隔が R-R 間隔の半分以上あるかが大切．自分の目で想定した QT 間隔をそれを挟む R-R 間隔と比較する．半分を超える場合に QT 延長を疑う．心拍数 50〜100/分で適用できる原則と考え，極端な徐脈や頻脈の場合は必ずしも正しくないことに注意．

```
心拍数＝     51／分
R-R＝1．160秒
P-R＝0．172秒
QRS＝0．081秒
QT ＝0．533秒
QTc＝0.494/0.507
 軸 ＝     99度
SV1＝0．39mV
RV5＝0．53mV
R＋S＝0．92mV
Check:P-R,R-R?
```

図 20-11　心電計の自動計測結果表示の例

👦 ように思います．1 例を示します（**図 20-11**）．

👦 これが機械が測ってくれた値なんですね．QT 間隔としてはいくつか値が表示されているようですが？

👨 ここでは QT と **QTc** という 2 つの数字が表示されていますが，QTc の方に注目して下さい．これが先ほど述べた **修正 QT 間隔** に相当します．c は **c**orrected（修正された）という意味です．

👦 心拍数の影響を取り除いた補正値が大事でしたね．もう 1 つはナマの QT 間隔ですね．

👨 修正 QT 間隔は，**心拍数 60/分に調整した値** のイメージで考えてもらえれば良いでしょう．R-R 間隔だと 1 秒に当たる心拍数に換算しているんです．

👦 なるほど．ところで，この値がいくつ以上になったら QT 延長と言えるのでしょう？

👨 覚えやすいのは **0.45 秒（450 ms）** で良いと思います．もう 1 つは，標準的な QT 間隔である 0.4 秒（400ms）に 10％ぶん前後に幅を持たせるというもので，**0.4±0.04 秒（400±40 ms）** を用いても良いでしょう．

👦 上限値は 440 ms ないし 450 ms ですね．じゃあ，この例は明らかに QT 延長が疑われますかね．あれっ？……QTc の欄に 2 つの数字が書かれてません？

👨 やはり気付きましたね．これは 2 つの異なる補正式のから求めた QTc 値の結果です．細かいことは気にせず，両者とも 0.5 秒近いので明らかに長いですよね．では，気になる実際の心電図（**図 20-12**）を示しましょう．QT 間隔はどうでしょうか？

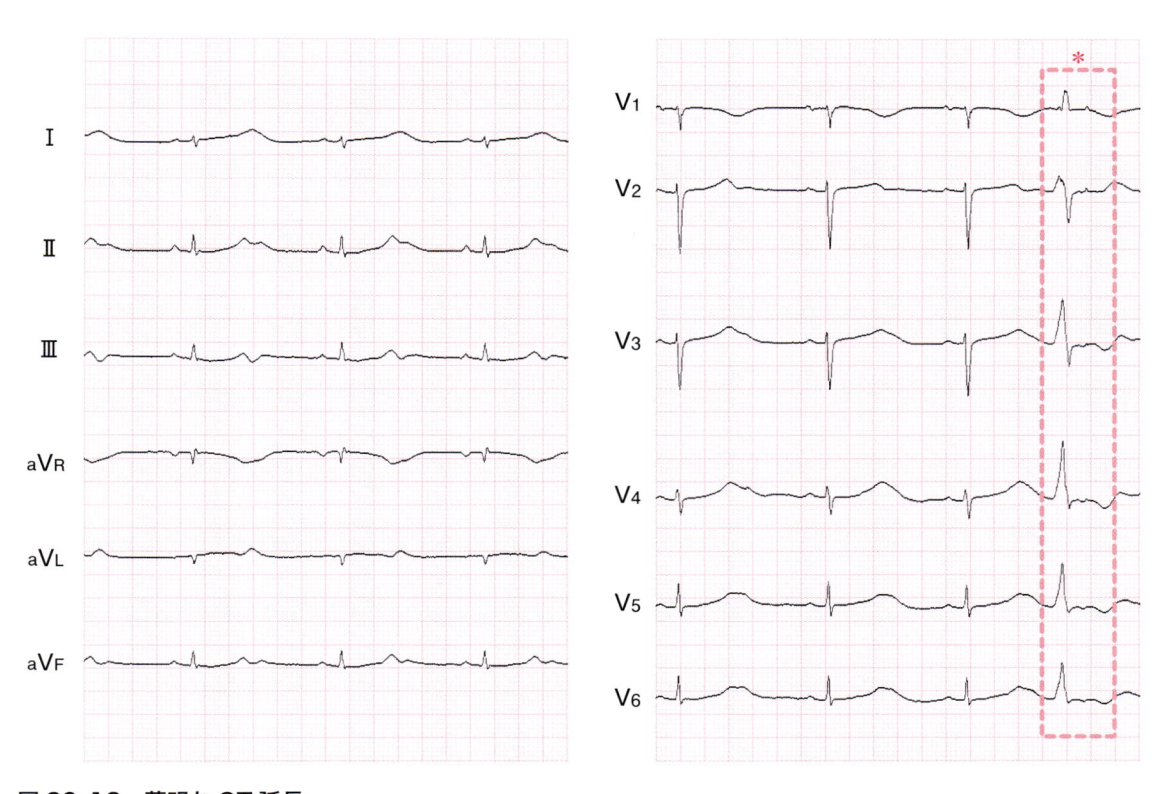

図 20-12　著明な QT 延長
25 歳，女性（家族性 QT 延長症候群）．＊：心室期外収縮．

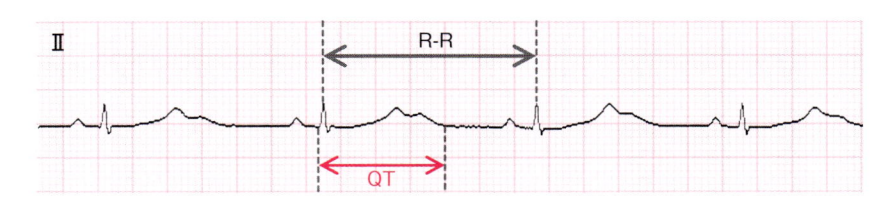

図 20-13　II 誘導だけ抜粋（症例は図 20-12 と同一）

　えーと，II 誘導に注目して先生推薦の"目で測る"スタンスでいくと……．おっと，これはさすがに僕でも気づくくらいのレベルですね．T 波が 2 こぶラクダみたくて，QT 間隔は余裕で R-R 間隔の半分超えしてます．QT 延長の可能性大と見ました．

　II 誘導を抜き出してみると，2 拍目の QT 間隔は 18 目盛りくらいですから，数値としては 720 ms でしょうか（**図 20-13**）．この心電図は胸部誘導の 4 拍目に心室期外収縮（図中＊）が出て R-R 間隔も一定でないため，コンピュータによる計測値とずいぶんギャップがありますが，かなりの QT 延長であることは間違いなさそうです．

　こうなったら教科書で補正値を求める計算式を見ながら，自分で修正 QT 間隔の値を確認し

20. 間隔を調べよう —"目で測る"習慣を身につけよう—

たくなりますね．

　それで良いでしょうね．ちなみにこれは家族性QT延長症候群と呼ばれる家系の25歳の女性の心電図で，さすがに見落とさないで欲しいレベルです．

　了解です．ここまでできたら次はどうすれば良いのでしょうか？

　この時点ではじめて教科書を開いてみるか，近くに循環器専門の先生がいたら，心電図を持って相談に伺うのが良いかもしれませんね．**ギリギリまで自分で計測しない**のがQT間隔との現実的な接し方なんじゃないかと思いますよ．あくまでも私見ですが．

　ここまでわかってくると，もう少し詳しく知りたい気持ちも出てきますが，ここはグッとこらえるのも大事ですね．先生のおかげで，特に苦手意識を抱かずにQT間隔に接していけるような気がします．ありがとうございました！

第20章のまとめ

間隔を調べよう ―"目で測る"習慣を身につけよう―

✥ PR間隔:「P波のはじまり」から「QRS波のはじまり」までの時間
　0.12～0.20秒（120～200ms）が正常
　※心電図の横軸は1目盛り＝0.04秒（40ミリ秒：ms）

✥ PR間隔の大半は電気シグナルが房室結節を通過するのに要する時間と考える（房室伝導時間）．

✥ PR短縮を見たら，WPW症候群をまずは疑う．
　1) PR短縮（0.12秒未満）
　2) デルタ波（QRS波が幅広く見えること多し）
　3) 発作性上室性頻拍の合併．
　※いずれもなければ「PR短縮」と記載するだけにとどめる．

✥ PR間隔が0.20秒以上ならPR延長と診断するが，"＋α"がないと1度房室ブロックとは言わない（6目盛り＝0.24秒以上など）．

✥ 1度房室ブロックは単独では病的意義に乏しい（無症状なら精査不要）．

✥ QT間隔:「QRS波のはじまり」から「T波のおわり」までの時間
　0.40±0.04秒（400±40ms）が正常の目安

✥ QT間隔の正確な計測や心拍数ごとの補正が自分にできるとは思わない方が無難（循環器専門医でも難しい）．

✥ 肩肘はらないQT間隔との接し方
　1) QT延長のみに集中（QT短縮は相手にしない）
　2) QT間隔はⅡ誘導で"目で測る" → R-R間隔の半分以上なら延長の可能性あり（極端な徐脈・頻脈だとNG）
　3) 心電計の自動計測値を積極的に利用する（修正QT間隔：QTc）→ 不整脈例では不正確となるため注意．
　4) いよいよ困ったら循環器専門医に相談する（あるいは教科書を眺める）．

20. 間隔を調べよう ―"目で測る"習慣を身につけよう―

課外授業 ❶ PR 短縮のみならどうする？ アドバンス

デルタ波がない PR 短縮

👨 　PR 間隔が 3 目盛り未満を示す心電図全例に WPW 症候群の象徴とも言える**デルタ波**があればよいのですが，現実はそうではありません．たとえば**図 20-14** を見て下さい．PR 間隔はどうですか？

👩 　えーっと，P 波がはっきりわかる II 誘導で測ると，PR 間隔は 2.5〜3 目盛りくらいなので，0.10〜0.12 秒といったところでしょうか．

👨 　それで大丈夫です．少なくとも 3 目盛り以内の基準は満たしそうですから，これは **PR 短縮**の範疇に入る心電図ですね．でも，ざっと見た感じでははっきりとしたデルタ波もないですし，QRS 幅も広くないようですね？

👦 　はい．先生がデルタ波を見つけやすいと言っていた V_5，V_6 誘導でもそれらしきものは見当たらないです．

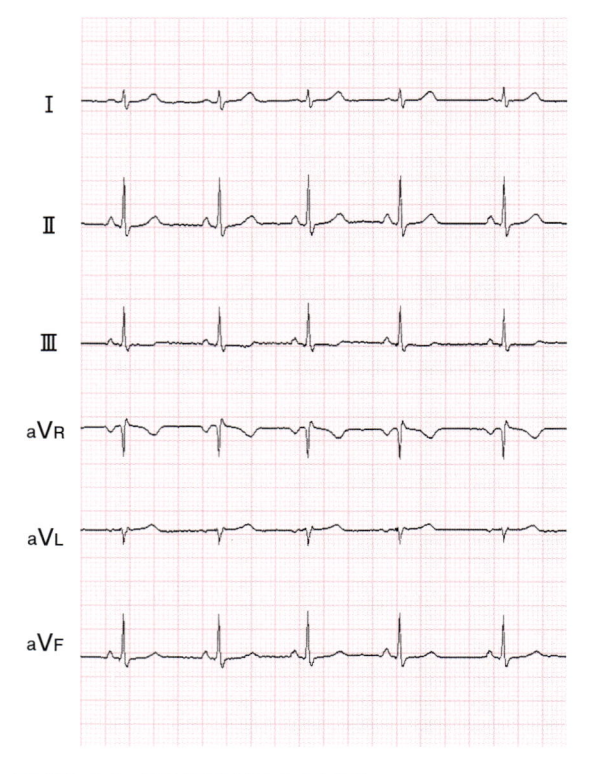

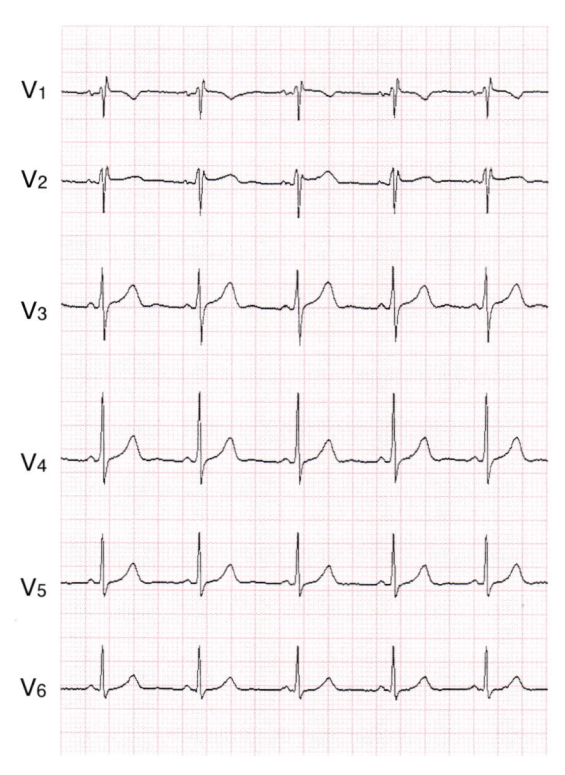

図 20-14　PR 短縮だけの心電図

😐　そうですね．ですから，この心電図に対しては，PR 短縮とだけ診断できれば合格です．ただ，でも V3 や V4 誘導などは若干デルタっぽい QRS 波の立ち上がりをしていると思いませんか？

😐　そう言われるとそんな気も……．PR 短縮だけで WPW 症候群"ではない"と診断するのって案外難しそうですよね．

😐　そうなんです．なかにはホンモノの WPW 症候群でも，非常にデルタ波がわかりづらくて PR 間隔も下限ギリギリというような症例があり，"minimal preexciation" あるいは "minimal" のかわりに "inapparent" という表現が用いられることがあります．

😐　デルタ波の見え方は副伝導路の場所で人それぞれになるのでしたね．名前はなにやら難しげですが，微妙で悩ましい症例がいるってことですね．

😐　preexciation という言葉も聞き慣れないかもしれませんが，実は WPW 症候群は広義には「早期興奮症候群」というグループに属していて，房室結節のみの健常人よりもフライングして心室が興奮・収縮することを表すのが preexciation なんです．

😐　preexciation を日本語でいうと早期興奮になるわけですね．

デルタ波が"ない"ことの証明

😐　ところで，V5，V6 誘導では正常な q 波が見られるって話，覚えてますか？

😐　ええ．中隔性 q 波ですよね．一番に興奮が始まる心室中隔に相当する成分でしたよね（☞スクリーニング編『15 章　QRS 波のチェック①』参照）．しかし，なんでいきなり？

😐　今から説明しましょう．WPW 症候群では，副伝導路があるせいで正常とは心房-心室間の電気伝達の順序が異なってしまい，**V5，V6 誘導に中隔性 q 波が形成されるケースがとても少ない**んです．

😐　心室中隔ではなく，副伝導路がついている部分に接した心室筋の興奮が一番最初になりますからね．でも，心室中隔の近くに副伝導路があったらどうです？

😐　それでも房室結節のみを経由する伝導と全く同じふうにはなりませんよね．また，多くの場合でデルタ波は見やすいです．何が言いたいかと言えば，**V6 誘導に中隔性 q 波が存在するという所見は WPW 症候群"じゃない"と述べる根拠に使える**んです（☞ Bogun F. Am J Cardiol. 1999; 84: 101）．

😄　へぇー．それはすごい！だとすると，**図 20-14** ではホントにちっちゃいけれど，V6 誘導に中隔性 q 波がありそうなので，胸を張って「WPW 症候群ではない」と言えるのですね．

😐　そう．だから，この心電図は "minimal preexcitation" でもなさそうとわかるわけです．

PR 短縮の病的意義

😐　WPW 症候群では動悸発作が問題になるのでしたが，「PR 短縮のみ」の人たち場合は，そのへんどうでしょう？　それによって対処のしかたも違ってきそうですし．

😐　それが最も大事な点ですよね．結論だけ述べますと，**「PQ 短縮のみ」なら問題にしなくて OK**

20. 間隔を調べよう —"目で測る"習慣を身につけよう—

なんです.

- じゃあ,放っておいて良いのですね?

- ええ.ところが,ちょっと前までの教科書では,デルタ波のない PR 短縮のみの集団にも WPW 症候群に似た頻拍発作を合併することがあるとして「LGL 症候群」という名前までついていたんです.

- エルジーエル? ひょっとしてまた 3 人の名前ですか?

- そう.Lown-Ganong-Levine の頭文字なんですって.当初,これらの人たちには WPW 症候群の副伝導路とはちょっと少し毛色の異なる別の導線の存在が想定されてきましたが,最近では流行らない説となっています.

- じゃあ,この名前は忘れます.僕,脳ミソのメモリー少ないんで.でも,なぜ PR 短縮になるのでしょう?

- 前にちょっと話題になりましたが,電気を通常よりも速く通過させる,ある意味では優秀な"スーパー房室結節"を有している人々だとする解釈が主流です.ところが優秀といってもメリットはなく,むしろこの性質がアダとなって「発作性上室性頻拍」を生じるケースがありますね.これは,最初の方で房室結節がらみの頻拍として紹介した「房室結節リエントリー性頻拍」(AVNRT)とほぼ同一のものらしいのです(☞課外授業 2『房室結節の不思議と不整脈』参照).

- では,やはり「PR 短縮のみ」の人にでも動悸発作が起こりうるわけですね.その辺はどうやって嗅ぎ分けたらいいんでしょう?

- 残念ながら無理ですね.だから,デルタ波のない PR 短縮の心電図を見ても,私は素っ気なく「PR 短縮」とのみ述べるだけにしています.もし当人に会える機会があれば,「ドキドキ発作が起きたことありますか?」と一応は問診しておくようにしていますが.

- その返答が NO なら,普通は無罪放免としていいわけですよね.いやー,今回もいろいろ勉強になりました!

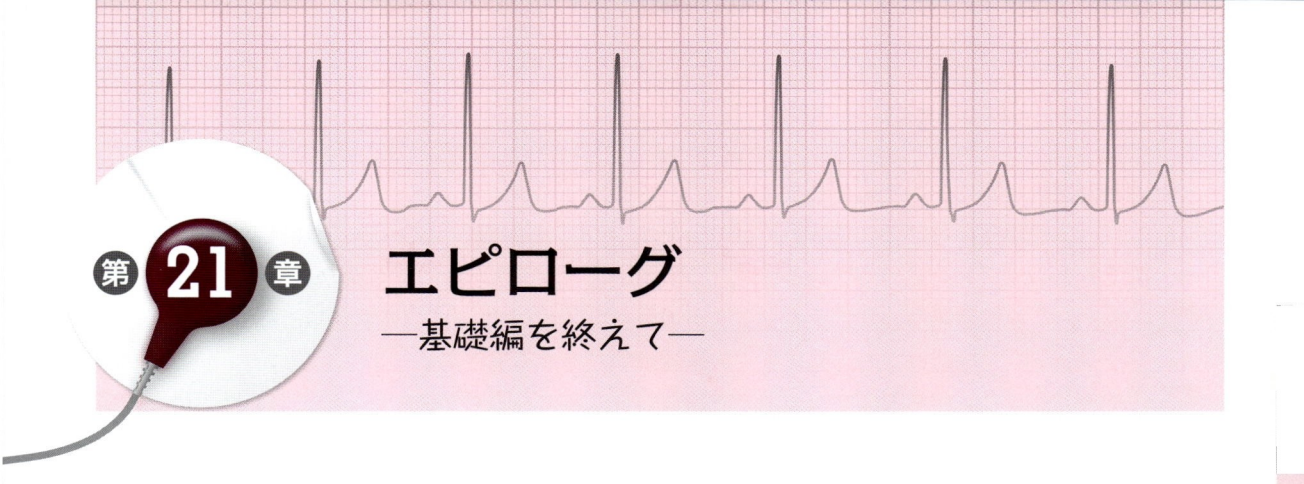

第21章 エピローグ
—基礎編を終えて—

〜夕暮れの医局にてコーヒー片手に〜

👨 だいぶ長くなりましたが，心電図を読む上で最低限必要となる知識や手法についての話はここで一区切りです．いかがだったでしょうか？

🧑 ハイッ！ 僕はほんとのゼロからのスタートでした．でも，先生が丁寧に教えて下さったので，心電図の"冒険の旅"の語呂合わせにも何とかついてこれました．

👨 頑張りましたね．R(R)EAL Q(Q)ueSTT in ECG の ECG 以外を扱いました．これがうまくできれば，自分の見ている心電図がパッと見で「正常かどうか？」という質問には答えられるのではないかと思います．

🧑 "一足飛び"を諦めて，いつも決まった手順で1つずつ丁寧にチェックしていく方法がだいぶ体に馴染んできました．時々ハイレベルなところは落第しかけましたが，ちゃんと復習したので，

```
R-1  心拍数（       ）/分  □頻脈    □徐脈
R-2  □洞調律   □異所性心房調律   □その他（       ）
 E   □正常軸   □左軸偏位   □右軸偏位
     □軸不定   □高度の軸偏位
 AL  配列の異常  □なし    □あり（              ）
     □期外収縮  □心房細動（粗動）
Q-1  異常Q波   □なし    □あり（         ）誘導
Q-2  移行帯（    ）誘導   □R波増高不良   □高電位差
     □低電位差（ 肢誘導・胸部誘導 ）   □心室内伝導障害
ST   □ST低下（      ）誘導  □ST上昇（      ）誘導
 T   □陰性T波（      ）誘導  □平低T波（      ）誘導
in   □PR短縮   □WPW症候群（デルタ波）
     □PR延長（    ）秒   □QT延長［QTc］（    ）ミリ秒
```

図21-1 パッと見スクリーニングのチェック・シート

21. エピローグ ─基礎編を終えて─

　何とか挫折せずについて来られました．

　「これは見て，これは気にしない」といったオン・オフも意識して述べるようにしたつもりです．図 21-1 のリストを見て下さい．

　おー，これは語呂合わせでチェックする項目がリスト・アップされてますね．こうしてみると，スクリーニング編だけでも以外に多くの確認事項があって驚きます．

　そうでしょ？　日常臨床を行う上で支障ないレベルに心電図が読めるようになった人は，内容に若干の個人差はあるにしても，これに近い内容をほぼ一瞬でチェックしています．

　それってスゴイですよね．頭ん中がどうなっちゃってるのか知りたいですよ．

　私が思うに，おそらくそういう人の頭の中には「正常」という名の一種のテンプレートが築かれているんだと思っています．

　なるほど目の前の心電図とテンプレートとの違いだけを瞬時に比較してピピピッと異常な部分だけを述べるみたいな感じでしょうか．

　まさにそうなんです．本当に慣れた人になると，理屈とかじゃなくって，ほとんど本能的にこの比較作業を一瞬でやってしまいます．

　僕にもそんな日がいつか来るのかしら……なんて．無理かな，トホホ．

　いいと思いますよ，それで．私は今言った達人レベルに達している自信はないですが，皆さんの誰もが心電図をわずかな時間で完璧に読みこなす必要などないと思っています．もちろん自分も含めてです．

　先生に丁寧に教えてもらったので，時間をかければ最低限のレベルのチェックは何とかなりそうな気はするんですが……．

　その泥臭さが大事なんです．慣れないうちは，図 21-1 のようなリストに 1 つずつチェック印をつけながら心電図を読んでいけばいいんです．**スピードよりも見逃さないことに重点を置く**とよいでしょう．

　地道な判読練習なくして，上達への道はないですよね．頑張ります！　しばらくは，この所見表を手元に置いておかなきゃ．

　循環器専門医を目指すとかでなければ，チェック項目のすべてを暗記する必要もないかもしれませんね．まぁ焦らずに．ゲームやパズルをするような感覚で楽しむことが心電図を克服する最大のコツですよ．ひとまずはお疲れ様でした！

何も知らない若者の心電図攻略までの道のりはまだまだ続く……

索引

あ 行

アイントーベン	33
移行帯	251, 257
異常Q波	80, 229
異常自動能	17
異所性心房調律	148
1度房室ブロック	318
右脚	11, 23
右脚ブロック	23, 72, 282
右軸偏位	179
右室梗塞	38
右室肥大	185
右側胸部誘導	38
腋窩線	
前—	37
中—	37
オン・ザ・ライン	95

か 行

カテーテル・アブレーション	28, 31
紙送り速度	93
冠状断	41
冠動脈	21
冠動脈硬化症	295
冠動脈疾患	293, 306
期外収縮	209
上室—	223
心室—	211
心房—	211
基本調律	155
脚	11, 22
脚ブロック	23, 280
キャリブレーション	63
急性冠症候群	298
急性心筋梗塞	21, 290
狭心症	295
鋸歯状波	217
頸動脈洞	159

さ 行

結節間伝導路	13
後—	13
前—	14
中—	14
ケント束	27
交感神経系	117
較正波形	63
高電位差	264

サーカディアンリズム	122
細動波	216
再分極	51, 195
左脚	12, 23
左脚後枝	23
左脚後枝ブロック	23
左脚前枝	23
左脚前枝ブロック	23, 186
左脚ブロック	23, 73, 282
左軸偏位	179
左室肥大	57, 66, 263, 306
時間領域解析	117
ジギタリス	298
軸偏位	177
刺激伝導系	8
自動能	15
周波数領域解析	118
徐脈	89
徐脈性心房細動	131
徐脈性不整脈	16
自律神経機能	118
自律神経系	117
心筋虚血	295
心筋梗塞	80, 230
心室応答	130, 214
心室相性洞性不整脈	161
心室中隔	246
心室内伝導障害	279
心電計	35
心電図	33, 50

た 行

心拍数	77, 88
心拍数トレンドグラム	113, 125
心拍変動	113
心拍変動解析	117
心房細動	124, 213
徐脈性—	131
頻脈性—	131
心房心拍数	88, 136
心房粗動	137, 217
心房頻拍	149
水平断	41
正常亜型	289
正常洞調律	150
絶対性不整脈	124, 215
早期再分極	291
速伝導路	29
粗動波	217

脱分極	51, 195
田原淳	18
遅伝導路	29
チャンネル	62
中隔性q波	227, 246
調律	77, 145
低電位差	268
デバイダー	200
デルタ波	27, 316
電気軸（QRS）	78, 170
洞結節	11
洞性徐脈	150
洞性頻脈	150
洞性不整脈	152, 157
洞調律	77, 145
等電位線	69, 285
時計回転	258

な 行

ノッチ	73

335

索引

は 行

はさみうち等分足し引き法	100
バッハマン束	14
反時計回転	258
ヒス束	12
非特異的 ST-T 変化	298
頻拍	111
頻脈	89, 111
頻脈性心房細動	131
不安定狭心症	298
副交感神経系	117
副伝導路	27, 316
不整脈	193
不定軸	183
プルキンエ線維	12
ベインブリッジ反射	157
ヘーリング・ブロイヤー反射	158
房室結節	11, 18, 29, 53
房室結節リエントリー性頻拍	30
房室接合部	12, 16
房室接合部期外収縮	222
房室ブロック	21
房室リエントリー性頻拍	28
補充収縮	17
補充調律	17
発作性上室性頻拍	28, 30, 317
盆状 ST 低下	298

ま 行

迷走神経	157
モニター心電図	139

や 行

誘導	38
胸部—	37, 61
肢—	37, 61

ら 行

リズム・ストリップ	140
ルイス	224

欧 文

ECG	33
f 波	216, 224
Heart Rate Turbulence	163
HF	120
J 点	285
LF	120
LF/HF	121
PR 延長	318
PR 間隔（時間）	19, 81, 313
PR 短縮	315
PR 部分	53, 301
P 波	51
QRS 波	51, 68
QS 型（パターン）	72, 231
QT 延長	325
QT 延長症候群	321
QT 間隔（時間）	81, 320
修正—	324
Q 波	70, 227
R-R 間隔	90
R 波	70
R 波の増高不良	255, 274
ST 上昇	80, 286
ST 低下	80, 286
ST 部分	80, 284
ST 偏位	80, 286
S 波	70
Ta 波	52
T-P ライン	69, 285
T-QRS ライン	69, 196
Turbulence Onset	166
Turbulence Slope	166
T 波	51, 81, 302
陰性—	303
平低—	308
WPW 症候群	19, 27, 316

杉山裕章（すぎやま ひろあき）

　東京大学医学部卒．卒業後，都内施設で内科・循環器科の研鑽を積む．臨床研究による学位取得後，拠点を関西に移して活動を行っている．自身がもともと大の"心電図嫌い"からスタートしており，克服・活用法を多くの人に伝えたい──その思い一つで，書籍にとどまらず，医学系雑誌やWebサイト，SNS等さまざまな媒体で精力的に"熱血講義"を展開中．興隆・衰微の激しいエビデンスや新規治療に過度に振り回されず，常に合理的かつ患者の意向に沿った丁寧な診療を心がけている．

　総合内科専門医，循環器専門医，不整脈専門医，医学博士（東京大学）．心電図，不整脈に関する著書や論文多数．
Twitter：Dr. ヒロ｜えかげますたぁ｜@ekagemaster

心電図のみかた，考えかた［基礎編］　©

発　行	2013 年 3 月 20 日	1 版 1 刷
	2014 年 12 月 10 日	1 版 2 刷
	2017 年 8 月 20 日	1 版 3 刷
	2023 年 7 月 30 日	1 版 4 刷

著　者　杉山裕章

発行者　株式会社　中外医学社
　　　　代表取締役　青木　滋

　　　　〒162-0805　東京都新宿区矢来町 62
　　　　電　話　03-3268-2701（代）
　　　　振替口座　00190-1-98814 番

印刷・製本／横山印刷（株）　　〈MS・YT〉
ISBN 978-4-498-03784-7　　Printed in Japan

JCOPY　〈(社)出版者著作権管理機構　委託出版物〉

本書の無断複製は著作権法上での例外を除き禁じられています．
複製される場合は，そのつど事前に，(社)出版者著作権管理機構
（電話 03-5244-5088, FAX 03-5244-5089, e-mail: info@jcopy.or.jp）の許諾を得てください．